中国珍稀药用植物图典

药用植物图典

图典 中册

主编 肖培根 陈士林

湖南科学技术出版社

目录
MULU

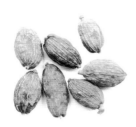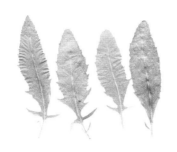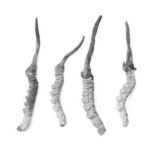

（按药物品种拼音顺序排列）

上　册

目录
MULU

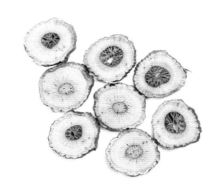 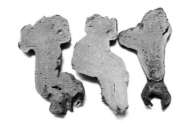 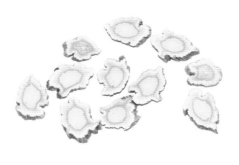

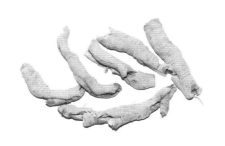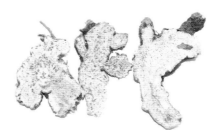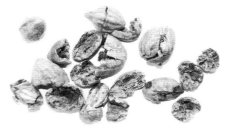

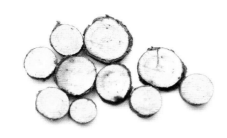
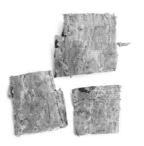
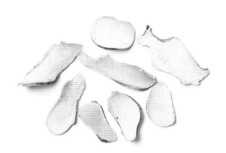

中　册

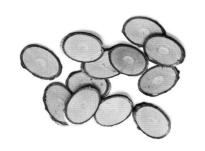
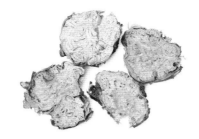
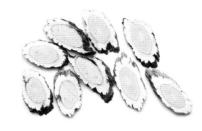

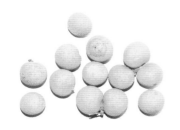
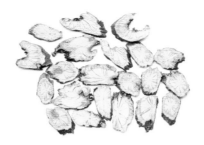
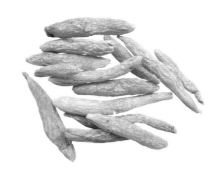

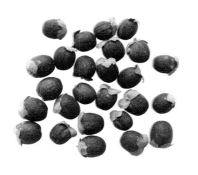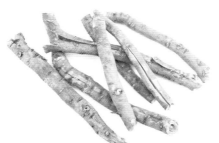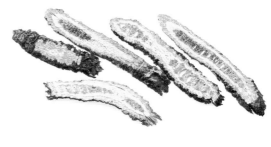

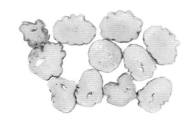
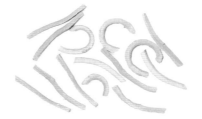
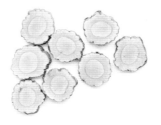

下 册

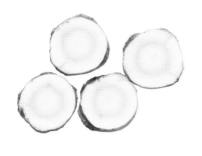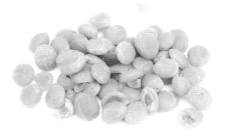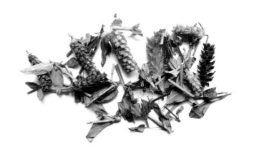

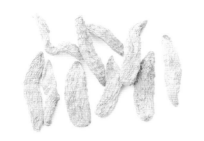
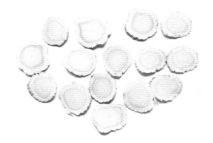
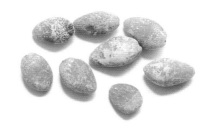

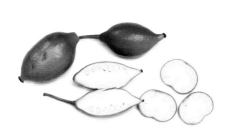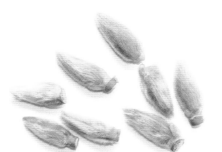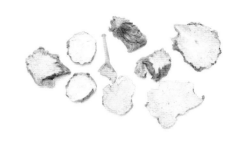

目录

MULU

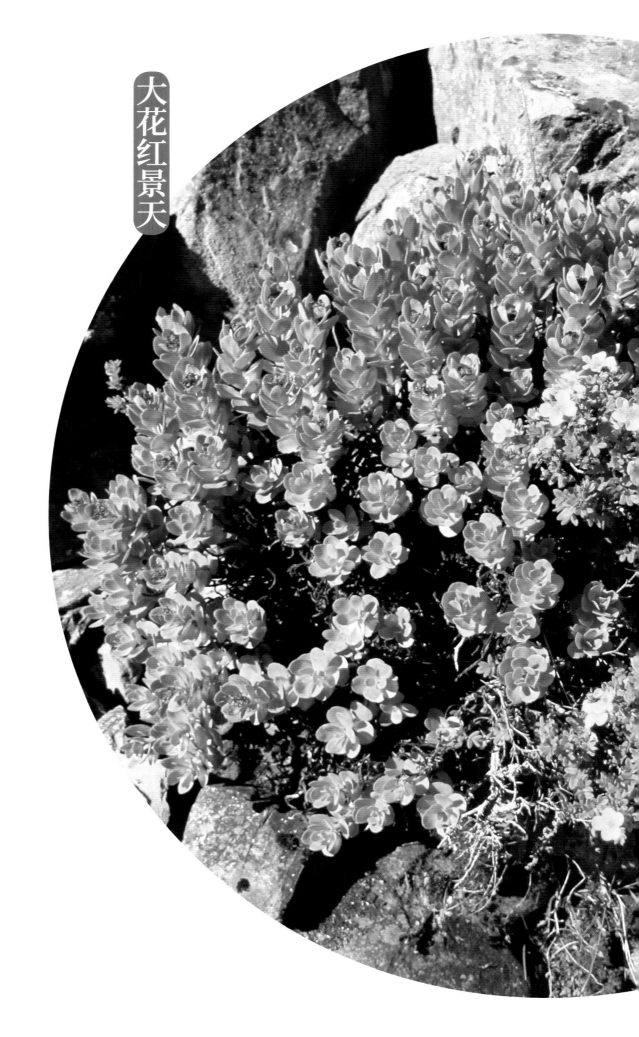

大花红景天

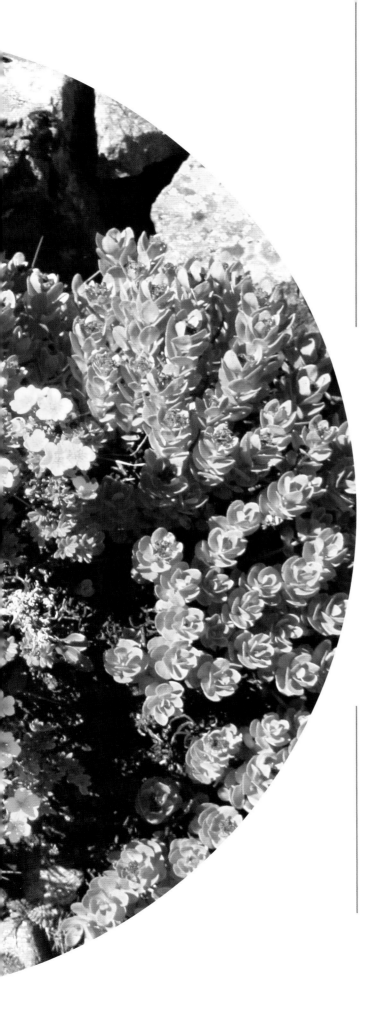

红景天

基　原

本品为景天科植物大花红景天 *Rhodiola crenulata* (Hook. f. et. Thoms.) H. Ohba 的干燥根和根茎。

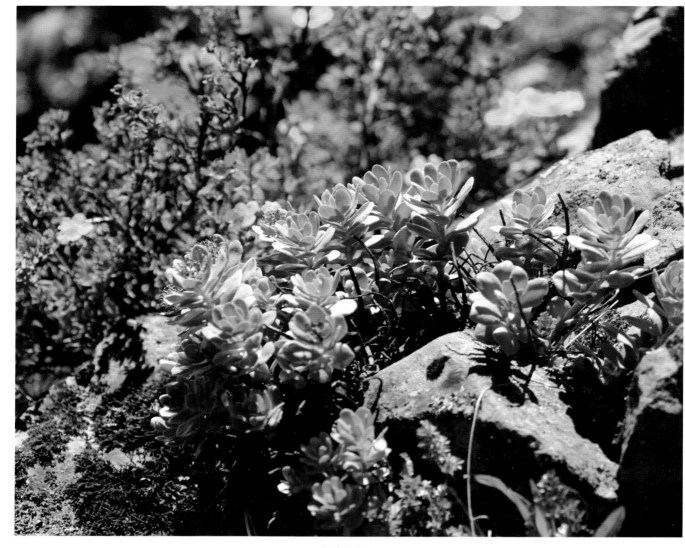

大花红景天

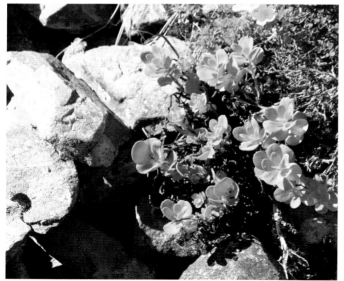

大花红景天

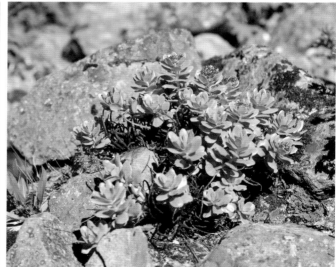

大花红景天

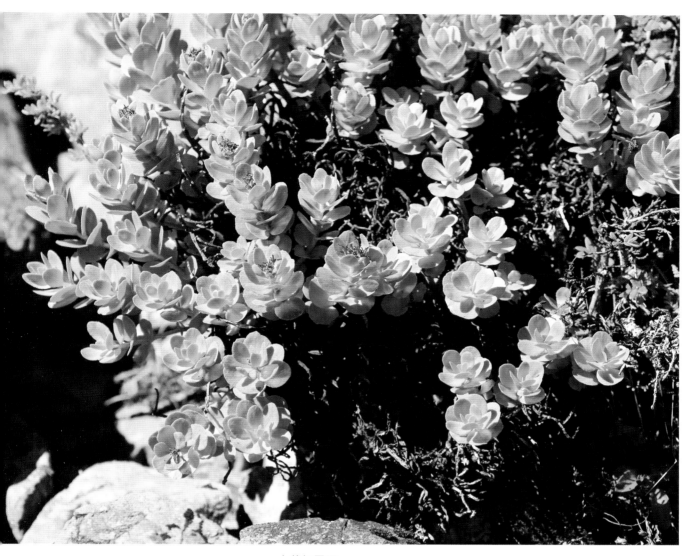

大花红景天

形态特征

多年生草本，高 10 ~ 20 cm；根粗壮，圆锥形，肉质，褐黄色，根颈部具多数须根；根茎短，粗壮，圆柱形，被多数覆瓦状排列的鳞片状的叶。从茎顶端之叶腋抽出数条花茎，花茎上下部均有肉质叶，叶片椭圆形，边缘具粗锯齿，先端锐尖。聚伞花序顶生，花红色。蓇葖果。花期 6 ~ 7 月，果期 7 ~ 8 月。

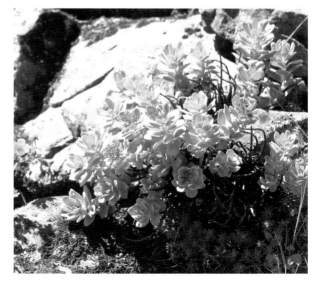

大花红景天

红景天

HONGJINGTIAN

527 /

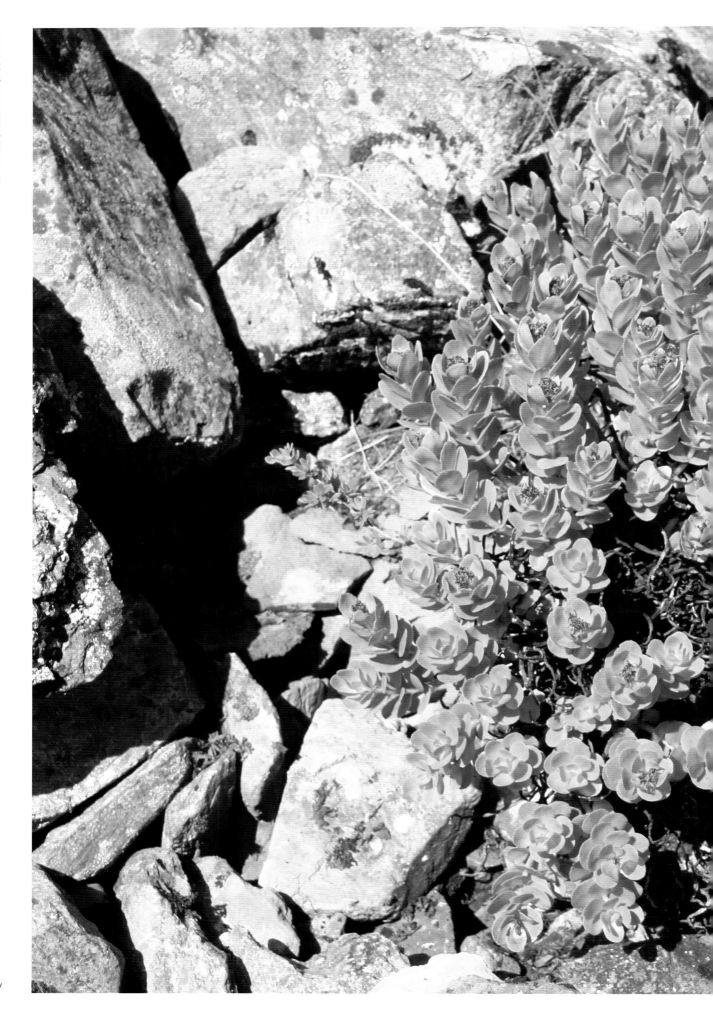

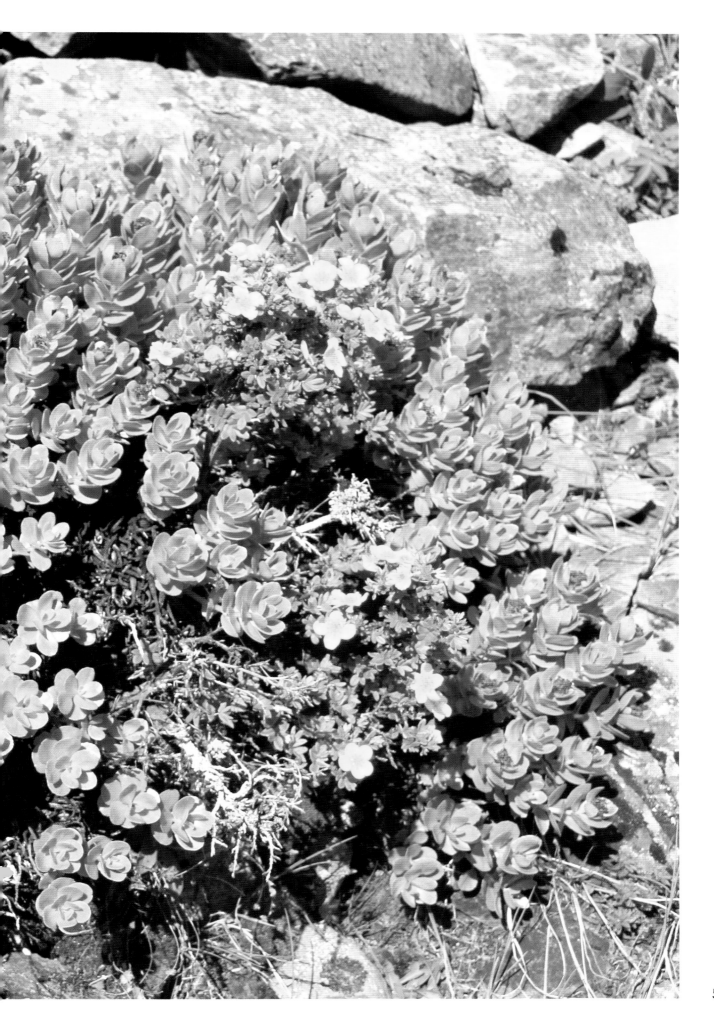

生境分布

生长于高山岩石处，野生或栽培。分布于西藏、新疆、辽宁、吉林、山西、河北。

采收加工

秋季花茎凋枯后采挖，除去粗皮，洗净，晒干。

药材性状

本品略呈圆锥形，多有分枝；长 3 ~ 12 cm，直径 1 ~ 4 cm。表面红棕色或棕色，具不规则的纵沟纹。根茎膨大，具残留茎基，表面凹凸不平；质硬，断面可见筋脉纹。根的表面较光滑，具须根痕；质脆，易折断，断面不整齐，淡红色，粉性。气微，味苦、涩。

化学研究

本品根和茎含酪醇（tyrosol）和红景天苷（rhodioloside）。还含酪醇、咖啡酸（caffeic acid）、伞形花内酯（umbelliferone）、没食子酸（gallic acid）、没食子酸乙酯（gallic acid ethylester）、山柰酚（kaemoferol）、β - 谷甾醇（β -sitosterol）、胡萝卜苷（daucosterol）等。

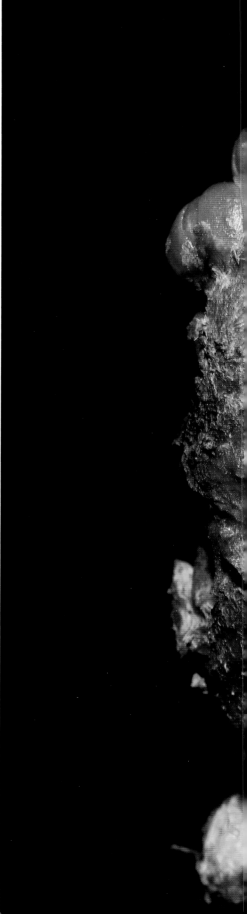

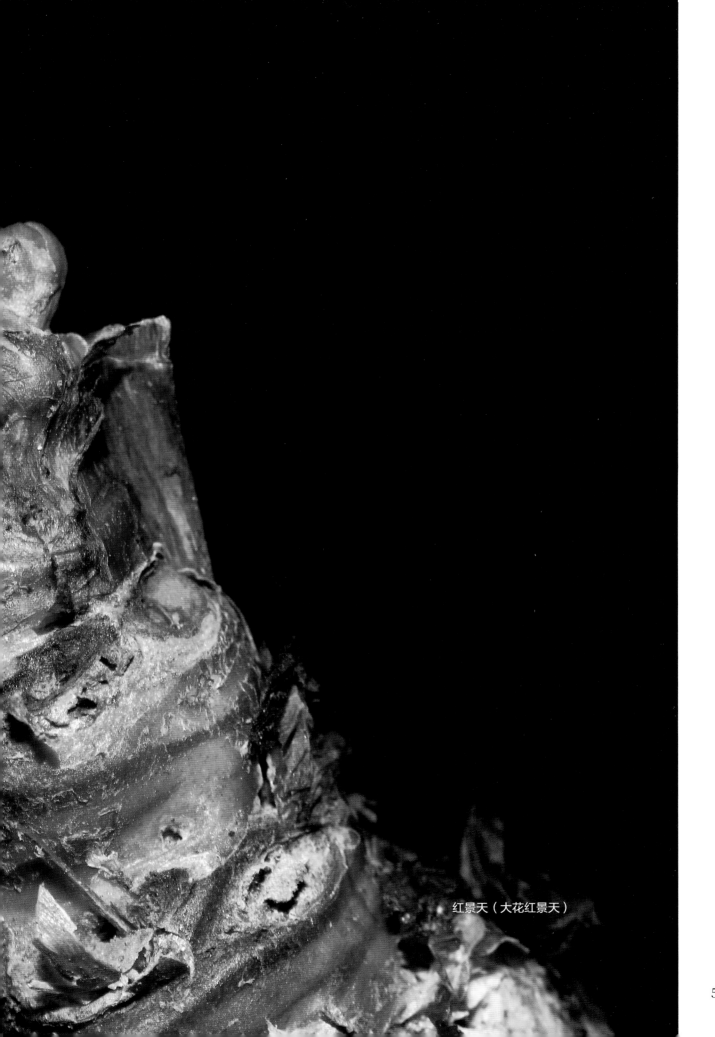

红景天（大花红景天）

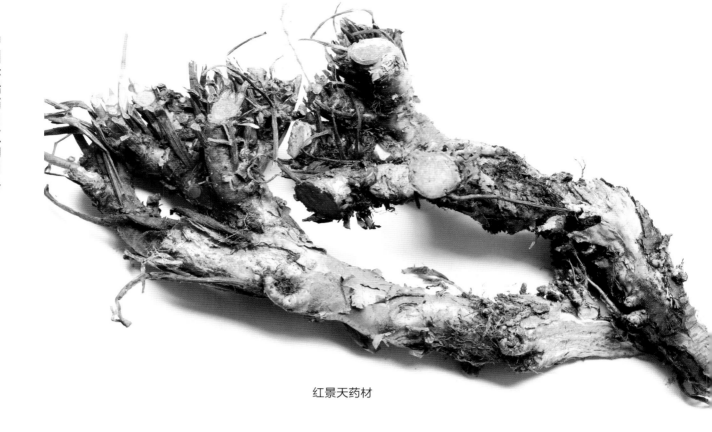

红景天药材

药理作用

1. 对心血管系统作用 红景天苷能短时间地显著降低大鼠左心室舒张末期室内压和血压，降低心脏的前后负荷，改善心脏功能，亦可显著降低反映心肌收缩性能的各项指标，减弱离体心脏的收缩性能。红景天苷对离体蛙心表现为先兴奋后抑制的双向作用。红景天醇提取液可明显升高大鼠动脉血压，并呈现一定的量效关系。醇提取液还能翻转酚妥拉明引起的血压下降，对心率的影响无规律性变化。红景天有一定的强心缩血管作用。红景天苷对缺氧后再给氧损伤心肌细胞有保护作用，可使缺氧后再给氧心肌细胞搏动频率维持正常，减少乳酸脱氢酶（LDH）释放，维持心肌细胞膜、肌原纤维、线粒体等超微结构正常。

2. 对中枢神经系统的作用 红景天乙醇提取液能对抗东莨菪碱引起的小鼠记忆障碍，明显改善乙醇所致记忆再现障碍。红景天苷能增强脑干网状系统的兴奋性，激发皮质感觉－运动区、视觉区及皮质下主要结构的自发电位活动，增强对光电刺激应激反应的电位改变。红景天能纠正偏离正常水平的中枢神经系统内递质 5-HT 的含量，这是机体整体功能健全和对不利因素耐力提高的重要条件。

3. 对免疫功能影响 红景天可提高小鼠外周血 T 淋巴细胞百分率，使脾脏和胸腺质量及其指数明显升高。红景天多糖能降低正常小鼠外周血血红蛋白含量，对免疫低下小鼠则有升高作用，对小鼠外周血白细胞及胸腺质量无明显影响，可促进正常小鼠脾淋巴细胞转化反应及自然杀伤细胞（NK细胞）杀伤活性，同时又可逆转免疫受抑小鼠的上述指标。红景天可以调节低温条件下正常人体的特异性及非特异性免疫功能，增强抗寒能力，加速冷适应的建立。

4. 抗肿瘤作用　红景天提取物体外实验可抑制人鼻咽癌细胞的生长速度和分裂能力，对癌细胞的生长及增殖有抑制作用。红景天还能抑制体外培养肝癌细胞和小鼠移植性肝癌细胞的生长增殖，降低DNA合成，增高糖原含量，延长荷瘤小鼠的生存期；红景天能阻抑体外培养肝癌细胞于S期。红景天对S180细胞有抑制作用，疗效与剂量有关。其抗肿瘤作用有相对选择性，相同剂量对非瘤细胞无毒性作用。红景天对HeLa细胞也有抑制作用。

5. 抗辐射作用　红景天能提高X线照射小鼠的存活率，延长其存活时间，改善胸腺、脾指数，明显提高照射后小鼠脾淋巴细胞转化率及胸腺内辅助性T细胞百分率。红景天可降低骨髓嗜多染细胞微核产生率，明显抑制辐射引起的心、肝脂质过氧化物（LPO）的产生，红景天苷可降低受辐射组织LPO的产生，有防护脂质和细胞膜损伤的作用，可作为良好的辐射防护用药。红景天根水提取液有较好的抑制诱发突变的作用，可降低骨髓嗜多染细胞微核发生率及精子畸形率，对抗短棒菌苗引起的小鼠体细胞和生殖细胞DNA的损伤。

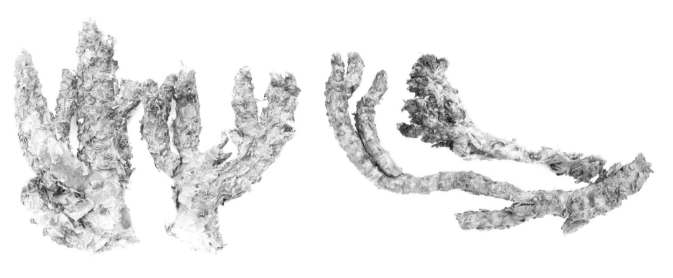

红景天药材

6. 抗缺氧作用 红景天根及根茎的醇提取物对多种小鼠缺氧模型均可显著提高其对缺氧的耐受力，可降低耗氧速度，延长动物在低氧环境中的生存时间，并显著增加动物空腹肝糖原及血糖水平。红景天醇浸膏可明显降低小鼠的整体耗氧量，降低大鼠血、心肌乳酸及脑乳酸的含量，能改善缺氧条件下的有氧代谢过程。红景天醇提物能有效地预防高原低氧环境对心、肺功能的影响，抑制高原引起的人体心电图 PR 间期、QRS 波群及 QT 间期的延长。

7. 延缓衰老作用 红景天具有较强的抗氧化作用，可促进蛋白质的合成，降低酸性磷酸酶活性，提高超氧化物歧化酶（SOD）和谷胱甘肽过氧化物酶（GSP-Px）活性，抑制 LPO 的形成，阻抑细胞器的退行性变化，可延缓或预防大鼠大脑皮质神经元、神经胶质细胞、突触和血脑屏障的老化。红景天能延缓细胞衰老，可促进细胞生长及细胞代谢，阻抑粗面内质网和线粒体等的退行性变化，增强肝糖原合成，抑制肝细胞内脂褐素的形成，降低肝组织中 LPO 的含量。红景天还能促进真皮中成纤维细胞的分裂及其合成、分泌胶原蛋白，同时也分泌胶原酶，使原有的胶原分解，但分泌量大于分解量。红景天粉能明显降低 14 月龄小鼠血、肝、睾丸的 LPO 和睾丸的脂褐素含量。红景天醇提物可降低小鼠 LPO 和心脏脂褐素。红景天根浸液可提高机体免疫力和肌肉的运动能力，增加 SOD 的活性，降低血甘油三酯含量。

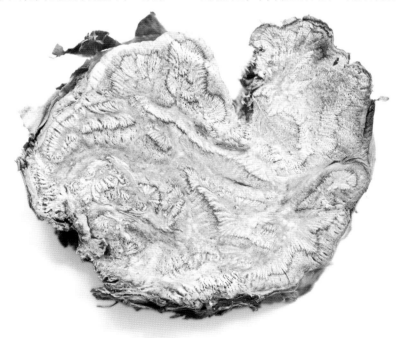

红景天药材

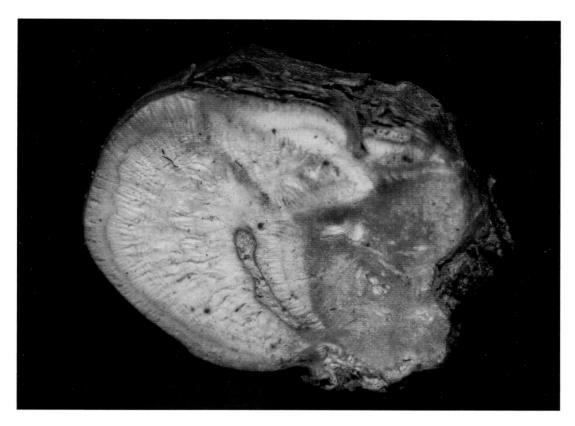

红景天药材

8. 保肝作用 红景天水煎剂对 CCl_4 肝损伤动物有一定的防护作用，可升高血浆 SOD 值，降低 LPO 量，降低血清 ALT、LDH、肌酸激酶（CK）的活性，减轻肝细胞变性、坏死程度。

9. 抗病毒作用 红景天多糖对柯萨奇 B5 病毒（CVB5）感染小鼠的心肌功能、免疫功能均有改善和提高作用，增强小鼠抗 CVB5 感染的能力。红景天多糖可有效地防止 CVB5 对宿主细胞的吸附作用，同时抑制病毒在宿主细胞内的复制过程。红景天酪醇在无毒剂量范围内，对 CVB5 病毒感染的细胞亦有保护作用。

10. 其他作用 红景天多糖肌注、静滴、腹腔注射均可产生明显的降血糖作用，但口服无效。红景天煎剂与硫喷妥钠有协同作用，可拮抗咖啡因的惊厥作用；有抑制肾上腺素升高血糖、胰岛素降低血糖、去甲肾上腺素升高血压、组胺降低血压的作用，提高小鼠耐高温能力。

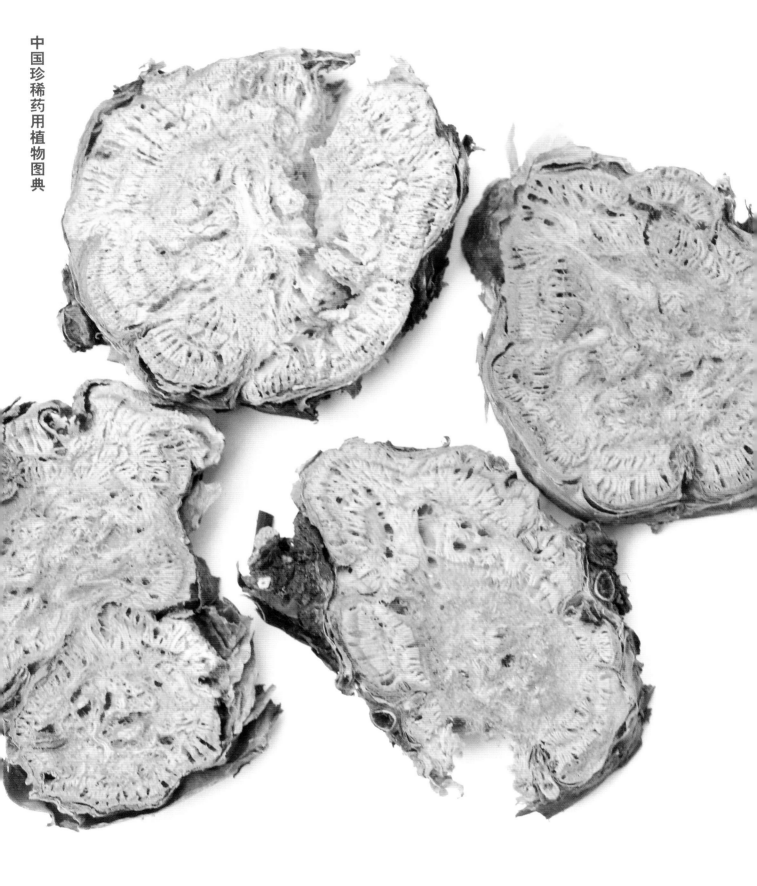

红景天饮片

性味归经

甘、苦，平。归肺、心经。

功效主治

益气活血，通脉平喘。用于气虚血瘀，胸痹心痛，中风偏瘫，倦怠气喘。

临床应用

1. 冠心病 给冠心病心绞痛病人口服红景天胶囊2粒。每日2次。结果：101例病人中，92例病人治疗有效，总有效率为91.1%，且每周心绞痛发作次数显著减少，发作时持续时间明显缩短，所有病人观察期间均无不良反应发生。

2. 消除疲劳 用红景天为原料制成保健饮料，给53例自愿受试者饮用后，左右手握力略有增加，而腰背力、肺活量增加显著。其中43例感到食欲、睡眠、精神均有不同程度的改善，尤其在精神上普遍消除了疲劳感，少数人还直接感到心跳加强。

用法用量

内服：煎汤，3～6g。外用：捣敷；或研末调敷。

使用注意

儿童、孕妇慎用。

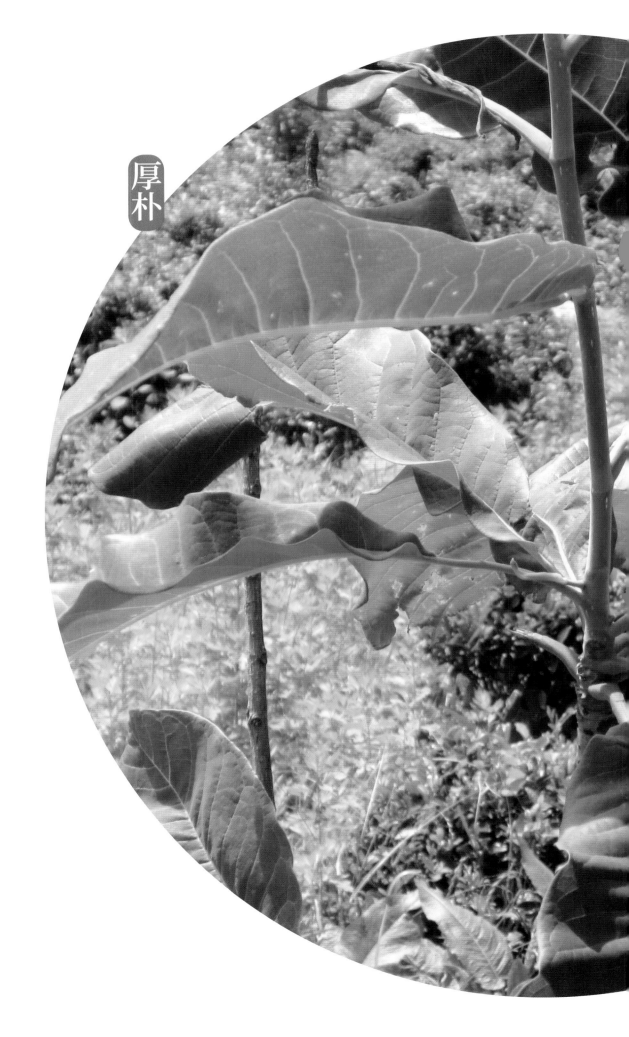

厚朴

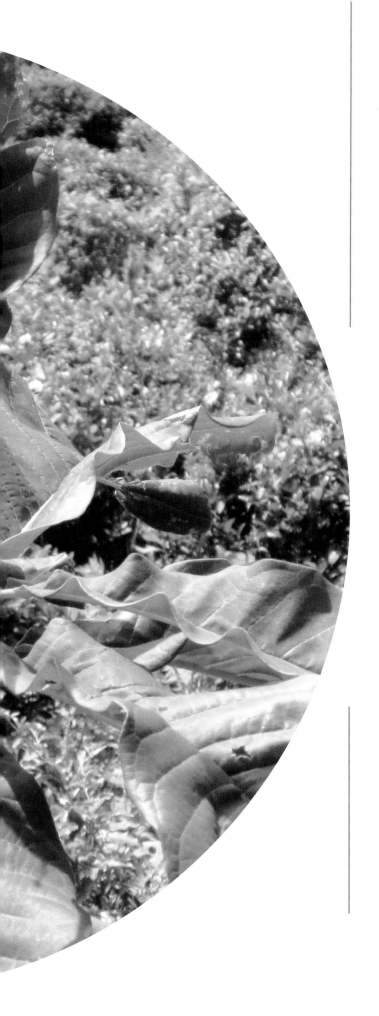

厚朴
HOUPU

基　原

　　本品为木兰科植物厚朴 *Magnolia officinalis* Rehd. et Wils. 或凹叶厚朴 *Magnolia officinalis* Rehd. et Wils. var. *biloba* Rehd. et Wils. 的干燥干皮、根皮和枝皮。

厚朴

HOUPU

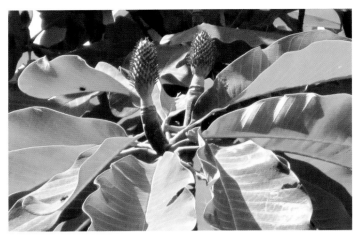

厚朴

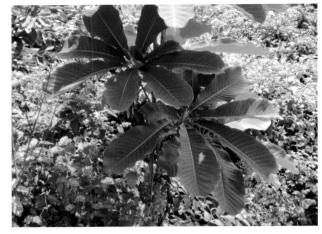

厚朴

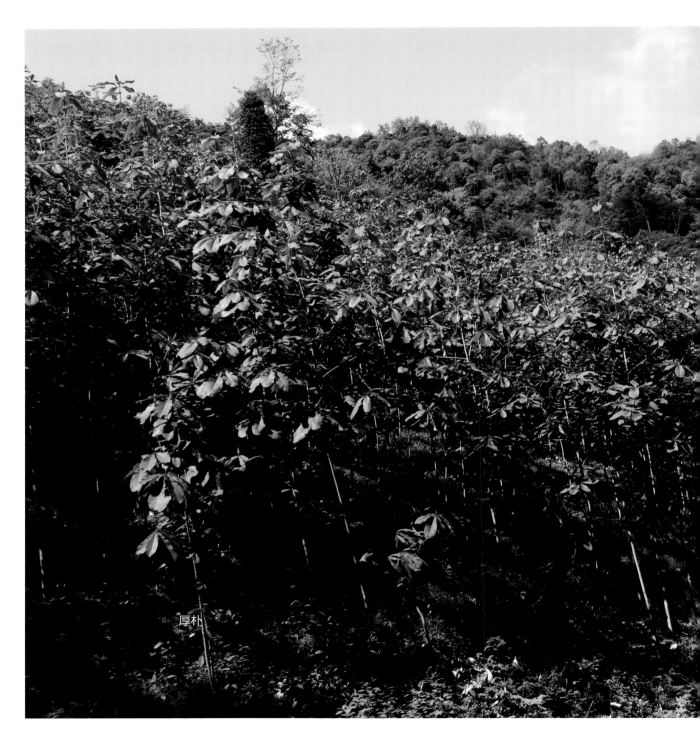

厚朴

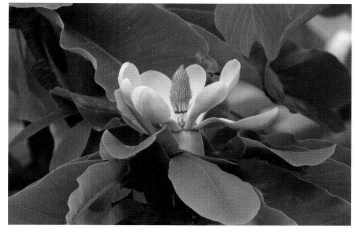

厚朴

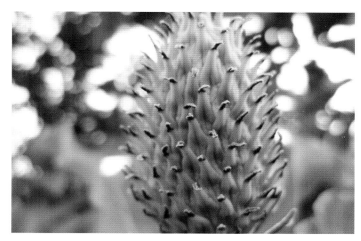

厚朴

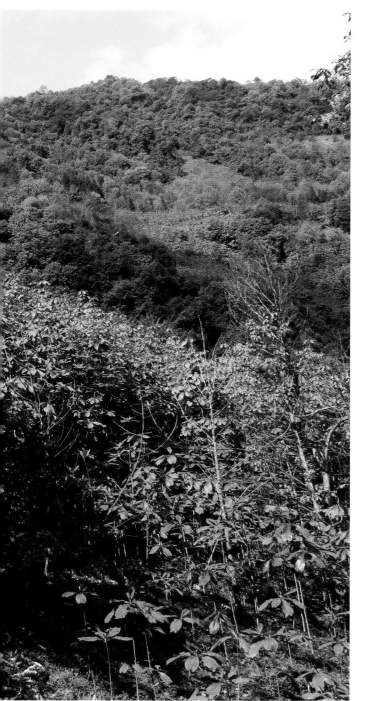

形态特征

厚朴：落叶乔木，高 5 ~ 15 m，树皮紫褐色；小枝幼时有细毛，老时无毛，冬芽粗大，圆锥状，芽鳞密被淡黄褐色茸毛。叶互生，椭圆状倒卵形，长 35 ~ 45 cm，宽 12 ~ 20 cm，先端圆而有短急尖头，稀钝，基部渐狭成楔形，有时圆形，全缘，上面淡黄绿色，无毛，幼叶下面密生灰色毛，侧叶呈白粉状，侧脉上密生长毛；叶柄长 3 ~ 4 cm。花与叶同时开放，单生枝顶，杯状，白色，芳香，直径约 15 cm；花梗粗短，长 2 ~ 3.5 cm，密生丝状白毛；萼片与花瓣共 9 ~ 12，或更多，肉质，几等长；萼片长圆状倒卵形，淡绿白色，常带紫红色；花瓣匙形，白色；雄蕊多数，螺旋状排列；雌蕊心皮多数，分离，子房长圆形。聚合果为长椭圆状卵形，长 9 ~ 12 cm，直径 5 ~ 6.5 cm，心皮排列紧密，成熟时木质，顶端有弯尖头。种子三角状倒卵形，外种皮红色。花期 4 ~ 5 月，果期 9 ~ 10 月。

厚朴

HOUPU

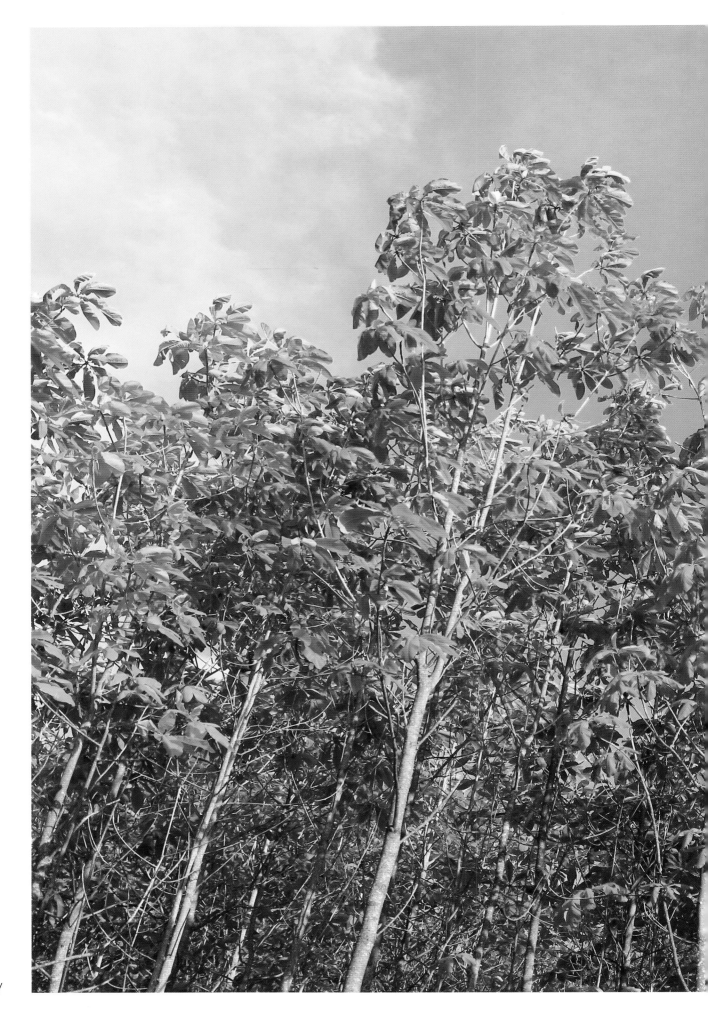

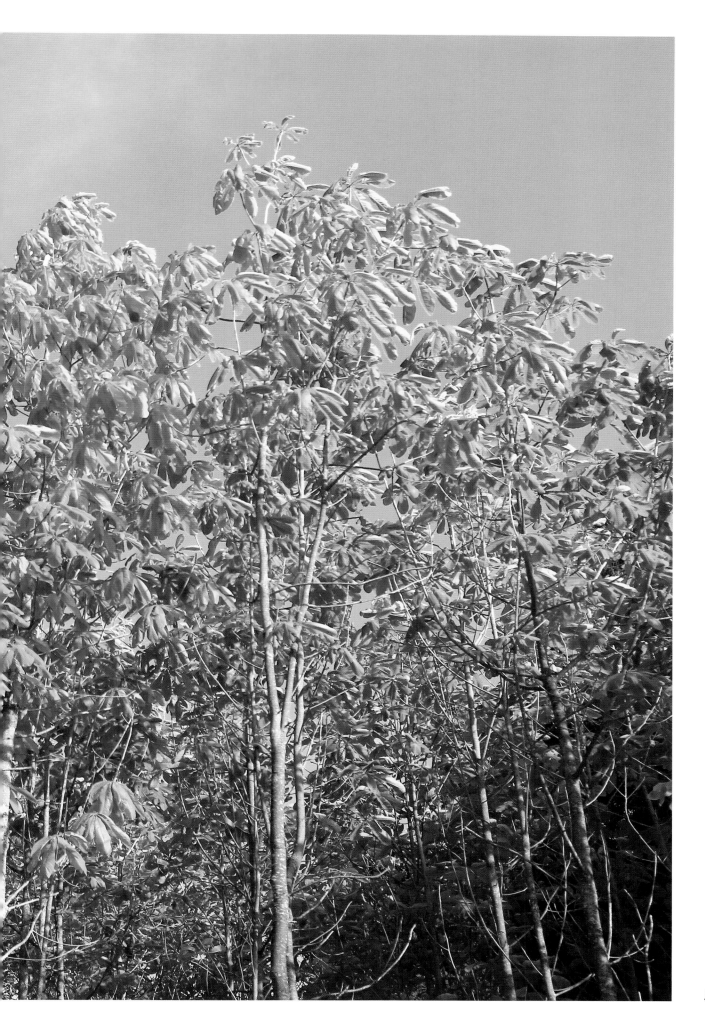

厚朴

HOUPU

543 /

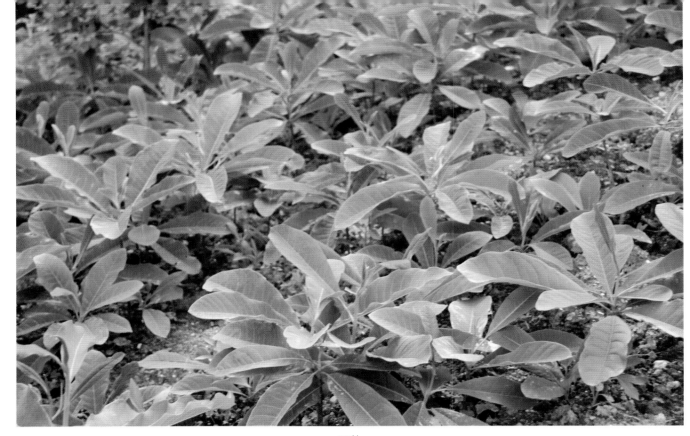

厚朴

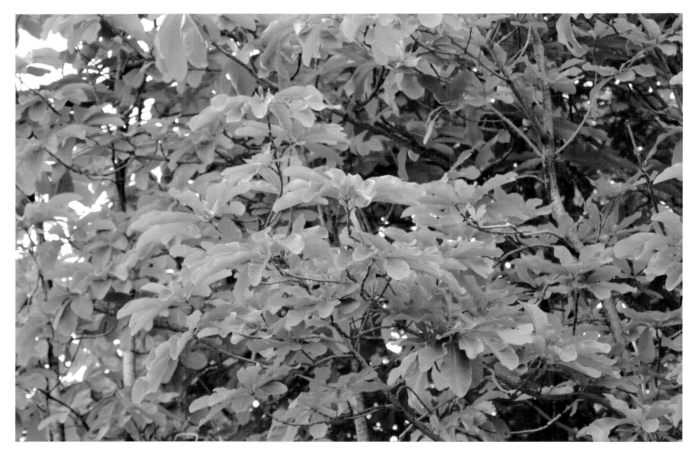

厚朴

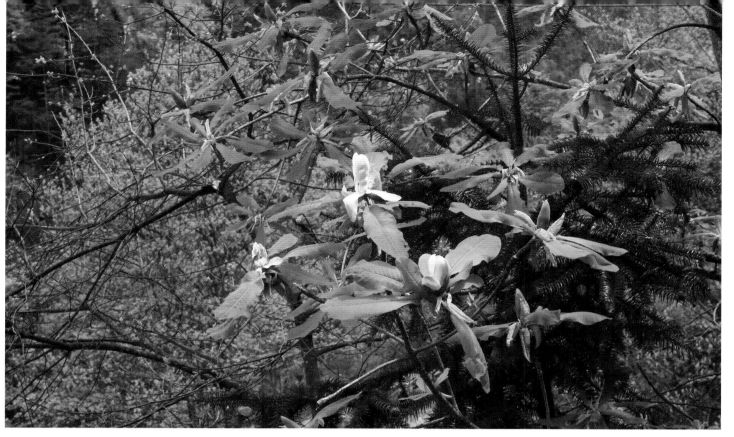

厚朴

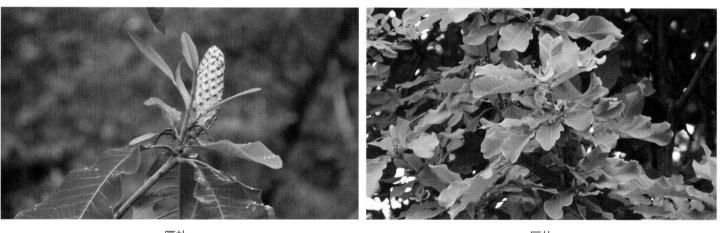

厚朴   厚朴

凹叶厚朴：又称庐山厚朴，与上种的主要不同点是在叶片先端凹陷成 2 钝圆浅裂片，裂深 2～3 cm。花期 4～5 月，果期 10 月。

生境分布

常混生于落叶阔叶林内或生长于常绿阔叶林缘。分布于四川、安徽、湖北、浙江、贵州等地。以湖北恩施地区所产者质量最佳，其次四川、浙江产者也佳。

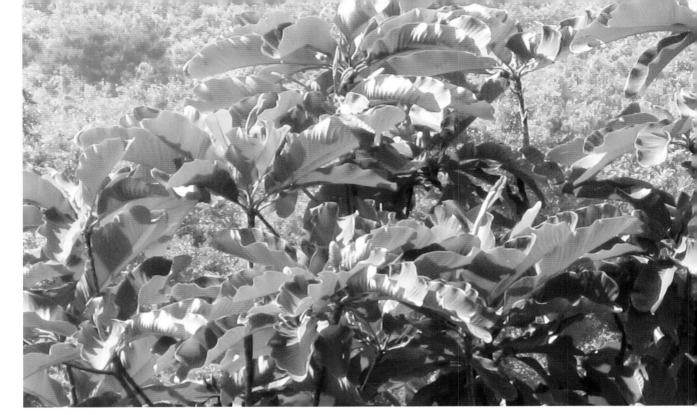

厚朴

采收加工

4 ~ 6月剥取根皮及枝皮直接阴干；干皮置沸水中微煮，堆置阴湿处，"发汗"至内表面变紫褐色或棕褐色时，蒸软，取出，卷成筒状，干燥。

药材性状

干皮： 呈卷筒状或双卷筒状，长30 ~ 35 cm，厚0.2 ~ 0.7 cm，习称"筒朴"；近根部的干皮一端展开如喇叭口，长13 ~ 25 cm，厚0.3 ~ 0.8 cm，习称"靴筒朴"。外表面灰棕色或灰褐色，粗糙，有时呈鳞片状，较易剥落，有明显椭圆形皮孔和纵皱纹，刮去粗皮者显黄棕色；内表面紫棕色或深紫褐色，较平滑，具细密纵纹，划之显油痕。质坚硬，不易折断。断面颗粒性，外层灰棕色，内层紫褐色或棕色，有油性，有的可见多数小亮星。气香，味辛辣、微苦。

根皮（根朴）： 呈单筒状或不规则块片；有的弯曲似鸡肠，习称"鸡肠朴"。质硬，较易折断，断面呈纤维性。

枝皮（枝朴）： 呈单筒状，长10 ~ 20 cm，厚0.1 ~ 0.2 cm。质脆，易折断，断面呈纤维性。

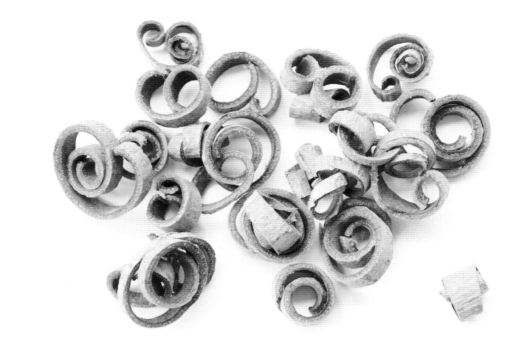

厚朴饮片

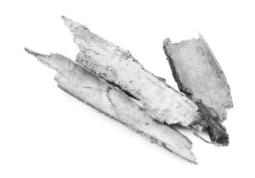

厚朴（枝皮）药材

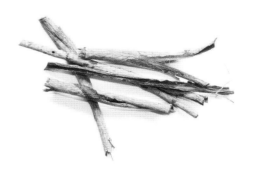

厚朴（根朴）药材

化学成分

　　厚朴含挥发油，油中主成分为桉叶油醇（eudesmol），有 α-桉叶油醇、β-桉叶油醇、γ-桉叶油醇。另也含有 α-蒎烯、β-蒎烯、樟烯、柠檬烯、醋酸冰片酯、丁香烯及丁香烯环氧化物。树皮含有厚朴酚、四氢厚朴酚、异厚朴酚和厚朴酚及木兰箭毒碱。凹叶厚朴树皮含挥发油约1%，油中含 β-桉叶醇、厚朴酚、四氢厚朴酚及异厚朴酚。此外尚含生物碱约0.07%，皂苷约0.45%。其根皮含 α-桉叶醇、β-桉叶醇、厚朴酚及异厚朴酚等。

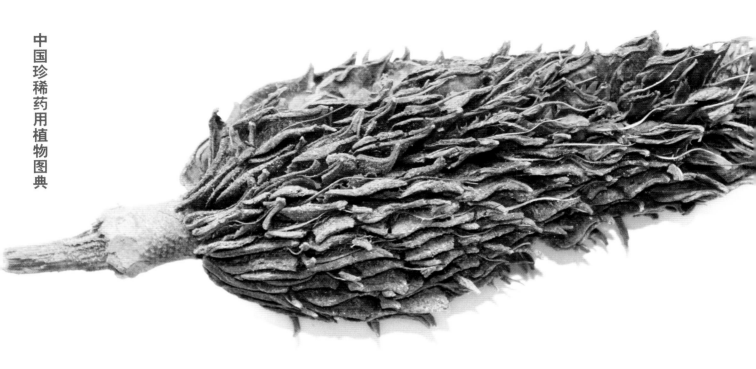

厚朴果实

药理作用

1. 抑菌作用 水煎剂及粉剂体外对炭疽杆菌、魏氏梭菌、金黄色葡萄球菌、丹毒杆菌、大肠埃希菌及多杀性巴氏杆菌有抑制作用。

2. 促进消化液分泌作用 厚朴所含挥发油，通过刺激嗅觉、味觉感受器，或温和地刺激局部黏膜，能反射性地增加消化腺分泌。

3. 抗溃疡作用 生品厚朴煎剂、姜炙厚朴煎剂、厚朴酚及和厚朴酚对大鼠幽门结扎型溃疡及应激型溃疡均有明显抑制作用。厚朴乙醇提取物尚对大鼠 HCl- 乙醇所致溃疡有显著抑制作用。厚朴酚还能明显对抗因应激，或静滴胃泌素、氨甲酰胆碱所致胃酸分泌增多。厚朴抗溃疡作用与其抑制胃酸分泌过多有关。

4. 保肝作用 厚朴对小鼠实验性病毒性肝炎有一定保护作用，可减轻细胞变性坏死等实质性病理损害。所含厚朴酚为抗肝炎病毒的有效成分。厚朴酚对急性实验性肝损伤，具有降血清 ALT 作用。厚朴酚能对抗免疫性肝纤维化损伤，能明显防止肝纤维化及肝硬化的形成，并能提高免疫性肝纤维化大鼠血浆 SOD 活性，降低 LPO 含量。

5. 调整胃肠运动功能 厚朴煎剂对兔离体肠肌有兴奋作用。能在一定剂量范围内对小鼠离体肠管产生兴奋作用，但加大剂量则产生抑制作用。对豚鼠离体肠管的作用与小鼠基本一致，但兴奋作用不明显，而抑制作用更显著。厚朴酚对组胺所致十二指肠痉挛有一定的抑制作用。

6. 中枢抑制和肌松 厚朴酚、和厚朴酚及厚朴乙醚提取物有明显的中枢抑制作用，小鼠腹腔注射可明显减少自主活动，并可对抗甲基苯丙胺或阿朴吗啡所致的中枢兴奋。厚朴提取物对脑干网状结构激活系统及丘脑下前部的觉醒中枢有抑制作用。厚朴酚能显著抑制中枢兴奋性氨基酸谷氨酸的作用而产生脊髓抑制。厚朴酚及和厚朴酚具有中枢性肌松作用，能明显抑制脊髓反射，作用可被大剂量士的宁所拮抗，认为它们属于非箭毒样的肌松药。厚朴碱静滴能阻断动物神经运动终板的传递功能，使横纹肌松弛，且无快速耐受现象，此作用与静滴筒箭毒碱相似，静滴新斯的明可对抗其肌松效应，因而推测，厚朴碱可能属非去极化型骨骼肌松药，具有筒箭毒碱样肌松作用。

7. 抑制血小板聚集作用 厚朴酚与和厚朴酚能明显抑制胶原、花生四烯酸所诱导的家兔血小板血浆的聚集，并抑制 ATP 释放。其抑制作用与抑制 TXA2 的合成及细胞内 Ca^{2+} 流动有关。

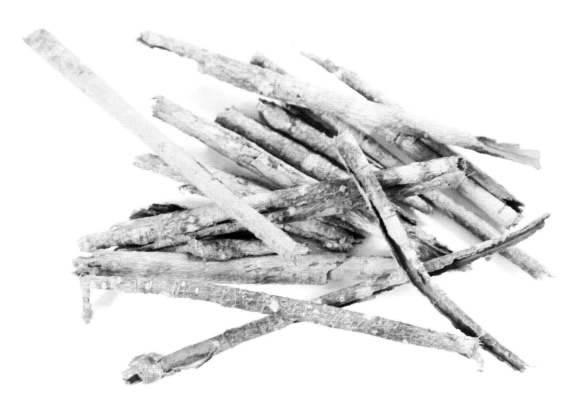

厚朴药材

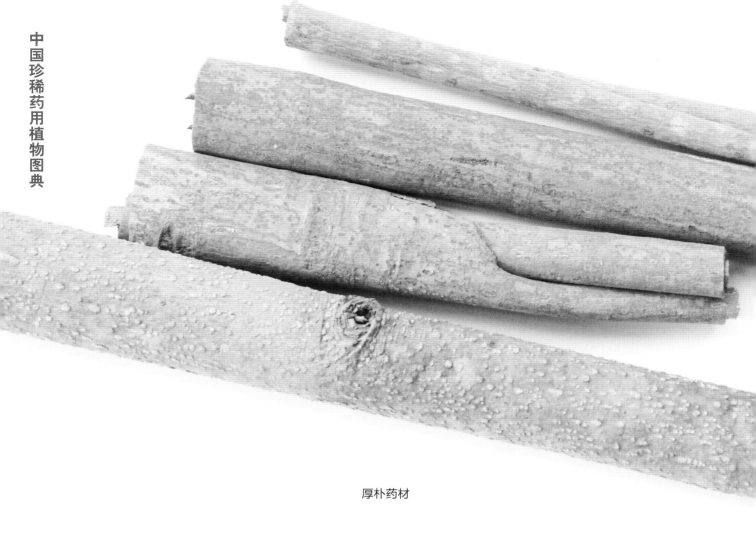

厚朴药材

8. 降血压、松弛血管平滑肌作用　低于肌松剂量的厚朴碱注射给药有明显的降低血压作用，这一作用不能被抗组胺药异丙嗪所对抗，表明它并非由于组胺释放所致。厚朴提取物中活性成分厚朴酚及和厚朴酚，能对抗 K^+、Ca^{2+}、去甲肾上腺素等所引起的大鼠主动脉条收缩，此作用可能与钙通道阻滞作用有关。另外，厚朴提取物尚有抗过敏、抗肿瘤作用。综上所述，与厚朴燥湿、消积、行气功效相关的药理作用为调整胃肠运动、促进消化液分泌、抗溃疡、保肝、抗感染、抗病毒、抗炎、镇痛等作用。主要有效成分是以厚朴酚为代表的木脂素类成分。厚朴的中枢抑制、肌松、钙通道阻滞、抑制血小板聚集、降血压等作用，则是其药理作用的现代研究进展。

性味归经

苦、辛，温。归脾、胃、肺、大肠经。

功效主治

燥湿消痰，下气除满。用于湿滞伤中，脘痞吐泻，食积气滞，腹胀便秘，痰饮喘咳。

临床应用

1. 细菌性痢疾 厚朴粉 4.5 ~ 9 g。每日 2 ~ 3 次；或制成注射剂（每毫升含生药 1 g），肌注，每日 2 ~ 3 次，每次 2 mL，治疗细菌性痢疾有较好疗效。

2. 防治龋齿 用厚朴酚凝胶（厚朴酚结晶、相对分子质量为 400 的聚乙二醇、木糖醇，以羟乙基纤维素为基质，加适量调味剂）约 0.4 g，涂于两侧下颌乳磨牙面，做咀嚼动作，并任其自然吞下，30 分钟内不进水、不进食。厚朴牙膏亦有预防龋齿发生的作用。用 0.06% 厚朴酚或 0.09% 和厚朴酚含漱液早、晚漱口，均有较好疗效。

3. 肌强直 厚朴 9 ~ 15 g。加水分煎 2 次，顿服，治疗肌强直，有一定疗效。

4. 感冒咳嗽 厚朴花 6 g，胡荽 12 g，前胡 9 g，紫苏叶 4 g。水煎服。

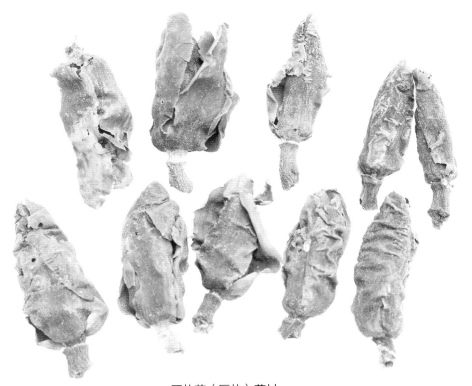

厚朴花（厚朴）药材

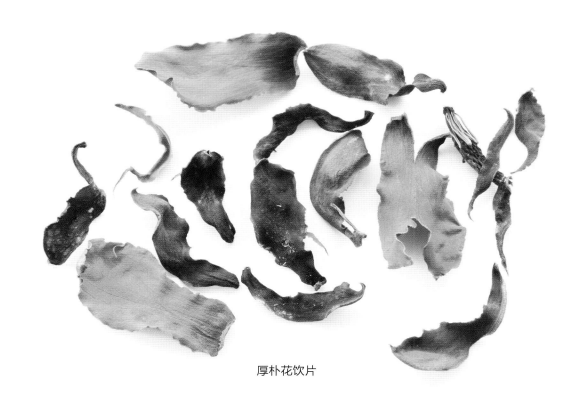

厚朴花饮片

5. 急性肠炎、细菌性痢疾或阿米巴痢疾 厚朴适量。研细末，口服，每次 3 g；或适量面粉制成糊丸，每日 2 ~ 3 次，每次 4.5 ~ 9 g；或制成注射剂（每 1 mL 含生药 1 g），肌注，每日 2 ~ 3 次，每次 2 mL，用川厚朴煎剂内服，每日 2 次，每次 20 mL（相当于生药 6 g）。据报道治疗阿米巴痢疾 46 例，用药 3 ~ 9 日后，治愈 43 例，2 例进步。

6. 小儿病毒性肠炎 厚朴、槟榔、黄芩各 8 g，草果 5 g，知母 6 g，白芍 10 g，甘草 3 g。可酌加太子参 10 g，白术 8 g，姜炭 6 g，儿茶 4 g。结果：治疗 86 例，显效（3 日内泻止）67 例，有效（3 日内腹泻显著减轻）15 例，总有效率为 95.3%。

用法用量

内服：煎汤，3 ~ 10 g；或入丸、散。燥湿、泄满宜生用，止呕宜生姜炒用。

使用注意

本品辛苦温燥湿，易耗气伤津，故气虚津亏者及孕妇当慎用。

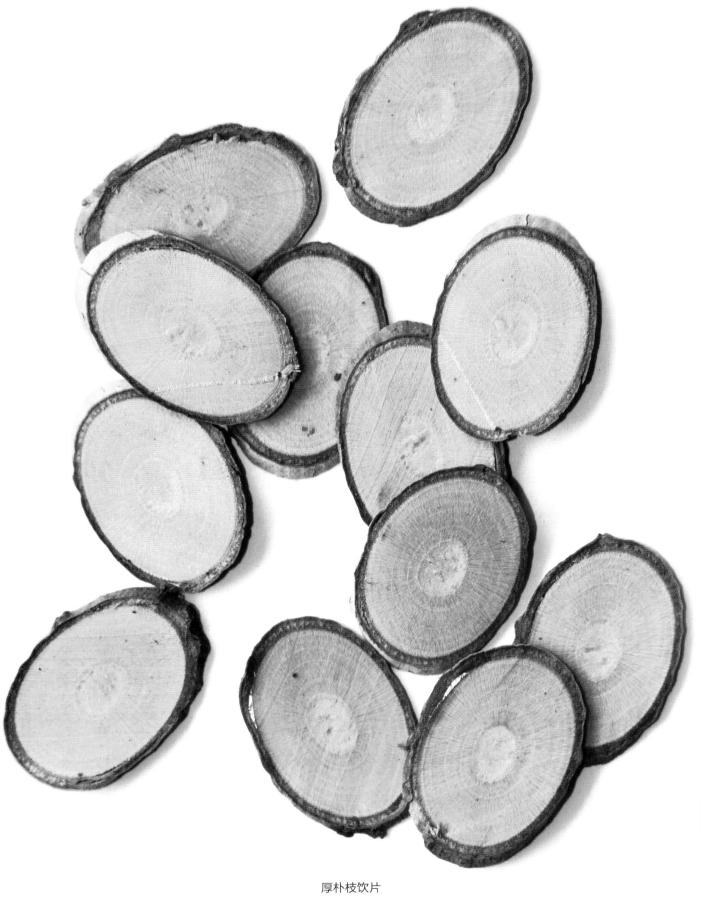

厚朴枝饮片

混伪品鉴别

玉兰

本品为木兰科植物白玉兰 *Magnolia denudata* Desr. 的树皮。外表面灰褐色或棕黄色，皮孔不明显；内表面黄棕色。断面纤维性强，味淡略苦而不辛。

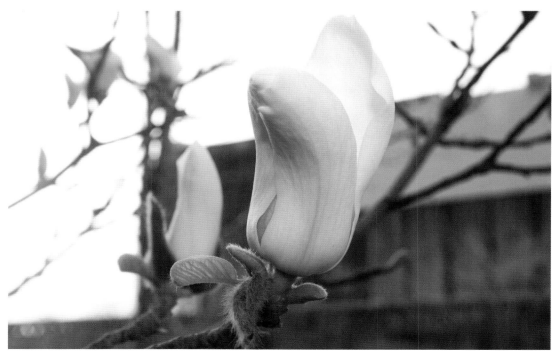

白玉兰

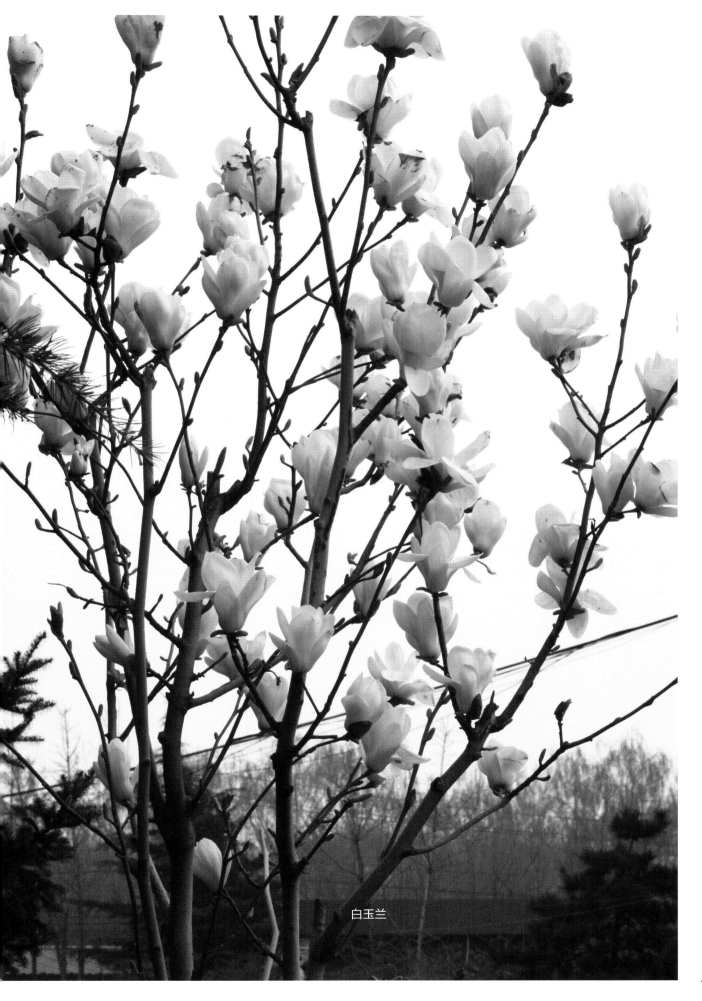

白玉兰

大叶木兰

本品为木兰科植物大叶木兰 *Magnolia rostrata* W. Smith 的干燥树皮。呈卷筒状，外表面具灰白色或黄白色栓皮，除去栓皮后呈灰棕色或黄棕色。油性小，气微芳香，味苦而辛辣，微涩。

紫厚朴

本品为木兰科植物四川木莲 *Manglietia szechuanica* Hu. 的树皮。树皮呈卷筒状，厚 3～5 mm。外表面灰褐色或灰黄色，栓皮不脱落，内表面黄棕色至紫褐色，有明显纵直纹理。质硬脆，易折断，折断面外侧颗粒性，较厚，内侧纤维性。气弱，味微苦。

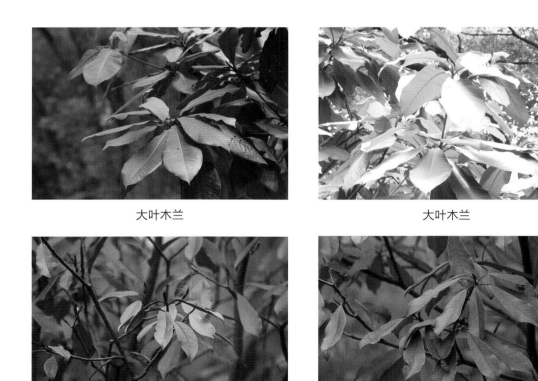

大叶木兰　　　　　　　　　　大叶木兰

四川木莲　　　　　　　　　　四川木莲

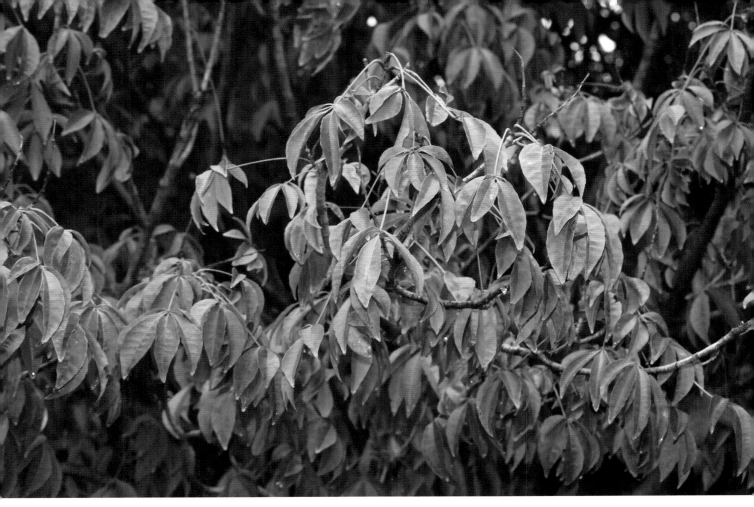

穗序鹅掌柴

大泡通

本品为五加科植物穗序鹅掌柴 Schefflera delavayi (Franch.) Harms 的干燥树皮。表面灰棕色，有纵皱纹及灰白色栓皮和棕色点状皮孔。皮孔径 1 mm 以下。内表面棕黑色，平滑，有细纵纹理，划之不显油性。质硬，不易折断，折断面呈纤维状，中间有 1 列白色点状纤维束。味微苦，经姜制后有辛味。

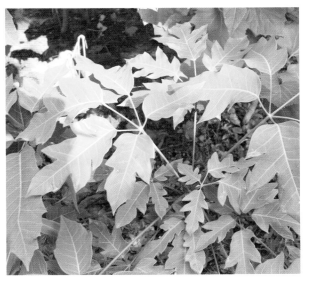

穗序鹅掌柴

混伪品鉴别

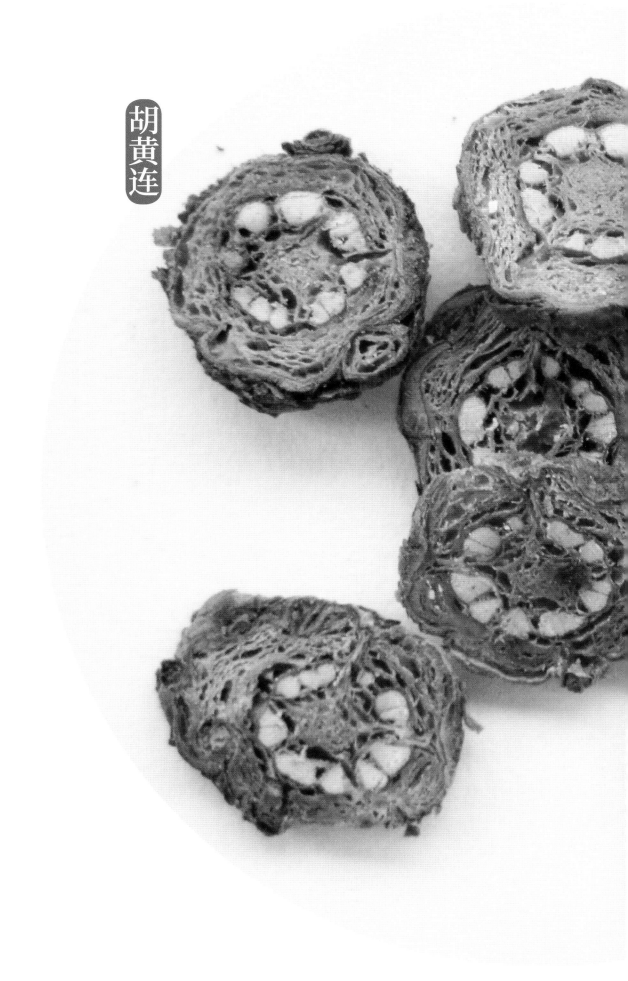

胡黄连

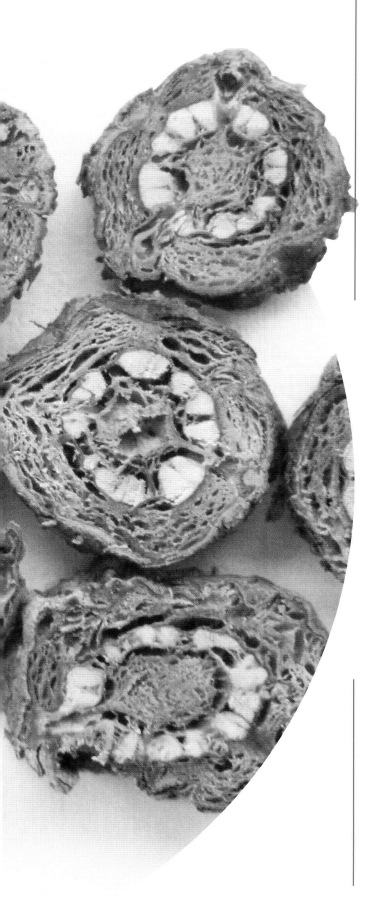

基 原

本品为玄参科植物胡黄连 *Picrorhiza scrophulariiflora* Pennell 的干燥根茎。

形态特征

多年生草本，高 20 ~ 40 cm；主根圆柱形，根头部具多数疣状突起的茎部残基；茎直立，上部 2 歧状分枝，节略膨大。叶对生，无柄，叶片披针形，长 5 ~ 30 mm，宽 1.5 ~ 4 mm，全缘。2 歧聚伞花序，花瓣 5，白色。蒴果近球形，外被宿萼，成熟时顶端 6 齿裂。花期 6 ~ 8 月，果期 8 ~ 9 月。

生境分布

生长于干燥的草原、悬岩的石缝或碎石中。分布于宁夏、甘肃、陕西等地。

采收加工

秋季采挖，除去须根和泥沙，晒干。

药材性状

本品呈圆柱形，略弯曲，偶有分枝，长 3 ~ 12 cm，直径 0.3 ~ 1 cm。表面灰棕色至暗棕色，粗糙，有较密的环状节，具稍隆起的芽痕或根痕，上端密被暗棕色鳞片状的叶柄残基。体轻，质硬而脆，易折断，断面略平坦，淡棕色至暗棕色，木部有 4 ~ 10 个类白色点状维管束排列成环。气微，味极苦。以条粗匀、断面棕黑色或灰黑色、条中间无髓、味苦者为佳。

化学成分

胡黄连主要含有三大类成分，分别为环烯醚萜类、葫芦素类、酚苷类，另外还含有少量的芳香酸和 D- 甘露醇。环烯醚萜类从印度胡黄连中提取分离到 7 种环烯醚萜类化合物，其中胡黄连苦苷（picroside Ⅰ ~ Ⅲ）的含量最高。从西藏胡黄连中除得到

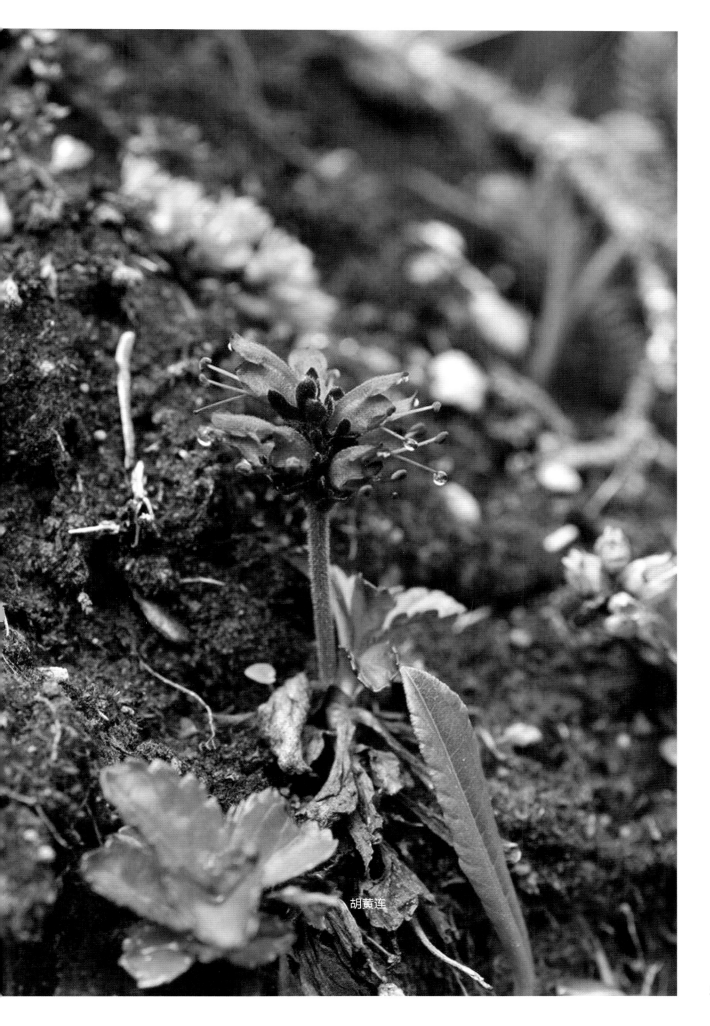

胡黄连

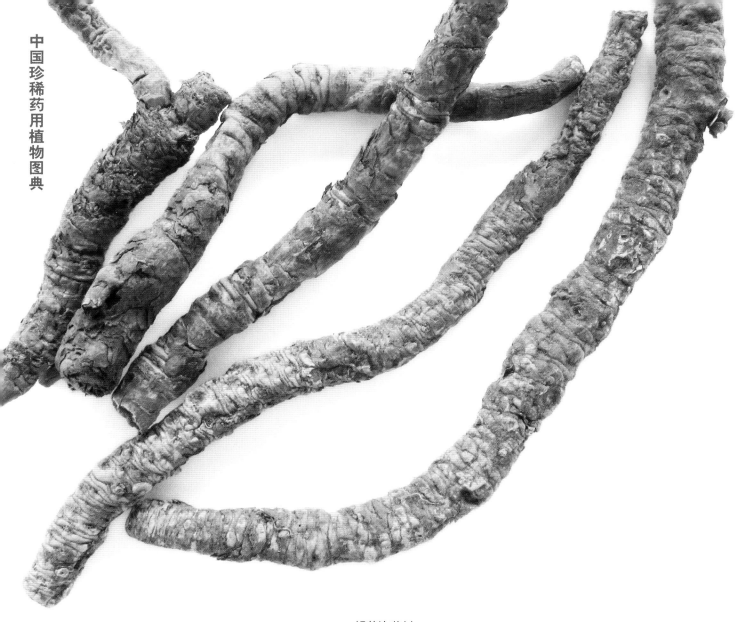

胡黄连药材

上述的 picmside Ⅰ～Ⅲ外，还得到另一种独有的环烯醚萜苷 atlcu-bin。印度胡黄连中的葫芦素类化合物较多，达 30 余种，而从西藏胡黄连中仅分离到 2 种，分别为 25-乙酰氧基 -2β- 葡萄糖氧基 -3、16,20- 三羟基 -19- 去甲基羊毛甾烷 -5,24- 二烯 -22-酮，2β- 葡萄糖氧基 -3,16,20,22- 四羟基 -9- 甲基 -19- 去甲基羊毛甾烷 -5,24- 二烯。此两成分印度胡黄连中亦含有，西藏胡黄连中化学成分是否与印度胡黄连一致，尚需进一步研究。酚苷类从印度胡黄连中分到 picein 和 androsin。国内学者从西藏胡黄连中亦分离到 androsin，其中的苷元 4- 羟基 -3- 甲氧基苯乙酮（商品名 apocynin）的活性研究已引起人们的广泛关注。芳香酸从印度胡黄连中得到香草酸、肉桂酸和阿魏酸。

药理作用

1. 抗感染作用 试验证明，本品对结核分枝杆菌有抑制作用。其水浸剂对常见致病性皮肤真菌有抑制作用。

2. 健胃作用 胡黄连具有苦味健胃作用。

3. 保肝、利胆作用 胡黄连提取物有利胆作用。胡黄连苷（香草酰梓醇）对四氯化碳引起肝脏中毒的小白鼠有保肝作用，对大鼠有利胆作用。

4. 其他作用 胡黄连尚可抗白血病细胞。

性味归经

苦，寒。归肝、胃、大肠经。

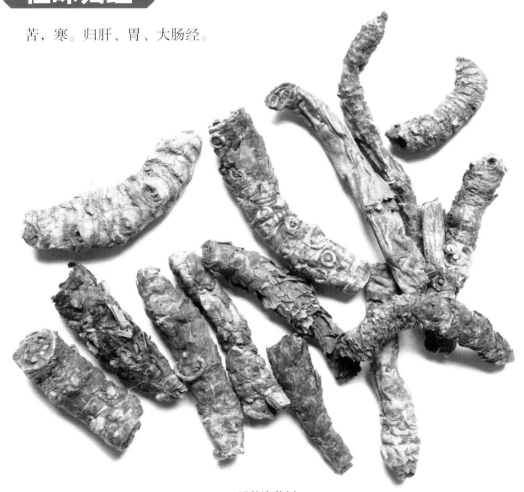

胡黄连药材

功效主治

退虚热，除疳热，清湿热。用于骨蒸潮热，小儿疳热，湿热泻痢，黄疸尿赤，痔疮肿痛。

临床应用

1. 慢性消耗性疾病（肺结核等某些慢性消耗性疾病过程中出现的低热日久不退、阴虚潮热、手足心热、骨蒸潮热等症） 胡黄连、银柴胡、秦艽、鳖甲、地骨皮、青蒿、知母、炙甘草各适量。如清骨散。

2. 消化不良（小儿脾疳或虫积腹痛、脘腹胀满、面色萎黄、体瘦身热、不思乳食、大便溏薄者） 胡黄连、白术、使君子、山楂、人参、芦荟、黄连、茯苓、神曲、炒麦芽、炙甘草各适量。如《医宗金鉴》肥儿丸。

3. 湿热痢疾、痔疮 可单用胡黄连适量，有类似黄连之作用。也可与其他抗感染药同用。

4. 痔漏成管 胡黄连30g，穿山甲（麻油内煮黄色）、石决明（煅）、槐花（微炒）各15g。研细末，炼蜜丸，每次3g，空腹米汤送下。

用法用量

内服：煎汤，3～10g；或入丸、散。外用：研末调敷；或浸汁点眼。

使用注意

外感风寒，血虚无热者忌用。

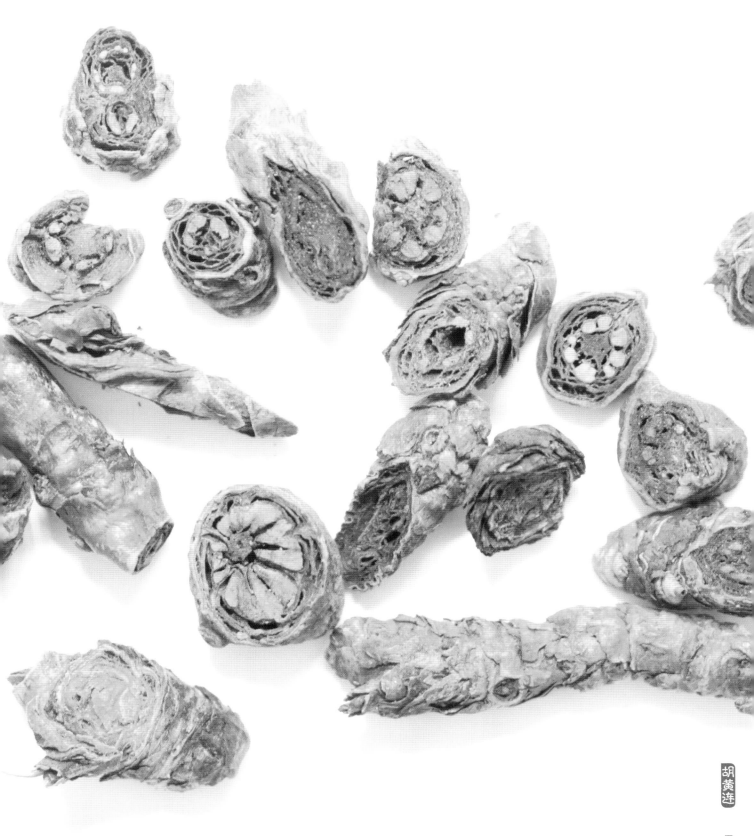

胡黄连饮片

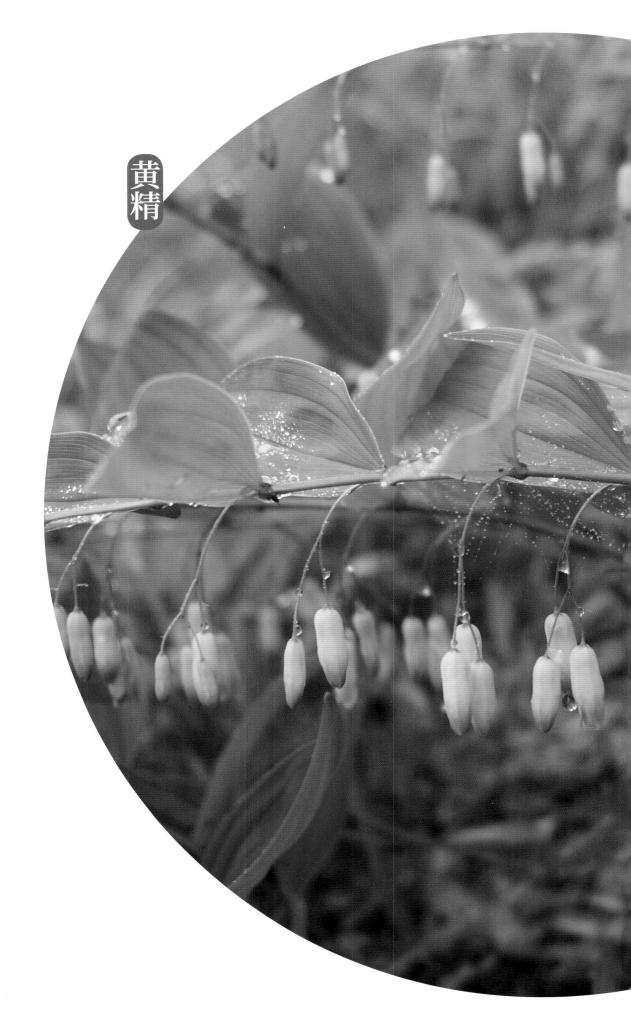

黄精

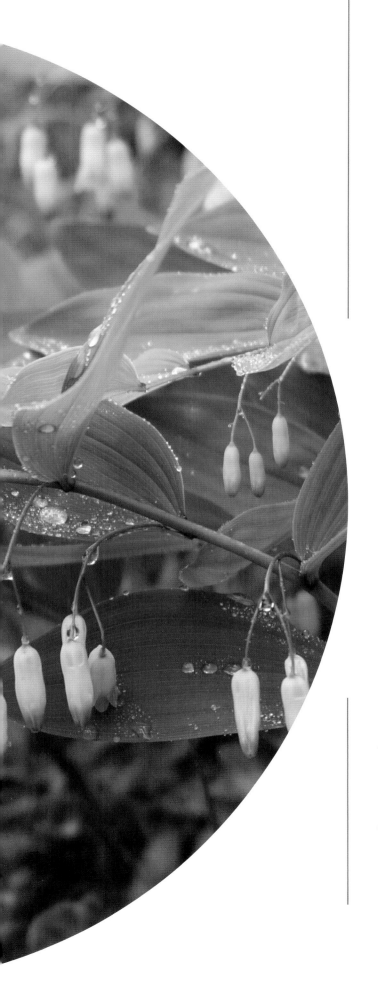

HUANGJING

黄精

基 原

本品为百合科植物黄精 *Polygonatum sibiricum* Red.、滇黄精 *Polygonatum kingianum* Coll. et Hemsl. 或多花黄精 *Polygonatum cyrtonema* Hua 的干燥根茎。按形状不同，习称"大黄精""鸡头黄精""姜形黄精"。

黄精

HUANGJING

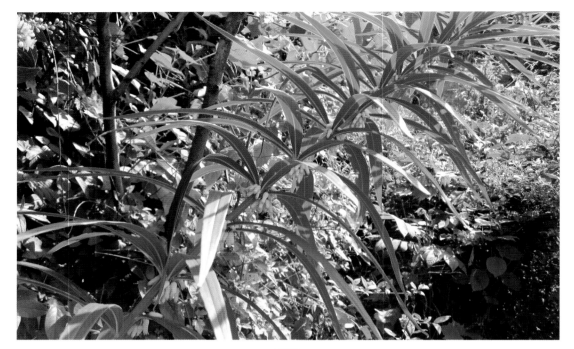

黄精

形态特征

黄精：多年生草本，根茎横生，肥大肉质，黄白色，略呈扁圆形，有数个茎痕，茎痕处较粗大，最粗处直径可达2.5 cm，生少数须根。茎直立，圆柱形，单一，高50～80 cm，光滑无毛。叶无柄，通常4～5枚轮生，叶片线状披针形至线形，长7～11 cm，宽5～12 mm，先端渐尖并卷曲，上面绿色，下面淡绿色。花腋生，下垂，花梗长1.5～2 cm，先端2歧，着生花2朵；苞片小，远较花梗短；花被筒状，长8～13 mm，白色，先端6齿裂，带绿白色；雄蕊6，着生于花被除数管的中部，花丝光滑；雌蕊1，与雄蕊等长，子房上位，柱头上有白色毛。浆果球形，直径7～10 mm，成熟时黑色。花期5～6月，果期6～7月。

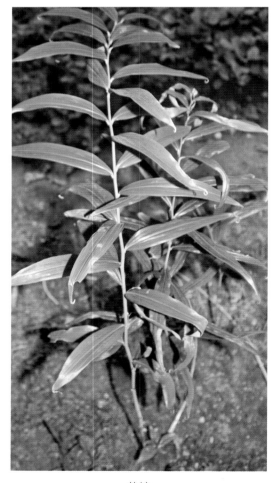

黄精

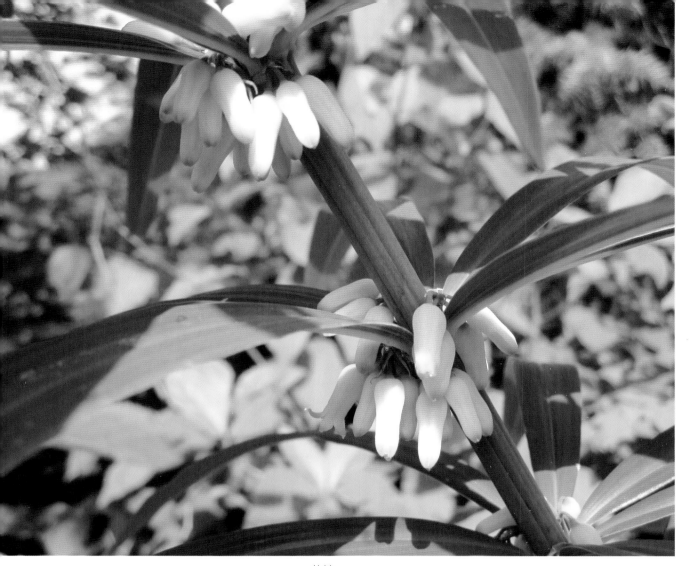

黄精

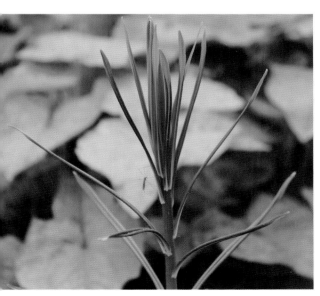

黄精

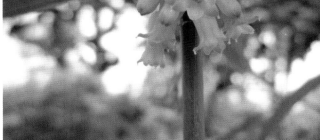

黄精

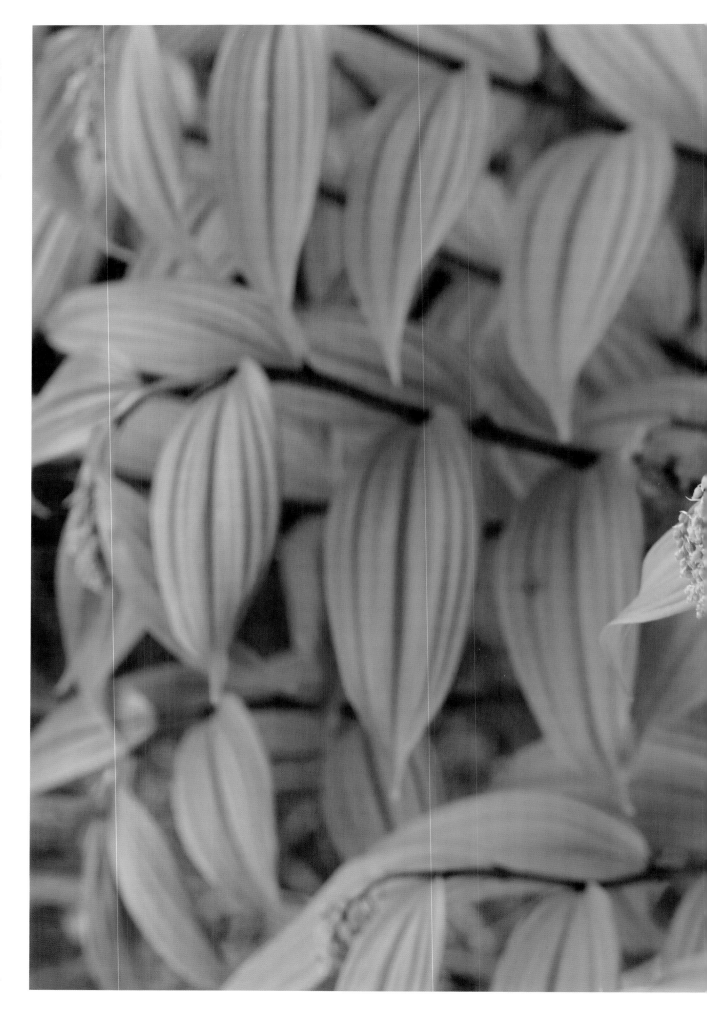

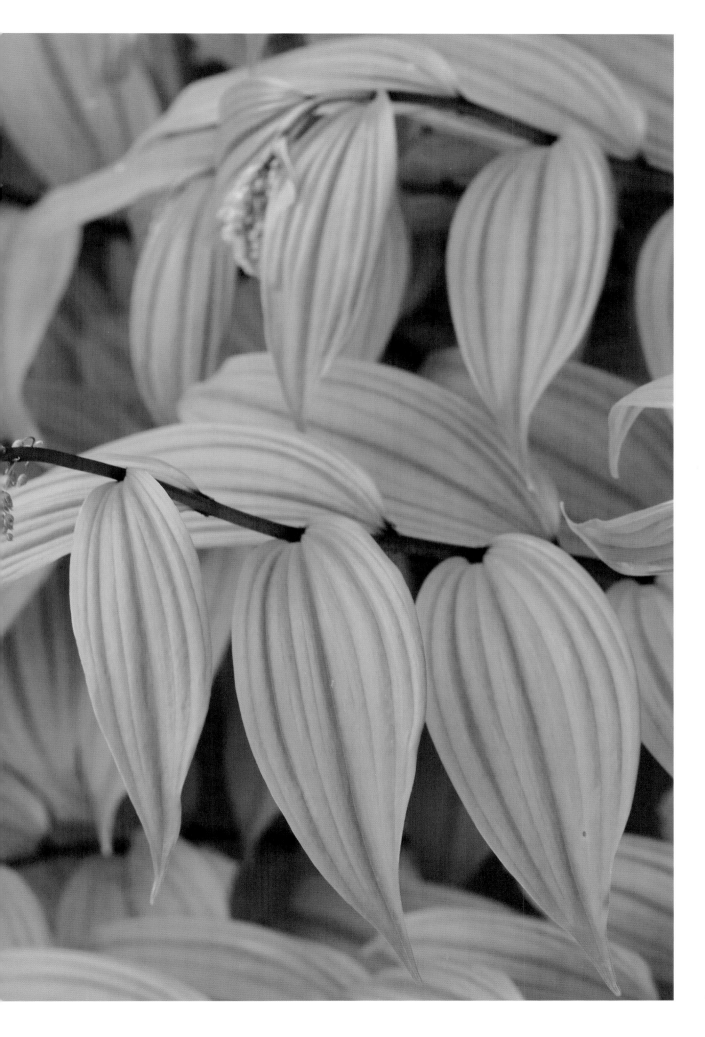

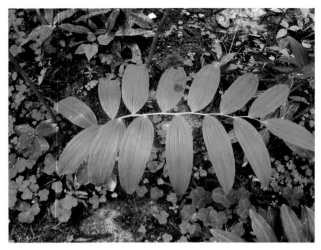

黄精

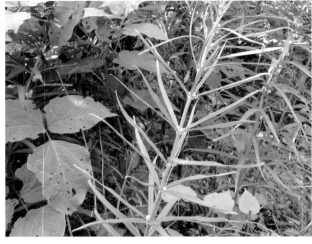

黄精

滇黄精： 多年生草本，高可达 1 m，根茎横生，有节，茎直立，单一。叶 4 ～ 6 片轮生，线形，长 8 ～ 13 cm，宽 1.5 ～ 2 cm，先端渐尖而卷曲，基部渐狭；无柄。花 1 ～ 3 朵腋生；花被筒状，淡绿色，6 裂。浆果球形，熟时橙红色。花期 4 ～ 5 月。

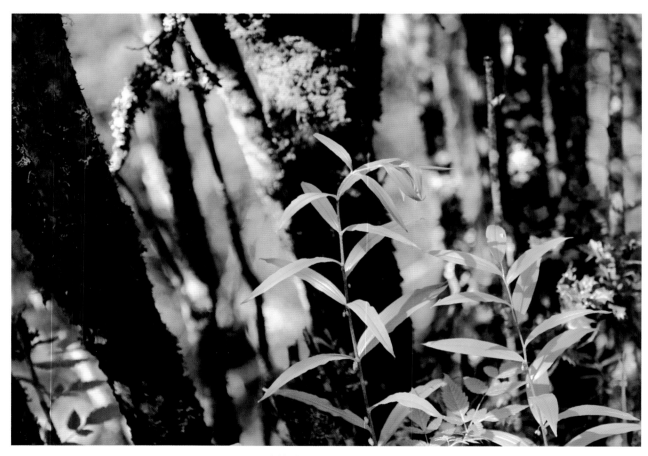

滇黄精

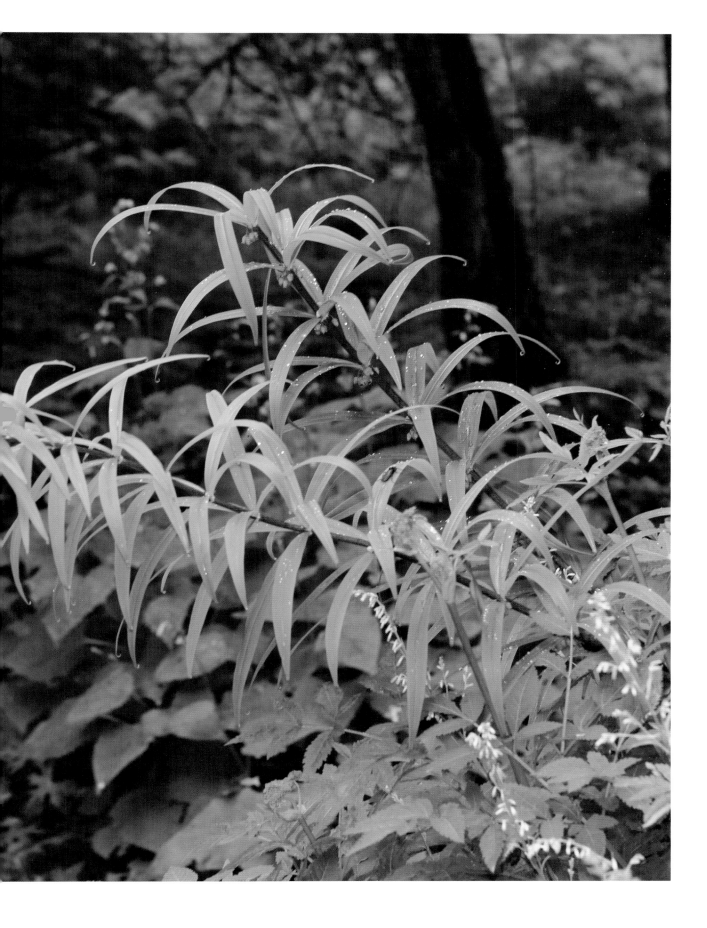

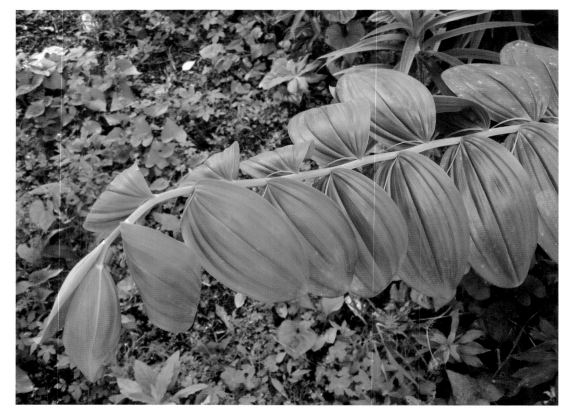

多花黄精

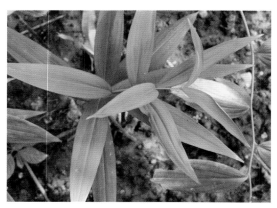

多花黄精

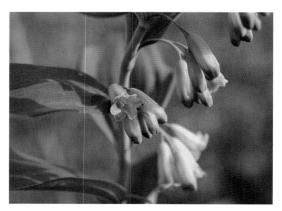

多花黄精

多花黄精：多年生草本；根茎横生，肥大肉质，近圆柱形，节处较膨大，直径约1.5cm；茎圆柱形，高40～80 cm，光滑无毛，有时散生锈褐色斑点。叶无柄，互生，叶片革质，椭圆形，有时为长圆状或卵状椭圆形，长8～14 cm，宽3～6 cm，先端钝尖，两面均光滑无毛，叶脉5～7。花腋生，总花梗下垂，长约2 cm，通常着花3～5朵或更多，略呈伞形，小花梗长约1 cm，花被绿白色，筒状，长约2 cm，先端6齿裂；雄蕊6，花丝上有柔毛或小乳突；雌蕊1，与雄蕊等长。浆果球形，成熟时暗紫色，直径1～1.5 cm。种子圆球形。花期4～5月，果期6～9月。

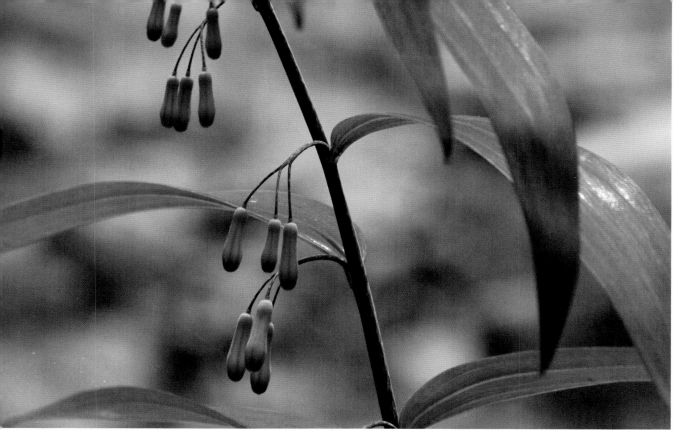

多花黄精

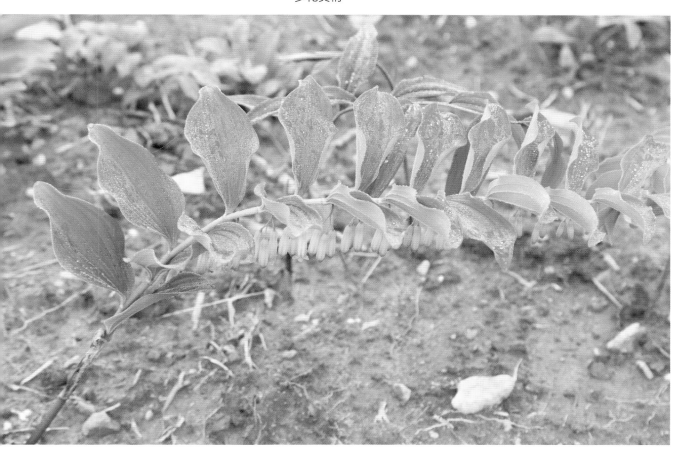

多花黄精

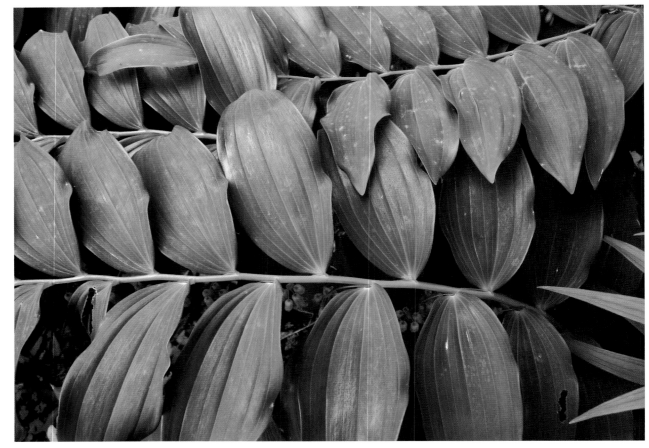

多花黄精

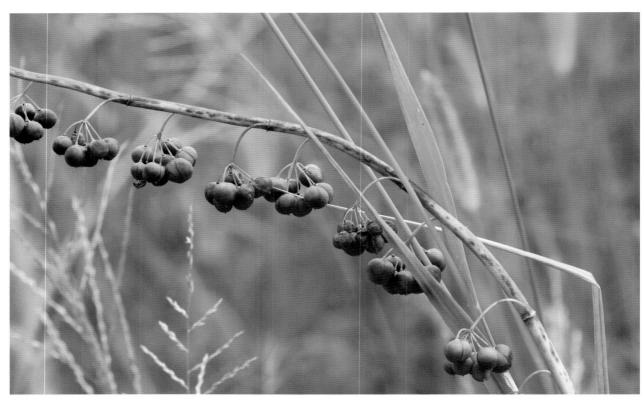

多花黄精

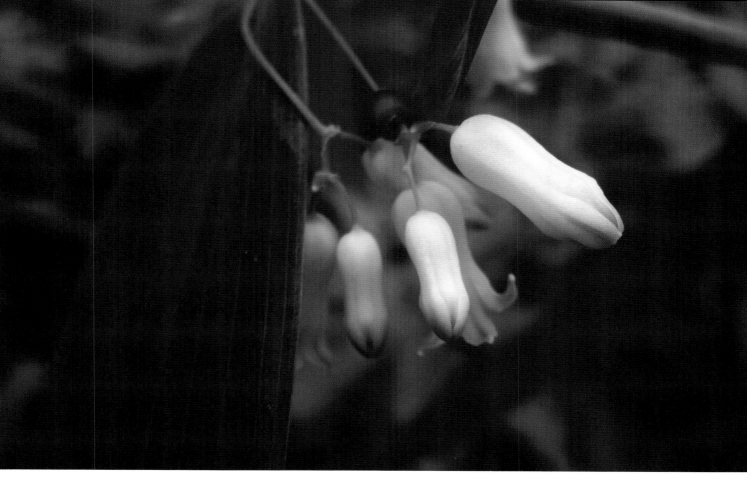

多花黄精

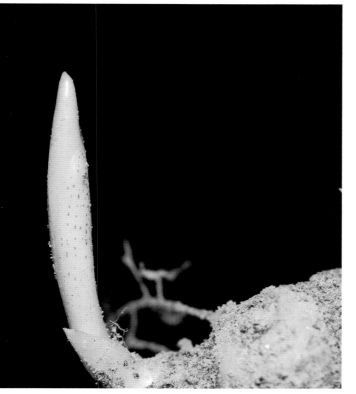

多花黄精

生境分布

　　生长于土层较深厚、疏松肥沃、排水和保水性能较好的土壤中。分布于贵州、湖南、浙江、广西、河北、河南、湖北等地。目前除贵州、湖南、广西主产姜形黄精优质外，安徽九华山所产者也属上品。北方河北、内蒙古大量出产者为鸡头黄精。

采收加工

春、秋两季采挖，除去须根，洗净，置沸水中略烫或蒸至透心，干燥。

药材性状

大黄精： 呈肥厚肉质的结节块状，结节长可达 10 cm 以上，宽 3 ~ 6 cm，厚 2 ~ 3cm。表面淡黄色至黄棕色，具环节，有皱纹及须根痕。结节上侧茎痕呈圆盘状，圆周凹入，中部突出。质硬而韧，不易折断，断面角质，淡黄色至黄棕色。气微，味甜，嚼之有黏性。

鸡头黄精： 呈结节状弯柱形，长为 3 ~ 10 cm，直径 0.5 ~ 1.5 cm。结节长为 2 ~ 4 cm，略呈圆锥形，常有分枝；表面黄白色或灰黄色，半透明，有纵皱纹，茎痕圆形，直径 5 ~ 8 mm。

姜形黄精： 呈长条结节块状，长短不等，常数个块状结节相连。表面灰黄色或黄褐色，粗糙，结节上侧有突出的圆盘状茎痕，直径 0.8 ~ 1.5 cm。味苦者不可入药用。以块大、肥润、断面透明者为佳。

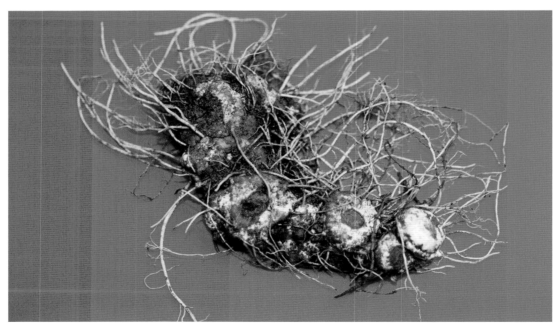

黄精药材

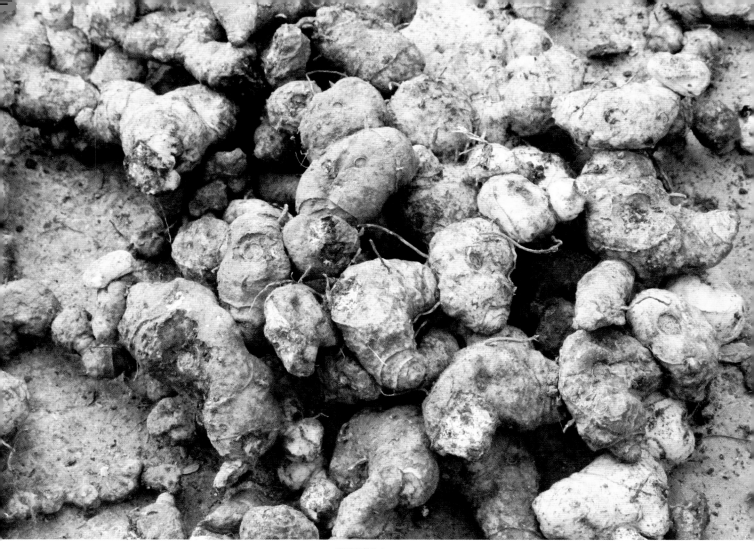

黄精药材

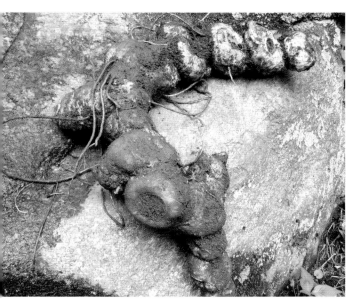

黄精药材（带泥）

化学成分

本品含黄精多糖甲、黄精多糖乙、黄精多糖丙、黄精低聚糖甲、黄精低聚糖乙、黄精低聚糖丙及赖氨酸等11种氨基酸；囊丝黄精的根茎含吖丁啶羧酸、天冬氨酸、高丝氨酸、二氨基丁酸、毛地黄糖苷以及多种蒽醌衍生物，其叶含牡荆素木糖苷和5,4-二羟基黄酮的糖苷。

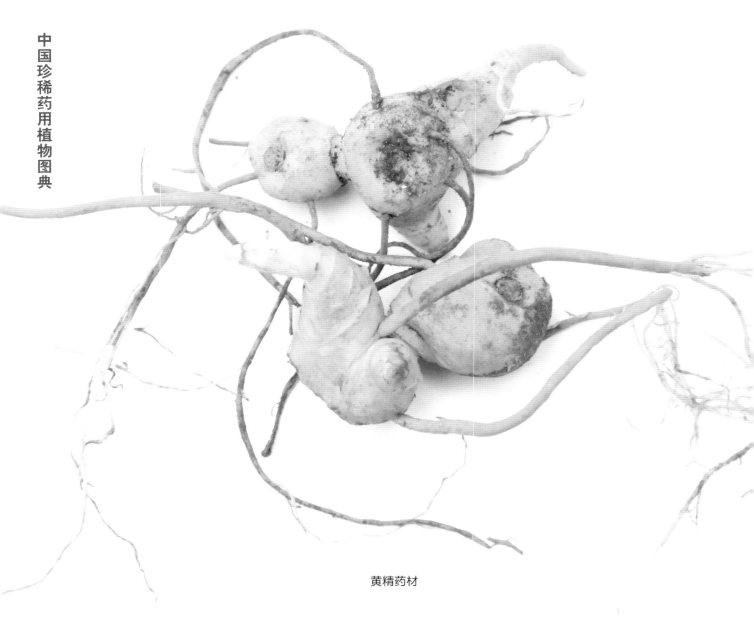

黄精药材

药理作用

1. 对血糖的影响 兔灌胃黄精浸膏，其血糖含量渐次增高，然后降低。黄精浸膏对肾上腺素引起的血糖过高呈显著抑制作用。黄精甲醇提取物腹腔注射后 4 小时对正常及链脲霉素诱发的血糖升高小鼠均可使其降低。还能明显对抗肾上腺素引起的血糖升高。黄精水提液对正常人红细胞胰岛素受体的结合率无明显影响。

2. 对血脂的影响 给实验性高血脂症兔灌胃 100％黄精煎剂，每日 2 次，每次 5 mL，共 30 日。与对照组相比，在给药 10 日、20 日和 30 日甘油三酯、β－脂蛋白和胆固醇均有明显下降。兔饲以胆固醇的同时，肌注黄精注射液 7.5 g（按平均体重相当于成人口服量的 25 倍），未观察到降血脂作用。

3. 抗病原微生物作用　体外试验表明，黄精水提出液（1∶320）对伤寒沙门菌、金黄色葡萄球菌、抗酸杆菌有抑制作用。实验性结核病豚鼠，灌服黄精多糖每日 1 g/kg，60 日，健康状况明显改善，脏器病变程度亦减轻。对家兔实验性单纯疱疹性角膜炎用多种黄精多糖制剂进行治疗，并与无环鸟苷治疗组及氯霉素组进行对照观察表明，各种黄精多糖制剂与氯霉素组比较，其治疗作用均有统计学意义，其中黄精多糖滴眼配合黄精多糖注射液结膜注射和黄精多糖滴眼液滴眼配合黄精多糖口服液的两组疗效优于无环鸟苷组。

4. 对环核苷酸的影响　给小鼠每日灌胃黄精 0.5 g/mL，连续 10 日。实验结果表明黄精能降低血浆 cAMP 和 cGMP 的含量，与对照组比较差异显著，cAMP/cGMP 比值略有升高，与对照组比较无显著差异；黄精对脾脏 cAMP 含量无明显影响，但能增加 cAMP 的含量（$P<0.01$），cAMP/cGMP 比值无明显变化。40% 黄精醇提液每只 0.3 mL 腹腔注射能提高鼠心肌、肝、脾组织细胞 DNA 对 3HTdR 的掺入率。

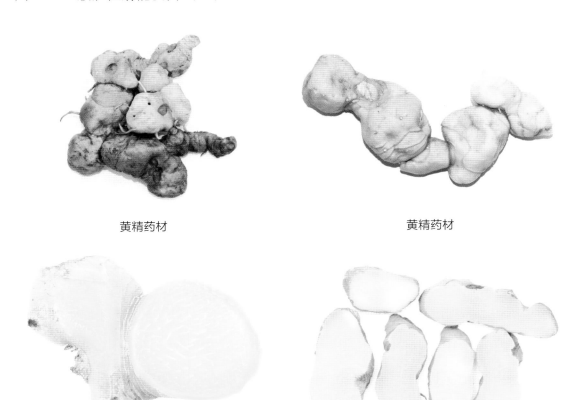

黄精药材　　　　　　　　　　　　　　黄精药材

黄精药材　　　　　　　　　　　　　黄精（蒸制）药材

黄精（生晒）饮片

5. 对免疫功能的影响　黄精能提高机体的免疫功能和促进 DNA 和 RNA 和蛋白质的合成。其多糖类提取物有促进淋巴细胞转化的作用。还观察到用钴 -60 照射 90％的致死量后，给黄精多糖小鼠于 9 ～ 11 日脾脏增重显著，造血灶也增多，小鼠脾、肝、心等脏器的 DNA 含量增加。

6. 对心血管系统的影响　黄精水浸膏 0.6 ～ 0.26 g/kg 静滴明显增加麻醉犬冠状动脉流量；1.5 g/kg 静滴对垂体后叶素引起的兔心肌缺血有对抗作用，对抗垂体后叶素引起的 T 波增高，促进 T 波异常提前恢复；12 g/kg 灌胃可增强小鼠对缺氧的耐受力。黄精的水浸出液、乙醇－水浸出液和 30％乙醇浸出液对麻醉动物均有降低作用。0.15％黄精醇制剂使离体蟾蜍心脏收缩力增强，但对心率无明显影响，而 0.4％黄精醇液或水液则使离体兔心心率加快。黄精醇制剂 0.2 g/kg 可增加在位狗冠状动脉流量，对股动脉压、心率及中心静脉压无明显影响。其增加冠状动脉流量效果与氨茶碱 0.75 mg/kg 相当。黄精甲醇提取物 5 mg/d 能使心房肌的收缩力明显增加。0.35％黄精水浸膏洛氏液给离体兔心灌流有明显的增加冠状动脉流量的作用。

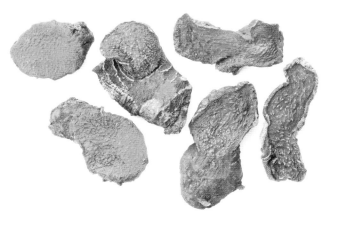
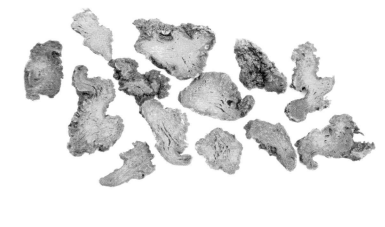

黄精（蒸制）饮片　　　　　　　　　　　黄精（白酒浸润蒸制）饮片

7. 止血作用　黄精甲醇提取物 40 mg/ 只、正丁醇部分 20 mg/ 只、水层部分 20 mg/ 只，腹腔注射，对干冰 – 甲醇冷冻小鼠尾部 1 分钟，切尾法实验表明有止血作用，使小鼠出血量减少。

8. 抗疲劳作用　黄精煎剂 17.67 % 浓度，0.31 mL/ 只灌胃，可延长小鼠游泳时间。

9. 抗氧化作用　黄精煎液 20 % 浓度，13 mL/ 只喂饮，连续 27 日，使小鼠肝脏 SOD 活性升高，心肌脂褐质含量降低。

10. 延缓衰老作用　黄精煎剂，20 % 浓度浸泡桑叶喂养家蚕，有延长家蚕幼早期的作用。

性味归经

甘，平。归肺、脾、肾经。

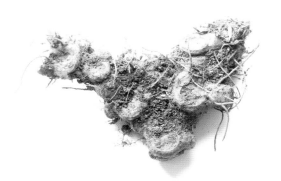

多花黄精药材

功效主治

补气养阴，健脾，润肺，益肾。用于脾胃气虚，体倦乏力，胃阴不足，口干食少，肺虚燥咳，劳嗽咯血，精血不足，腰膝酸软，须发早白，内热消渴。

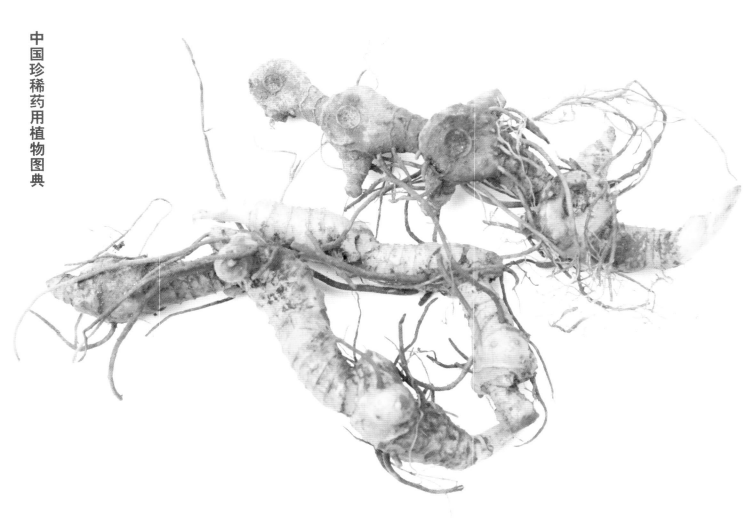

多花黄精药材

临床应用

1. 糖尿病（消化渴证）　黄精、黄芪、山药、花粉、生地黄、玄参等益气养阴药各适量。水煎服，每日 1 剂。

2. 肺结核　服用黄精煎剂或浸膏；或黄精 24 g，沙参 9 g，薏苡仁 15 g，云木香 6 g。水煎服，有缩小空洞、吸收病灶的作用。对咳嗽痰少、咯血、胸痛之证者，常与白及、黄芩、丹参、百部等各适量配伍。阴虚肺燥、干咳无痰者，常与沙参、麦冬、玉竹、贝母等各适量配伍。

3. 低血压　黄精、党参各 30 g，炙甘草 10 g。水煎顿服，每日 1 剂。治疗贫血性、感染性、直立性及原因不明性低血压病人，均有良效。

4. 冠心病　用心脉宁注射液（黄精、丹参、生何首乌、葛根）静滴。每日 250 mL，20 日为 1 个疗程。

5. 病态窦房结综合征　黄精 50 g，黄芪、淫羊藿、麦冬、五味子各 20 g，人参、甘草、麻黄、附子、鹿胶、升麻各 10 g，细辛 5 g。以制成的通阳复脉汤为基本方，治疗 20 例，心室率均恢复至 60 ～ 70 次 /min 以上，临床症状均有明显改善。

6. 近视 黄精 45 kg，黑豆 5 kg，白糖 7.5 kg。制成每毫升含黄精 1 g 的糖浆，口服，每日 2 次，每次 20 mL。治疗近视度不深 75 人，经 12 ～ 25 日治疗，有效率为 81.5%，与对照组相比具有显著差异。

7. 白细胞减少症 黄精 2 份，大枣 1 份。水煎服，每日 3 次，每次 20 mL。治疗 42 例，有效率为 66.6%，远期疗效较西药组佳。

8. 神经症 以宁神酊（黄精 180 g，枸杞子、生地黄、白芍、首乌藤各 90 g，黄芪、党参、当归、炒酸枣仁各 60 g，麦冬、红花、菊花、菖蒲、远志各 30 g，以白酒 6000 mL 浸泡 2 ～ 4 周）5 ～ 15 mL 口服，每日 3 次，或每晚服 10 ～ 20 mL。治疗 175 例，94.9% 病人自觉症状减轻或消失，睡眠改善，多梦减轻或消除。

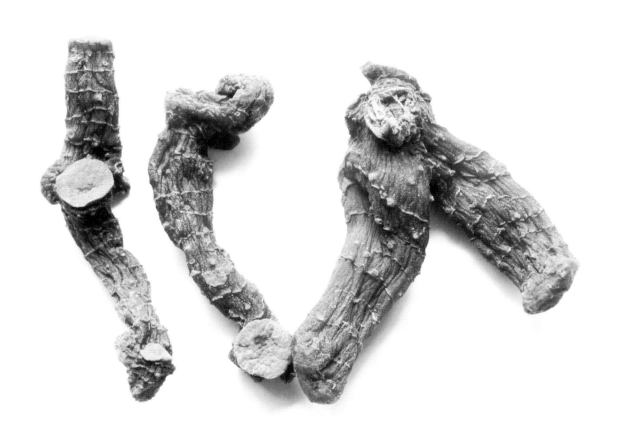

多花黄精（蒸制）药材

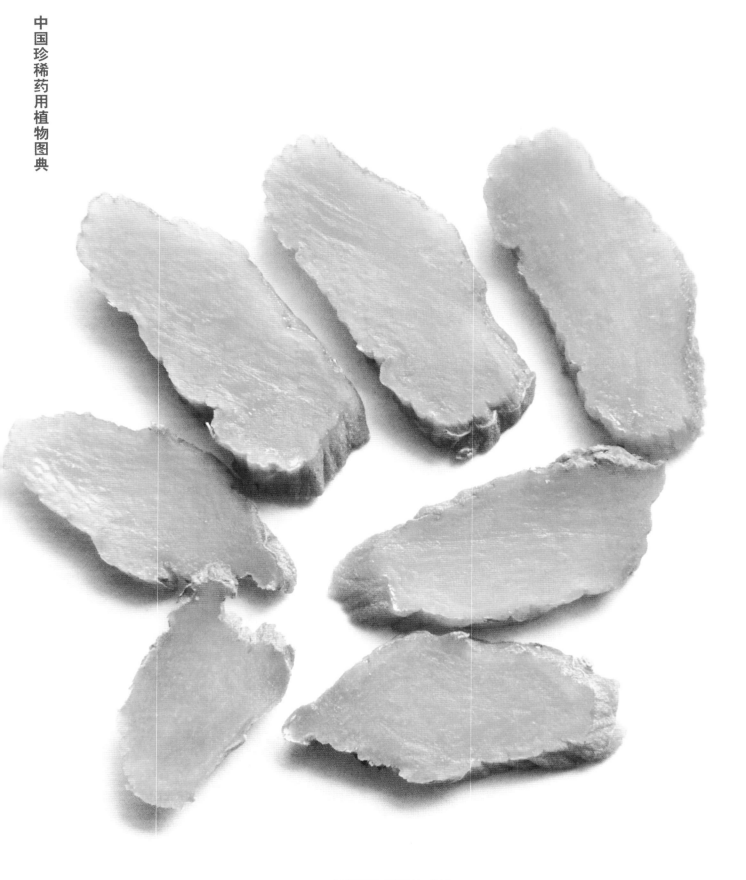

多花黄精（蒸制）药材

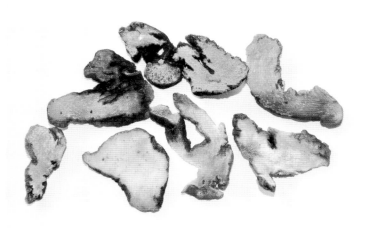

黄精（劣质）饮片

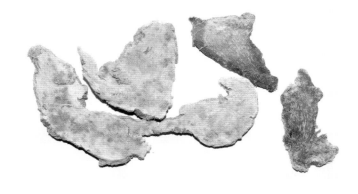

黄精（劣质）饮片

9. 流行性出血热 黄精、黄芪各 30 g，白茅根 30 ~ 125 g，白术 15 g。水煎服，每日 1 剂。治疗 46 例，用药后平均少尿期较对照组明显缩短，并有 19.4% 病例越过多尿期，血压大多在 24 小时恢复正常，尿蛋白平均在 3.6 日消失。

10. 皮肤癣菌病 黄精适量。制成酊剂涂搽患处，每日数次，连用 2 ~ 30 日。

11. 药源性耳聋 黄精 10 g。水煎服，连续用药 2 个月。对 20 岁以下，病程在 1 个月之内者疗效较高。

12. 肾上腺皮质增生症 黄精 30 g。水煎服，每日 2 次，连用 60 日；继改用大承气汤加味，生何首乌、玉竹各 10 g，龙胆 6 g，生大黄、芒硝（冲）、枳实、厚朴各 5 g。煎取 400 mL，分 3 次空腹内服，每周 5 剂，一般 40 剂可临床治愈。

用法用量

内服：煎汤，9 ~ 15 g，鲜品 30 ~ 60 g；或入丸、散；或熬膏。外用：煎汤洗；熬膏涂；或浸酒搽。

使用注意

凡脾虚有湿，咳嗽痰多，中寒便溏及痞满气滞者不宜服。

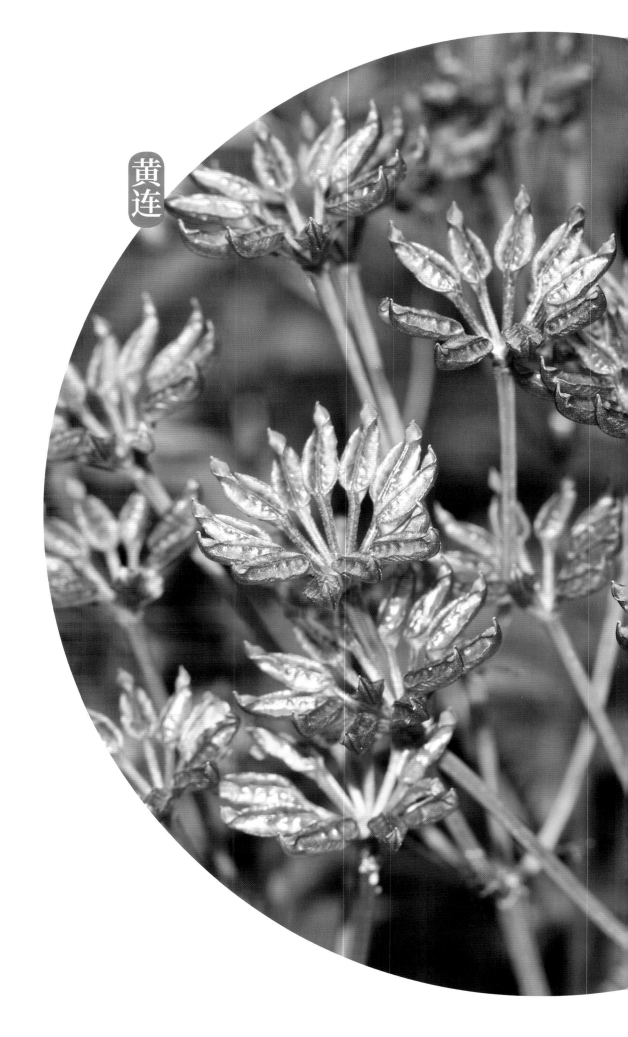

黄连

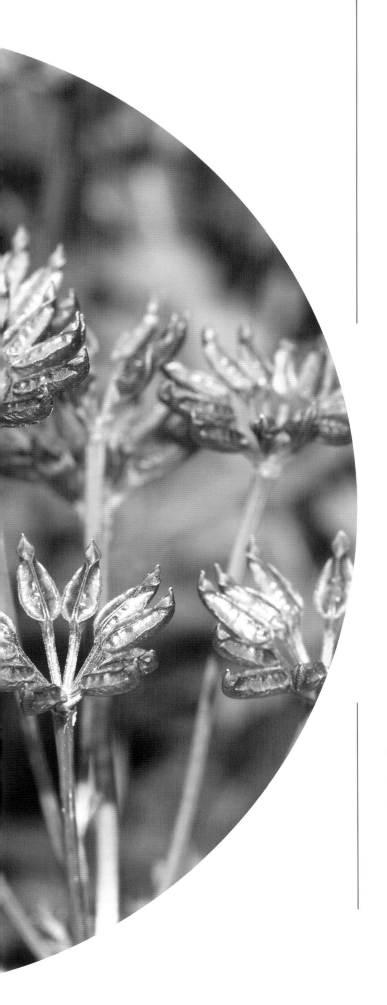

黄连

基 原

本品为毛茛科植物黄连 *Coptis chinensis* Franch.、三角叶黄连 *Coptis deltoidea* C. Y. Cheng et Hsiao 或云连 *Coptis teeta* Wall. 的干燥根茎。以上3种分别习称"味连""雅连""云连"。

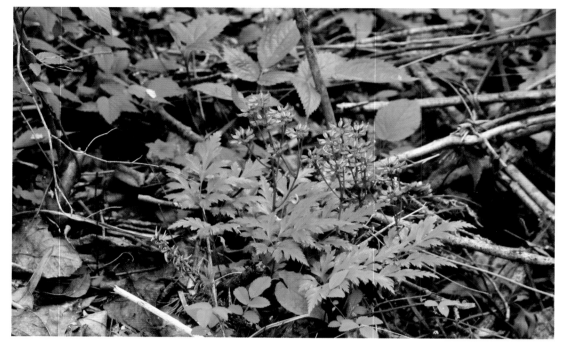

黄连（味连）

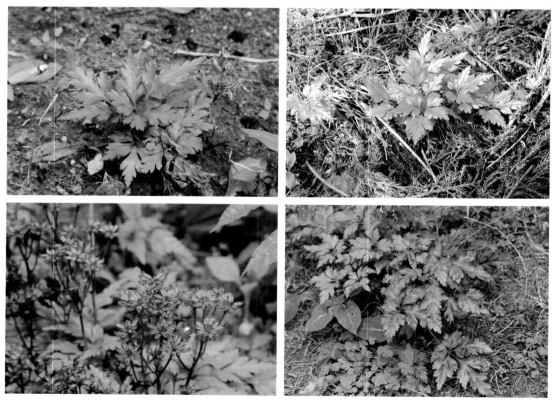

黄连（味连）

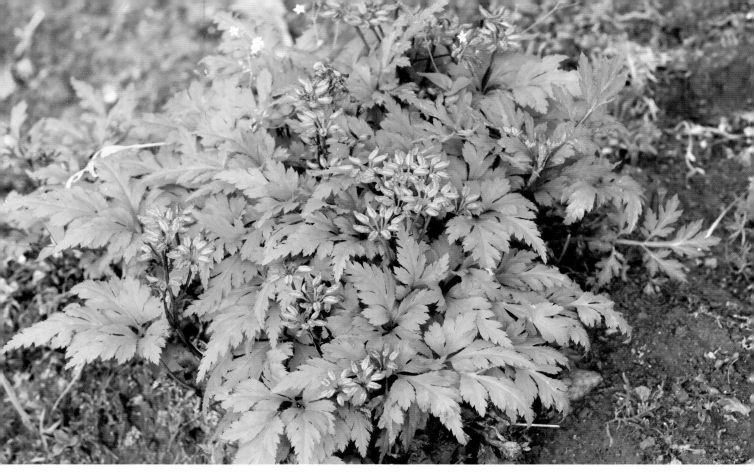

黄连（味连）

形态特征

黄连： 多年生草本，高 15 ~ 25 cm；根茎黄色，成簇生长。叶基生，具长柄，叶片稍带革质，卵状三角形，3 全裂，中央裂片稍呈菱形，具柄，长为宽的 1.5 ~ 2 倍，羽状深裂，边缘具锐锯齿；侧生裂片斜卵形，比中央裂片短，叶面沿脉被短柔毛。花葶 1 ~ 2，2 歧或多歧聚伞花序，有花 3 ~ 8，萼片 5，黄绿色，长椭圆状卵形至披针形，长 9 ~ 12.5 mm；花瓣线形或线状披针形，中央有蜜槽；雄蕊多数，外轮比花瓣略短。蓇葖果具柄。花期 2 ~ 3 月，果期 4 ~ 6 月。

三角叶黄连： 叶的裂片均具十分明显的小柄，中央裂片三角状卵形，4 ~ 6 对羽状深裂，雄蕊长为花瓣之半。种子不育。花期 3 ~ 4 月，果期 4 ~ 6 月。

云连： 多年生草本。形态与黄连很近似，主要区别为：根茎较少分枝，节间密。中央裂片卵状菱形或长菱形，羽状深裂 3 ~ 6 对，小裂片彼此的距离稀疏。多歧聚伞花序，苞片椭圆形，3 深裂或羽状深裂；花萼卵形或椭圆形，长 6 ~ 8 mm，宽 2 ~ 3 mm；花瓣匙形或卵状匙形，长 4.5 ~ 6 mm，宽 0.5 ~ 1 mm，先端圆或钝，中部以下变狭成细长的爪，中央有蜜槽；心皮 8 ~ 15。

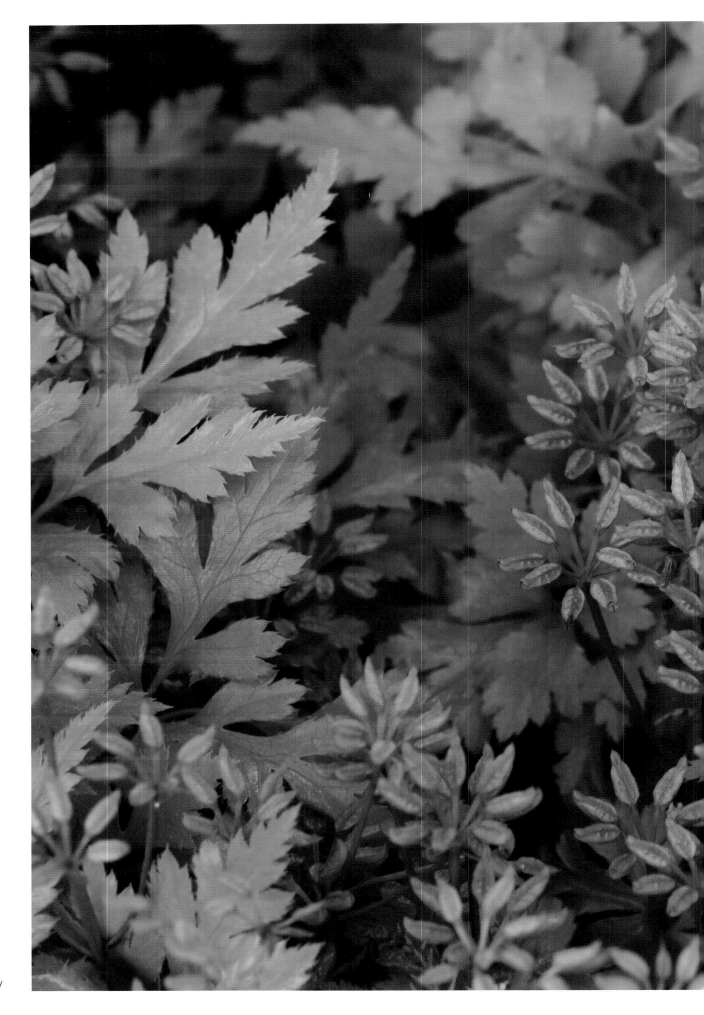

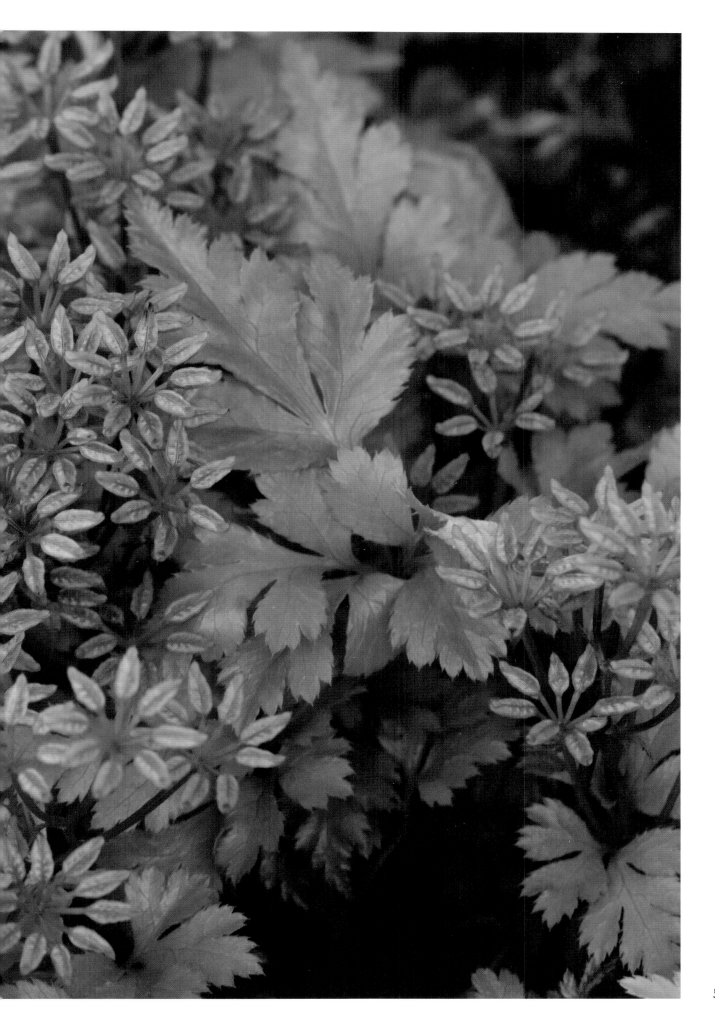

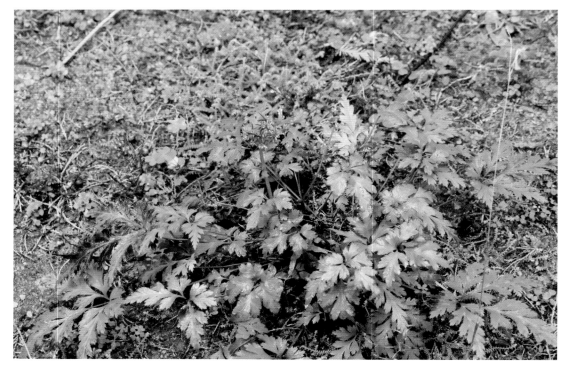

黄连（味连）

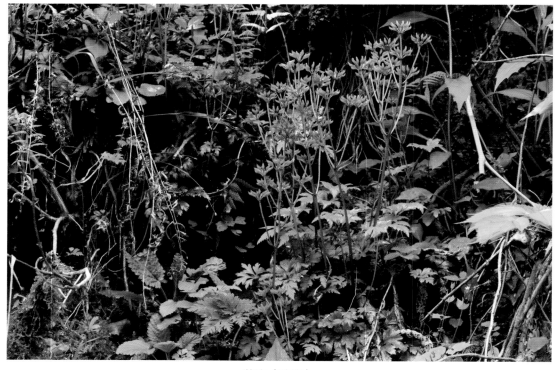

黄连（味连）

生境分布

生长于海拔 1000 ~ 1900 m 的山谷、凉湿荫蔽密林中，也有栽培品。分布于我国中部及南部各省。四川、云南产量较大。

采收加工

秋季采挖，除去须根及泥沙，干燥，撞去残留须根。

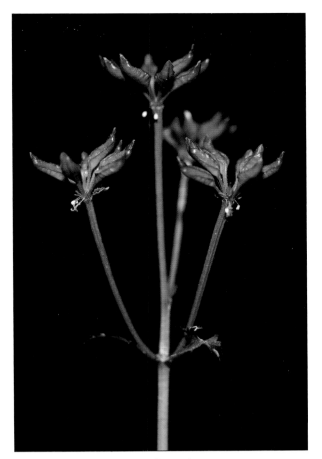

黄连（味连）

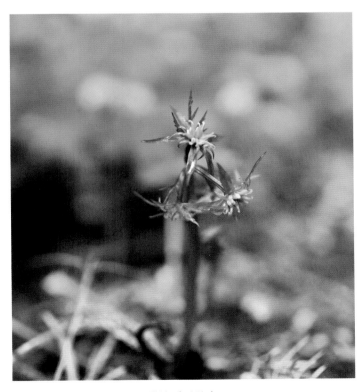

黄连（味连）

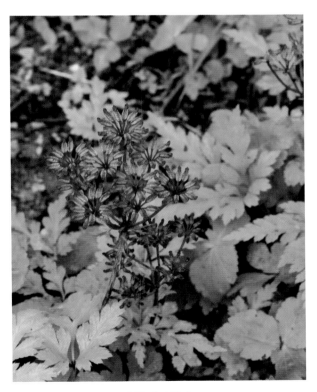

黄连（味连）

黄连

HUANGLIAN

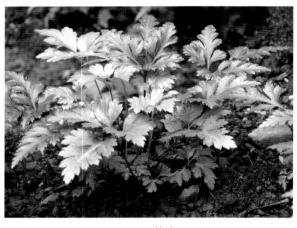

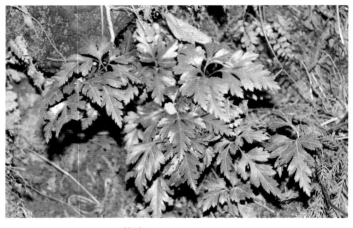

黄连

黄连

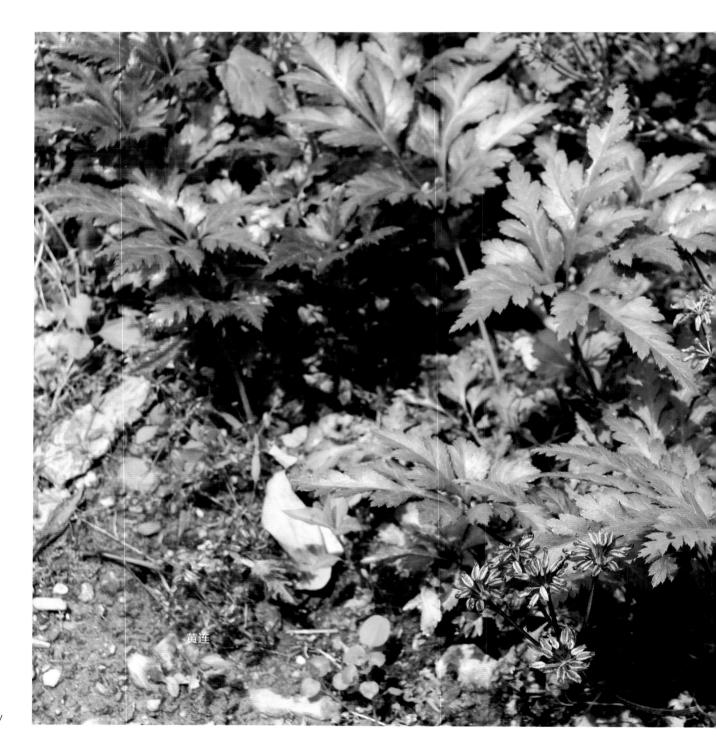

黄连

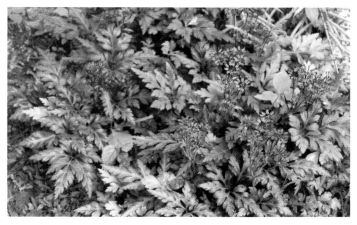

黄连

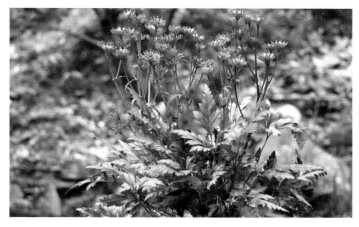

黄连

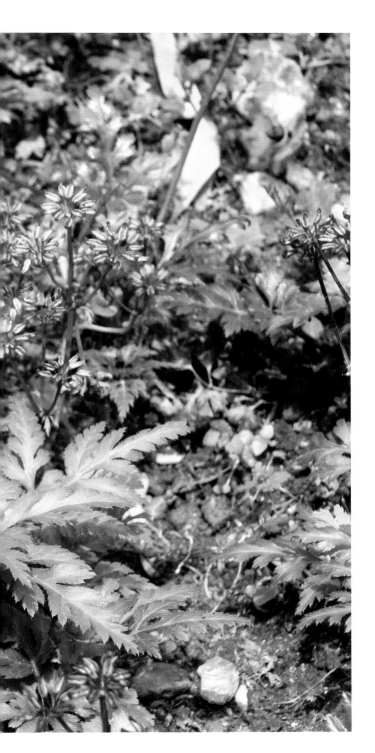

药材性状

味连： 多集聚成簇，常弯曲，形同鸡爪，单枝根茎长 3 ～ 6 cm，直径 0.3 ～ 0.8 cm。表面灰黄色或黄褐色，粗糙，有不规则结节状隆起、须根及须根残基，有的节间表面平滑如茎秆，习称"过桥"。上部多残留褐色鳞叶，顶端常留有残余的茎或叶柄。质硬，断面不整齐，皮部橙红色或暗棕色，木部鲜黄色或橙黄色，呈放射状排列，髓部有时中空。气微，味极苦。以条匀肥壮、鸡爪形、质坚实、断面红黄色、无须根及残茎者为佳。

雅连： 多为单枝，略呈圆柱形，微弯曲，长 4 ～ 8 cm，直径 0.5 ～ 1 cm。"过桥"较长，顶端有少许残茎。以条匀肥壮、形似虫草、质坚实、断面黄色、少残茎须根者为佳。

云连： 较细小，多弯曲，拘挛，多为单枝，形如蝎尾。长 1.5 ～ 8 cm，直径 2 ～ 4 mm。外皮黄绿色或灰黄色。其余特征与以上品种大致相同。

化学成分

　　本品主含小檗碱（berberine），占
7%～9%；其次为黄连碱（coptisine）、
甲基黄连碱（worenine）、掌叶防己碱
（palmatine）、非洲防己碱（columbamine）
和药根碱（iatror-rhizine）等生物碱。
尚含黄柏酮（obakunone）、黄柏内酯
（obakulactone）。黄连中的酚性化合
物有木兰碱（magnoflorine）、阿魏酸
（ferulic acid），最近又分离出 3,4- 二
羟基苯乙醇葡萄糖苷（3,4-dihydroxy-
phenylethylalcoholglucoside）、3- 羧
基 -4- 羟基苯氧基葡萄糖苷（3-carboxy-
4-hydroxy-phenoxyglucoside）、2,3,4- 三
羟基苯丙酸（2,3,4-trihydroxy-benzene-
propanoicacid）6 个酚性化合物。此外黄
连还含多种微量元素。

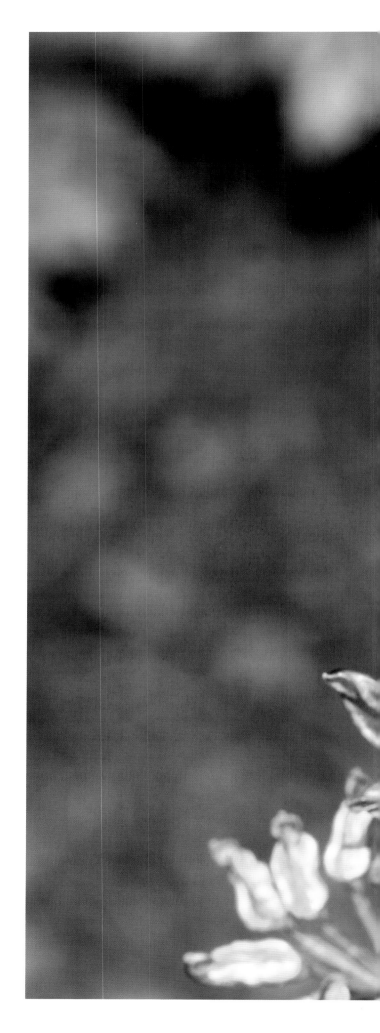

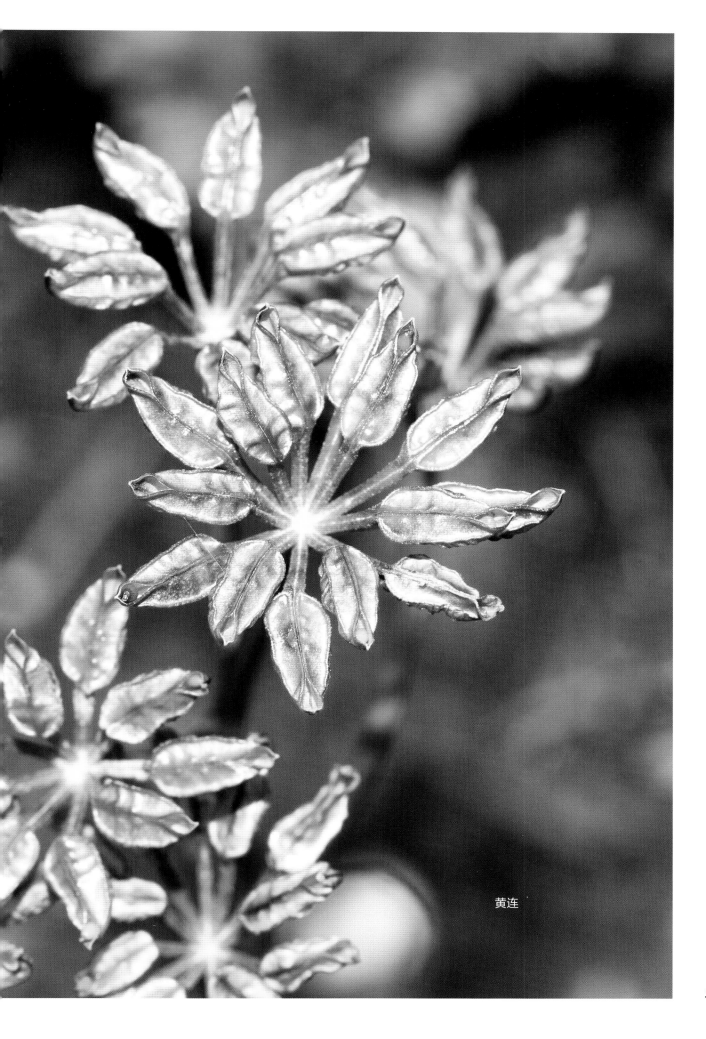

黄连

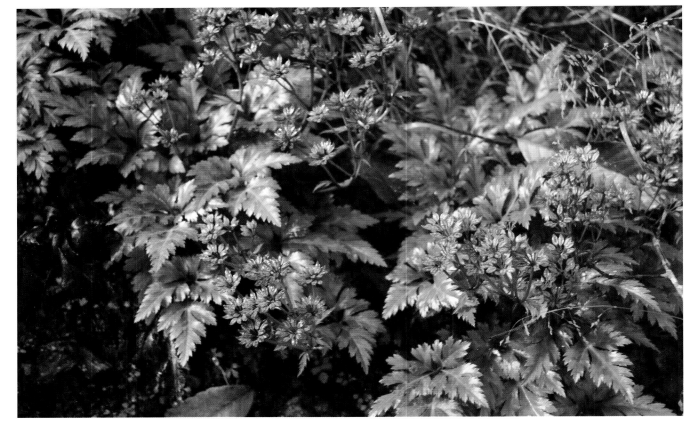

黄连

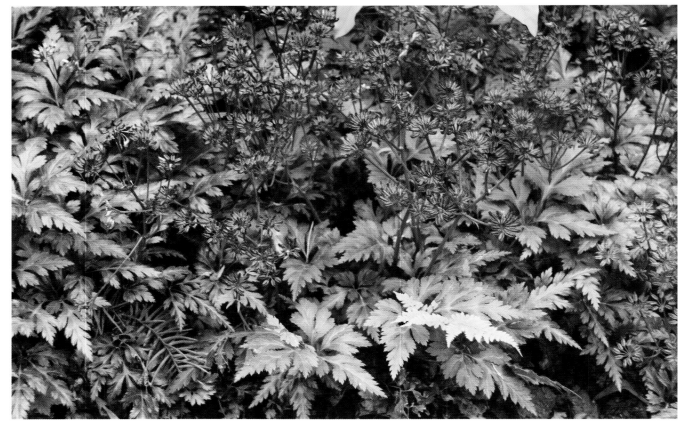

黄连

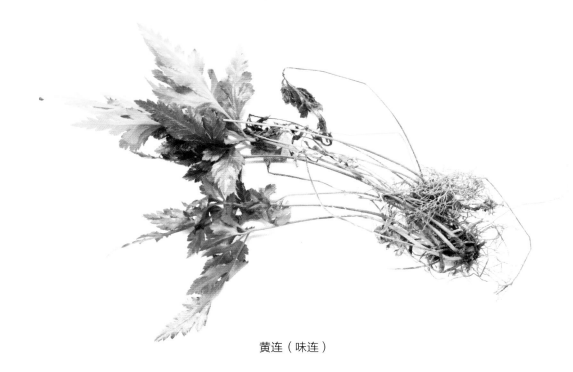

黄连（味连）

药理作用

1. 抗病原微生物作用 黄连或其有效成分黄连素具有广谱抗感染作用。体外实验对金黄色葡萄球菌、葡萄球菌、肺炎链球菌、炭疽杆菌、痢疾志贺菌有强大的抗感染作用。其中以抑制痢疾志贺菌作用最强。对肺炎链球菌的抑制强度不亚于青霉素；对金黄色葡萄球菌的抗感染力优于青霉素；对百日咳鲍特菌也有显著的抑制作用。此外，对白喉棒状杆菌、鼠疫耶尔森菌、布氏杆菌、伤寒沙门菌、结核分枝杆菌、钩端螺旋体均有抑制作用。黄连对各种常见的结膜炎病菌，特别是科－威氏杆菌有强大抑制作用。对铜绿假单胞菌也有抑制作用。且能较强地抑制常见皮肤致病菌，损伤真菌细胞的程度与药物作用时间的长短有关，还有抗霍乱毒素的作用。在体外黄连与链霉素、磺胺对葡萄球菌的抑制有协同作用。黄连的抗感染原理，可能是影响微生物的代谢过程。实验证明，黄连素能抑制微生物的糖代谢，使丙酮酸的氧化过程受到强烈抑制。另外发现，维生素 B_6、维生素 PP 和组氨酸能拮抗黄连素的作用。故认为黄连素之所以抗感染是干扰了细菌对这些物质的利用，对细菌蛋白合成也有抑制作用。近年有报道，黄连素能与去氧核糖核酸形成复合物，从而影响去氧核糖核酸的复制，抑制细菌的繁殖。在体外黄连对各型流感病毒有明显的抑制作用，对新城鸡瘟病毒也有抑制作用，并能降低 HBsAg 的阳性率。黄连煎剂在 1:20 和 1:40 浓度可完全抑制阿米巴原虫的生长。黄连素抑制原虫生长的浓度为 1:5000。实验治疗也发现，黄连煎剂在 3 g/kg 的剂量，能完全消灭大鼠盲肠内存在的阿米巴原虫。黄连煎剂对阴道毛滴虫也有杀灭作用，且有抗疟原虫作用。

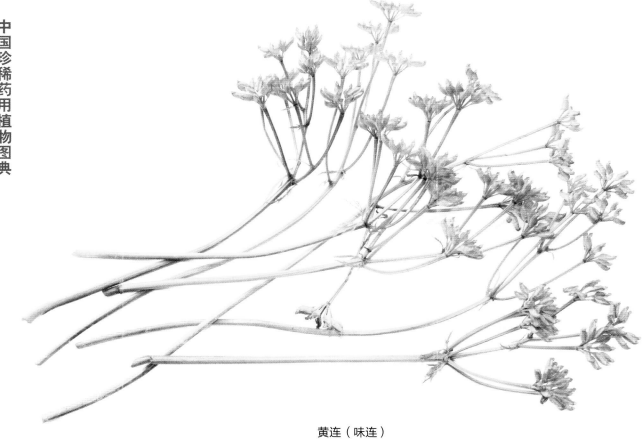

黄连（味连）

2. 抗细菌毒素、抗腹泻作用 黄连及小檗碱能提高机体对细菌内毒素的耐受能力。黄连能对抗大肠埃希菌引起的腹泻；小檗碱能对抗霍乱毒素引起的腹泻，并减轻小肠绒毛的水肿、分泌亢进等炎症反应，降低死亡率。小檗碱对非感染性腹泻也有对抗作用，如抗蓖麻油及番泻叶引起的腹泻。

3. 抗感染、解热作用 小檗碱对急、慢性炎症均有抑制作用。皮下注射小檗碱可抑制二甲苯引起的小鼠耳肿胀。小檗碱对大鼠角叉菜胶性足跖肿胀、慢性棉球肉芽肿均有明显抑制作用。小檗碱可抑制乙酸引起的小鼠腹腔毛细血管通透性增高，对组胺引起的大鼠皮肤毛细血管通透性增加也有抑制作用。黄连其他成分如药根碱及黄连碱也有显著的抗感染作用。小檗碱抗感染作用与其抑制炎症过程的某些环节有关。小檗碱能明显抑制趋化因子 ZAP 诱导的中性粒细胞趋化作用，抑制酵母多糖诱导的多形核白细胞化学发光反应，对白细胞系产生的羟自由基及过氧化氢导致的化学发光亦有显著的抑制作用；静滴小檗碱可明显降低大鼠炎症组织中前列素 E2（PCK2）的含量。小檗碱还能明显降低中性粒细胞中磷脂酶 A2（PLA2）的活性，减少炎性介质的生成。黄连注射液对白细胞致热原（LP）所致家兔发热有明显解热作用，并能降低脑脊液中 cAMP 含量，说明黄连可通过抑制中枢发热介质的生成或释放产生解热作用。

4. 镇静催眠作用 心火亢盛，躁扰心神，出现心悸、失眠、多梦等症状。黄连泻心火，解热毒，具有中枢抑制作用。小檗碱可使小鼠自发活动减少，作用持续在 85 分钟以上，对戊巴比妥钠的催眠作用能产生协同效应，可缩短后者引起小鼠睡眠的潜伏期，并使睡眠时间延长。小檗碱、黄连碱均为季铵类的生物碱，因不易透过血脑屏障而中枢抑制作用较弱，叔胺类生物碱，如四氢小檗碱、四氢黄连碱，因易透过血脑屏障而使中枢抑制作用增强。

5. 降血糖作用 黄连清胃热，对胃火炽热、消谷善饥、烦渴多饮的中消证有效。黄连水煎液口服可使正常小鼠血糖下降，并呈量效关系。小檗碱能降低正常小鼠血糖，一次给药后 2～4 小时内，降血糖作用最强，6 小时后作用已减弱。小檗碱一次灌胃给药对葡萄糖和肾上腺素引起的血糖升高均有降低作用。小檗碱连续灌胃 15 日，对自发性糖尿病 KK 小鼠有降血糖作用，并能改善糖耐量，对四氧嘧啶致糖尿病小鼠也有降血糖作用。小檗碱可使糖尿病鼠的晶体、肾脏醛糖还原酶活性明显下降，尿蛋白呈下降趋势，肾小球病理变化得到明显改善，说明小檗碱不仅有降血糖作用，而且对糖尿病性并发症也有一定作用。小檗碱灌胃对小鼠胰岛素分泌及小鼠给葡萄糖负荷后的胰岛素释放均无明显影响，对正常小鼠肝细胞膜胰岛素受体数目及亲和力亦无明显影响，说明小檗碱的降血糖作用与胰岛素的释放等因素无关。小檗碱能降低肝脏和膈肌糖原含量，抑制丙氨酸为底物的糖原异生作用，升高血中乳酸含量。因此，推测小檗碱的降血糖作用是通过抑制肝脏的糖原异生和或促进外周组织的葡萄糖酵解作用产生的。

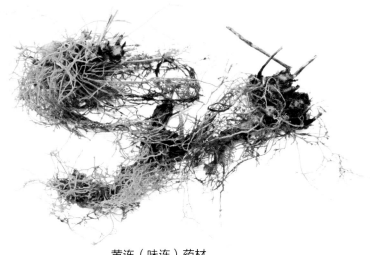

黄连（味连）药材

6. 抗溃疡作用 黄连及小檗碱具有抗实验性胃溃疡作用。给大鼠灌胃黄连甲醇提取液，对盐酸 – 乙醇引起的胃黏膜损伤有明显保护作用，小檗碱对大鼠醋酸性胃溃疡有愈合作用。小檗碱抗溃疡作用与其抑制胃酸分泌作用有关。目前认为，幽门螺杆菌感染是溃疡病、慢性胃炎的重要发病原因，黄连对幽门螺杆菌有较强的抑菌作用，这可能是黄连治疗溃疡病的作用机制之一。

7. 抗肿瘤作用 黄连及黄连复方对裸鼠鼻咽肿瘤移植瘤有明显治疗作用。小檗碱体外对艾氏腹水癌及淋巴瘤 NK 细胞、淋巴细胞有一定抑制作用。黄连杀伤鼻咽癌细胞的作用主要表现为细胞毒作用，而盐酸小檗碱抗胃癌的作用与促进癌细胞分化有关。小檗碱还能通过抑制癌细胞呼吸，阻碍癌细胞嘌呤和核酸的合成，干扰癌细胞代谢等途径产生抗肿瘤作用。

性味归经

苦，寒。归心、脾、胃、肝、胆、大肠经。

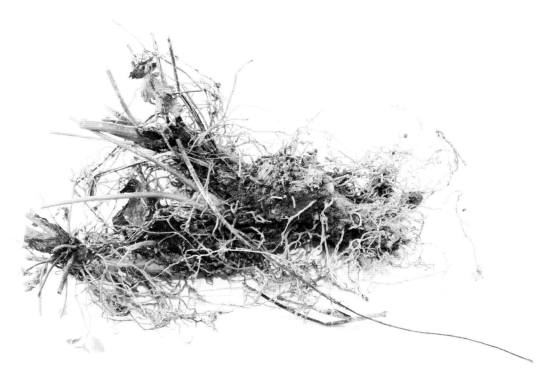

黄连（味连）药材

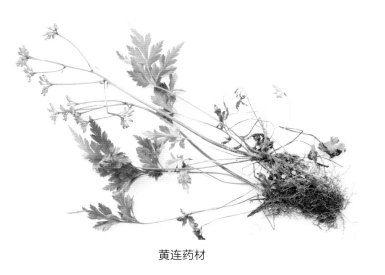
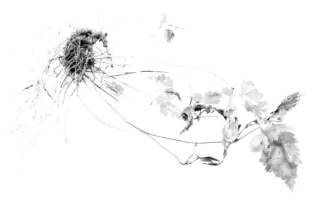

黄连药材　　　　　　　　　　　　　黄连药材

功效主治

　　清热燥湿，泻火解毒。用于湿热痞满，呕吐吞酸，泻痢，黄疸，高热神昏，心火亢盛，心烦不寐，心悸不宁，血热吐衄，目赤，牙痛，消渴，痈肿疔疮；外治湿疹，湿疮，耳道流脓。酒黄连善清上焦火热。用于目赤，口疮。姜黄连清胃和胃止呕。用于寒热互结，湿热中阻，痞满呕吐。萸黄连疏肝和胃止呕。用于肝胃不和，呕吐吞酸。

临床应用

　　1. **胃肠炎**　黄连 1.5 g，吴茱萸 0.9 g。共研细末，口服。胃热呕吐者，多以姜汁拌炒黄连用，可增强止呕作用。治疗急性肠炎，与黄芩、葛根、甘草各适量配伍，如葛根芩连汤。治疗慢性肠炎，用黄连配理中汤（人参、白术、干姜、炙甘草各适量），如连理汤。

　　2. **小儿秋季腹泻**　黄连素注射液 0.3 mL。分注于双侧大肠俞穴，每日 1 次，至腹泻止后停用。

　　3. **痢疾（急性细菌性痢疾、高热、脓血便者）**　黄连 3 g，黄柏、秦皮、白头翁、葛根各 9 g，木香 6 g。水煎服。治疗慢性痢疾、下痢不爽、里急后重、迁延不愈者，黄连 1.5 g，木香 4.5 g。同研细粉，为 1 日量，分 3 次服；或用黄连 60 g（用吴茱萸 30 g 同炒，去吴茱萸），配伍广木香 15 g。共研细末，水泛为丸，每次 3 ~ 6 g，如香连丸。黄连亦可用于阿米巴痢疾。

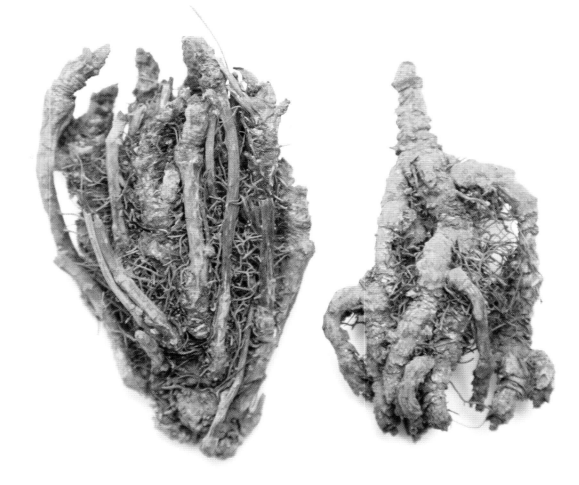

黄连药材

4. 慢性腹泻 黄连 250 g，栀子、白矾各 125 g。将上药加水 8000 mL，煎成 5000 mL；留渣再加水约 8000 mL，煎成约 5000 mL，两次煎液混合置瓦缸中令其生长真菌备用。使用时，加万分之五的冰片搅匀，并用碳酸氢钠调整 pH 达 6.8 即可应用，早、晚从肛门灌入 100 ～ 200 mL，持续至腹泻停止。

5. 非特异性溃疡性直肠炎 黄连 3 g，明矾 2 g，马勃 5 g，鸡子黄 1 枚。每剂水煎 2 次，每次取汁约 100 mL，以甘油灌肠器保留灌肠。灌肠后卧床休息约 2 小时，卧床体位一般以药液尽可能浸渍创面为好，便后给药尤佳。

6. 慢性胆囊炎 小檗碱，每日 3 次，每次 5 ～ 20 mg，饭前服，24 ～ 48 小时可使患者症状消除，降低胆汁中胆红素水平，而增加胆囊中胆汁量。

7. 百日咳、白喉 临床证明黄连对百日咳有较好的疗效。用 100% 黄连煎剂：1 岁以下每日 1.0 ～ 1.5 mL；1 ～ 2 岁每日 1.5 ～ 2.0 mL；2 ～ 5 岁每日 2.0 ～ 2.5 mL；5 岁以上每日 2.5 ～ 3.5 mL。结果：治愈率为 32.5%，总有效率为 92%。病情多在治疗 1 ～ 4 日内好转，平均 1.7 日见效，早期用药疗效更好。口服黄连粉，兼以 1% 黄连溶液嗽口治疗白喉也收到良好效果。黄连粉，每日 4 次，每次 0.6 g，口服，高热于 1 ~ 3 日消退，局部假膜 2.6 日消失，于 2 ~ 8 日喉拭培养转阴。

8. 外眼炎症、结膜炎、睑腺炎、睑缘炎、复发性实质层单纯疱疹性角膜炎等 黄连浸液加硼砂溶液滴眼，黄连浸液或软膏治疗急性结膜炎病人均有一定疗效，5% 黄连煎剂洗眼治疗急性单纯性结膜炎，冲洗数次，疗效达 95% 以上，无刺激现象及不适感。10% 黄连煎剂加入 3% 硼酸进行眼浴，结膜炎，冲洗数次，疗效达 95% 以上，无刺激现象及不适感。10% 黄连煎剂加入 3% 硼酸进行眼浴，治疗睑腺炎，各型睑缘炎沙眼、角膜炎、疱疹性角膜炎，浅、深层角膜炎症及溃疡，急、慢性结膜炎，或用小檗碱溶液离子透入加硝酸银液涂擦睑结膜治疗沙眼均有显著疗效。

9. 中耳炎、外耳道炎 用 10% 黄连浸液加 3% 硼酸水治疗慢性中耳炎、急性化脓性中耳炎、弥散性外耳道炎均有良好疗效，用黄连乙醇溶液或 10% 煎剂做离子透入法治疗中耳炎也有效。

10. 上颌窦炎 用 10% 黄连煎剂加入 3% 硼酸水中或 0.2% 小檗碱 2 mL 注入上颌窦，治疗化脓性上颌窦炎的效果不亚于青霉素。30% 黄连溶液 2 mL，注入窦内或用 0.1% 小檗碱葡萄糖局部注射，治疗慢性上颌窦炎疗效也较好。

11. 慢性鼻炎 用 0.1% 小檗碱葡萄糖溶液作双下鼻甲注射，或用浸有 10% 黄连液的纱布条填塞病人鼻腔，治疗萎缩性鼻炎，每日 1 次，7 ~ 10 日为 1 个疗程。

12. 原发性高血压 小檗碱每日剂量为 0.74 ~ 4.0 g，治疗原发性高血压、急性肾小球肾炎及先兆子痫的高血压症，疗效迅速，安全，对早期及二期病人较好，三期及重症较差，对急性肾小球肾炎及伴有心绞痛、冠状动脉循环功能不全或支气管炎的高血压病人有双重疗效。单用小檗碱治疗高血压 88 例，每日剂量 0.6 ~ 1.8 g，有效率为 70% ~ 93.3%，配伍血安平治疗，疗效更好。

13. 糖尿病 黄连素，每日 3 次，每次 0.4 g，口服，1 ~ 3 个月为 1 个疗程。

14. 指骨骨髓炎 黄连粉 65 g。加水 2000 mL，煮沸 3 次，每次 15 分钟，冷却备用。不去渣，加防腐剂，其溶液呈深黄暗色，澄清透明，约 1800 mL。用时将药液置于瓷杯内，浸泡患指，药液以浸没全部病灶为度，每日 1 次，每次 1 ~ 3 小时，然后按常规换药。疗效极佳。

15. 指（趾）部化脓性感染 黄连 65 g。捣成粉，加水至 2000 mL，煮沸 3

次，每次 15 分钟，冷却备用。把药液置于小瓷杯内，将患指（趾）浸浴 3 小时后拭干，以黄连纱条换药，每日 1 次，直至痊愈。甲沟炎肉芽形成，先以硝酸银棒烧灼（不拔甲，不刮除），使肉芽萎陷呈灰白色，以无菌纱布包扎，次日按规定操作方法处理。

16. 宫颈糜烂 黄连浸液（1 mL : 0.5 g）15 mL，血竭粉（100 目）、冰片各 2 g，对病人做常规妇科检查，排除宫颈癌。治法：常规暴露子宫颈，用鱼腥草溶液擦洗子宫颈及阴道，清除分泌物，然后用长镊子将复方黄连膜紧贴于子宫颈糜烂面上，隔日 1 次，10 次为 1 个疗程。另有用不带糖衣的黄连素片、海螵蛸各等份，分别研成细末，混匀备用。在非月经和非妊娠期，用窥阴器扩开阴道、子宫颈，然后用 0.1% 苯扎溴铵严格消毒，拭净子宫颈和阴道分泌物，用"药物喷雾器"将上述药粉喷在子宫颈糜烂部位。隔日 1 次，5 次为 1 个疗程。用药期间禁房事，月经和妊娠期间不得用药。

17. 烧伤 黄连 250 g，菜子油 500 g。先将黄连切成片状，放入容器内，再将油放入洗净的铁锅内，加温至冒清烟，立即将油倒入盛黄连的容器内，待油散后，用灭菌纱布过滤，沉淀，取上清液，装入灭菌瓶中备用。使用时，以 1% 苯扎溴铵冲洗清洁创面，然后涂以黄连油，不包扎，每日 5 ~ 6 次，结果治疗 6 例烧伤病人全部有效。将黄连膏（黄连、黄柏、生地黄、当归、姜黄、麻油等）涂于纱条上，紧贴创面。每 3 日换药 1 次，治疗浅 II 度烧伤 200 例，一般换药 2 ~ 3 次即愈。多数创面愈后不留疤痕。

18. 带状疱疹 黄连 30 g。加水 100 mL，浸泡 20 分钟后煎煮，滤出药物，取消毒汁棉签，蘸药液涂擦患处，然后用 TDP 疗法（神灯照射），每日 1 次，每次 40 分钟，间隔 5 分钟涂擦 1 次，以保持局部湿润。

用法用量

内服：煎汤，2 ~ 5 g；或入丸、散。外用：适量，研末调敷。

使用注意

苦寒易伤脾胃，故脾胃虚寒者慎用。

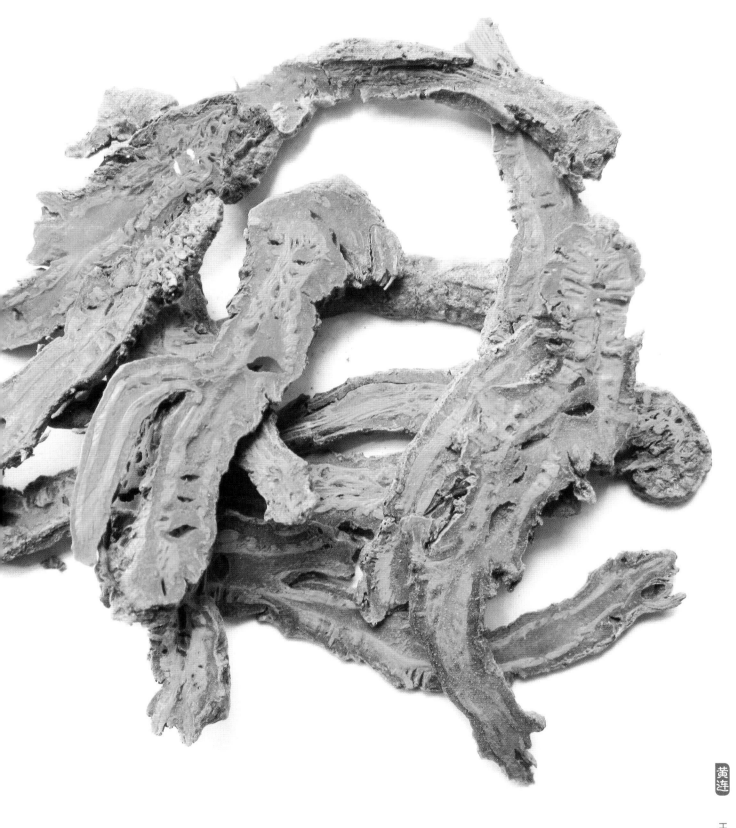

黄连饮片

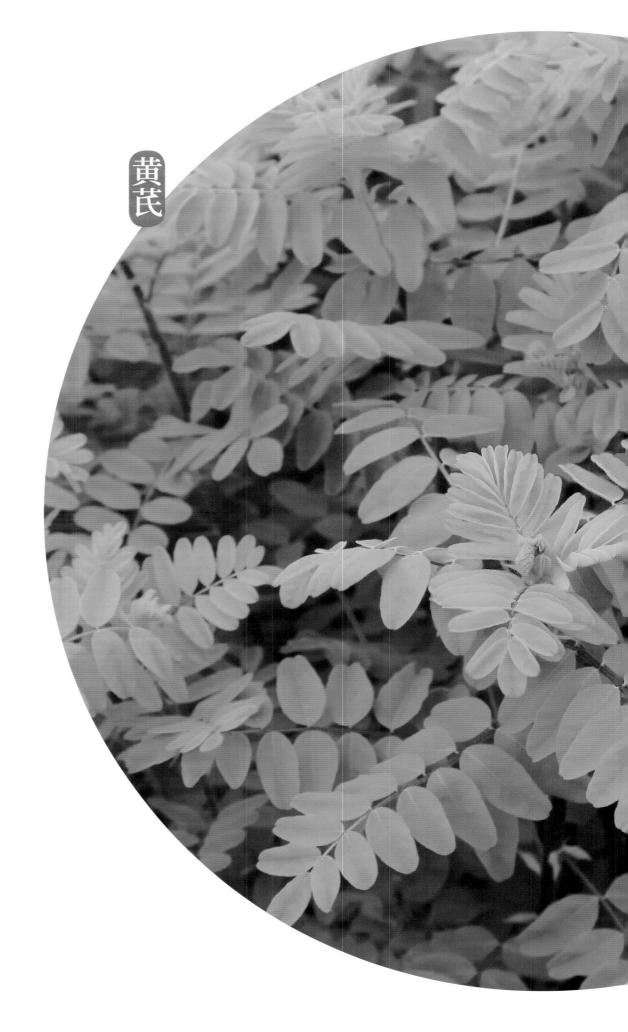

黄芪

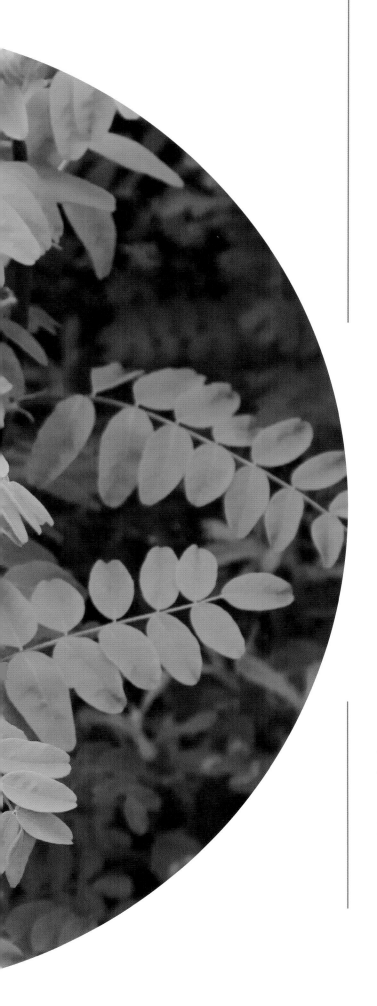

黄芪

基　原

本品为豆科植物蒙古黄芪 *Astragalus membranaceus* (Fisch.) Bge. var. *mongholicus* (Bge.) Hsiao 或膜荚黄芪 *Astragalus membranaceus* (Fisch.) Bge. 的干燥根。

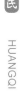

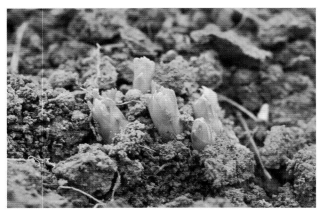
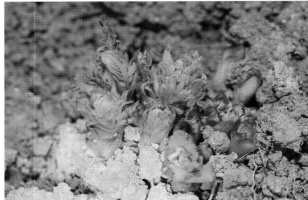

黄芪幼苗   黄芪幼苗

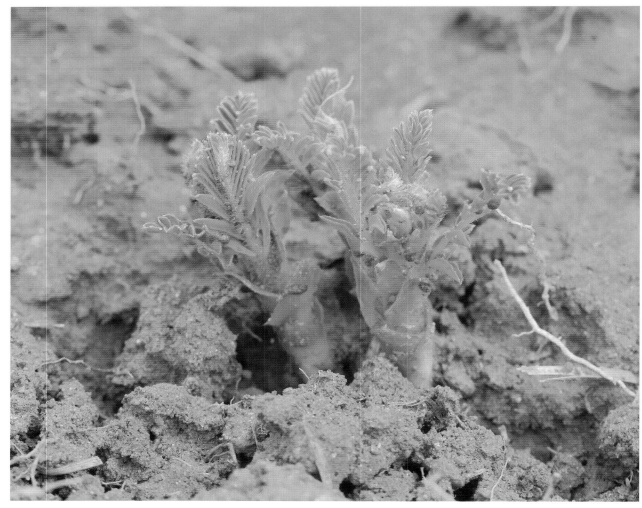

黄芪幼苗

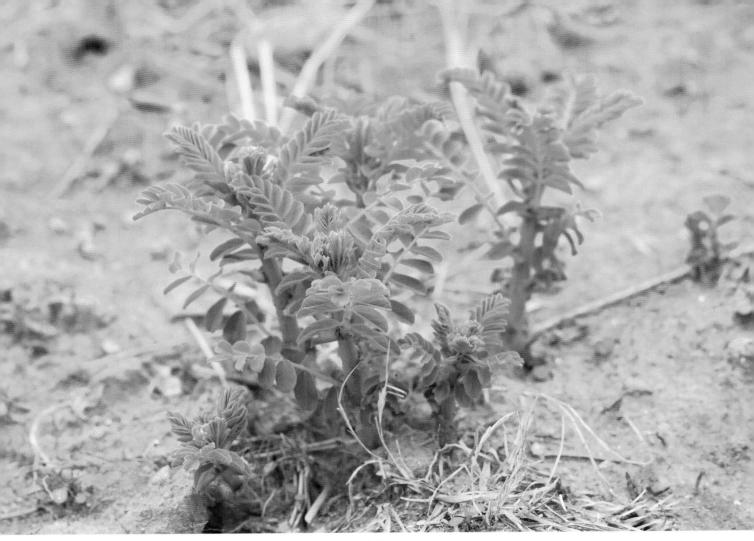

黄芪

形态特征

　　蒙古黄芪为多年生草本植物；茎直立，上部有分枝。奇数羽状复叶互生，小叶 12 ~ 18 对；小叶片广椭圆形或椭圆形，下面被柔毛；托叶披针形。总状花序腋生；花萼钟状，密被短柔毛，具5 萼齿；花冠黄色，旗瓣长圆状倒卵形，翼瓣及龙骨瓣均有长爪；雄蕊 10，二体；子房有长柄。荚果膜质，半卵圆形，无毛。花期 6 ~ 7 月，果期 7 ~ 9 月。

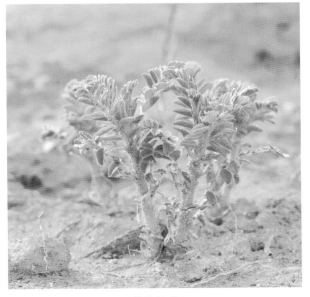

黄芪幼苗

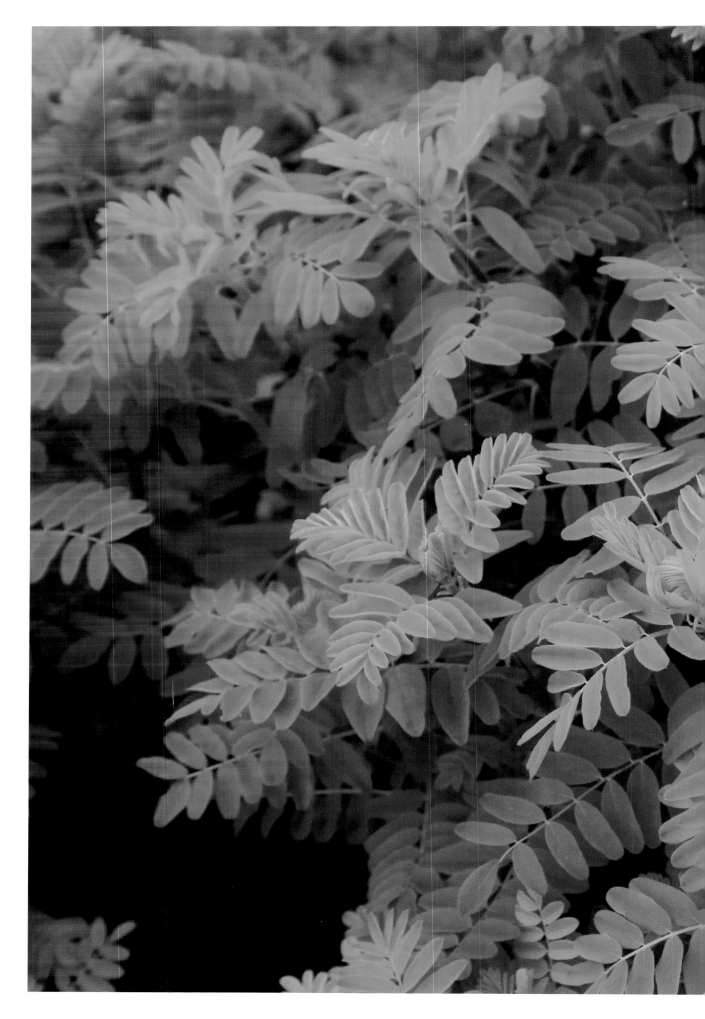

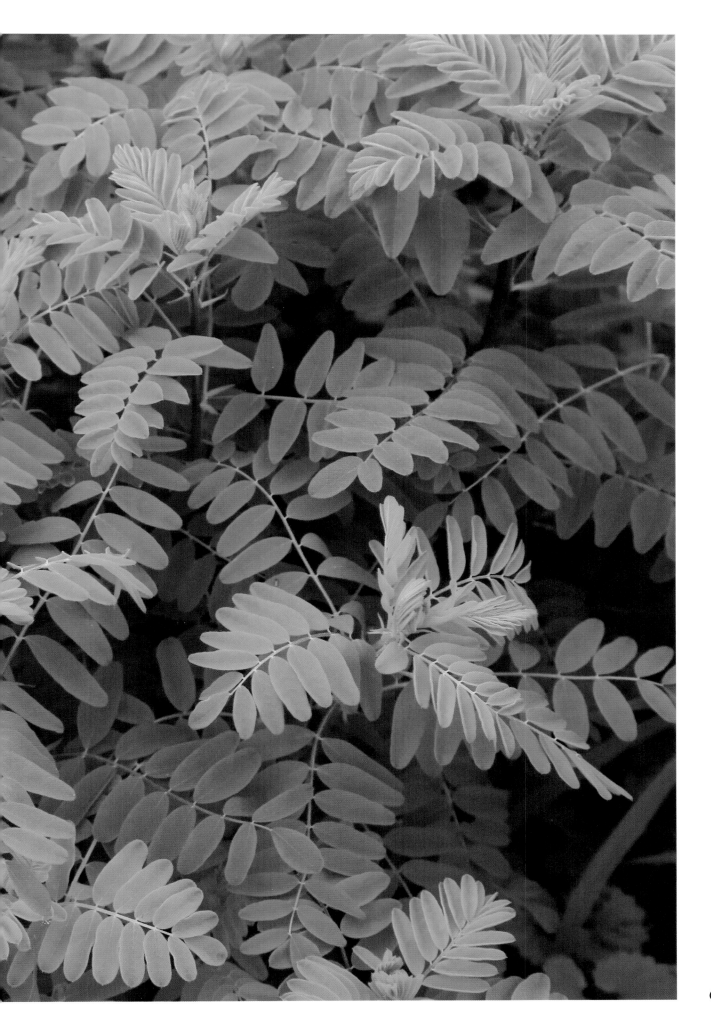

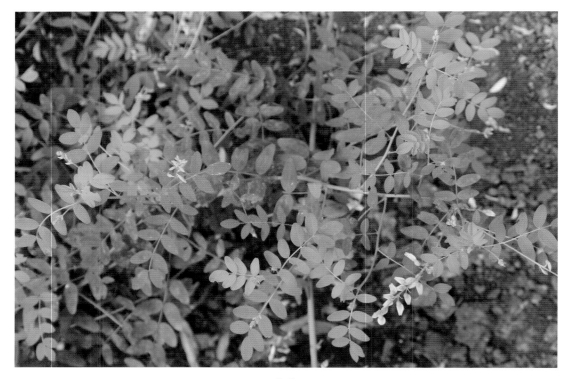

黄芪

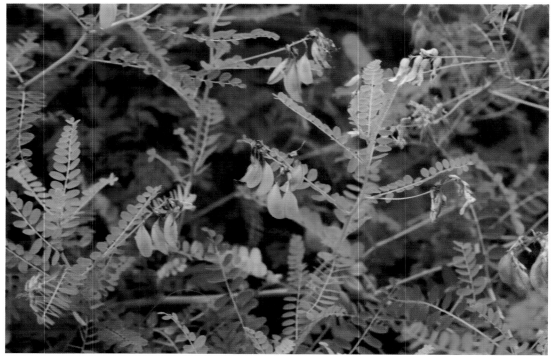

黄芪

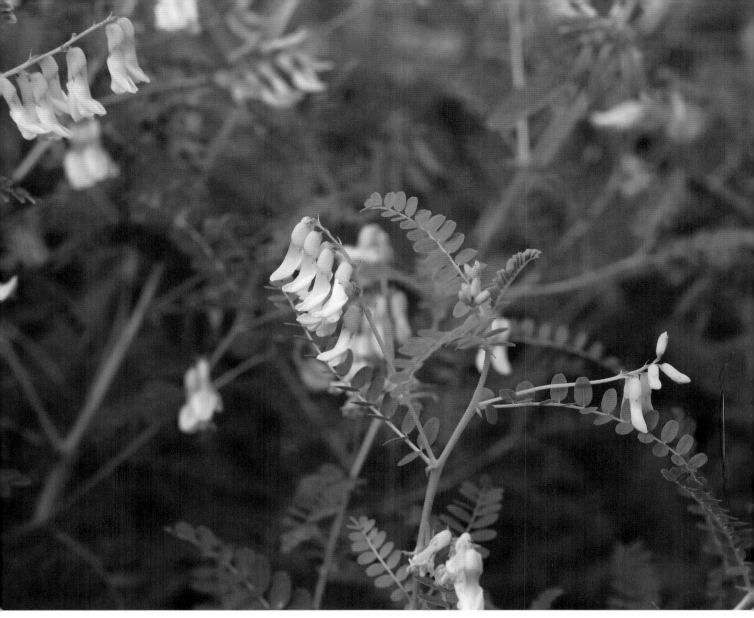

黄芪

生境分布

生长于土层深厚、土质疏松、肥沃、排水良好、向阳干燥的中性或微酸性沙质土壤，平地或向阳的山坡均可种植。分布于山西、黑龙江、内蒙古等地，以山西雁北、忻州地区、内蒙古及东北栽培的为优。

采收加工

春、秋两季采挖，除去须根和根头，晒干。

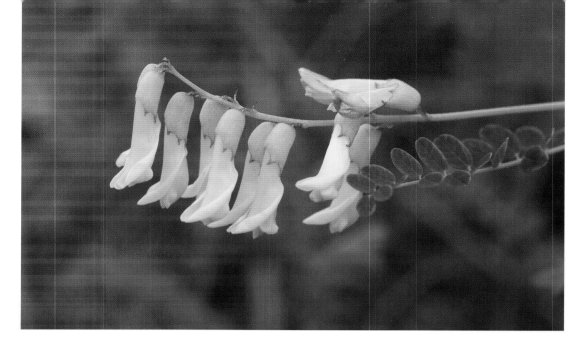

黄芪花枝

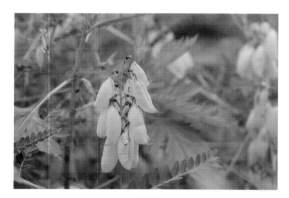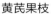

黄芪果枝

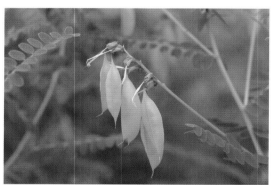

黄芪果枝

药材性状

　　本品呈圆柱形，有的有分枝，上端较粗，长 30 ～ 90 cm，直径 1 ～ 3.5 cm。表面淡棕黄色或淡棕褐色，有不整齐的纵皱纹或纵沟。质硬而韧，不易折断，断面纤维性强，并显粉性，皮部黄白色，木部淡黄色，有放射状纹理及裂隙，老根中心偶有枯朽状，黑褐色，或呈空洞。气微，味微甘，嚼之微有豆腥味。

化学成分

　　膜荚黄芪根中分离出黄芪苷 I（astragal-oside I）、黄芪苷 II（astragaloside II）、胡萝卜苷（daucosterol）、β－谷甾醇（β-sitosterol）、棕榈酸（palmlticacid）、膜荚

黄芪皂苷（astragalussaponin）A、膜荚黄芪皂苷 B、膜荚黄芪皂苷 C，2',4'-二羟基-5,6-二甲氧基异黄烷（2',4'-dihydroxy-5,6-dimethoxyisofiavane）、熊竹素（kumatakenin）、胆碱（chohne）、甜菜碱（betaine）、叶酸（follicacid）、毛蕊异黄酮（calycosin）、芒柄花黄素（for-mononefn）和以三萜环黄芪醇（cycloastragenol）为苷元的黄芪苷（astragaloside）Ⅰ、黄芪苷 Ⅱ、黄芪苷 Ⅲ、黄芪苷 Ⅳ。抗感染成分 L-3-羟基-9-甲氧基紫檀烷（L-3-hydroxy-9-methoxypterocarpan）。蒙古黄芪根中含大豆皂苷（soyasapogenoside）、黄芪苷 Ⅰ、黄芪苷 Ⅱ、黄芪苷 Ⅳ，胡萝卜苷。含黄芪多糖 Ⅰ（astraglan Ⅰ）、黄芪多糖 Ⅱ、黄芪多糖 Ⅲ 三种均一多糖，并分离出两种葡聚糖 AG-1、AG-2 和两种杂多糖 AH-1、AH-2。AG-1 和 AH-1 具有免疫促进作用。含芒柄花黄素、毛蕊异黄酮等黄酮类化合物，并含天冬酰胺（asparamlde）、刀豆氨酸（canaraine）、脯氨酸（prolin）、γ-氨基丁酸（γ-aminobutyric acid）等 21 种氨基酸，亦含有铁、锰、锌、铷等 14 种微量元素。

药理作用

1. 增强机体免疫功能　黄芪对免疫功能有显著的促进作用。增强非特异性免疫功能——黄芪能显著增加血液中的白细胞总数，促进中性粒细胞及巨噬细胞的吞噬功能和杀菌能力。黄芪水煎液小鼠灌胃给药能明显增强脾脏 NK 细胞的活性，这一过程与诱生干扰素同时发生。黄芪多糖也能刺激 NK 细胞的增殖，并使细胞体变大。黄芪对 NK 细胞活性的促进作用主要是通过诱导淋巴细胞产生 γ-干扰素所介导的，黄芪对 NK 细胞活性的促进作用与其诱导的抗病毒活性相平行。黄芪在体外与小鼠脾脏细胞一起培养，也能诱生 γ-干扰素。对大黄造成的脾虚小鼠黄芪水煎液和黄芪多糖，给药后均能恢复其脾脏产生 IL-2 的能力。黄芪并能增强外周血淋巴细胞对 IL-2 的反应性，使外周血淋巴细胞受 IL-2 刺激后增殖指数增高。增强特异性免疫功能——黄芪能明显增强细胞免疫，促进 PHA、Con A、美洲商陆（PWM）引起的淋巴细胞转化。黄芪对钴-60 一次性全身照射小鼠脾脏抗体生成细胞释放溶血素量、血清溶菌酶量，有增加作用。对迟发型超敏反应及红细胞 C36 受体花环率、红细胞-免疫复合物的花环形成率，均有不同程度的促进或增强作用。另外，尽管从黄芪中提取的黄芪多糖等成分有显著的免疫增强作用，但从黄芪中也提取出有很强免疫抑制作用的成分。

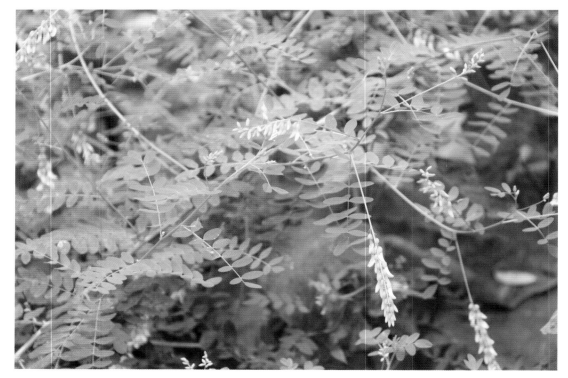

黄芪花枝

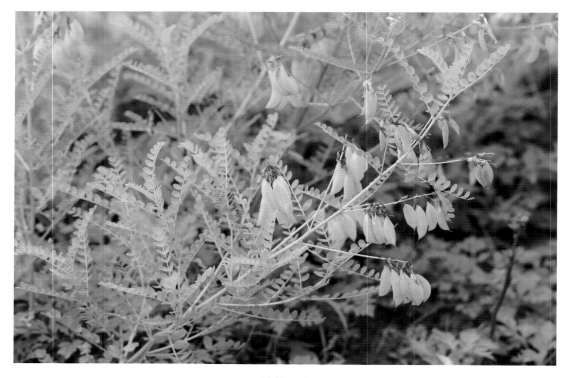

黄芪果枝

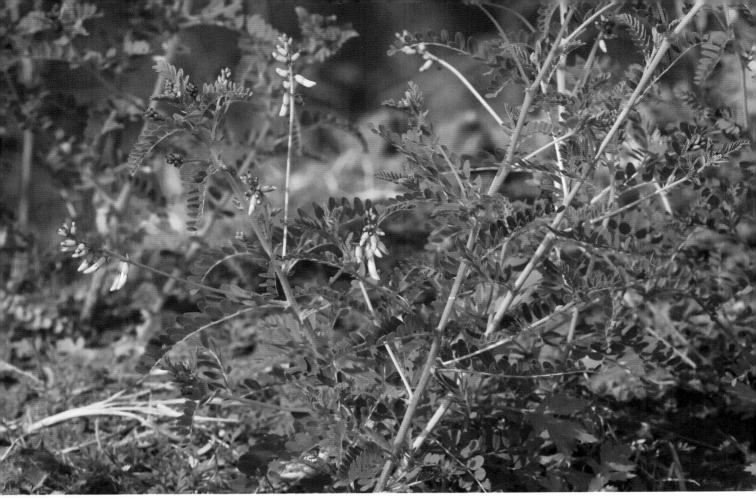

黄芪

2. 增强造血功能　黄芪多糖能升高正常大鼠红细胞的比容，增加红细胞数。对血虚证模型大鼠或小鼠，黄芪和黄芪多糖均能升高红细胞比容或血红蛋白含量。黄芪还能防治因辐射而造成的小鼠外周血白细胞总数、骨髓有核细胞数的减少，可促进造血干细胞的分化和增殖。

3. 对物质代谢的影响　小鼠灌胃黄芪水煎液能明显促进 3H- 亮氨酸掺入小鼠血清和肝脏蛋白质的速率，而对蛋白质含量无影响，即可以显著促进血清和肝脏蛋白质的更新。可增加脾脏蛋白质合成，并使脾脏细胞增生，胞质内含大量粗面内质网。黄芪对糖代谢呈双向调节作用，能显著降低葡萄糖负荷后小鼠的血糖水平，对抗肾上腺素所致的血糖升高，又能对抗苯乙双胍所致的小鼠血糖降低。黄芪对正常血糖无明显影响。

4. 增强性腺功能　黄芪可延长小鼠的动情期，对小鼠的发育亦有良好的影响。黄芪可增强精子活力，在体外人的精液中添加黄芪水煎液，可使精子活动率、精子运动速度、精子前向运动速度、精子头部摆动的频率等均有显著提高。这对于将黄芪作为体外添加剂在辅助生育技术方面（如人工授精、体外授精等）具有潜在的应用价值。

5. 抗应激作用 黄芪有增强肾上腺皮质功能和抗疲劳的作用。黄芪能增强大鼠和小鼠的肌力。大鼠灌胃黄芪水煎液 6 日或 14 日，能增强大鼠游泳耐疲劳的作用，并使游泳应激大鼠血浆皮质醇含量明显增加，超过空白应激组和正常对照组的水平。黄芪可使游泳应激大鼠肾上腺质量增加，肾上腺皮质增厚，束状带细胞体积增大、细胞质丰富。表明黄芪增强大鼠抗应激能力是通过增强肾上腺皮质功能来实现的。

6. 延缓衰老作用 黄芪能延长家蚕和果蝇的平均寿命，减缓人胎肺二倍体细胞体外培养的自然衰老过程，使细胞寿命延长达 98 代，对照组仅为 61 ~ 66 代，使寿命延长 1/3。对小鼠肾细胞培养也有保护作用。黄芪并有抗氧化作用，可降低动物血清中过氧化脂质和肝脏脂褐素含量。过氧化氢损伤中国仓鼠肺细胞（V79）引起 SOD 活性降低，黄芪总黄酮有回升 SOD 活性的作用，可减少脂质过氧化物对生物膜的损害。

7. 对心血管系统的影响 对心脏作用：黄芪具有强心作用，使心脏收缩振幅增大，心输出量增加，对中毒或疲劳衰竭心脏的作用更为明显。黄芪对缺糖缺氧条件下培养大鼠心肌细胞所致的乳酸脱氢酶及细胞病变有保护作用。在加有黄芪培养的心肌细胞内，细胞质中的线粒体和糖原颗粒丰富，而糖原颗粒是细胞的能量来源，因此，黄芪可因加强心肌细胞的能量代谢而加强其功能。黄芪多糖可对抗垂体后叶素引起的急性心肌缺血，对抗氯化钡诱发的大鼠心律失常和氯仿诱发的小鼠心室纤颤。调节血压：黄芪对多种动物均有降压作用。自发性高血压：大鼠灌胃黄芪水煎液可使血压的上升幅度有所控制。黄芪的降压成分为 γ - 氨基丁酸和黄芪皂苷甲。当动物血压降至休克水平时，黄芪又可使血压稍上升且保持稳定，对血压具有一定的双向调节作用。黄芪能明显降低麻醉犬的脑血管、外周血管、冠状动脉、肠系膜上动脉的阻力，对这些部位的血管有扩张作用，但对肾血管却具有收缩作用，黄芪降压作用主要为直接扩张外周血管，降低外周阻力的结果。抗病毒性心肌炎：病毒性心肌炎的主要发病机制是病毒直接侵犯心肌及其引起的自身免疫反应，黄芪可通过增强免疫功能而抑制病毒性心肌炎；黄芪对大鼠心肌细胞柯萨奇病毒无直接杀灭作用，但黄芪预先作用于体外培养心肌细胞 48 小时后。可降低心肌细胞对病毒的敏感性。病毒性心肌炎病人的红细胞免疫功能低下，机体清除免疫复合物的能力降低，导致病毒复制，加重炎症损伤。黄芪治疗病毒性心肌炎病人 3 个月后，使 NK 细胞活性明显提高，使可溶性白细胞介素 -2 受体水平明显降低，并增强心肌细胞产生干扰素及促诱生干扰素作用。

8. 对消化系统的影响 保肝：正常小鼠灌胃黄芪水煎液可使肝糖原增加。黄芪对四氯化碳造成肝脏损害引起的血清总蛋白和白蛋白降低有回升作用，并能预防四氯化碳所致的肝糖原减少。黄芪可增加 3H- 亮氨酸掺入肝脏蛋白质促进其更新。慢性乙型病毒性肝炎患者存在细胞免疫功能紊乱，T 细胞亚群中 CD8 升高，CD4/CD8 比值降低，黄芪注射液可使患者 CD9 下降，CD4/CD9 升高，恢复正常免疫功能，提高清除病毒或抑制病毒扩散的能力。抗溃疡：黄芪精对多种实验性动物胃溃疡有抑制作用，对 95％ 乙醇所致小鼠胃黏膜损伤及大鼠幽门结扎所致胃黏膜损伤具有显著的抑制作用，可减少损伤面积，降低损伤指数，但对大鼠胃液量、胃液酸度和胃蛋白酶活性无明显影响，并可协同西咪替丁对胃黏膜的保护作用。

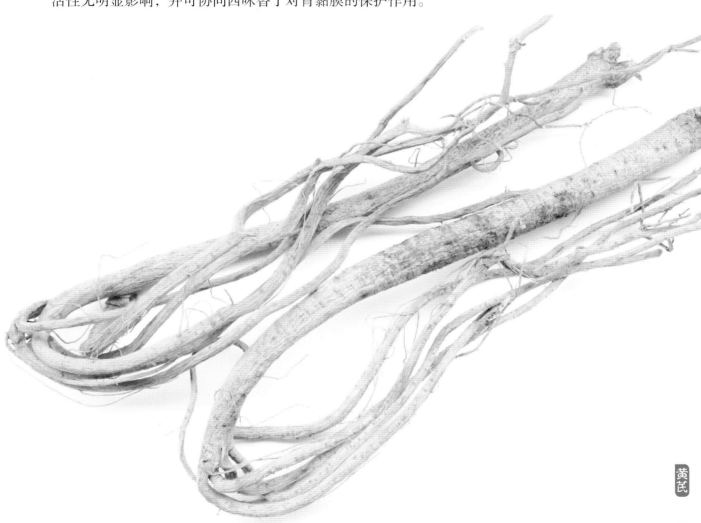

黄芪药材

黄芪

HUANGQI

623 /

黄芪（种植）药材

9. 抗感染、抗病毒作用　体外实验黄芪对痢疾志贺菌、肺炎链球菌、甲型溶血性链球菌、白喉棒状杆菌、假白喉棒状杆菌、金黄色葡萄球菌、柠檬葡萄球菌、白色葡萄球菌、枯草杆菌等都有抑制作用，且能抑制病毒繁殖，抗病毒感染（包括艾滋病病毒）。所含黄酮类部分、苷类部分、氨基酸和生物碱部分具有抗病毒作用。黄芪皂苷甲也有抗感染作用，能稳定细胞膜，抗组胺和降低血管通透性。

11. 对肠和子宫平滑肌的影响　黄芪煎剂对动物离体肠肌有抑制作用，但用家兔在体肠肌实验，静滴后肠肌紧张度明显增加，蠕动减慢，振幅增大。家兔离体肠肌实验表明，在低浓度时使肠管紧张性稍增高，高浓度则使之降低。含黄芪的补中益气汤可调整肠蠕动。黄芪对大白鼠离体子宫具有兴奋作用。

性味归经

甘，微温。归肺、脾经。

功效主治

补气升阳，固表止汗，利水消肿，生津养血，行滞通痹，托毒排脓，敛疮生肌。用于气虚乏力，食少便溏，中气下陷，久泻脱肛，便血崩漏，表虚自汗，气虚水肿，内热消渴，血虚萎黄，半身不遂，痹痛麻木，痈疽难溃，久溃不敛。

临床应用

1. 充血性心力衰竭 黄芪注射液 8 mL。静滴，治疗气虚型充血性心力衰竭，对提高病人的心输出量、心脏指数、每搏量、每搏指数的作用明显。

2. 病毒性心肌炎 黄芪注射液（40 g）静滴或口服黄芪冲剂（15 g）。并配合抗心律失常药，治疗急性病毒性心肌炎有较好的疗效。

3. 冠心病 黄芪注射液 40 mL。静滴，治疗冠心病心绞痛有明显的疗效。

4. 重症肌无力（病后气虚体弱者） 黄芪、人参各适量。以补气强壮。

5. 上睑下垂、胃下垂、直肠脱垂、子宫脱垂 黄芪、人参、白术、升麻、柴胡、当归、陈皮、炙甘草各适量。以补气升陷，强壮固脱，如补中益气汤。

6. 胃和十二指肠溃疡 可用黄芪注射液，也可用黄芪配伍有关药物水煎服，如黄芪建中汤。

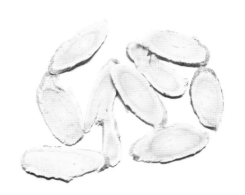

黄芪饮片（斜片）

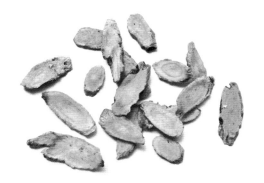

黄芪（蜜炙）饮片

7. 肝炎、胆囊炎 用黄芪注射液有一定效果，可使 HBsAg、HBeAg 转阴。治疗慢性病毒性肝炎，用黄芪，配当归、焦术、土茯苓、虎杖、田基黄、白花蛇舌草等各适量，制成散剂内服。治疗慢性胆囊炎，用黄芪配乌梅、郁金等各适量。治疗急性胆囊炎，则配金银花、败酱草、大黄、乌梅各适量。

8. 慢性肠炎 黄芪、白术各适量。水煎服，以抗炎止泻，改善消化道功能。对放射性直肠炎亦可用之。

9. 体虚多汗 黄芪、麻黄根、浮小麦、牡蛎各适量。以补气止汗，如牡蛎散。

10. 虚性疮疡 黄芪、当归各 25 g，蒲公英 30 g。水煎服，每日 1 剂。对早期脓未成者，可用黄芪配金银花各适量益气解毒，脓已成者配穿山甲、皂角刺各适量托毒透脓；晚期久溃不敛口者，配党参、当归各适量托里生肌长肉。此外，黄芪可消除金黄色葡萄球菌对抗生素的抗药性。

11. 血液病 黄芪注射液用于血小板减少症、血小板减少性紫癜、慢性白细胞减少症、再生障碍性贫血等，可改善血液和造血功能。

12. 功能失调性子宫出血（血虚气弱者） 黄芪、当归各适量。水煎服，以补虚止血。

13. 气虚感冒、小儿支气管炎 黄芪、防风、白术各适量。以益气止汗，增强免疫力。

14. 老年性阳痿 黄芪、当归各适量。有补血和延缓老年性阳痿的作用。

15. 周围神经炎 黄芪、桂枝等各适量。如黄芪桂枝五物汤。

16. 泌尿系疾病 黄芪、防己、白术、生姜、大枣、甘草等各适量。以利尿消肿，改善肾功能、消除蛋白尿，如防己黄芪汤。也可用黄芪 60 g，水煎去渣配粳米 10 g，红糖少许，加水煮成粥，每日服 1 剂。治疗肾炎性水肿，用生黄芪配益母草各适量能退肿除尿蛋白。

17. 前列腺肥大 黄芪 10 g，滑石 30 g，琥珀 3 g（冲服）。水煎服，每日 1 剂。

18. 糖尿病 黄芪、女贞子各适量。水煎服。或黄芪、山药、麦冬、天花粉各适量。以降低血糖，改善症状。

19. 甲状腺功能亢进症（简称甲亢） 黄芪合生脉饮，酌加生地黄、何首乌、白芍等各适量。

20. 术后肠粘连 生黄芪、皂角刺各 30 g。加水 1000 mL，水煎去渣，加入

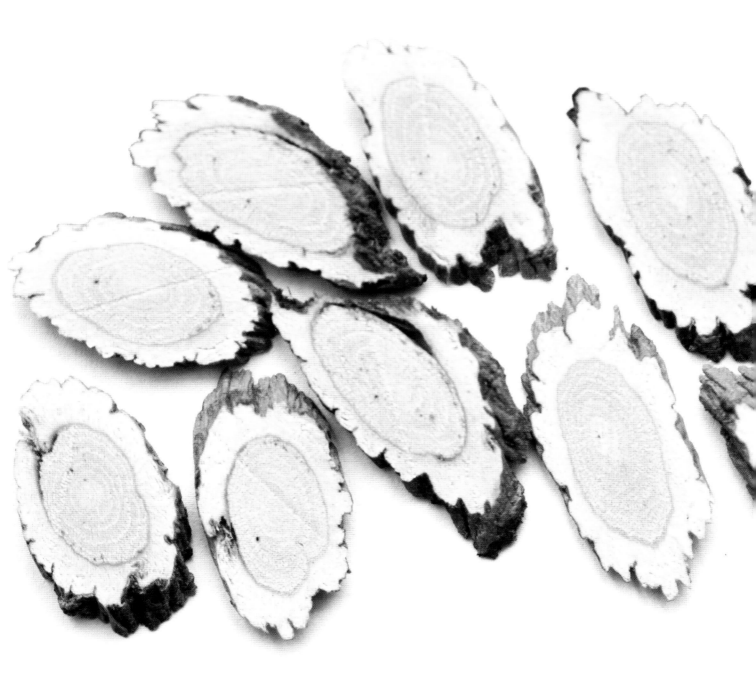

黄芪（野生）饮片

糯米 50 g，加水煮服，每日 1 剂，2 周为 1 个疗程。

21. 高血压　黄芪制剂可用于原发性高血压气虚证。对久病气虚，血瘀，舌胖有齿印，舌质暗的肾性高血压，可配防己、当归、白芍等各适量，如防己黄芪汤、当归芍药散。其他肌注黄芪注射液，可显著提高或调整免疫功能，降低结核病的复发。用于多发性大动脉炎、雷诺综合征等。

黄芪（种植）饮片

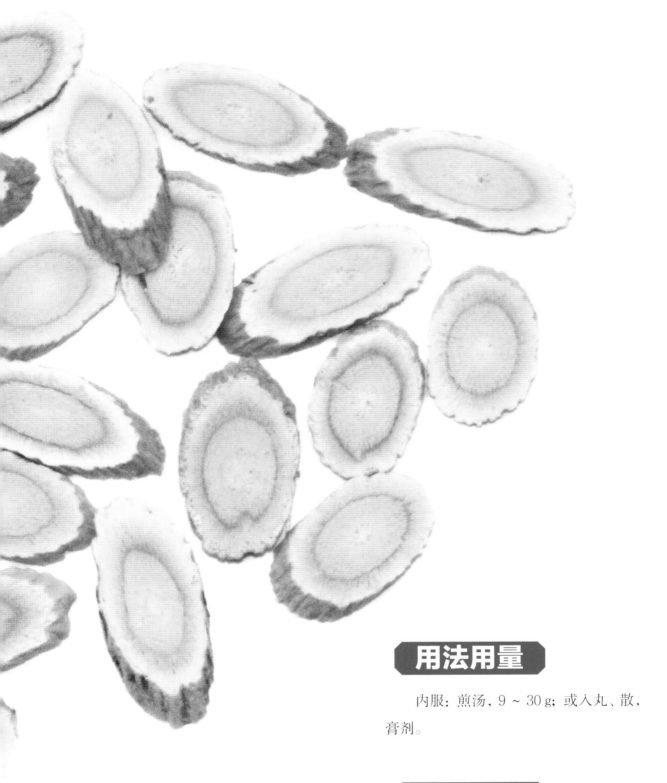

用法用量

内服：煎汤，9 ~ 30 g；或入丸、散、膏剂。

使用注意

疮疡初起，表实邪盛及阴虚阳亢等证，不宜用。

黄芪

HUANGQI

混伪品鉴别

锦鸡儿

　　本品为豆科植物锦鸡儿 *Caragana sinica*（Bechcz）Render 的干燥根。根呈圆柱形，长 12 ~ 20 cm，直径 1 ~ 1.5 cm，未去栓皮时褐色，有纵皱并有稀疏不规则的凸出横纹。已除栓皮者表面为淡黄色，残存横向皮孔，呈棕色。横断面皮部淡黄色，木部淡黄棕色，质脆，折断面纤维状。气弱，味淡。

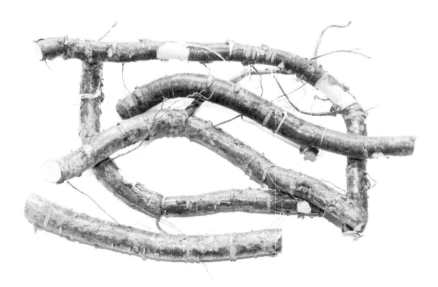

锦鸡儿药材

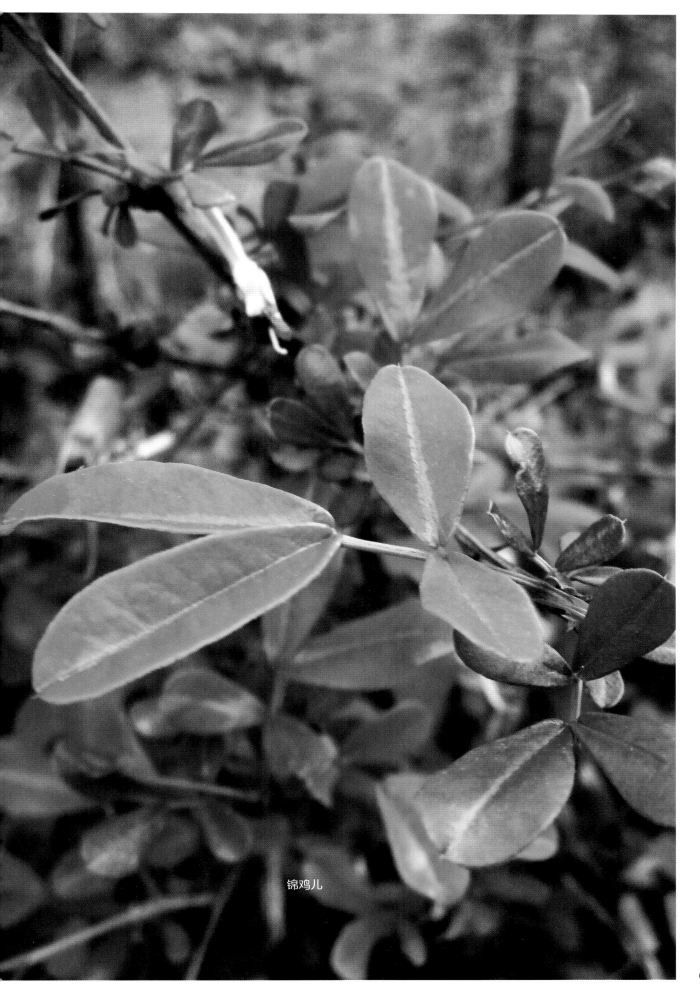

锦鸡儿

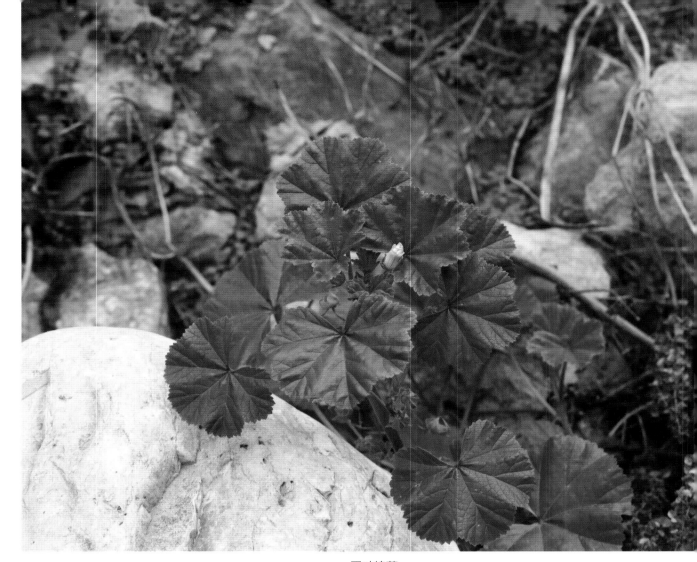

圆叶锦葵

圆叶锦葵

　　本品为锦葵科植物圆叶锦葵 *Malva rotundi* folia L. 的干燥根。呈圆柱形，头部较粗，长 5 ~ 8 cm，直径约 0.5 cm。表面土黄色至浅黄色，有许多不规则的纵皱纹及散生侧根痕。易折断。断面皮部淡黄棕色，木部黄色。气微，味淡，嚼之有黏性，无豆腥气。

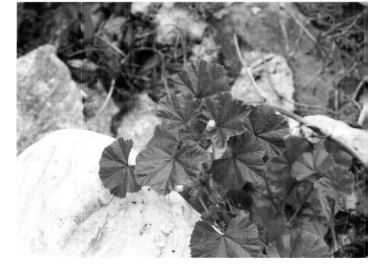

圆叶锦葵

冬葵根

本品为锦葵科植物冬葵 *Malva verticillata* L. 的根。根长圆锥形至圆柱形。表面黄棕色，有纵皱，横断面皮部淡灰黄色，木质部淡黄白色。质坚硬、气无、味淡。

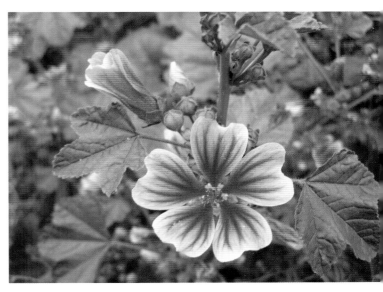

冬葵花序

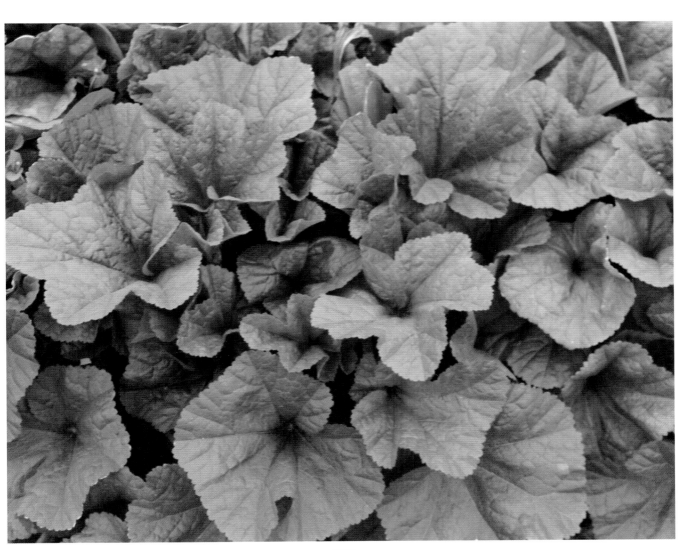

冬葵

混伪品鉴别

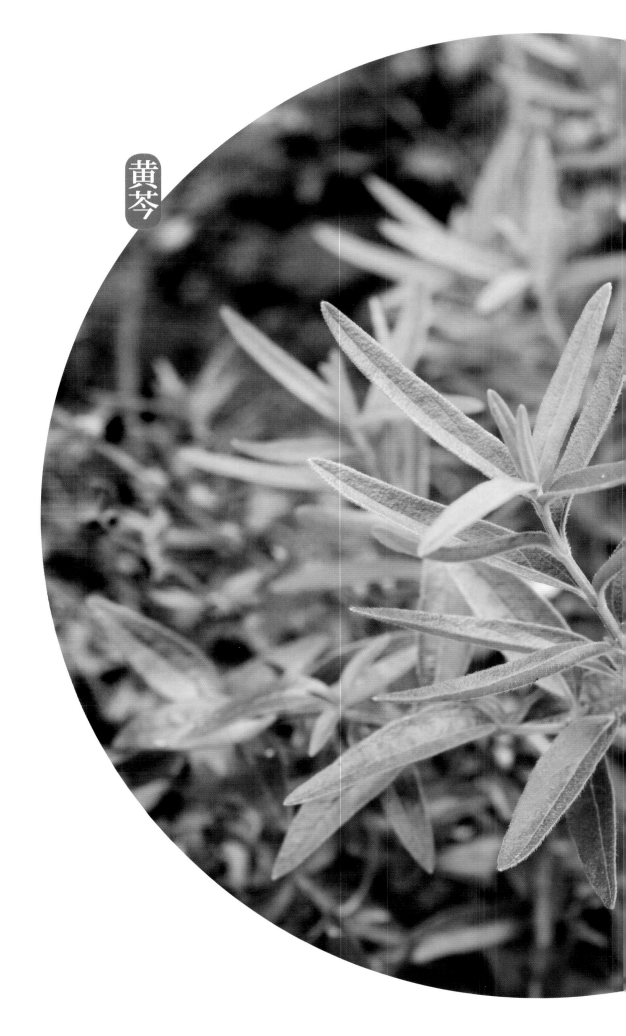

黄芩

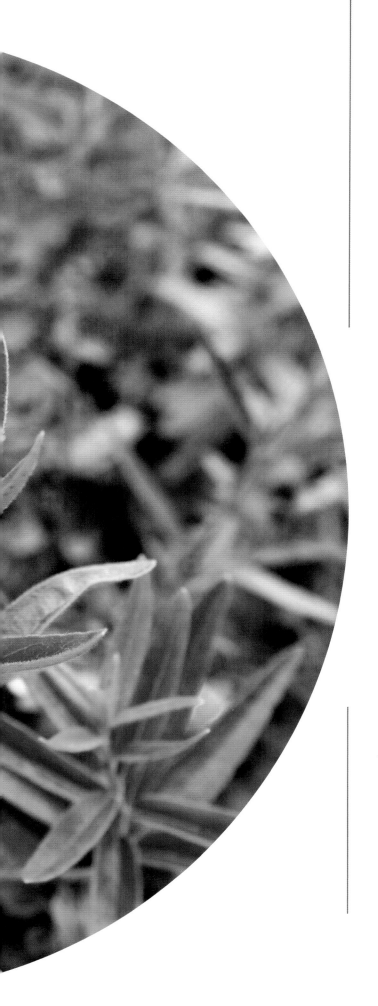

黄芩

基　原

本品为唇形科植物黄芩 *Scutellaria baicalensis* Georgi 的干燥根。

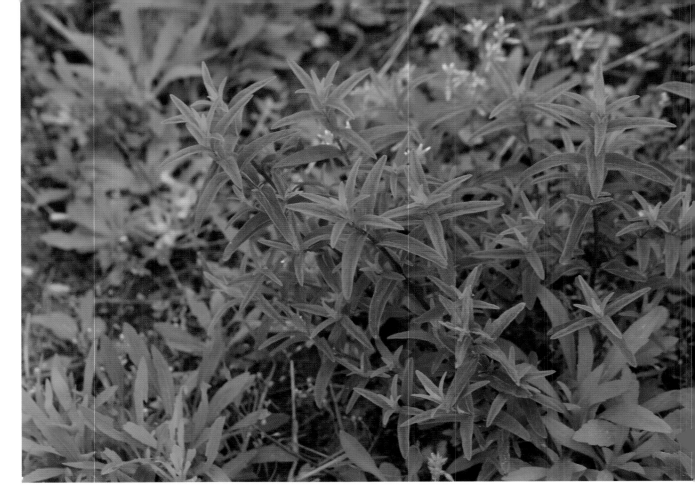

黄芩

形态特征

　　多年生草本，高 30 ～ 80 cm。茎钝四棱形，具细条纹，无毛或被上曲至开展的微柔毛，绿色或常带紫色；自基部分枝多而细。叶交互对生，无柄或几无柄，叶片披针形至线状披针形，长 1.5 ～ 4.5 cm，宽 3 ～ 12 mm，先端钝，基部近圆形，全缘，上面深绿色，无毛或微有毛，下面淡绿色，沿中脉被柔毛，密被黑色下陷的腺点。总状花序顶生或腋生，偏向一侧，长 7 ～ 15 cm；苞片叶状，卵圆状披针形至披针形，长 4 ～ 11 cm，近无毛；花萼二唇形，紫绿色，上唇背部有盾状附属物，果时增大，蜡质；花冠二唇形，蓝紫色或紫红色，上唇盔状，先端微缺，下唇宽，中裂片三角状卵圆形，宽 7.5 mm，两侧裂片向上唇靠合，花冠管细，基部骤曲；雄蕊 4，稍露出，药室裂口有白色髯毛；子房褐色，无毛，4 深裂，生于环状花盘上，花柱细长，先端微裂。小坚果 4，卵球形，长 1.5 mm，径 1 mm，黑褐色，有瘤。花期 6 ～ 9 月，果期 8 ～ 10 月。

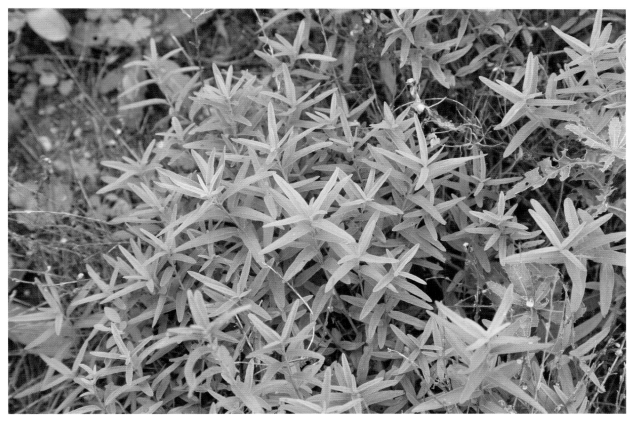

黄芩

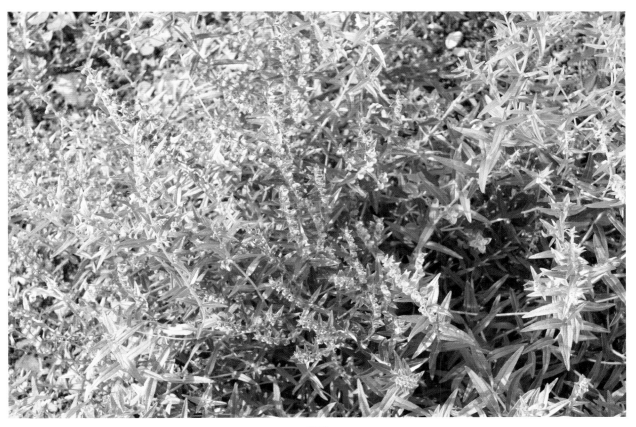

黄芩

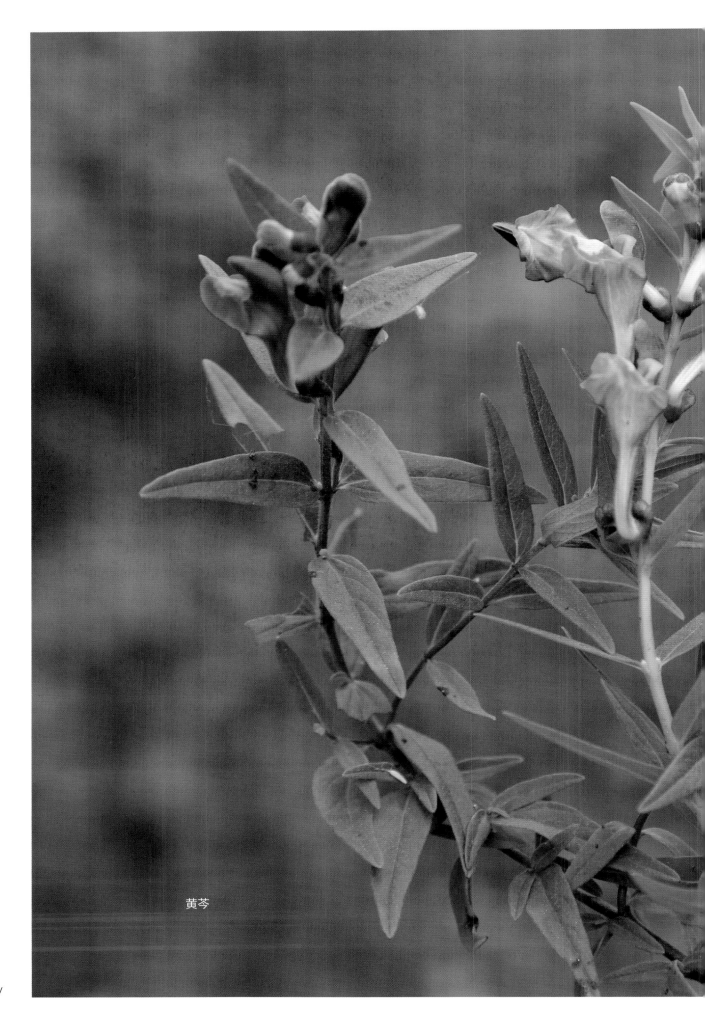

黄芩

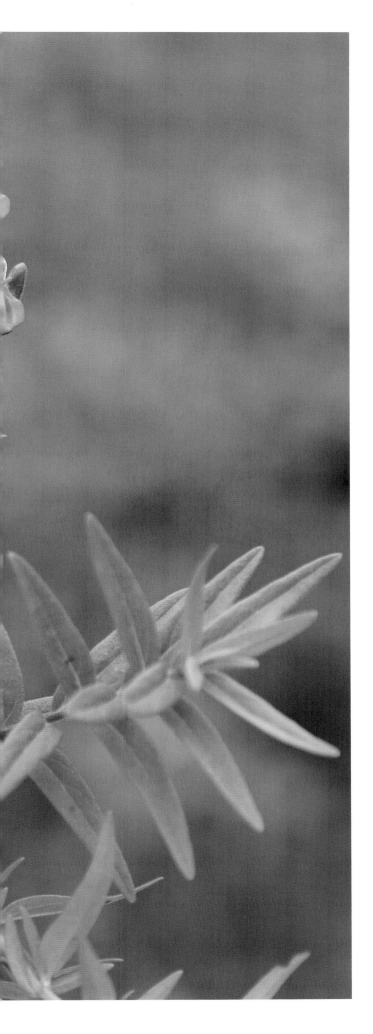

生境分布

生长于山顶、林缘、路旁、山坡等向阳较干燥的地方。分布于河北、山西、内蒙古以及河南、陕西等地。以山西产量最多，河北承德产者质量最好。

采收加工

春、秋两季采挖，除去须根和泥沙，晒后撞去粗皮，晒干。

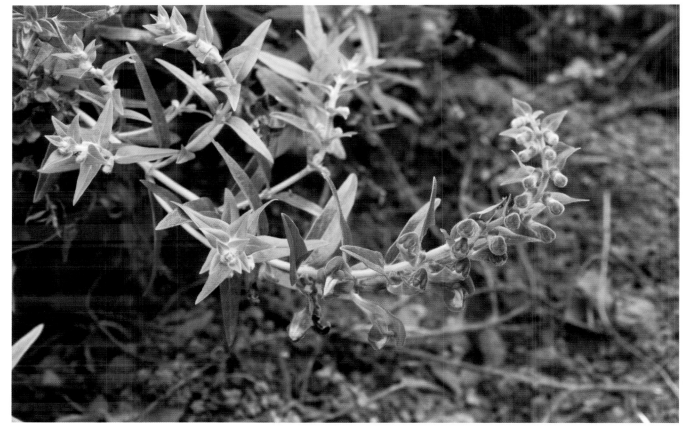

黄芩

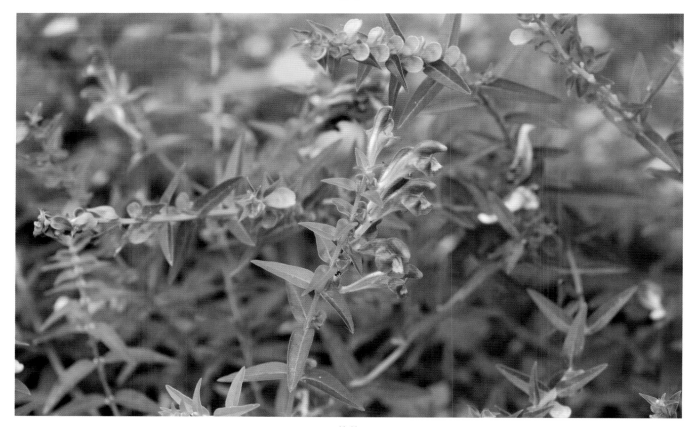

黄芩

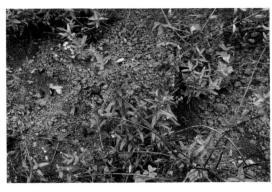
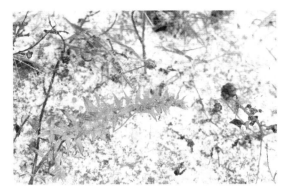

黄芩　　　　　　　　　　　　　　　　　　黄芩

药材性状

　　本品呈圆锥形，扭曲，长 8 ～ 25 cm，直径 1 ～ 3 cm。表面棕黄色或深黄色，有稀疏的疣状细根痕，上部较粗糙，有扭曲的纵皱或不规则的网纹，下部有顺纹和细皱。质硬而脆，易折断，断面黄色，中间红棕色；老根中间呈暗棕色或棕黑色，枯朽状或已成空洞。气微，味苦。以条匀、长粗、质坚、色黄、中间少髓瓣者为佳。

化学成分

　　本品所含的黄酮类化合物有：黄芩苷（bcicalin）、黄芩苷元（黄芩素，baicalein）、白杨黄素（chrysin）、千层纸素（oroxylinA）、千层纸素 A 苷（oroxylin-a-gmcuronide）、汉黄芩素（wogonin）、汉黄芩苷（wogonoside）、黄芩新素 Ⅰ 和Ⅱ（skullcapflavone Ⅰ 和Ⅱ）、可加黄芩素（koganebanacin）、7- 甲氧基黄芩素（7-melhoxy-baicalein）、7- 甲氧黄酮（7-dimefhoxyfiamne）、白杨素（chrysin）、4',5,7-三羟基 -6- 甲氧基二氢黄酮、5,7,2'- 羟基 - 黄酮、5,7,2',3'- 四羟基黄酮、5,7,2',6'- 四羟基黄酮、5,7,2'- 三羟基 -8- 甲氧基黄酮、5,7,2'- 三羟基 -6- 甲氧基黄酮、5,7,2'-三羟基 -8- 甲氧基黄酮、5,7,2'- 三羟基 -8- 甲氧基黄酮(scutevulin)、5,7,2- 三羟基 -8,6,-二甲氧基黄酮、5,7,2',5'- 甲羟基 -8-C- 阿拉伯糖苷、5,7- 二羟基 6,8,2',3'- 四甲氧基黄酮、5,8- 二羟基 -6,7- 二甲氧基黄酮、5,2'- 二羟基 -6,7,8- 三甲氧黄酮、5,2',5,- 三羟基 -6,7,8- 三甲氧基黄酮。尚含 7,2',6- 三羟基 -5- 甲氧基二氢黄酮、二氢黄芩苷

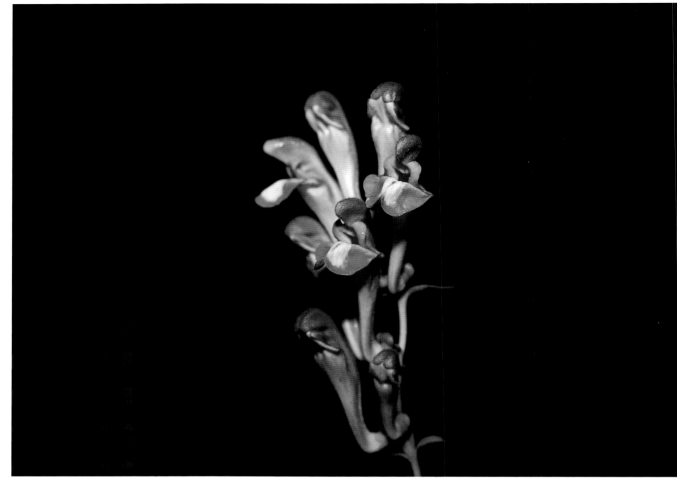

黄芩花

（dihydrobaicalin）、2,6,2',4'- 四羟基 -6- 甲氧基查尔酮、3,5,7,2',6- 五羟基二氢黄酮醇、3,5,7,2,6'- 五羟基黄酮醇以及 2-（3 羟基 -4- 甲氧基苯基）-2 基 -1-0-α-L- 鼠李糖 -（1→3）β-D-（4- 阿魏酰）- 葡萄糖苷。其他还含有 β- 谷甾醇、苯甲酸、葡萄糖醛酸、氨基酸、微量元素。

药理作用

1. 抗病原体作用 早年体外研究发现，黄芩生品及炮制品对痢疾志贺菌、铜绿假单胞菌、金黄色葡萄球菌有效，而对变形杆菌、大肠埃希菌、肺炎链球菌、甲型溶血性链球菌的抑制作用较差。生黄芩的作用优于炮制品，但冷浸黄芩的作用比加热处理者低。采用倍比稀释法和影印培养法及 Kado 法发现，黄芩对大肠埃希菌耐药质粒（R 质粒）具有消除作用，作用 24 小时的消除率为 5%～24.2%。黄芩水浸剂尚对多种皮肤真菌有抑制作用，黄芩苷元对尖孢镰刀菌和白假丝酵母菌的生长有抑制作用。

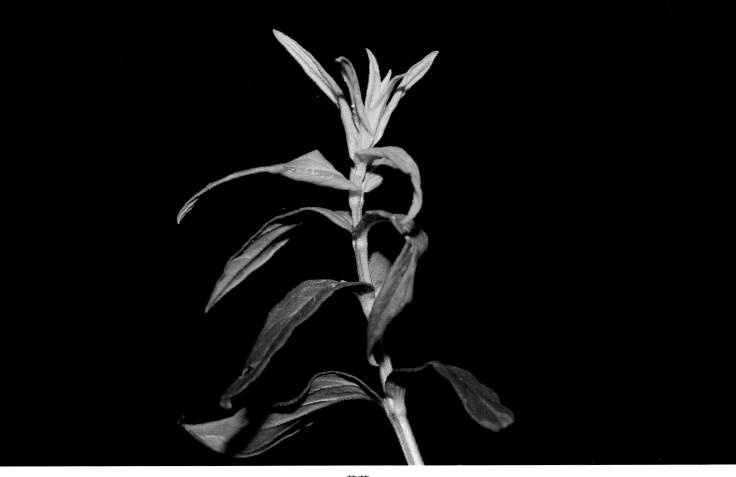

黄芩

黄芩与柴胡配伍，能抑制流感病毒对鸡胚的感染，降低感染病毒小鼠的死亡率，减轻其肺部病变。黄芩苷还有抗内毒素作用，能减轻内毒素对细胞膜结构的损伤作用。

2. 抗感染作用 黄芩水煎醇沉液灌胃，对大鼠酵母性足肿胀有明显抑制作用。黄芩甲醇提取物、黄芩素、黄芩苷灌胃，均能抑制大鼠角叉菜胶性足肿胀。黄芩素及汉黄芩素对大鼠佐剂性关节炎也有抑制作用。黄芩茎叶总黄酮口服给药，对二甲苯致小鼠耳肿胀和甲醛致大鼠足跖肿胀均有明显的抑制作用，而对棉球肉芽肿作用不明显。黄芩甲醇提取物及黄酮单体还能抑制醋酸引起的小鼠腹腔毛细血管通透性增加。黄芩抗感染作用与抑制炎性介质的生成和释放有关，黄芩新素Ⅱ、汉黄芩素、汉黄芩苷、黄芩素等均能抑制大鼠腹膜肥大细胞释放组胺（HA）。花生四烯酸的代谢产物是重要的炎性介质，黄芩素、黄芩苷等通过多种环节影响花生四烯酸代谢，不同程度地抑制前列腺素E（PGE）和白细胞三烯（LT）的生成，从而减轻炎性介质扩张血管、增加血管壁通透性及白细胞的趋化作用。

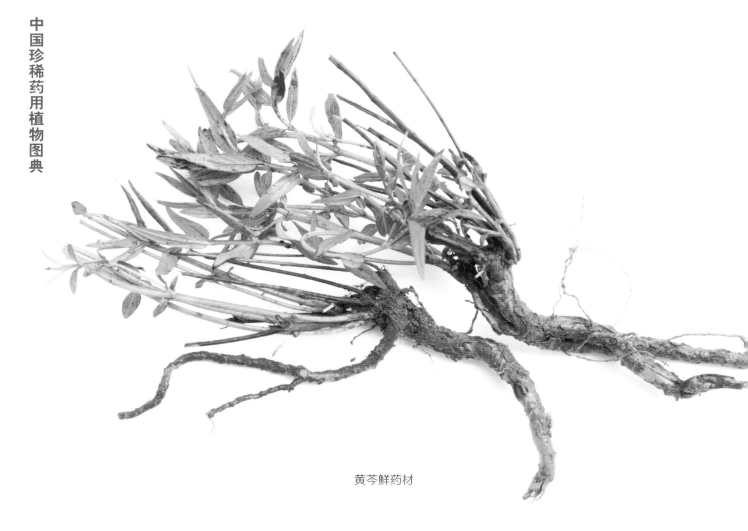

黄芩鲜药材

3. 对免疫功能的影响　黄芩对免疫功能有不同的影响。黄芩具有抗免疫反应作用，尤其对 I 型变态反应作用显著。I 型变态反应常由多种外来变应原引起，由 IgE 抗体介导，引起肥大细胞释放血管活性胺（HA、5-HT）及其他炎性介质，导致全身和局部的过敏反应。黄芩苷及黄芩苷锌络合物均可抑制小鼠被动皮肤过敏反应，黄芩苷锌的作用比黄芩苷强。黄芩苷、黄芩素等对致敏豚鼠离体回肠及气管有明显的解痉作用，黄芩苷对实验性哮喘也有一定的抑制作用。

4. 解热作用　黄芩茎叶总黄酮口服给药，对干酵母引起的大鼠发热有显著的解热作用。黄芩苷腹腔或静滴对发热大鼠也有明显的解热作用，并呈一定的量效关系。黄芩苷对正常体温大鼠无降温作用。

5. 保肝、利胆作用　黄芩泻火解毒，主治"诸热黄疸"。黄芩及黄芩提取物等对半乳糖胺、四氯化碳诱导的实验性肝损伤有保护作用。原代培养大鼠肝细胞受四氯化碳损伤后，细胞培养液中 ALT 活性明显升高，黄芩的乙酸乙酯萃取物和正丁醇萃取物均可使之显著降低。黄芩的保肝作用可能与抗氧自由基损伤有关。黄芩茎叶总黄酮灌胃可增加小鼠肝匀浆中 GSH-Px 的活性，明显降低 LPO 的含量；千层纸素 A、汉黄芩素、黄芩新素Ⅱ、黄芩素、黄芩苷等，口服或体外给药能抑制氯化亚铁和维生素C的混合物激活的肝脏脂质过氧化作用。黄芩黄酮对NADPH-ADP引起的体外肝脏脂质过氧化作用也有明显抑制作用。黄芩及其有效成分黄芩素等可促进实验动物胆汁分泌，显示利胆作用。

6. 镇静作用　中医学认为火邪为阳邪，其性炎上，引起心烦失眠等症。黄芩清热泻火，有中枢抑制作用，能减少小鼠自发活动，协同阈下催眠量的戊巴比妥钠催眠作用。

7. 对血液系统影响　黄芩有止血功效，主治血热吐衄，但对血液系统的作用较为复杂。黏毛黄芩、滇黄芩、薄叶黄芩中的黄芩苷水溶性成分具有促凝血和明显的延长纤维蛋白溶解活性作用，而黄芩及甘肃黄芩的水溶性成分则无明显作用。另有研究认为，黄芩素、汗黄芩素、千层纸素、黄芩新素Ⅱ等能不同程度地抑制胶原、ADP、花生四烯酸诱导的血小板聚集，抑制凝血酶诱导的纤维蛋白原转化为纤维蛋白，产生抗凝血作用。

8. 降血脂、抗动脉粥样硬化作用　对实验性高脂血症大鼠，口服汉黄芩素，黄芩新素Ⅱ，可升高血清高密度脂蛋白胆固醇（HDIC）水平，黄芩新素Ⅱ还能降低血清总胆固醇水平，黄芩素、黄芩苷能降低血清甘油三酯含量。黄芩茎叶总黄酮也有明显降血脂及抗动脉粥样硬化作用。

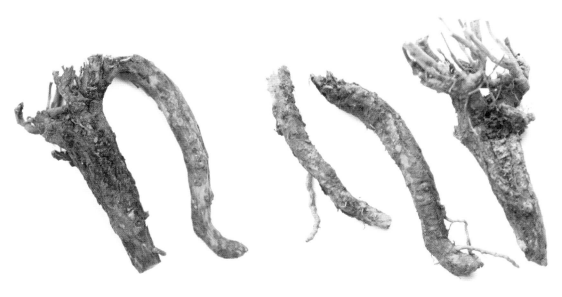

黄芩药材

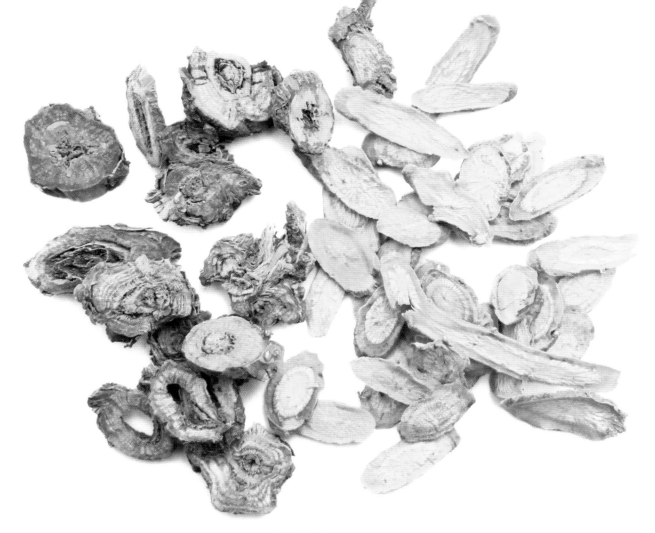

黄芩饮片

9. 抗氧自由基损伤作用 黄芩苷除前述能抗氧自由基损伤，对实验性肝损伤有保护作用之外，对心、肺、晶状体等也有抗氧自由基损伤作用。黄芩苷连续腹腔注射3日，可对抗阿霉素引起的脂质过氧化损伤，提高小鼠心肌SOD和GSH-Px活性，降低丙二醛（MDA）含量，从而减轻自由基对心肌的损伤。黄芩苷对过氧亚硝基阴离子（ONOO－）致大鼠肺损伤也有明显保护作用。黄芩苷还可对抗亚硒酸钠诱导的白内障晶状体损伤，提高晶状体的抗氧化能力。

10. 降血压、抗心肌缺血、抗心律失常作用 早年研究认为，黄芩水浸液、黄芩提取物静滴可引起动物血压下降，反复给药无快速耐受现象。黄芩苷有扩血管作用，可对抗NA、KCl及$CaCl_2$所致的大鼠离体主动脉收缩，使量效反应曲线右移，但最大收缩效应降低。近来研究发现黄芩苷对培养的大鼠主动脉平滑肌细胞内游离钙浓度有降低作用，推测其降压作用与阻滞钙通道有关。黄芩苷可对抗异丙肾上腺素所致大鼠急性心肌损伤，使缺血心电图ST段异常抬高减少。血清磷酸肌酸激酶（CPK）降低。

黄芩茎叶总黄酮灌胃，对静滴垂体后叶素引起的大鼠心肌缺血有明显的对抗作用，并可增加离体豚鼠的冠状动脉流量。黄芩苷对大鼠心肌收缩性能有明显抑制作用，可使心肌耗氧量减少。黄芩茎叶总黄酮灌胃，对乌头碱诱发大鼠的心律失常、大鼠冠状动脉结扎复灌性心律失常及电刺激家兔心脏诱发心室颤动均有明显的对抗作用，可增加哇巴因诱发豚鼠心律失常的阈剂量，但对致死剂量无明显影响。

性味归经

苦，寒。归肺、脾、胆、大肠、小肠经。

功效主治

清热燥湿，泻火解毒，安胎，止血。用于湿温、暑湿，胸闷呕恶，湿热痞满，泻痢，黄疸，肺热咳嗽，高热烦渴，血热吐衄，痈肿疮毒，胎动不安。

临床应用

1. **肠炎、腹泻** 黄芩、白芍、甘草、大枣各适量。水煎服，以抗炎止泻止痛，如黄芩汤。

2. **细菌性痢疾** 单用黄芩水煎服；或服用其水浸膏粉胶囊；亦可用黄芩配赤芍、白芍各 9 g，椿根白皮 12 g，甘草 6 g，水煎服。均有较好疗效。

3. **伤寒、副伤寒（持续发热、头重身痛、胸腹痞满、苔腻脉濡证属湿温或温热且热重于湿者）** 黄芩、豆蔻、滑石、通草、茯苓、猪苓、大腹皮各适量配伍，如黄芩滑石汤。对发热、口渴者，多与石膏、栀子各适量合用。对于嗜睡、头昏者，亦可用黄芩适量，每日当茶饮。

4. **病毒性肝炎** 服用黄芩苷片，对急性黄疸型、急性无黄疸型肝炎及慢性病毒性肝炎活动期均有明显疗效，且有一定的降谷丙转氨酶作用。用黄芩苷注射液 4 mL（相当生药 200 g）肌注，或 6 mL 加入 10% 葡萄糖注射液 250 mL 中静滴，15 日为 1 个疗程，共 2 ~ 3 个疗程，疗效显著。

5．胆系感染（湿热黄疸者） 黄芩、茵陈、栀子、黄柏各适量。水煎服，每日 1 剂。

6．泌尿系感染、结石、结核及前列腺炎等 黄芩、鸭跖草、车前草等各适量。水煎服，每日 1 剂。治疗肾小球肾炎及肾盂肾炎，用 5% 黄芩素注射液，肌注，每日 2 次，每次 100～200 mg（儿童减半），有抗感染、消炎、降压、利尿等作用。

7．皮肤和体表疾病（如湿疹、过敏性皮肤病） 黄芩、黄柏各适量。共研末，油调敷患处。治疗疮痈火毒，常与金银花、连翘各适量同用。治疗疖、痈、脓肿、乳腺炎、丹毒、皮下蜂窝织炎等皮肤化脓性疾病，用黄芩 30 份，配用连翘 20 份，天南星、白芷各 10 份，冬青油 3 份，薄荷脑 6 份，冰片 12 份，加工制成橡皮膏，贴于患部，24 小时更换 1 次，如解毒消炎膏。治疗进行期寻常性银屑病，用黄芩 20 g，配用黄连 10 g，大黄 3 g（后下），黄芪 30 g。水煎服，25 日为 1 个疗程，疗程间隔 5 日，连用 3 个疗程。

8．急性上呼吸道感染（如急性扁桃体炎、急性咽炎、咽喉肿痛、急性支气管炎） 黄芩 18 g（小儿酌减），水煎服；或与金银花、连翘各适量合用，一般 3 日内体温可恢复正常。亦可用银黄片或银黄注射液肌注，一般给药后第 2 日体温下降，咽痛减轻，第 3 日咽痛消失。

9．慢性气管炎、支气管哮喘 用黄芩配甘草煎液，加石灰水制成黄芩石灰水合剂口服，对单纯型者较好。还可用于支气管哮喘。

10．肺结核、肺热咳嗽 可单用黄芩适量煎服；亦可与桑白皮、地骨皮各适量配用。水煎服，每日 1 剂。

11．猩红热 黄芩 9 g。水煎服，连服 3 日，每日 2～3 次，效果较好。流行地区服药后基本上可停止流行。

12．流行性脑脊髓膜炎（带菌者） 用 20% 黄芩煎剂喉头喷雾，每次 2 mL（0.4 g 生药），有良好效果。

13．眼科感染（如病毒性、化脓性、炎症性眼病） 用复方黄芩注射液（黄芩、金银花各 25 g 制成，1 mL 含生药 0.5 g）做结膜下、球后注射及肌注，有较好疗效。

14．原发性高血压 服用 10% 黄芩酊剂 5～10 mL，每日 3 次，有镇静、降压作用；与钩藤、莲子心、菊花各适量配伍，降压效果更为显著。

15. 出血性疾病（如吐血、衄血、便血、崩漏等） 黄芩、白茅根、生地黄各适量。水煎服，每日1剂。

16. 先兆流产（胎动不安者） 黄芩、白术各适量；或黄芩、白术、当归各9g，白芍6g。水煎服。

17. 长期接触铅中毒 接触铅14名工人，7～20年无肝肾疾病，每人每日口服黄芩苷片剂1.2g，每2周停1周为1个疗程，3个疗程后，尿中铅含量有随疗程延长而顺序下降的趋势，表明体铅在减少。

用法用量

内服：煎汤，3～10g；或入丸、散。外用：煎水洗；或研末调敷。

使用注意

苦寒伤胃，脾胃虚寒者不宜使用。

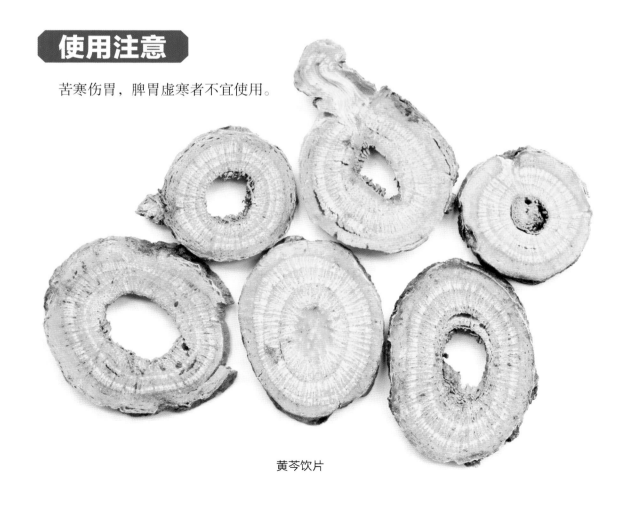

黄芩饮片

混伪品鉴别

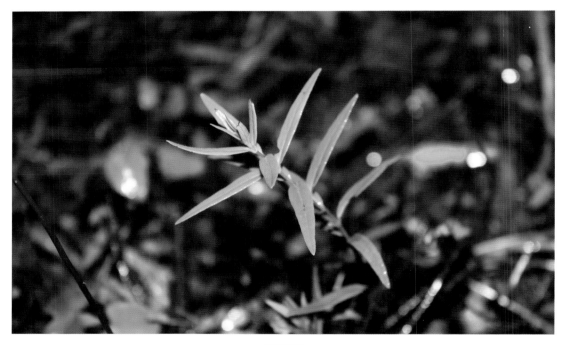

滇黄芩

滇黄芩

　　本品为唇形科植物滇黄芩 *Scutellaria amoena* C. H. Wrignt. 的干燥根。呈圆锥形的不规则条状，常有分枝，长 5 ~ 20 cm，直径 1 ~ 1.6 cm。表面黄褐色或棕黄色，常有粗糙的栓皮，有皱纹。下端有支根痕，断面纤维状，鲜黄色或微带绿色。

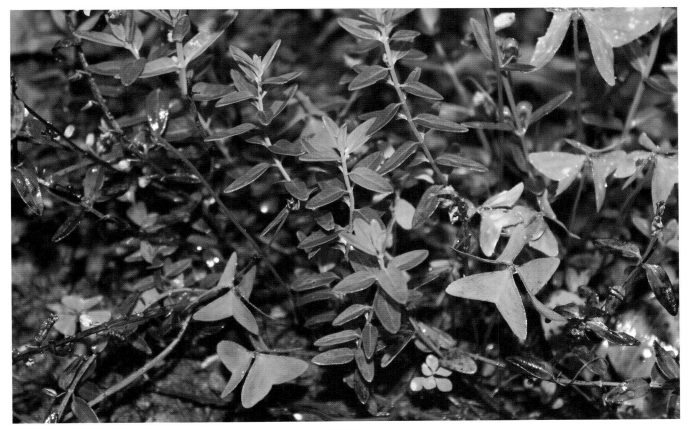

滇黄芩

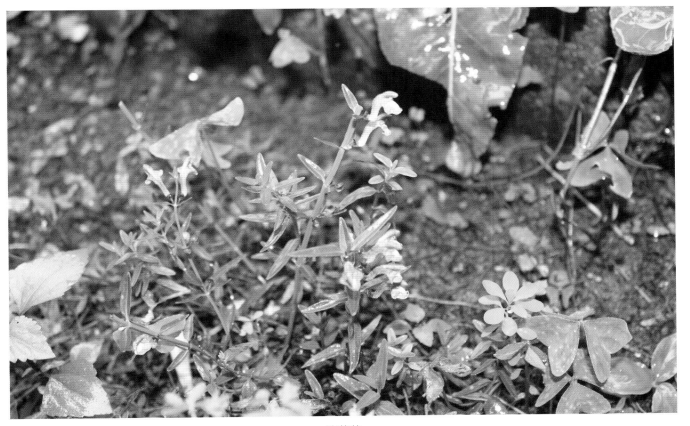

滇黄芩

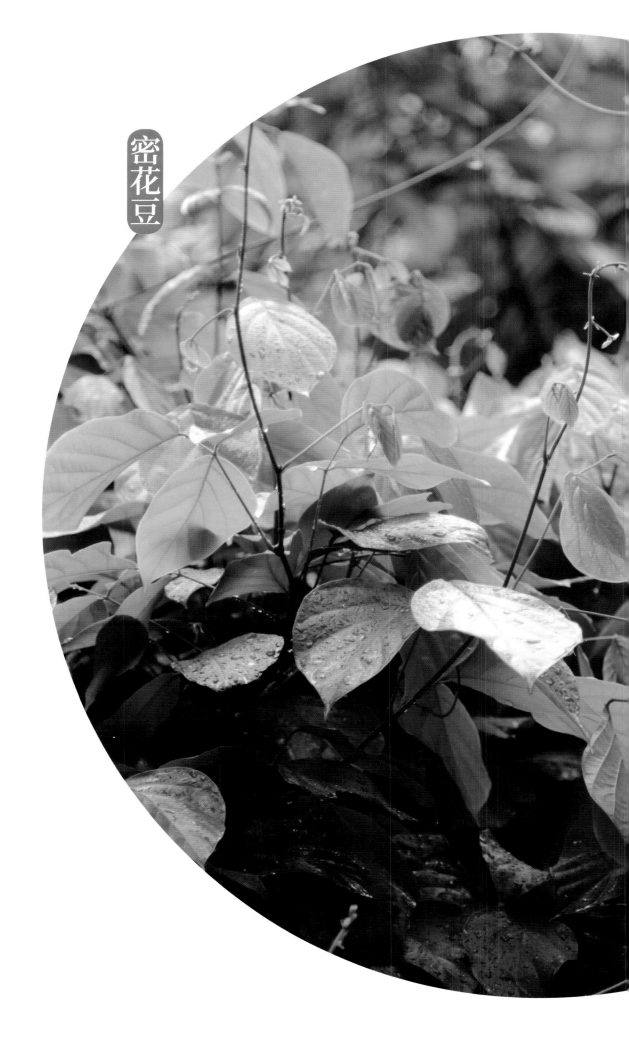

密花豆

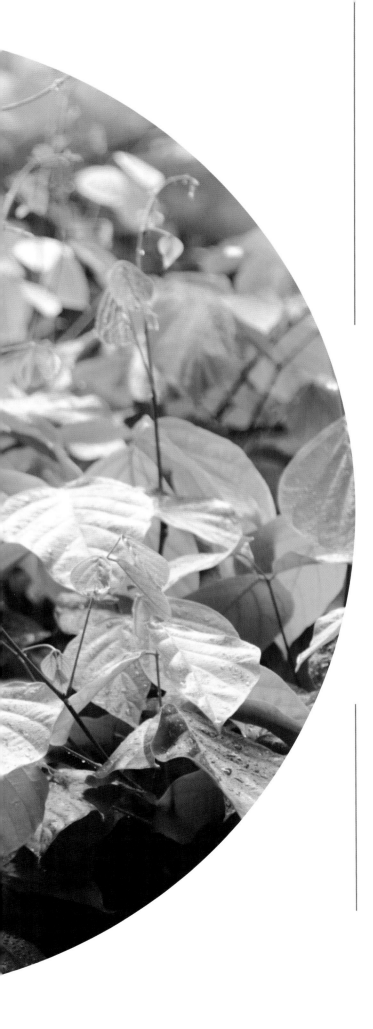

JIXUETENG

鸡血藤

基　原

本品为豆科植物密花豆 *Spatholobus suberectus* Dunn 的干燥藤茎。

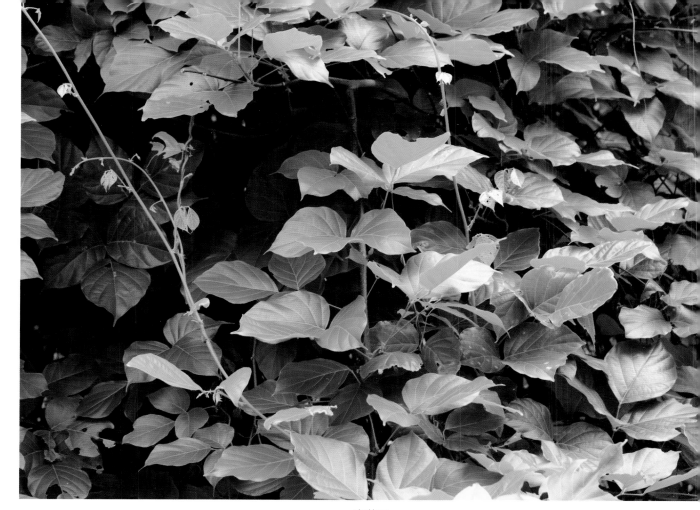

密花豆

形态特征

　　木质大藤本，长达数十米；老茎扁圆柱形，稍扭转。3出复叶互生，有长柄，小叶宽卵形，先端短尾尖，基部圆形或浅心形，背脉腋间常有黄色簇毛，小托叶针状。大型圆锥花序生枝顶叶腋；花近无柄，单生或 2～3 朵簇生于花序轴的节上呈穗状；花萼肉质筒状，被白毛；蝶形花冠白色，肉质。荚果扁平，刀状。花期 6 月，果期 11～12 月。

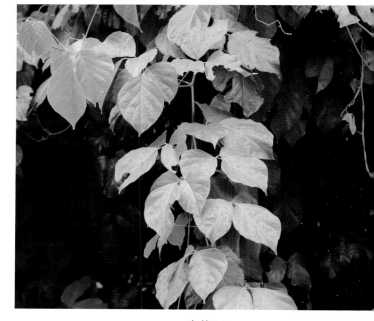

密花豆

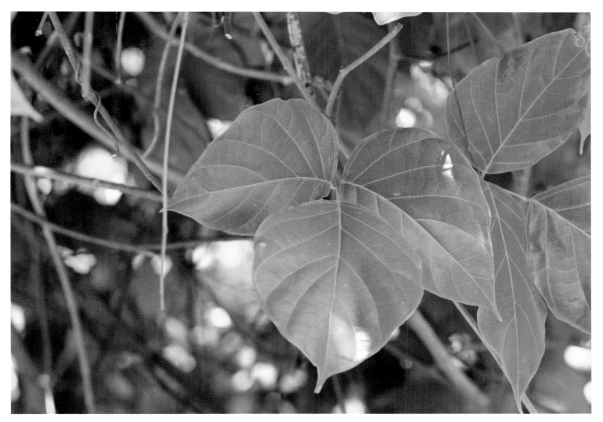

密花豆

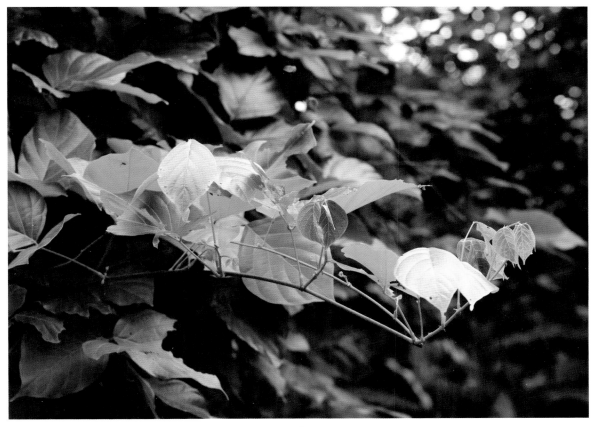

密花豆

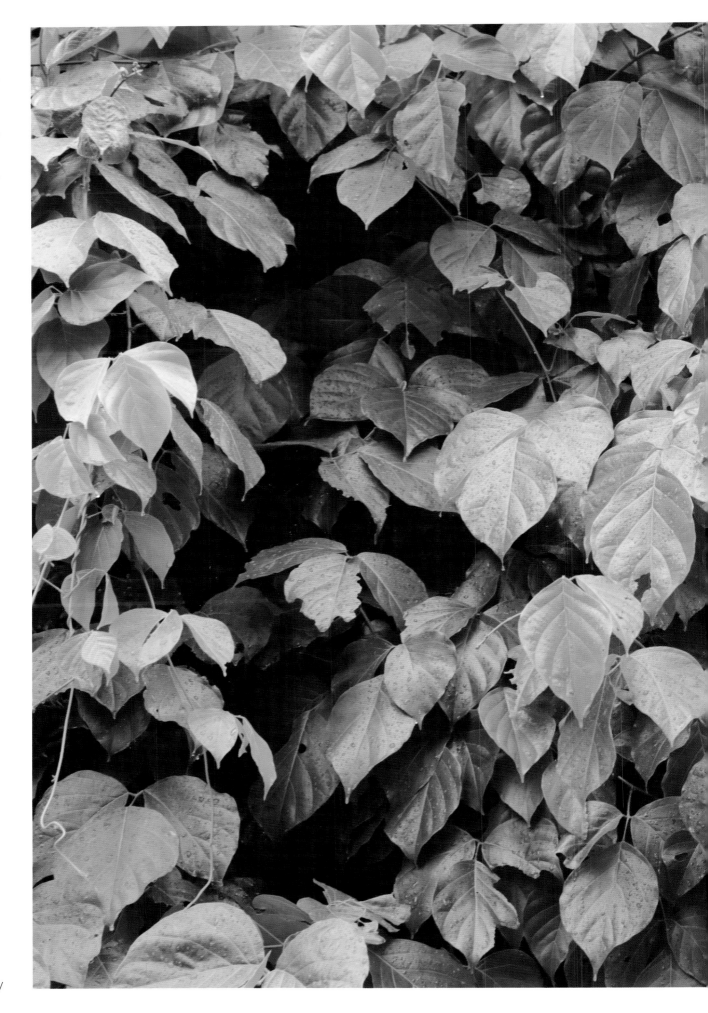

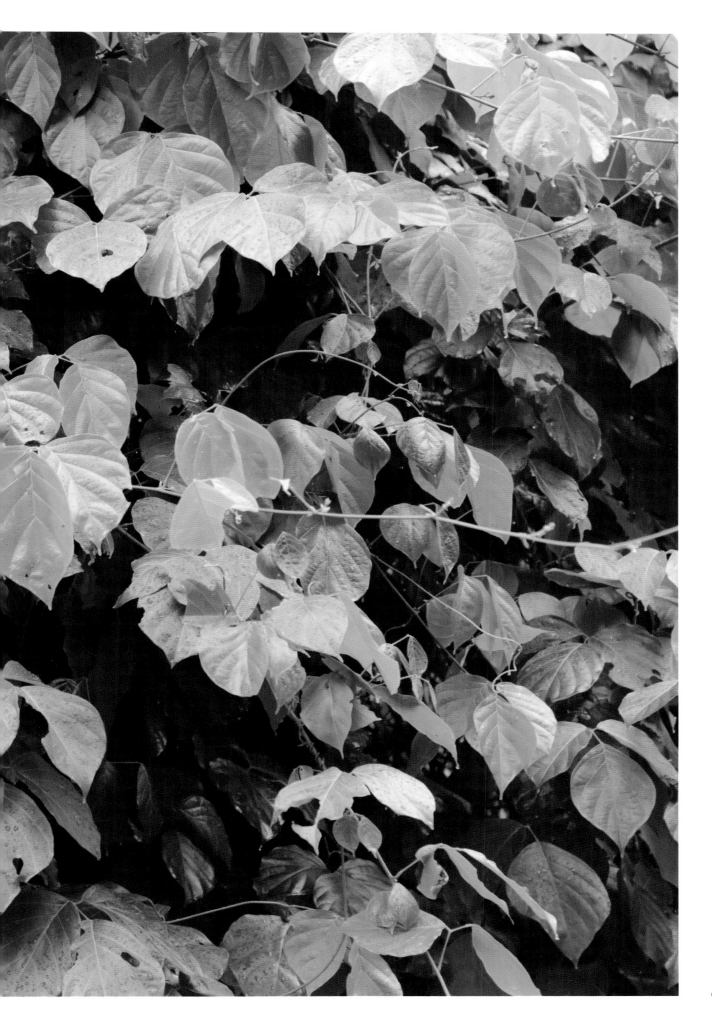

JIXUETENG

生境分布

生长于灌木丛中或山野间。分布于广西、广东、江西、福建、云南、四川等地。

采收加工

秋、冬两季采收，除去枝叶，切片，晒干。

药材性状

本品为椭圆形、长矩圆形或不规则斜切片，厚 0.3 ~ 1 cm。栓皮灰棕色，有的可见灰白色斑，栓皮脱落处显红棕色。切面木部红棕色或棕色，导管孔多数；韧皮部有树脂状分泌物呈红棕色至黑棕色，与木部相间排列呈 3 ~ 8 个偏心性半圆形环；髓部偏向一侧。质坚硬。气微，味涩。以条匀、断面有赤褐色层圈，有渗出物者为佳。

化学成分

鸡血藤中主要含有异黄酮类、三萜及甾体等类型化合物等。异黄酮、查耳酮类及其他酚类化合物有：刺芒柄花素（formonetin）、芒柄花苷（ononin）、樱黄素（prunetin）、大豆黄素（daidzein）、阿夫罗摩辛（afrormosin）、卡亚宁、异甘草素（isoliguiritigenin）、四羟基查耳酮（2',4',3,4-tetrahydroxychalcone）、甘草查耳酮甲（licochalcone A）、苜蓿酚（medicagol）、9- 甲氧基香豆雌酚（9-O- methoxycoumlstrol）、3,7- 二羟基 -6- 甲氧基二氢黄酮醇（3,7-dihydroxy-6-mlthoxy-dihydoflavonol）、表儿茶精［（ － ）-epicatechin］、原儿茶酸（protocatechuic acid）。甾体及其糖类成分有 β - 谷甾醇（β -sitosterol）、胡萝卜苷（daucosterol）、7- 酮基 - β - 谷甾醇（7-Keto- β - sitosterol）、菜油藤醇（melletol）、Δ5- 豆甾醇 -3β,7α - 二醇（stigmast-5-ene-3β - 7α -did）、5α - 豆甾烷 -3β,6α - 二醇（5α -stigmastane-3β，6α -diol）。另含有少量的表木栓醇（friedelan-3β -ol）、木栓酮（无羁萜，friedelin）等三萜类成分。

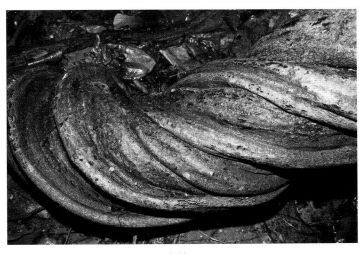
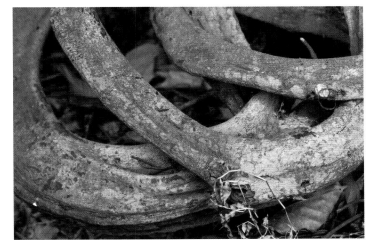

密花豆　　　　　　　　　　　　　　　　　　密花豆

药理作用

1. 对血脂的影响　鸡血藤水煎剂 8 g/kg 灌胃给药 14 日，对高脂饲食所致高脂血症鹌鹑可降低胆固醇（TC），升高高密度脂蛋白（HDL）与 TC 的比值（HDL-C/TC）；能显著降低 HDL3-C 水平，提高 HDL2-C/HDL3-C；但对血浆卵磷脂胆固醇酰基转移酶的活性无明显影响。对鹌鹑主动脉、头臂动脉粥样硬化病变有明显的对抗作用。

2. 抗感染及对免疫系统的作用　鸡血藤水提物 500 mg/kg 给小鼠灌胃，连续给药 10 日，对 2,4- 二硝基氯苯（DNCB）所致的接触性皮炎有显著的抑制作用。丰城鸡血藤酊剂 2 g/kg 给大鼠灌胃，对甲醛"关节炎"有明显抑制作用。鸡血藤水提液 100 mg/kg、200 mg/kg 给小鼠灌胃，对绵羊红细胞（SRBC）所致足跖迟发型超敏反应及 2,4,6- 三硝基氯苯所致的皮肤迟发型超敏反应均有显著的抑制作用。鸡血藤水煎剂 1 mg/mL 对正常小鼠脾细胞白细胞介素 II（IL-2）的产生有促进作用；对 IL-2 产生降低的环磷酰胺模型有显著增强作用，但对 IL-2 产生超常的硫唑嘌呤（AZP）模型呈显著抑制。说明鸡血藤有双向调节作用。鸡血藤 6.25 g/kg 灌胃，可明显提高小鼠淋巴因子激活的杀伤细胞（LAK 细胞）活性，25 g/kg 灌胃可明显提高 NK 细胞的活性。

3. 对心血管系统的影响　50% 鸡血藤煎剂对蟾蜍离体和在体心脏微呈抑制作用，可使麻醉兔及犬的血压下降；对离体兔耳及蛙血管却有收缩作用。鸡血藤乙醇提取物，可使去氧肾上腺素（Phe）、KCl 或 $CaCl_2$ 收缩离体大鼠主动脉环的量 – 效曲线均右移，并抑制最大效应，明显减弱 Phe 收缩反应中 Ca^{2+} 内流依赖性分布，提示鸡血藤扩血管的作用机制可能与细胞膜上电压的依赖性 Ca^{2+} 通道或受体操纵性 Ca^{2+} 通

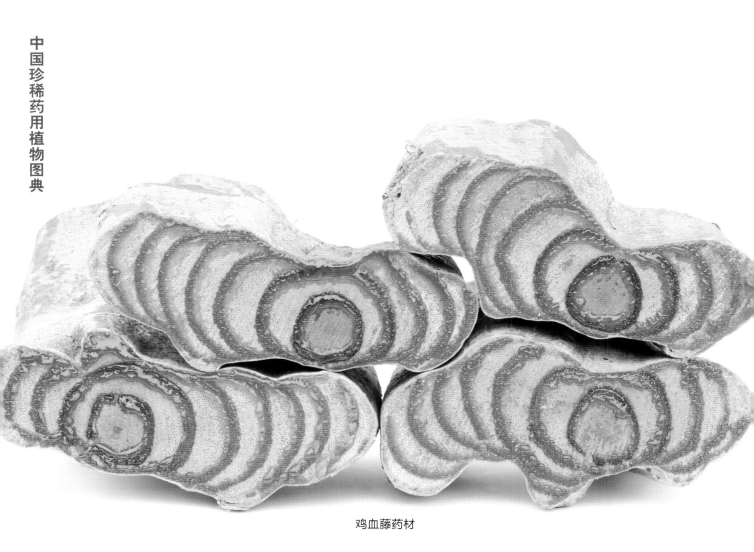

鸡血藤药材

道的抑制有关。

4. 对血液系统的作用　通过对鸡血藤类生药17个品种的活血作用研究表明，白花油麻藤能显著延长家兔血凝时间；除异型南五味子外，其他14种（变种）鸡血藤乙醇提取物均不同程度地抑制由胶原诱导的血小板聚集作用，除美丽崖豆藤及巴豆藤外，其余品种对兔红细胞凝聚呈高浓度抑制、低浓度促进作用。3 mg/mL 的鸡血藤注射液对离体犬血复钙时间、凝血酶原时间、凝血酶凝固时间、纤维蛋白原含量及优球蛋白溶解时间等凝血和纤溶过程无明显影响。密花豆藤煎剂（100%）对实验性家兔贫血有补血作用，能使血细胞增加，血红蛋白升高。其作用较香花崖豆藤作用强。但亦有报道鸡血藤煎剂（2 g/kg）对失血性贫血家兔末梢细胞、血红素及网织红细胞的恢复无明显影响。

5. 兴奋子宫作用　昆明鸡血藤煎剂或酊剂对已孕或未孕的实验动物均有兴奋作用。离体子宫实验证明，小剂量能增强子宫节律性收缩，较大剂量收缩更显著，振幅明显增大，已孕子宫较未孕子宫敏感。煎剂强于酊剂。作用原理是直接作用于子宫平滑肌所致，并非肾上腺素反应系统及胆碱反应系统的结果。

6. 其他作用　鸡血藤有镇痛作用。具有排铅作用，能解铅毒。据报道，鸡血藤对小鼠的肾脏总磷代谢起促进作用。24 小时总磷代谢增强反映了能量代谢和合成代谢的增强。鸡血藤还可促进小白鼠子宫 24 小时总磷代谢。实验亦证明，本品对小白鼠有排泄氯化钠和水的生化作用。山鸡血藤酊剂给大鼠腹腔注射有镇静、催眠作用。鸡血藤注射液 8 g/kg 灌胃或 13 g/kg 灌胃对小鼠有明显的抗早孕作用。

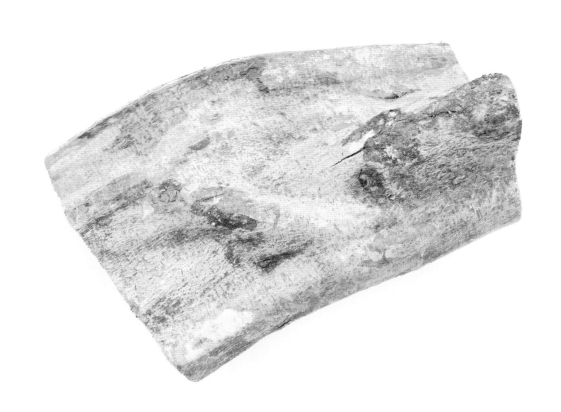

鸡血藤药材

鸡血藤

JIXUETENG

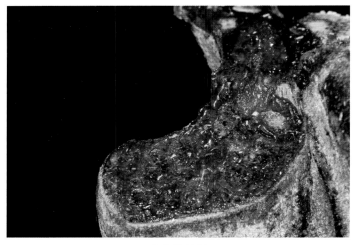

鸡血藤药材

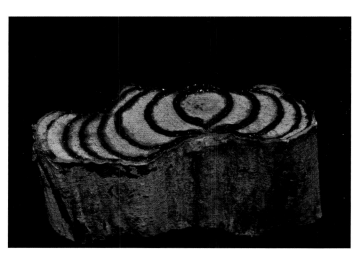

鸡血藤药材

性味归经

苦、甘，温。归肝、肾经。

功效主治

活血补血，调经止痛，舒筋活络。用于月经不调，痛经，经闭，风湿痹痛，麻木瘫痪，血虚萎黄。

临床应用

1. 再生障碍性贫血（头痛、头晕、手足麻木者） 可单用鸡血藤 60～120 g。水煎服，每日 1 剂，长期服用；亦可用鸡血藤 5 kg，冰糖 2.5 kg。制成鸡血藤膏，每服 20 g。

2. 放射性白细胞减少症 可用鸡血藤配制成糖浆口服，有良好疗效。亦可用本品配虎杖、黄精各 30 g。水煎服。

3. 月经不调（闭经、月经后期、痛经证属血虚或兼有瘀滞者） 鸡血藤、当归、熟地黄、川芎等各适量。以补血活血，调药止痛。

4. 血小板减少 鸡血藤、土大黄、仙鹤草各 30 g，气虚加人参、黄芪各适量；血虚加当归、阿胶各适量；食欲不振加焦三仙适量。治疗血小板减少 30 例，结果 30 例原出血症状均消失，完全缓解者 19 例，部分缓解者 10 例，无效 1 例。

5. 神经痛（如坐骨神经痛，多发性神经炎、麻风后神经痛等） 鸡血藤 45 g，宽筋藤（为防己科植物中华青牛胆）15 g，谷芽 30 g。水煎服。

6. 关节炎、腰膝酸痛、四肢麻木、风湿痹痛（老年、血虚者用之尤宜） 鸡血藤、桑寄生、当归、木瓜等各适量。水煎服。

用法用量

内服：煎汤，9 ~ 15 g；或浸酒。

使用注意

月经过多者慎用。

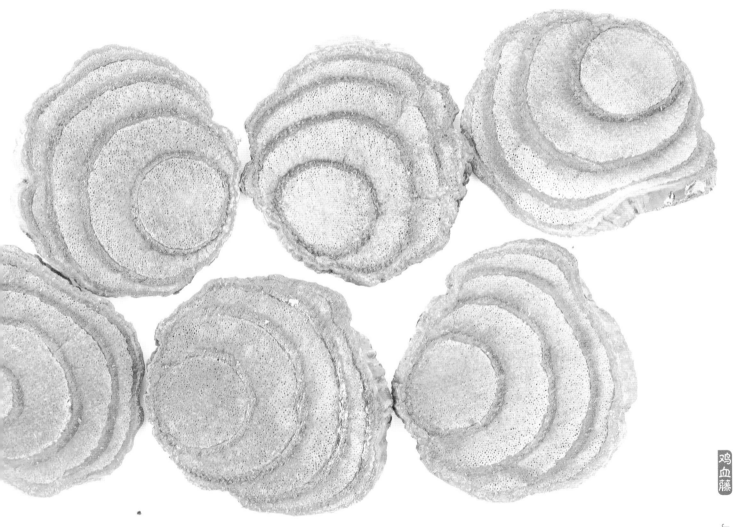

鸡血藤饮片

降香檀

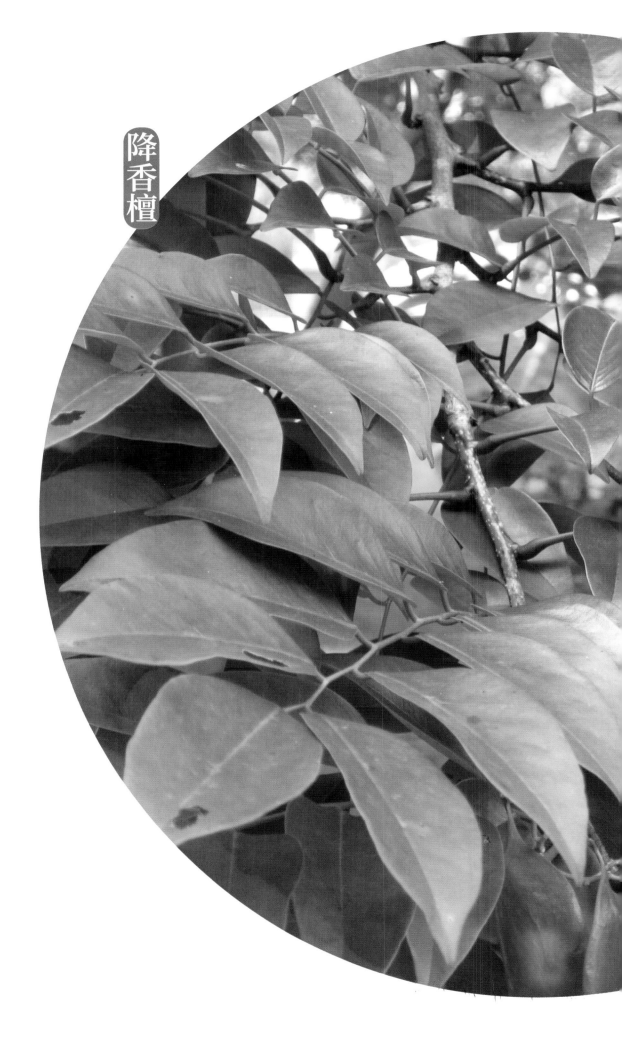

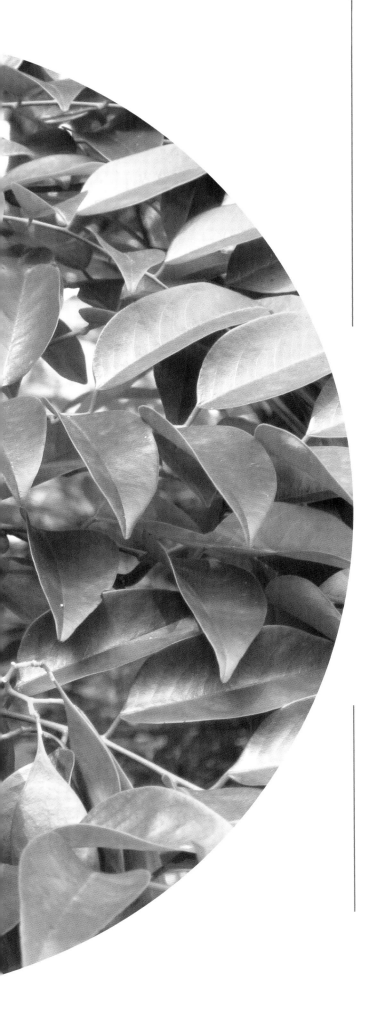

JIANGXIANG

降香

基 原

本品为豆科植物降香檀 *Dalbergia odorifera* T. Chen 树干和根的干燥心材。

降香

JIANGXIANG

665 /

形态特征

高大乔木，树皮褐色；小枝具密集的白色小皮孔。叶互生，近革质，单数羽状复叶，小叶 9 ~ 13 片，叶片卵圆形或椭圆形，长 4 ~ 7 cm，宽 2 ~ 3 cm，小叶柄长 4 ~ 5 cm。圆锥花序腋生，花小，长约 5 mm，萼钟状，5 齿裂，花冠淡黄色或乳白色，雄蕊 9 枚一组，子房狭椭圆形，花柱短。荚果舌状椭圆形，长 4.5 ~ 8 cm，宽 1.5 ~ 2 cm；种子 1 枚，稀 2 枚。花期 3 ~ 4 月，果期 10 ~ 11 月。

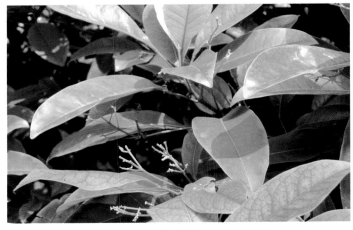

降香檀

生境分布

生长于中海拔地区的山坡疏林中、林边或村旁。分布于广东、广西、云南等地。

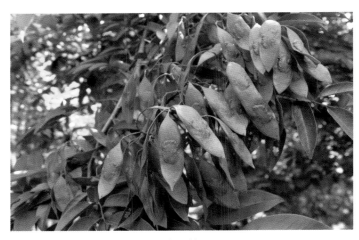

降香檀

采收加工

全年均可采收，除去边材，阴干。

药材性状

本品呈长条形或不规则碎块。表面紫红色或红褐色，有致密的纹理，纵断面不整齐，质硬，有油性。气香，味微苦。

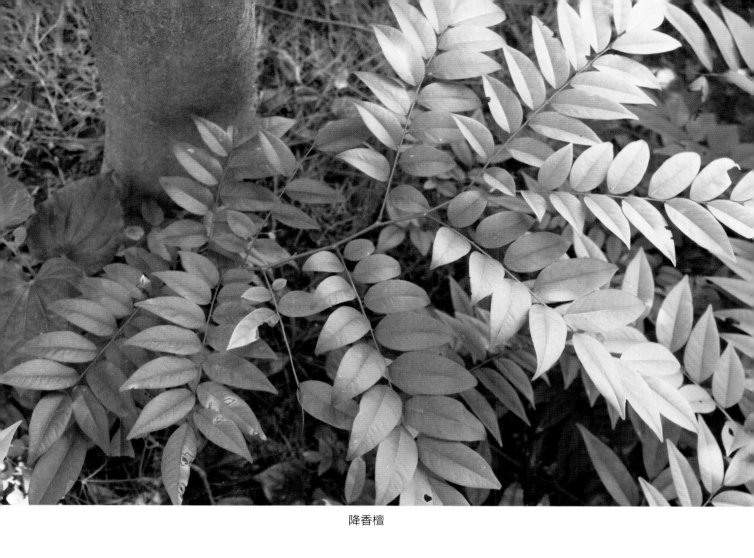

降香檀

化学成分

　　降香中主要成分为异黄酮衍生物的单聚体、双聚体、肉桂烯类衍生物等。黄酮、异黄酮单聚体衍生物本犀草素（iuteolin）、木犀草素 -7-O- 葡萄糖苷（luteolin-7-O-glucoside）、降香素 -4（DO-4）、刺芒柄花素（formononetin）、降香黄酮（odoriflavone）、降香素 -3DO-3，［（±）-medicarpin］、甲基泥苏宁［（-）-methylnissolin］、草木犀卡朋 C、D［（-）-melilotocarpanC，D］、降香卡朋［（-）-odoricarpan］、降香素 -1（DO-1）、（±）- 姆可纳酚［（±）-mucronulatol］、（±）- 异豆素［（±）isoduartin］、（±）- 豆素［（±）-duartin］、降香素 -2（DO-2）、降香素 -5（DO-5）、降香素 -6（DO-6）、降香素 -8,9,10,11（DO-8,9,10,11）。黄酮、异黄酮双聚体衍生物降香素 -13,14,15,16,17,18,19,20,21（DO-13,14,15,16,17,18,19,20,21），降香素 -23,24（DO-23,24）。其他降香中尚含有苯并呋喃类衍生物：降香素 -22（DO-22）；查耳酮类衍生物: 降香素 7（DO-7）；肉桂烯类衍生物: 决明烯（obtustyrene）、

异姆可纳烯（isomucronustyrene）、羟基决明烯（hydmxyobtustyrene）等、2- 羟基 –3,4– 二甲氧基 – 苯甲酸甲酯（2-hydroxy-3,4-dimethoxybenzaate）。

药理作用

1. 镇静作用　降香 95％乙醇提取物，250 mg/kg 口服给药，可使小鼠自由活动数由对照组的（301.3±174.8）次，减少至（185.7±72.5）次，两者比较 $P<0.05$，明显抑制小鼠自主活动。降香可延长戊巴比妥钠睡眠时间，小鼠灌胃给药 50 mg/kg，可使睡眠时间延长 53.0％；100 mg/kg 与 250 mg/kg 分别可延长 83.0％ 和 102.4％；500 mg/kg 可延长 354.9％。说明降香 100 mg/kg 以上剂量，可明显延长戊巴比妥钠的睡眠时间。两者有协同作用，并呈一定的量效关系。而降香本身，即使所用剂量达 5000 mg/kg，也无诱导小鼠睡眠的作用。

2. 镇痛作用　用热板法证明，乙醇提取物小鼠灌胃 50 mg/kg 60 分钟后，可使痛阈提高 138.8％；灌胃后 90 分钟，可使痛阈提高 102％。

3. 抗惊厥作用　降香乙醇提取物 250 mg/kg 小鼠灌胃给药，可明显对抗电惊厥的发生。小鼠灌胃给药 500 mg/kg 以上剂量，可明显延缓烟碱所致惊厥，缩短惊厥发作。对戊四唑惊厥作用不明显。对毒蕈碱引起的惊厥无任何保护作用。

4. 止血作用　经实验证明降香能显著缩短兔血浆再钙化时间。

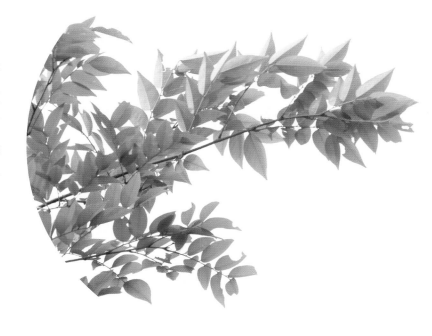

降香檀

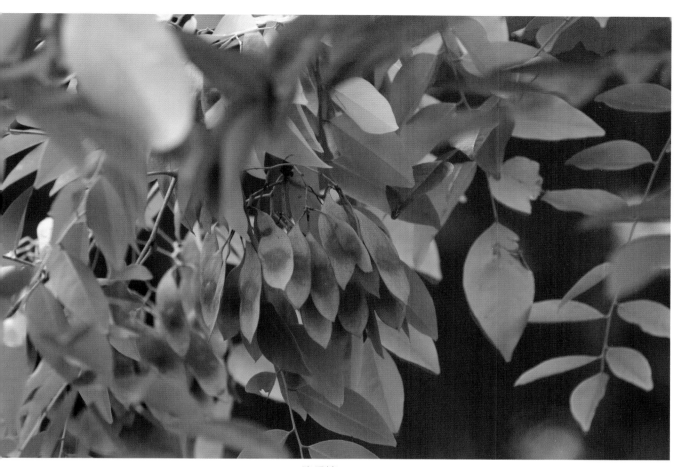

降香檀

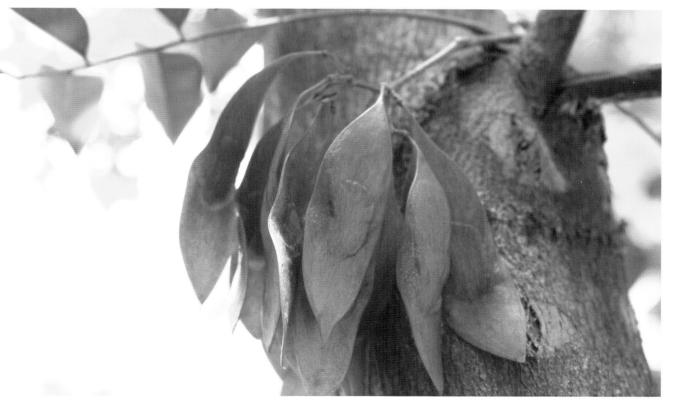

降香檀

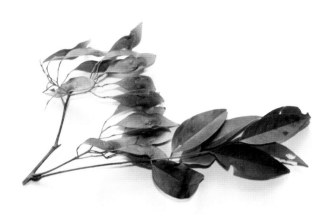

降香（降香檀）

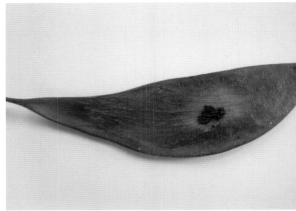

降香檀果实

5. 对心血管系统影响　本品能显著增加离体兔心的冠状动脉流量，减慢心率，轻度增加心搏振幅，不引起心律不齐。

性味归经

辛，温。归肝、脾经。

功效主治

化瘀止血，理气止痛。用于吐血，衄血，外伤出血，肝郁胁痛，胸痹刺痛，跌仆伤痛，呕吐腹痛。

临床应用

1. 跌打损伤所致的体内处出血、瘀滞疼痛　降香适量。煎服或为末外敷。治疗刀伤出血，以本品配五味子、铜绿各适量为末敷患处，其止血作用较单用本品为强。

2. 心脑血管疾病　降香、川芎、赤芍、丹参、红花各等份。组成冠心Ⅱ号，治疗心脑血管缺血性疾病，有较好的活血化瘀功能，总有效率为94.2％。

用法用量

9 ~ 15 g，后下。外用：适量，研末敷患处。

使用注意

血热妄行、色紫浓厚、脉实便秘者禁用。

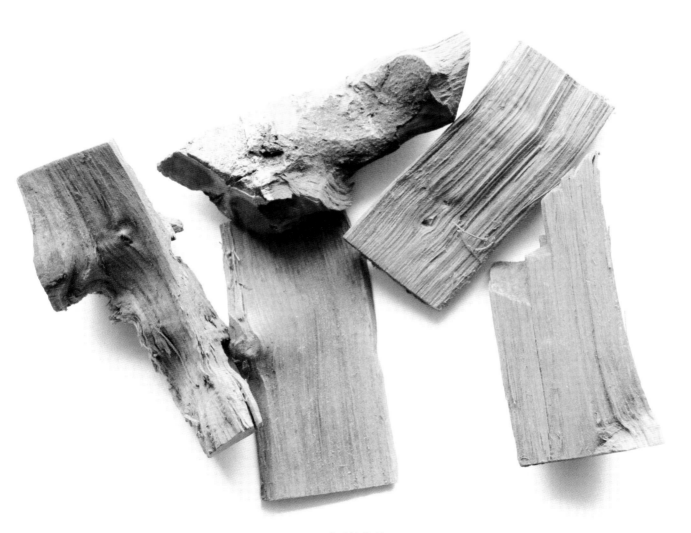

降香檀饮片

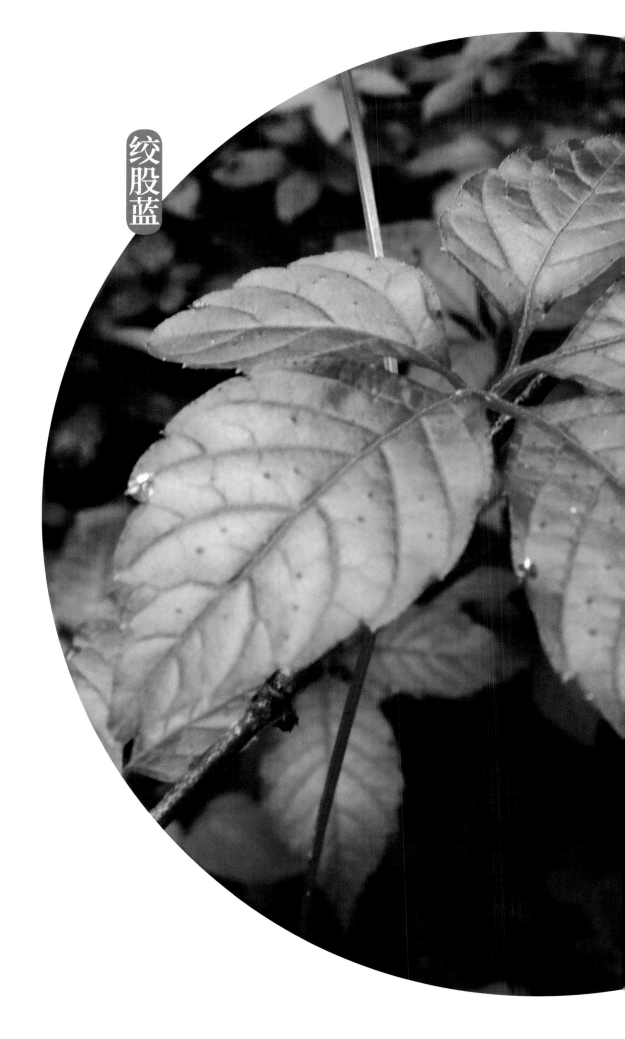

绞股蓝

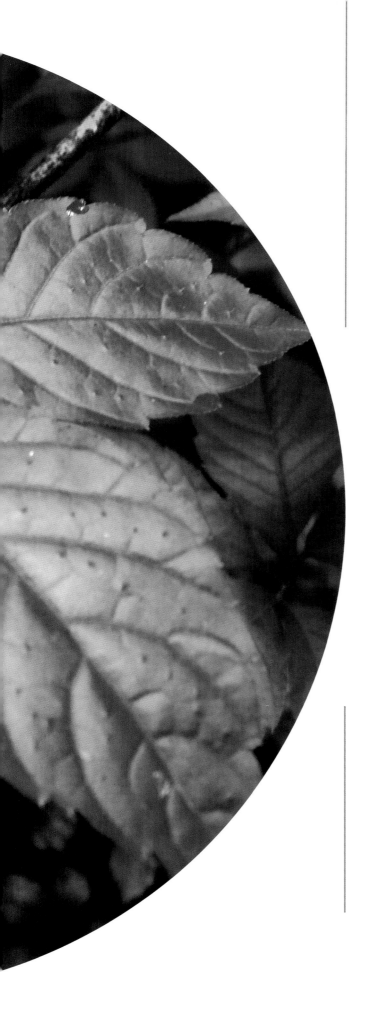

JIAOGULAN

绞股蓝

　　本品为葫芦科植物绞股蓝
Gynostemma pentaphyllum (Thunb.)
Makino 的全草。

形态特征

　　多年生攀缘草本。茎细弱，多分枝，具纵棱和沟槽，无毛或疏被短柔毛。叶互生，叶柄长 3 ~ 7 cm，卷须纤细，2 歧，稀单一，无毛或基部被短柔毛。叶片膜质或纸质，鸟足状，具 5 ~ 9 小叶，通常 5 ~ 7，卵状长圆形或长圆状披针形，中央小叶长 3 ~ 12 cm，宽 1.5 ~ 4 cm，侧生小叶较小，先端急尖或短渐尖，基部渐狭，边缘具波状齿或圆齿状牙齿，上面深绿色，背面淡绿以，两面均被短硬毛；侧脉 6 ~ 8 对，上面平坦，下面突起，细脉网状。雌雄异株，雄花为圆锥花序，花序穗纤细，多分枝，长 10 ~ 20 cm，分枝扩展，有时基部具小叶，被短柔毛，花梗丝状，长 1 ~ 4 mm；基部具钻状小苞片；花萼筒极短，5 裂，裂片三角形；花冠淡绿以，5 深裂，裂片卵状披针形，长 2.5 ~ 3 mm，宽约 1 mm，具 1 脉，边缘具缘毛状小齿；雄蕊 5，联合成柱；雌花为圆锥花序，较雄花小，花萼、花冠均似雄花；子房球形，花柱 3 短而分叉，柱头 2 裂，具短小退化雄蕊 5。果实球形，径 5 ~ 6 mm，成熟后为黑色，光滑无毛。内含倒垂种子 2 颗，卵状心形，径约 4 mm，灰褐色或深褐色，顶端钝，基部心形，压扁状，面具乳突状突起。花期 3 ~ 11 月，果期 4 ~ 12 月。

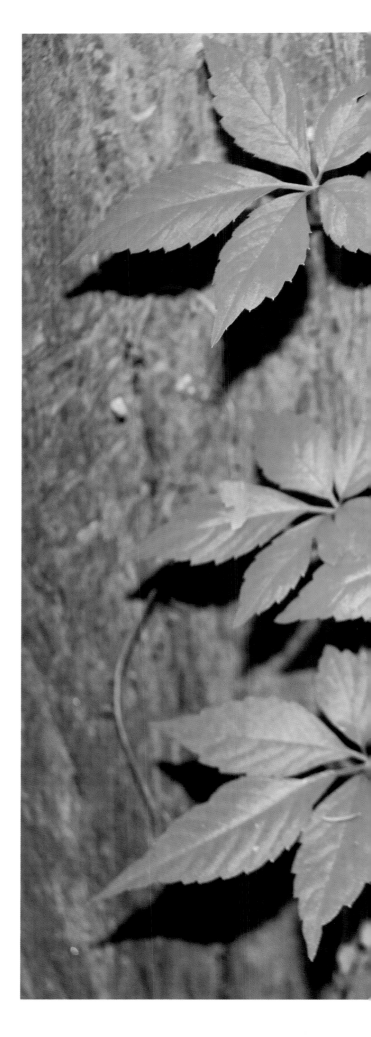

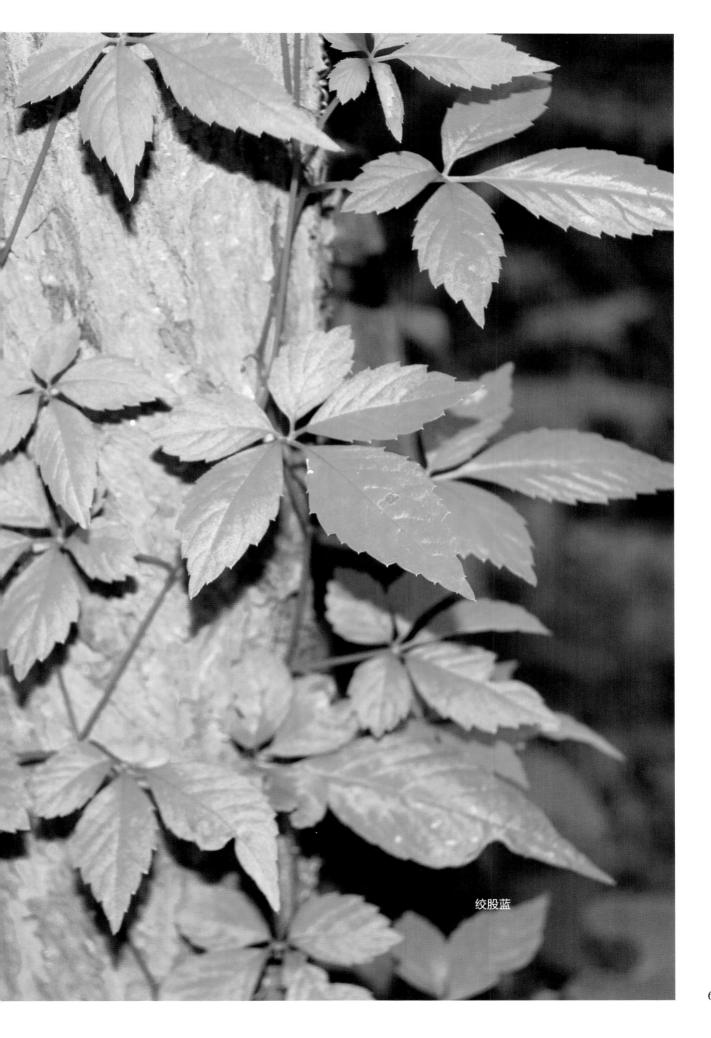

绞股蓝

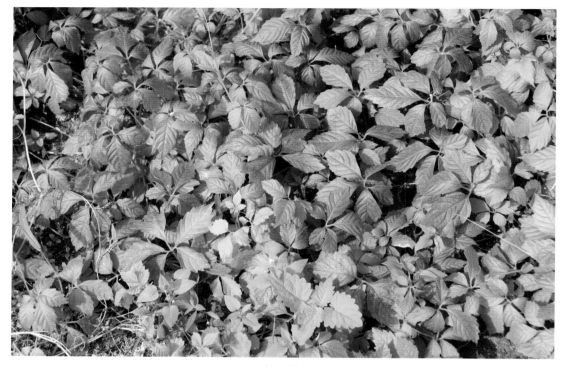

绞股蓝

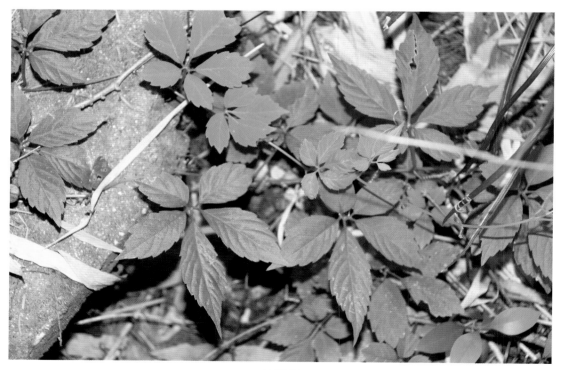

绞股蓝

生境分布

生长于海拔 100 ~ 3200 m 的山谷密林中、山坡疏林下或灌丛中。分布于陕西、甘肃和长江以南各地。

采收加工

每年夏、秋两季可采收 3 ~ 4 次，洗净，晒干。

药材性状

本品为干燥皱缩的全草，茎纤细灰棕色或暗棕色，表面具纵沟纹，被稀疏毛茸，润湿展开后，叶为复叶，小叶膜质，通常 5 ~ 7 枚，少数 9 枚，叶柄长 2 ~ 4 cm，被糙毛；侧生小叶卵状长圆形或长圆状披针形，中央 1 枚较大，长 4 ~ 12 cm，宽 1 ~ 3.5 cm；先端渐尖，基部楔形，两面被粗毛，叶缘有锯齿，齿尖具芒。常可见到果实，圆球形，直径约 5 mm，果梗长 3 ~ 5 mm。味苦，具草腥气。

化学成分

绞股蓝糖苷 (gynosaponin)TN-1 和 TN-2；绞股蓝苷 (gypenoside) 共 79 个，其中 Ⅲ、Ⅳ、Ⅶ、Ⅷ级结构和人参皂苷 (gensenoside)-Rb1、Rb3、Rd、F2 的相同；6'- 丙二酰基人参皂甙 (6'-malonylgensenoside)-Rb1 和 Rd，6'- 丙二酰基绞股蓝甙 V (6'-malonylgypenoside V) 等。这些皂苷的苷元有：人参二醇 (panaxadiol)，2α - 羟基人参二醇 $(2\alpha$ -hydroxy-panaxadiol),(20R,25S)–12β ,25– 环氧 –20,26– 环达玛烷 –3β - 醇 [(20R,25S)–12β ,25-epoxy-20,26-cyclodammaran-3β -ol]，(20R,25S)–12β ,25– 环氧 –20,26– 环达玛烷 –2α ,3β – 二醇 [(20R,25S)–12β ,25-epoxy-20,26-cyclodammaran-2α ,3β -diol]，绞股蓝苷元 Ⅱ (gynogenin Ⅱ) 即是 (20R)–21,24– 环 –3β ,25– 二羟基 –23(24)– 达玛烯 –21– 酮 [(20R)-21,24-cyclo-3β ,25-dihydroxydammar-23(24)-en-21-one] 等。

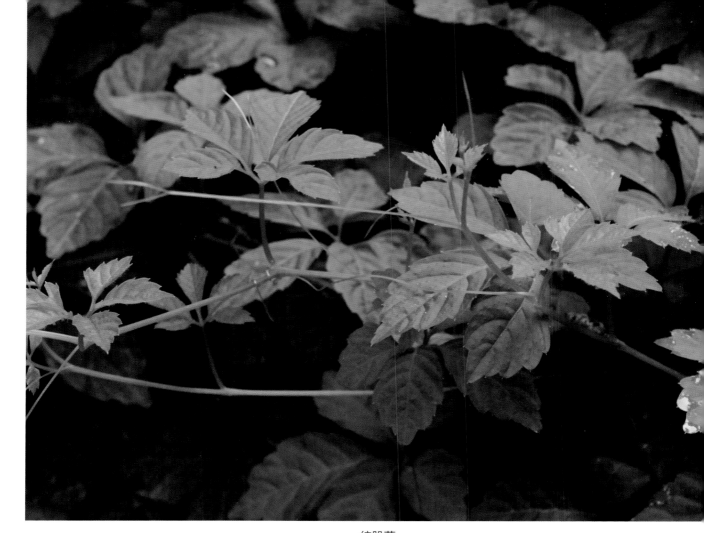

绞股蓝

药理作用

1. 抗肿瘤作用 小鼠灌服绞股蓝总皂苷（GPs）50 mg/kg，连服 7 日，对小鼠肉瘤（S180）可抑制瘤大小 40%。小鼠灌服绞股蓝煎剂 1 g/kg、2 g/kg，连服 10 ~ 12 日，对 S180 组织匀浆接种于小鼠右腋下的肿瘤生长有明显抑制作用，抑制率分别为 28.9% 和 38.1%；对 S180 插块移植的肿瘤生长，抑制作用较弱，7.5 g/kg 时才有明显抑制作用。对腹腔接种白血病 L615 瘤株小鼠，灌服 2 g/kg，连服 7 日，对匀浆法接种者生命延长率为 37.4%（$P < 0.05$），对插块法接种者生命延长率可达 66.6%（$P < 0.01$），增加剂量至 7.5 g/kg 时，生命延长率不仅不增加，反而减小至 29.6%。灌服煎剂 1 ~ 2 g/kg，对小鼠移植性肝癌无明显抑制作用。腹腔接种 S180 小鼠灌胃 GPs3 mg/ 鼠，连服 7 日，可使每 1 mL 腹水中瘤细胞数明显低于对照组，处

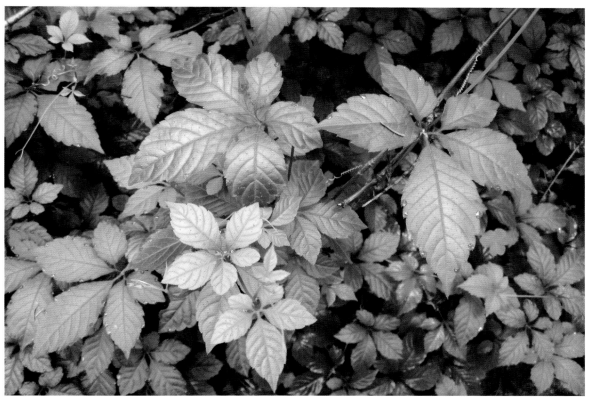

绞股蓝

于分裂中的细胞也明显减少，给药组处于 DNA 合成前期（G1 期）细胞的百分率明显高于对照组，而处于 DNA 合成后期（S 期）细胞百分率则明显低于对照组。提示 GPs 可明显抑制瘤细胞 DNA 合成。GPs 对 S180 小鼠可明显增加脾脏系数，但对胸腺系数无明显影响，外周血中细胞总数、辅助性 T 细胞（Th 细胞）、B 细胞总数、IgM、IgG 均明显高于对照组。提示 GPs 不仅能提高细胞免疫功能，也增强体液免疫。

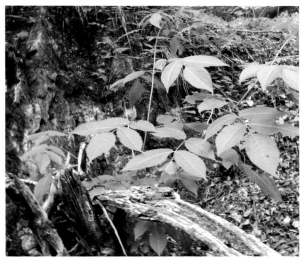

绞股蓝

2. 延缓衰老作用 绞股蓝能明显延长细胞培养的传代代数。以人皮肤细胞作体外培养，加 GPs 200 μg/mL 的培养液可使细胞传至 27 代，而对照组仅能传至 22 代。以人胎肺二倍体纤维细胞传代培养也获类似结果，对照组传至 51 代，GPs 组可传至 59 代。0.5% 和 1.0% 绞股蓝浸膏水溶液给羽化家蝇饮用，可使雌雄家蝇半数存活时间、平均寿命和最高寿命均有延长作用，1% 绞股蓝组还能使家蝇脑内 SOD 活性显著升高，丙二醛（MDA）含量显著降低。含 0.5% 和 1% 绞股蓝浸膏的果蝇培养基对雄果蝇平均寿命分别延长 11.8% 和 12.2%；0.25% 浓度对雌雄蝇平均寿命分别延长 18.5% 及 24.1%。0.5% 绞股蓝浸膏在孵育期的卵开始给药，其平均寿命比成虫（30 日龄）开始给药有明显延长，延长百分率前者为 53.3%（雄性）、46.1%（雌性），后者为 14.4%（雄性）、9.7%（雌性），绞股蓝提取物能促进果蝇幼虫的生长发育，但对果蝇的性活力未见影响。5 月龄小鼠采用含绞股蓝煎剂饲料（2.5 g 基础饲料含 0.1 g 生药）饲养 4 个月，存活 50%，对照组存活 0%，喂饲 2 个月即可提高小鼠 SOD 活性。D- 半乳糖诱发的小鼠亚急性衰老模型，如同时每日腹腔注射绞股蓝浸膏混悬液 15 mg/ 鼠，共 40 日，可显著对抗衰老模型小鼠学习主动逃避反应能力的下降、脑内单胺氧化酶（MAO-B）活力的异常升高及脑脂褐质的增集，使衰老模型小鼠萎缩的胸腺恢复到正常水平，增大的脾脏也恢复到正常水平。幼小鼠喂食含绞股蓝水提物干浸膏饲料 200 mg/kg，共 3 个月，可使脑、心组织中脂褐质含量减少，肝脏中脂褐质含量虽与对照组无显著差异，但也比对照组低。老年大鼠喂饲含 0.5% 和 0.25% 绞股蓝水提物干浸膏 2.5 个月，对心、肝、脑组织 LPO 有明显降低作用，0.5% 浓度组对血清和肝脏总胆固醇、甘油三酯都有明显降低作用。在体外，250 μg/1.5 mL 和 500 μg/1.5 mL 浓度时对大鼠心、脑、肝组织 LPO 含量均有显著降低作用。小鼠灌服 GPs 80 mg/kg，2 个月，血浆、肝和脑中 LPO 含量均显著降低，且可提高肝和脑中 SOD 活性，亦可降低小鼠皮肤羟脯氨酸含量，提示 GPs 有抗氧化和延缓衰老作用。

性味归经

味苦，微甘，性凉。归肺、脾、肾经。

功效主治

清热，补虚，解毒。用于体虚乏力，虚劳失精，白细胞减少症，高脂血症，病毒性肝炎，慢性胃肠炎，慢性气管炎。

临床应用

1. 健忘症 绞股蓝 15 g，香蕉 2 根。绞股蓝晒干或烘干，切碎，用沸水冲泡 2 次（每次冲泡 15 分钟），合并 2 次冲泡液，香蕉捣烂如稀泥状，入绞股蓝冲泡液中搅匀，早、晚分饮。

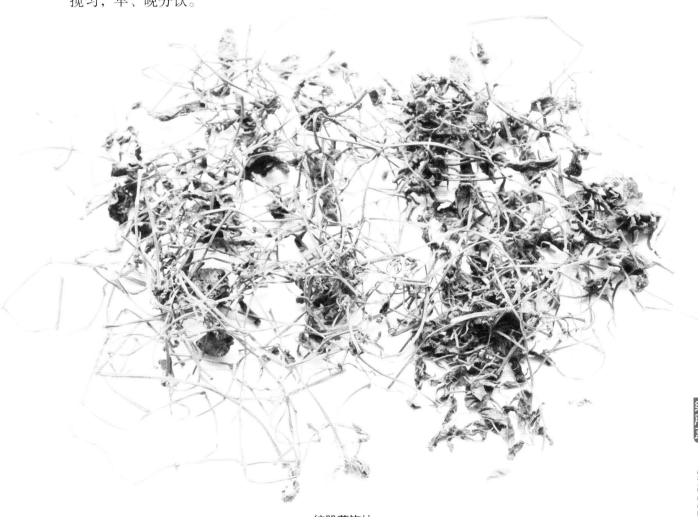

绞股蓝饮片

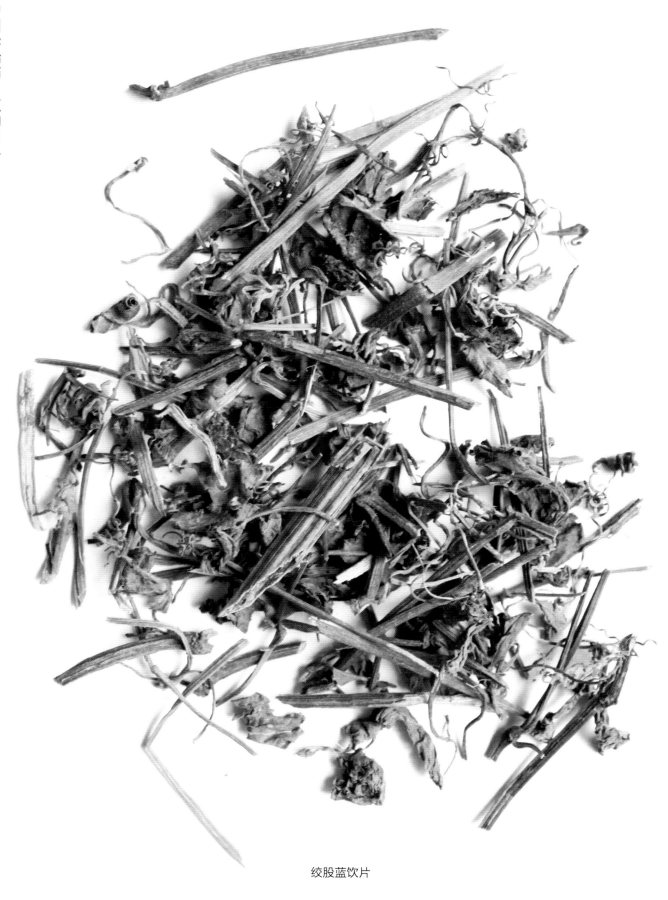

绞股蓝饮片

2. 慢性支气管炎 绞股蓝适量。晒干研粉，吞服，每日 3 次，每次 3 ~ 6 g。

3. 劳伤虚损、遗精 绞股蓝 15 ~ 30 g，水煎服，每日 1 剂。

4. 手足癣 鲜绞股蓝头部嫩叶 30 ~ 90 g。放于双手掌中揉搓出汁液为止，再用布包上反复擦患处，每日 3 ~ 5 次，7 日为 1 个疗程。

5. 高脂血症、动脉硬化症 绞股蓝 30 g，山楂、决明子各 15 g。水煎服，每日 1 剂。

6. 疲劳乏力、高脂血症、心脑血管疾病等 绞股蓝 15 g。用沸水冲泡，泡 10 分钟后饮用，一般可冲泡 3 ~ 5 次，当日饮完，每日 1 剂。

7. 老年性气管炎 绞股蓝 2.5 ~ 3 g。水煎服，每日 1 剂，分 3 次服。

8. 糖尿病 绞股蓝、黄精、地骨皮、太子参、天花粉各 15 g，山茱萸、玄参各 10 g。水煎服，每日 1 剂。

9. 恶性肿瘤 绞股蓝 10 ~ 15 g。水煎服，每日 1 剂，15 日为 1 个疗程。

10. 急、慢性气管炎 绞股蓝 15 g。水煎当茶频饮。

11. 慢性肝炎 绞股蓝 9 ~ 10 g。水煎或冲开水当茶饮，能使转氨酶降低。

用法用量

内服：煎汤，15 ~ 30 g，研末，3 ~ 6 g；或泡茶饮。外用：适量，捣烂涂擦。

使用注意

少数患者服药后，出现恶心呕吐、腹胀腹泻（或便秘）、头晕、眼花、耳鸣等症状，如出现以上症状，可以停用，静养。

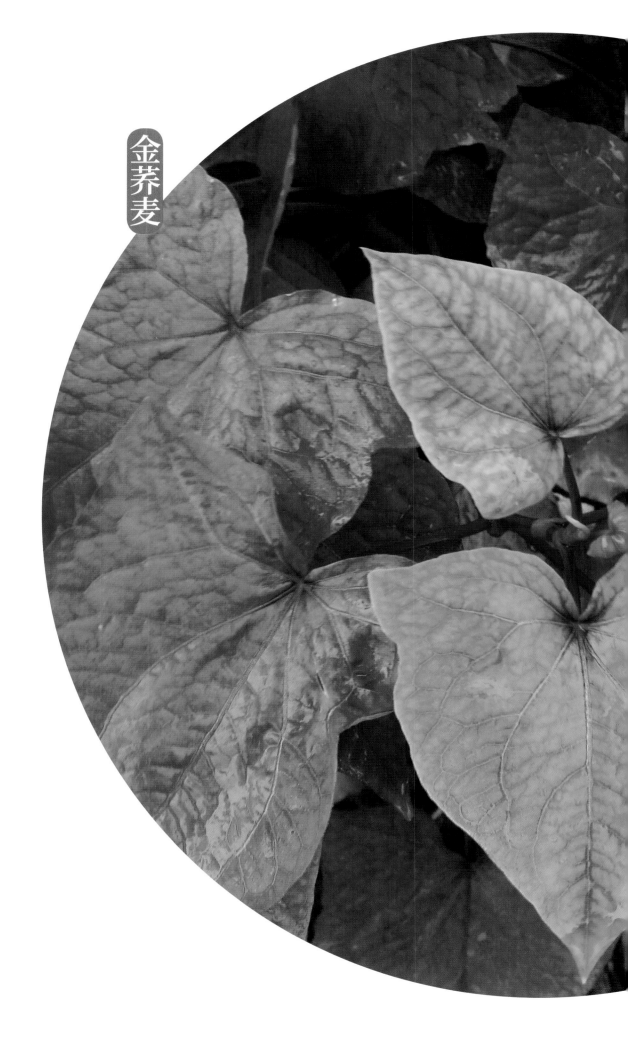

金荞麦

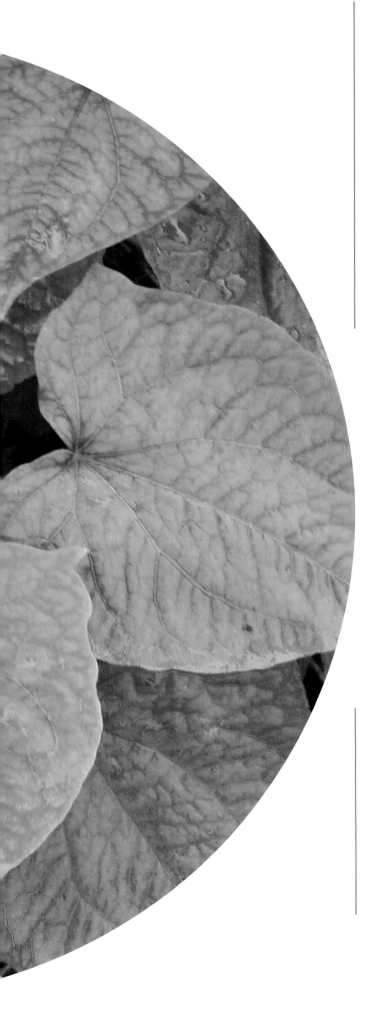

金荞麦

基　原

本品为蓼科植物金荞麦 *Fagopyrum dibotrys*（D. Don）Hara 的根茎和块根。

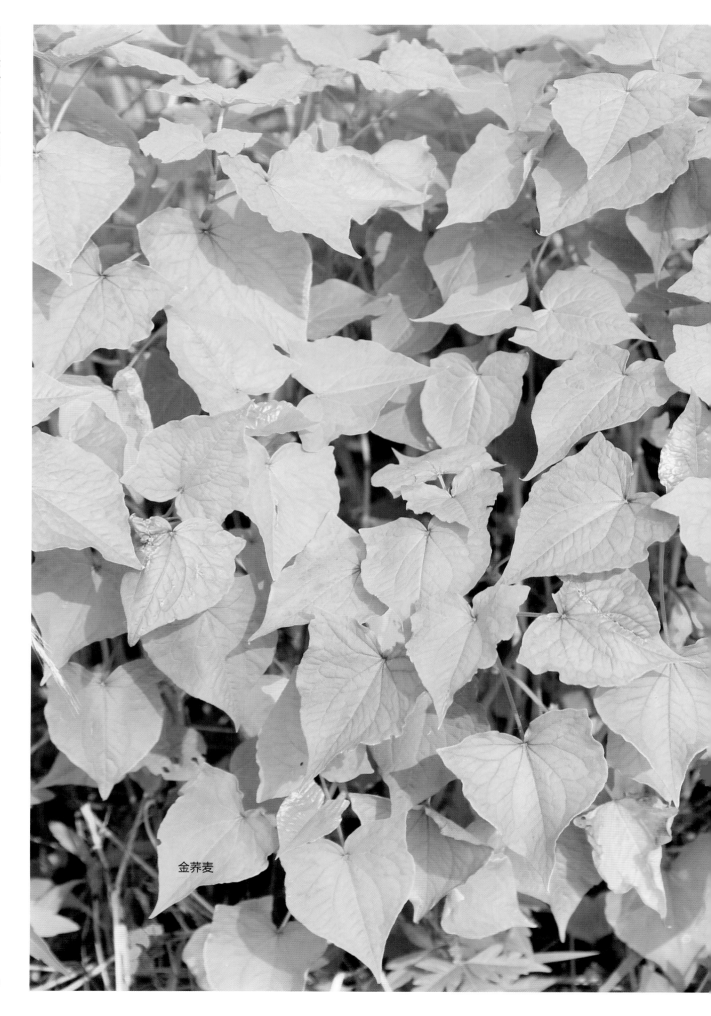

金荞麦

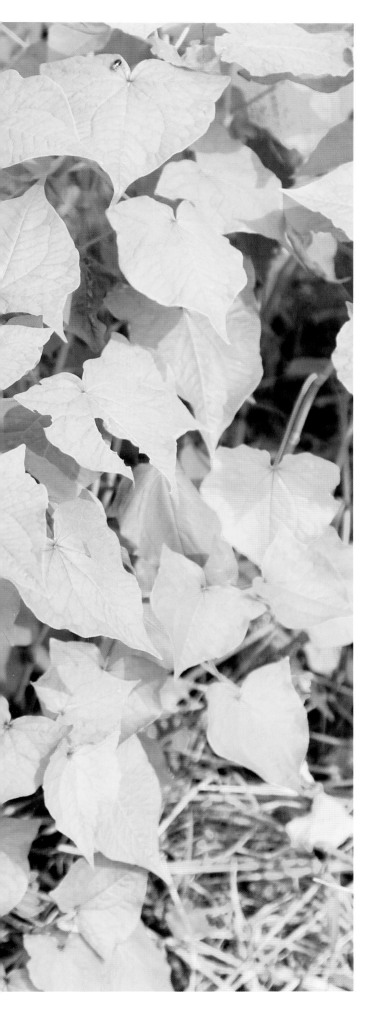

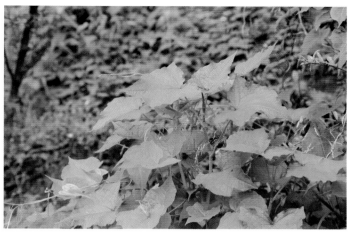

金荞麦

形态特征

多年生宿根草本，高 0.5 ~ 1.5 m。主根粗大，呈结节状，横走，红棕色。茎直立，多分枝，具棱槽，淡绿微带红色，全株微被白色柔毛。单叶互生，具柄，柄上有白色短柔毛，叶片为戟状三角形，长、宽约相等，但顶部叶长大于宽，一般长 4 ~ 10 cm，宽 4 ~ 9 cm，先端长渐尖或尾尖状，基部心状戟形，顶端叶狭窄，无柄抱茎，全线成微波状，下面脉上有白色细柔毛；托叶鞘抱茎。秋季开白色小花，为顶生或腋生，稍有分枝的聚伞花序；花被片 5，雄蕊 8，2 轮；雌蕊 1，花柱 3。瘦果呈卵状三棱形，红棕色。花期 7 ~ 8 月，果期 10 月。

生境分布

生长于路边、沟旁较阴湿地。分布于华东、中南、西南和陕西、甘肃等地。

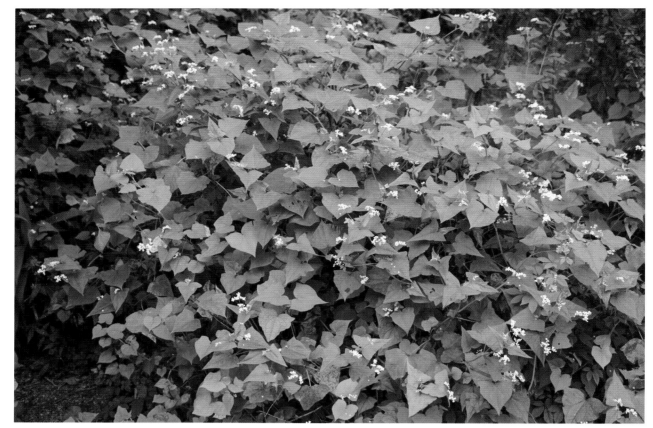

金荞麦

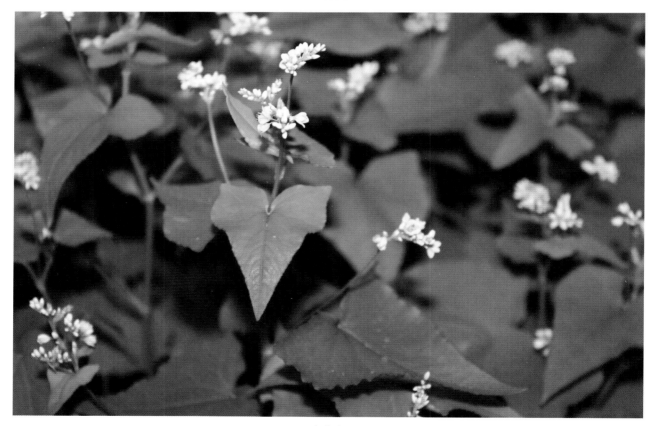

金荞麦

采收加工

秋季挖取根茎，洗净，晒干，切成段或小块用。

药材性状

本品为类圆形、肾形或不规则形的薄片，有的一边呈凹陷，一边呈弧形，直径 1 ~ 2.5 cm。外表皮褐棕色至黑棕色，粗糙，可见多数残留短须根或须根痕及较密的横环纹。切面淡棕红色至棕红色，黄白色筋脉小点排列成环。质硬。无臭，味苦、涩。

化学成分

根茎含双聚原矢车菊素（dimeric procyani-din），海柯皂苷元（hecogenin），β- 谷 甾 醇（β-sitosterol），鞣 质（tannin）及一种水解后可得对 p- 香豆酸（p-coumaric acid）、阿魏酸（ferulic acid）和葡萄糖（glucose）的苷。还含有左旋表儿茶精（epicatechin），3- 没食子酰表儿茶精（3-galloyl epicatechin），原矢车菊素（procyanidin）B-2、B-4 和原矢车菊素 B-2 的 3,3′- 双没食子酸酯（3,3′-digalloylprocyanidin）。

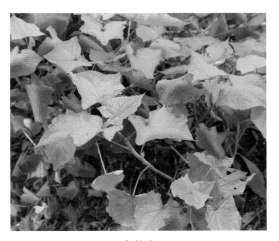

金荞麦

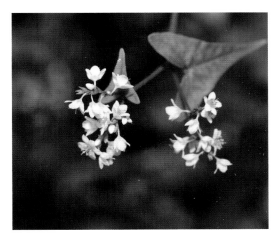

金荞麦

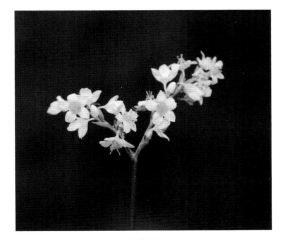

金荞麦

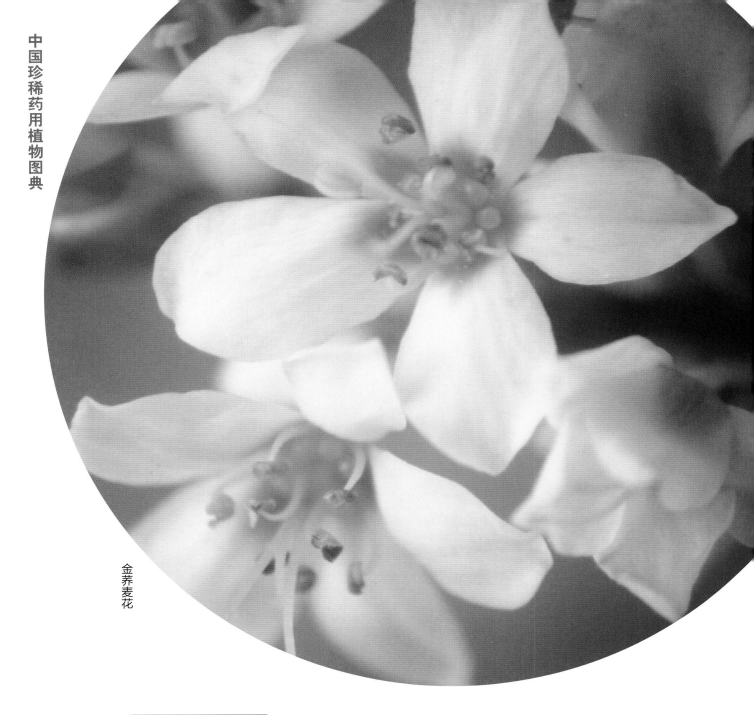

金荞麦花

药理作用

1. 抗癌作用 金荞麦根水煎剂 20 g（生药）/（kg·d）和 13.3 g（生药）/（kg·d）
灌胃，连续 10 日，对小鼠 Lewis 肺癌和宫颈癌 U14 均有显著的抑制作用，雌性小鼠
的疗效较雄性小鼠为好。利用小鼠肾囊膜下移植法（SRCA），比较肺癌组织移植前
后体积改变以预测和评价金荞麦提取物金 E 和 CD1 的抗癌作用。SRCA 后第 1～第
5 日，小鼠连续 5 次口服金 E 或 CD1，剂量均为每次 100 mg/kg，试验结果显示金 E
和 CD1 的有效比为 4/10 和 2/10，肺鳞癌对金 E 治疗的敏感性高于其他组织类型的肺

癌。金荞麦根素（fagopyrum cymosum rootin，FCR）是从金荞麦根中提出的一类综合性单宁混合物，每1 mL浓度为125 μg时，对肺腺癌（GLC）、宫颈鳞癌（HeLa）、鼻咽鳞癌（KB）细胞生长的抑制率分别为84.5%、78.9%、100%，使癌细胞的膜、RNA、DNA代谢、核分裂受损伤。还发现FCR有显著抑制GLC、Hela、KB及胃腺癌细胞（SGC）人癌细胞克隆形成的作用，抑制率与浓度成正比，在低浓度12.5 μg/mL时抑制率分别为：GLC 89.7%、HeLa 53.8%、SGC 65.4%、CIK杀伤细胞法、集落培养抑制法及DNA前体物质掺入法研究金荞麦根对体外培养的多种人癌细胞的抗癌作用。结果：此药在1 g/L时对多种人癌细胞的杀伤率均超过一个对数杀灭，浓度降低至0.125 g/L的杀伤率仍接近一个对数杀灭达74.3%～92.1%。金荞麦根中的提取物具有明显的抗癌作用，其浓度为0.1 g/L、0.05 g/L对多种癌细胞的集落抑制率达100%。浓度为0.0125 g/L时抑制率为75.1%～89.2%。再用3H-TdR标记法观察发现，金荞麦根的有效化学提取物能明显抑制癌细胞内的核酸代谢，其抑制作用与同浓度的阳性对照氟尿嘧啶近似。

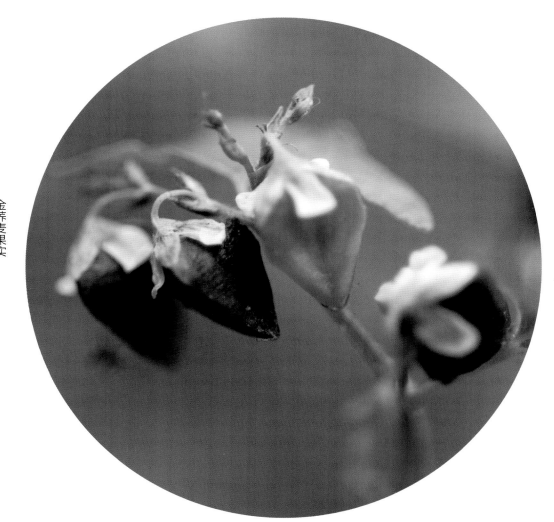

金荞麦果实

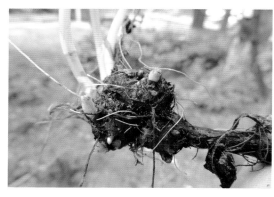

金荞麦根

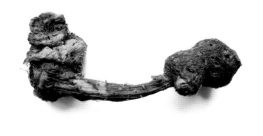

金荞麦药材

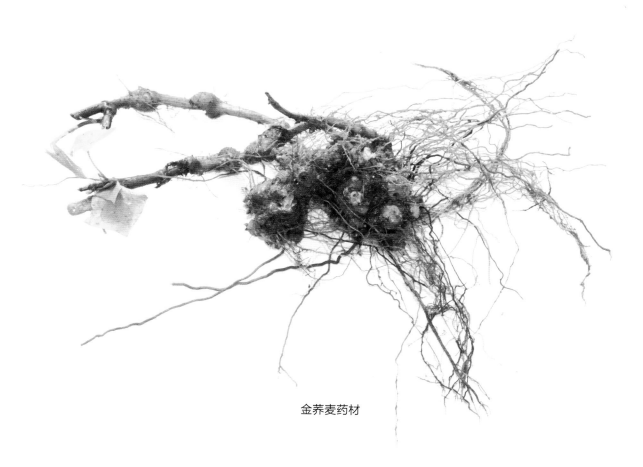

金荞麦药材

2. 抑菌作用　金荞麦对金黄色葡萄球菌、肺炎链球菌等均有抑制作用，酒剂作用大于水剂。另有报道，金荞麦及其各分离部分无体外抗菌作用，于感染前的不同时期腹腔注射金荞麦浸膏 83 mg/kg，对腹腔感染金黄色葡萄球菌小鼠有明显的保护作用，但在感染同时或感染后用药则无保护作用。

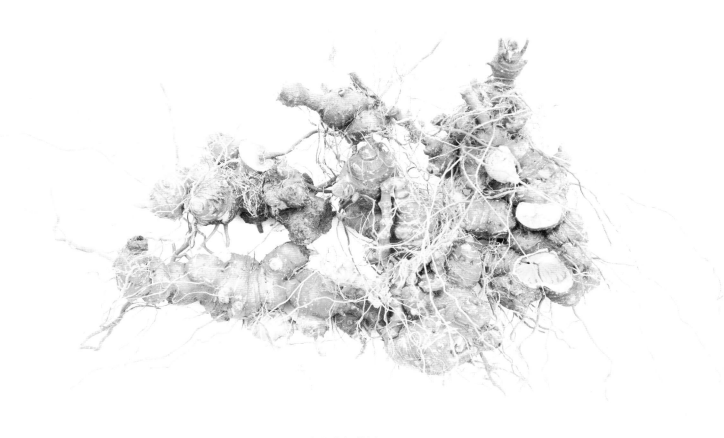

金荞麦鲜药材

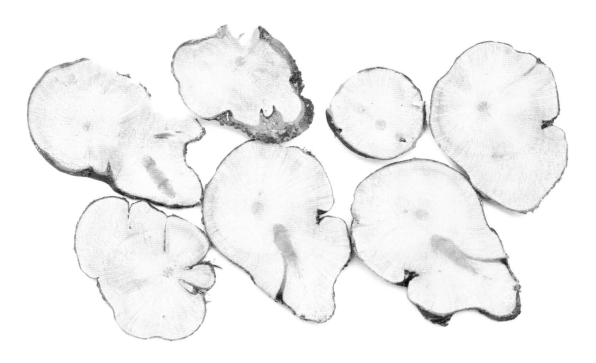

金荞麦药材

3. 其他作用 金荞麦浸膏 83 mg/kg 腹腔注射，能增强小鼠腹腔巨噬细胞的吞噬功能，但巨噬细胞总数未见增多。三联菌苗致热家兔口服金荞麦浸膏有解热作用，给小鼠口服金荞麦浸膏有轻微的镇咳作用。

性味归经

味酸、苦，性寒。归肺、胃、肝经。

功效主治

清热解毒，活血消痈，祛风除湿疮毒，蛇虫咬伤。用于肺痈，肺热咳喘，咽喉肿痛，痢疾，风湿痹证，跌打损伤，痈肿癌。

临床应用

1. 上呼吸道感染 金荞麦、生石膏、金银花、鲜芦根各 30 g，黄芩、前胡、地骨皮、枇杷叶各 12 g，知母、杏仁、薄荷、桔梗、炙麻黄各 9 g，碧玉散 18 g（包）。水煎取药汁，每日 1 剂，分 3 次服。

2. 食管癌 金荞麦根、芦根各 30 g，生薏苡仁、野菊花、鱼腥草各 20 g，桃仁、浙贝母、桔梗各 10 g，甘草 9 g。水煎取药汁，每日 1 剂，分 2 次服。

3. 鼻咽癌 鲜金荞麦、鲜汗防己、鲜土牛膝各 30 g。水煎服，每日 1 剂。

4. 喉癌 金荞麦、重楼、蛇莓各 15 g，灯笼草 9 g，龙葵、蜀羊泉各 30 g。水煎服，每日 1 剂。

5. 肿痛出血、关节肿胀 金荞麦 60 g。水煎 3 次，饭后服。

6. 声带癌 金荞麦、石见穿、蛇莓各 15 g，黄毛耳草、麦冬各 12 g，龙葵、白英各 30 g。水煎 2 次，早、晚分服。能使癌肿消失，失音恢复。

7. 脱肛 鲜金荞麦、苦参各 300 g。水煎，趁热熏患处。

8. 闭经 金荞麦鲜叶 90 g（干叶 30 g）。捣烂，调鸡蛋 4 枚，用茶油煎熟，加米酒适量共煮，内服。

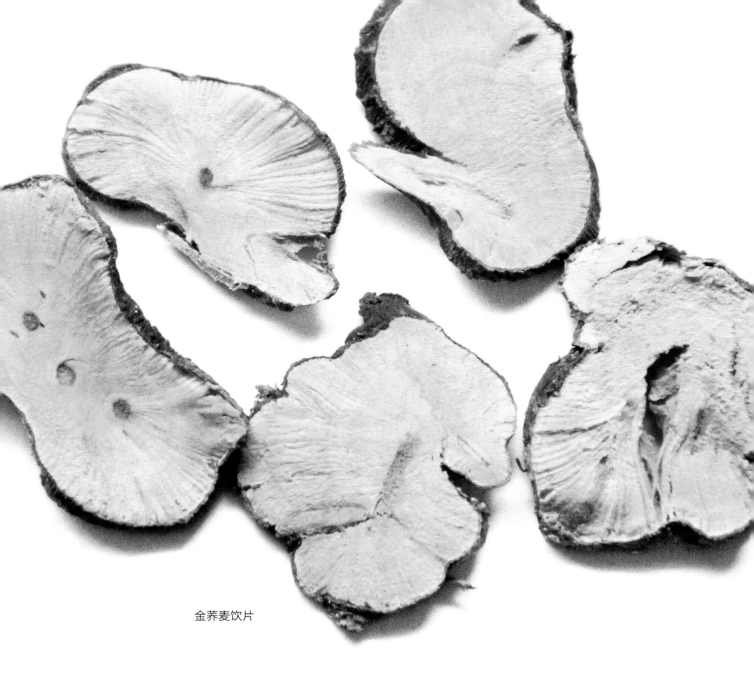

金荞麦饮片

用法用量

内服：煎汤，15 ～ 30 g；或研末。外用：适量，捣汁或磨汁涂敷。

使用注意

孕妇禁用；服用后应避免日晒，慎防光敏反应。

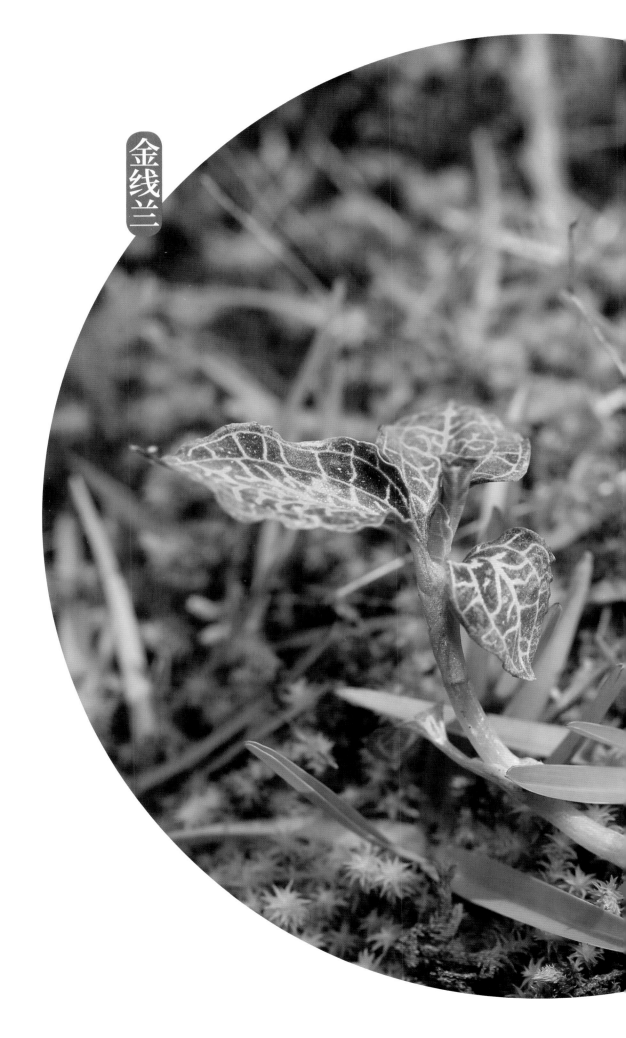

金线兰

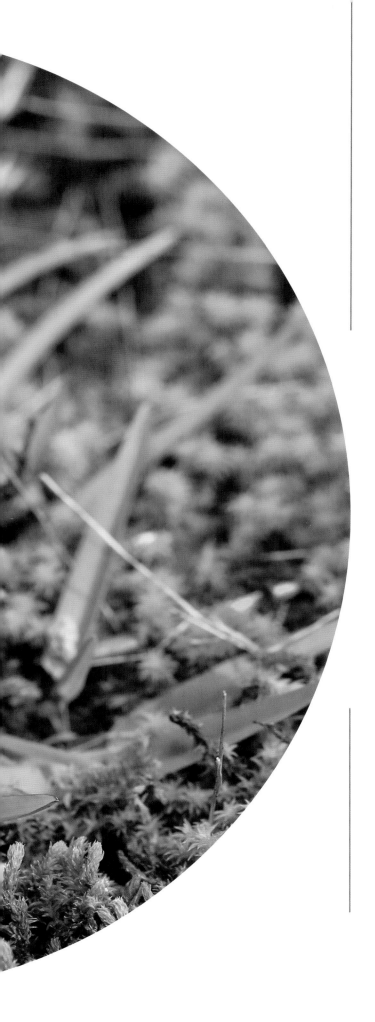

金线兰

基 原

本品为兰科植物金线兰
Anoectochilus formosanus Hayata
的全草。

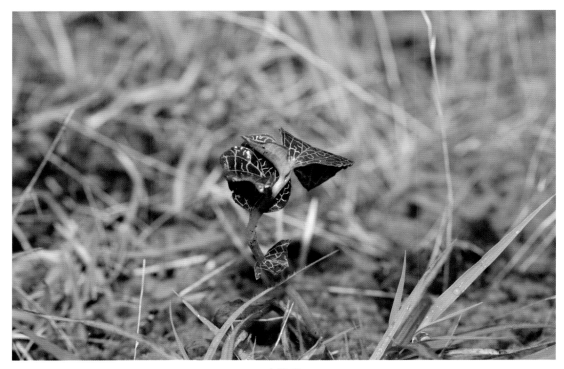

金线兰

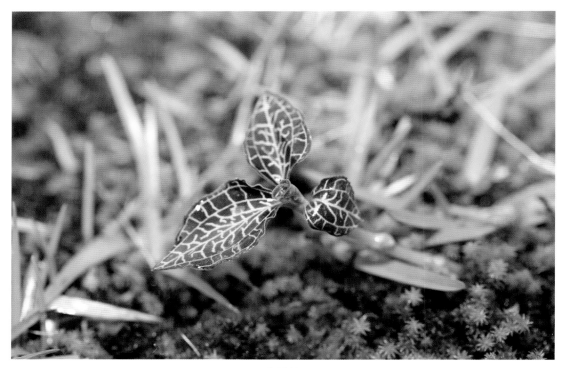

金线兰

形态特征

陆生植物，高 4 ~ 10 cm，根茎匍匐。叶互生，具柄，基部扩展抱茎；叶片卵形，长 2 ~ 5 cm，宽 1 ~ 3 cm，先端急尖，基部圆形，上面有细小鳞片状脉网，有光泽，下面暗红色。总状花序，具 2 ~ 3 朵花，花苞片卵状披针形，长约 1 cm；花淡红色，中萼片圆形，先急尖，外面被长硬毛，内面无毛，极凹，与花瓣粘合成盔，长 7 mm；侧萼片卵状长圆形，极偏斜，长 8 mm，先端急尖，外面被长硬毛，内面无毛；花瓣半卵圆形，极偏斜，长 9 mm，先端急尖；唇瓣深 2 裂，呈"丫"字形，裂片狭长圆形，先端钝，长约 5 mm，宽 0.3 mm，爪长 5 ~ 6 mm，两侧具流苏状细条，距长约 4 mm，基部前方生有 2 个胼胝体。花期 8 ~ 9 月，果期 9 ~ 10 月。

生境分布

生长于海拔 200 ~ 1400 m 的常绿阔叶林或竹林下枯枝落叶阴湿处。分布于福建、台湾等地。

采收加工

夏、秋两季采收，鲜用或晒干。

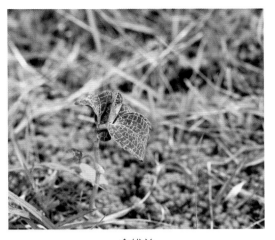

金线兰

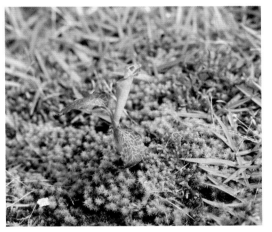

金线兰

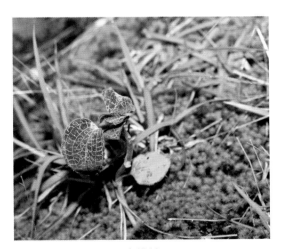

金线兰

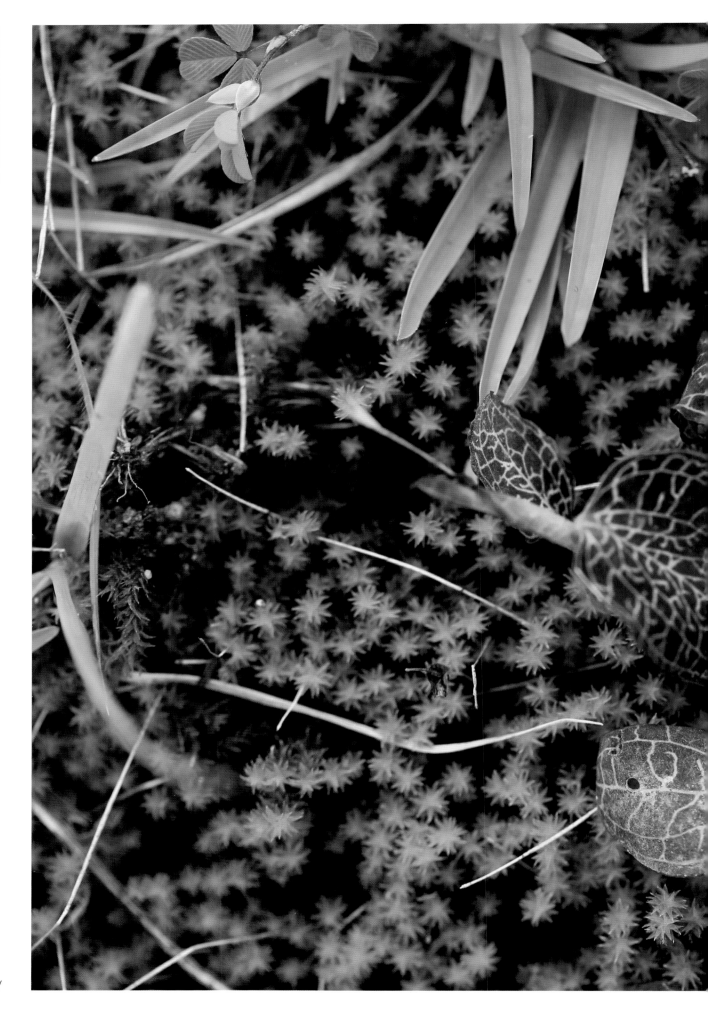

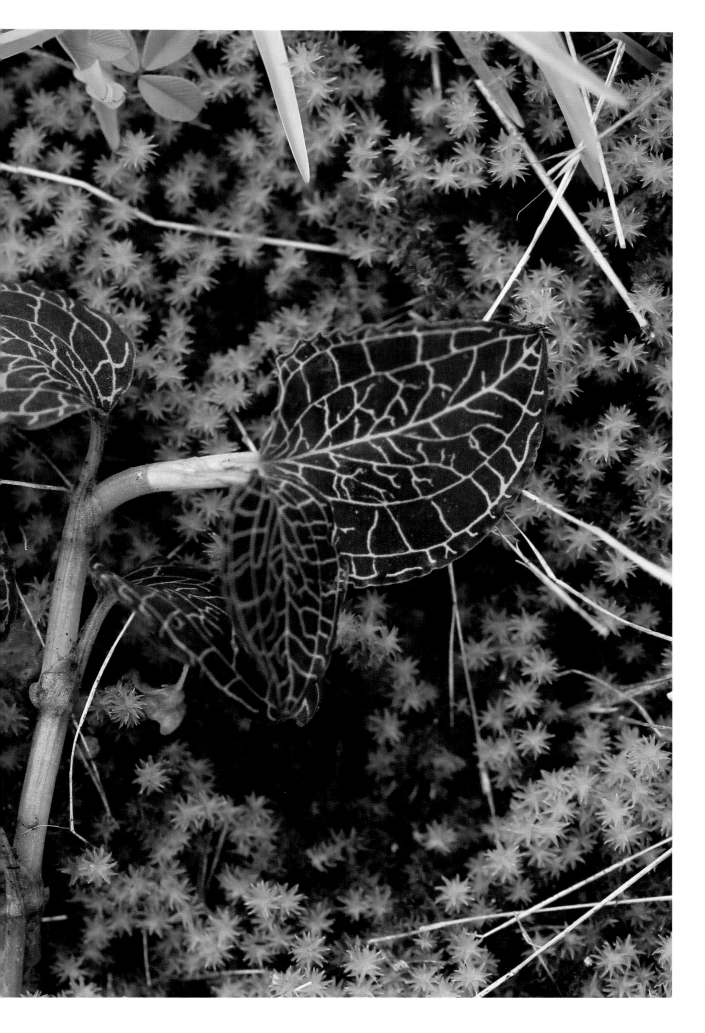

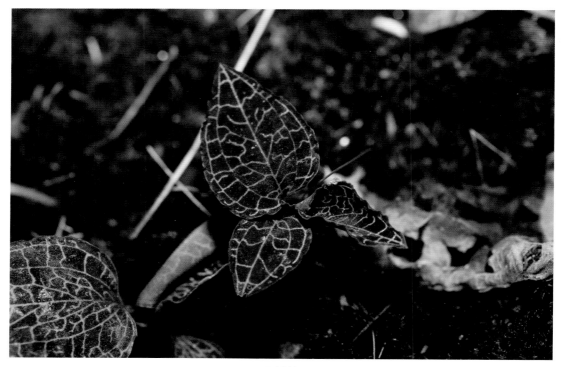

金线兰

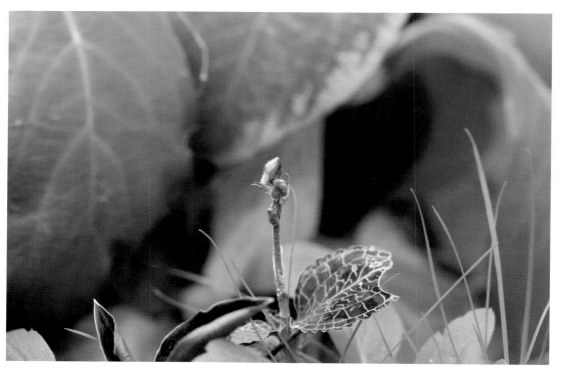

金线兰

药材性状

本品根茎较细，节明显，棕褐色。叶上面黑紫色，有金黄色网状脉，下面暗红色，主脉 3 ~ 7 条。总状花序顶生，花序轴被柔毛，萼片淡紫色。气微，味淡。

化学成分

金线兰全草含：3- 吡喃葡萄糖基 -4- 羟基丁酸糖苷及其衍生物；3- 吡喃葡萄糖基 -4- 异丙氧基丁酸(3-glcopyranosyloxy-4-isopropoxybutyric acid)，3- 吡喃葡萄糖基 -4- 羟基丁酸甲酯（3-glcopyranosyloxy-4-hydroxybutyric acid methylester）。还含有较大量的脂肪和维生素 C。另含有矿物元素钙、钾、磷、钠、镁、铁、锰、锌、铜。

药理作用

1. 保肝作用　金线兰水提取物大鼠腹腔注射可明显降低由 CCl_4 引起的血清 ALT 和 AST 的急性升高，金线兰治疗能同时改善肝脏组织学改变，诸如坏死、脂肪变性、气球样变性、淋巴细胞及肝巨噬细胞在中心静脉周围的炎性渗出。

2. 抗感染作用　大鼠腹腔注射金线兰水提取物在给予角叉菜胶后 4 小时开始显示迟延性抗感染活性。有人对 3 种不同来源的金线兰（野生、人工栽培、组织培养的金线兰）进行抗炎作用比较，结果 3 种不同来源的金线兰煎液均显示有一定的抗炎作用。

3. 其他作用　3 种不同来源的金线兰均能减少小鼠的自发活动；延长小鼠的痛阈时间，降低小鼠醋酸扭体反应的发生率，说明 3 种不同来源的金线兰均有一定的镇静、镇痛的作用。

性味归经

甘，凉。归肺、肝、肾、膀胱经。

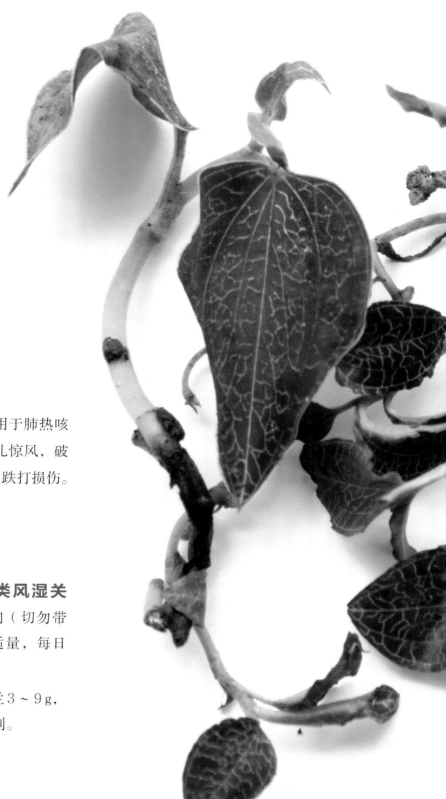

功效主治

清热凉血，除湿解毒。用于肺热咳血，肺结核咯血，尿血，小儿惊风，破伤风，肾炎性水肿，风湿痹痛，跌打损伤。

临床应用

1. 风湿性关节炎、类风湿关节炎 金线兰30 g，同猪肉（切勿带骨）120 g炖熟。冲入黄酒适量，每日1～2次，分2日服完。

2. 小儿急惊风 金线兰3～9 g，八角莲3 g。水煎服，每日1剂。

用法用量

内服：煎汤，9～15 g。外用：适量，鲜品捣敷。

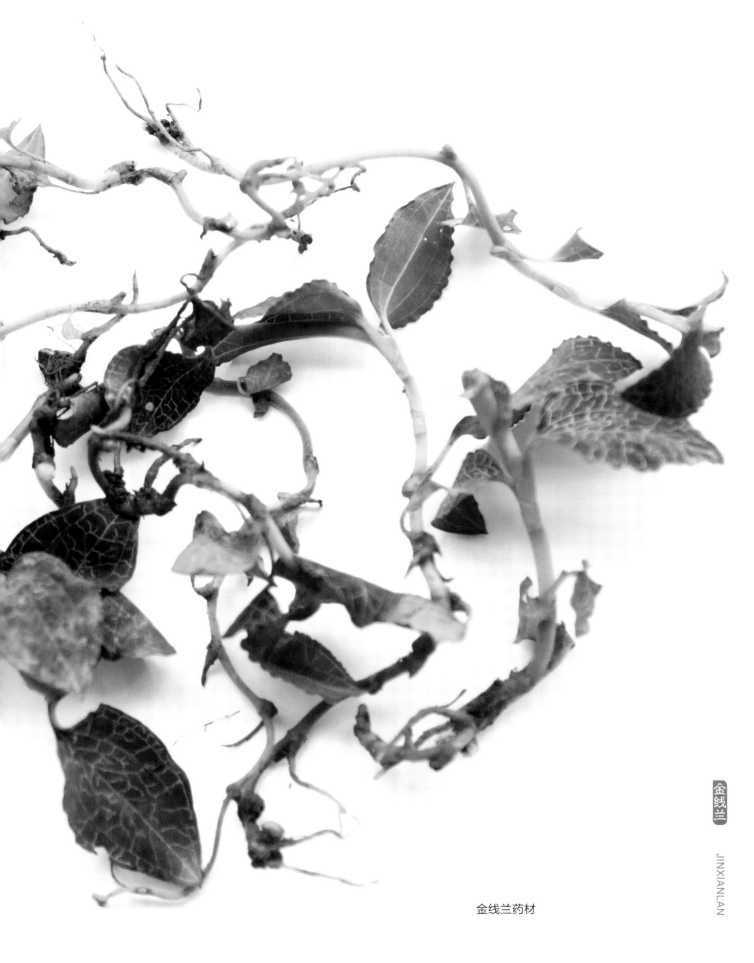

金线兰药材

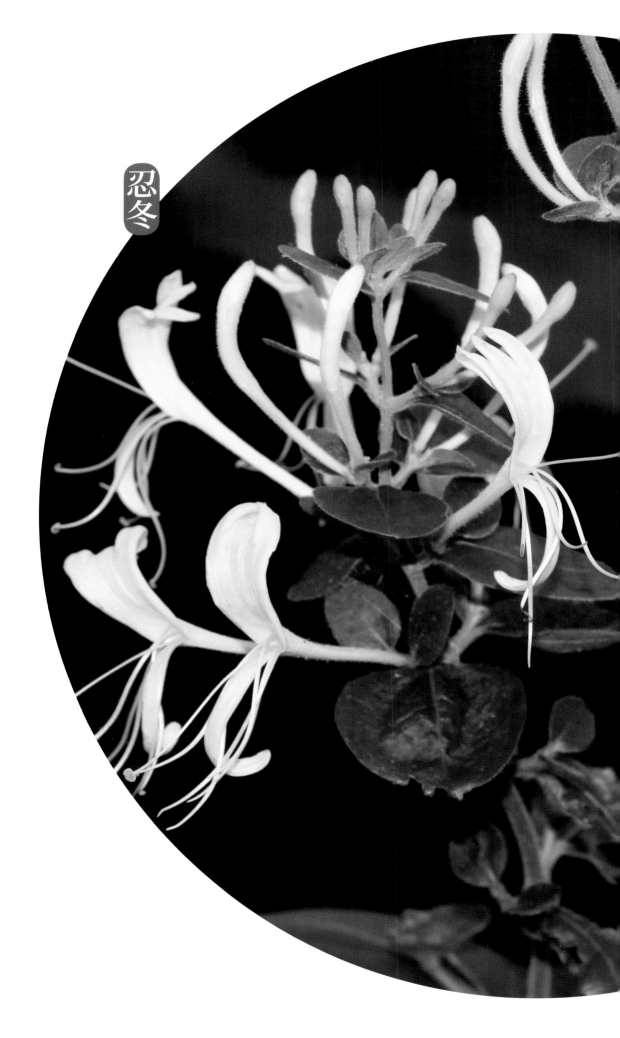

忍冬

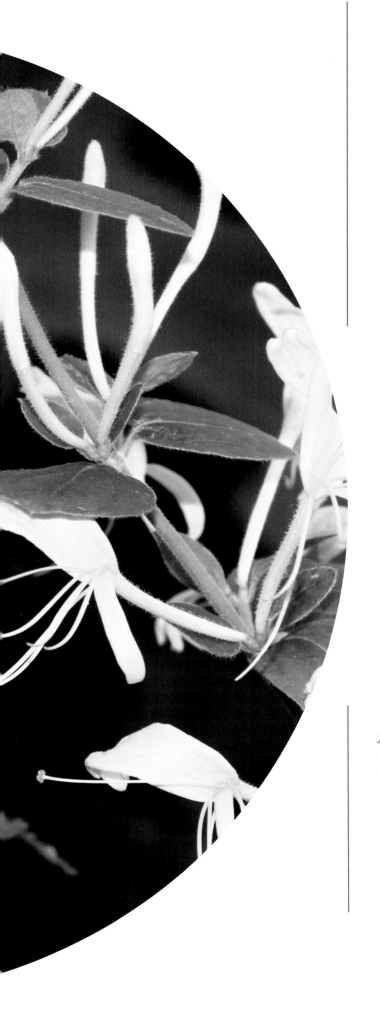

金银花

JINYINHUA

基　原

　　本品为忍冬科植物忍冬 *Lonicera japonica* Thunb. 的干燥花蕾或带初开的花。

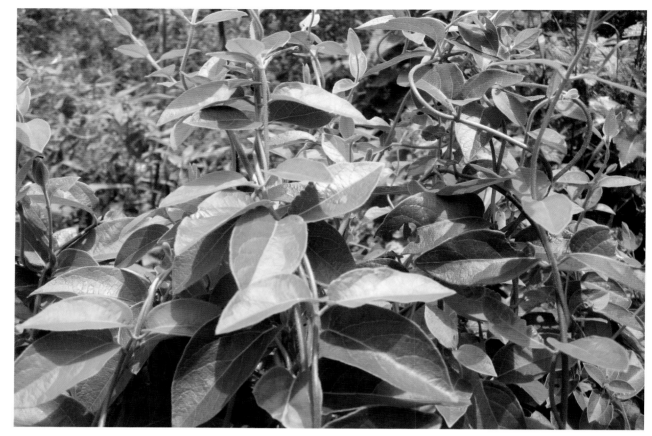

忍冬

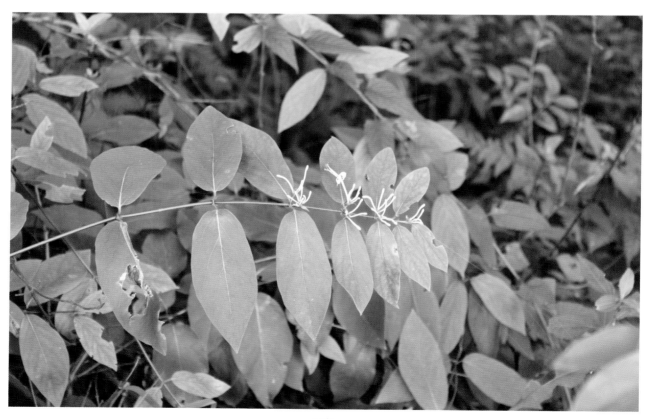

忍冬

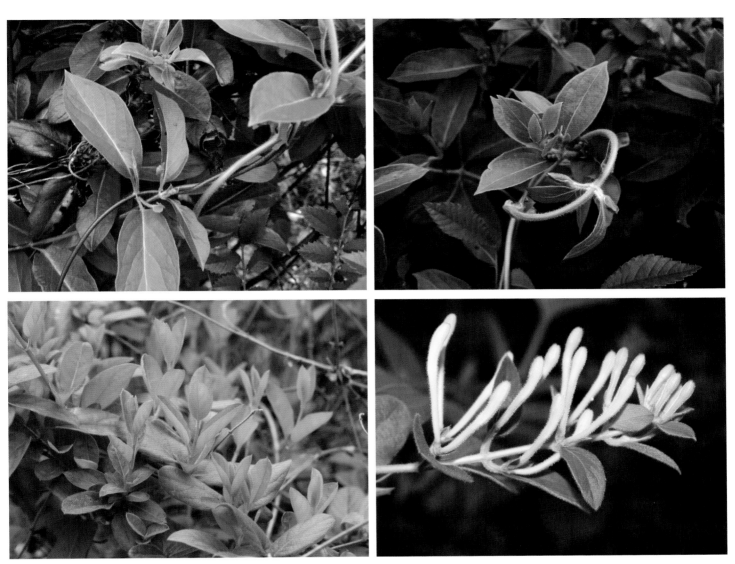

忍冬

形态特征

多年生半常绿缠绕灌木，高达9 m。茎中空，幼枝密生短柔毛。叶对生，叶柄长4～10 mm，密被短柔毛，叶片卵圆形或长卵形，长2.5～8 cm，宽1～5.5 cm，先端短尖，罕钝圆，基部圆形或近于心形，全缘，两面和边缘均被短柔毛。花成对腋生，花梗密被短柔毛，苞片2枚，叶状，广卵形，小苞长约1 mm；花萼短小，5裂，裂片三角形，先端急尖，合瓣花冠左右对称，长达5 cm，唇形，上唇4浅裂，花冠筒细长，约与唇部等长，外面被短柔毛，花初开时为白色，2～3日后变金黄色，雄蕊5，着生在花冠管口附近，子房下位，花柱和雄蕊皆伸出花冠外。浆果球形，直径约6 mm，熟时黑色。花期5～7月，果期7～10月。

生境分布

生长于路旁、山坡灌木丛或疏林中。我国南北各地均有分布，以山东产量大，河南新密二花质佳。

采收加工

夏初花开放前采收，干燥。

药材性状

本品呈棒状，上粗下细，略弯曲，长 2 ~ 3 cm，上部直径约 3 mm，下部直径约 1.5 mm。表面黄白色或绿白色，贮久色渐深，密被短柔毛。偶见叶状苞片。花萼绿色，先端 5 裂，裂片有毛，长约 2 mm。开放者花冠筒状，先端二唇形；雄蕊 5，附于筒壁，黄色；雌蕊 1，子房无毛。气清香，味淡，微苦。

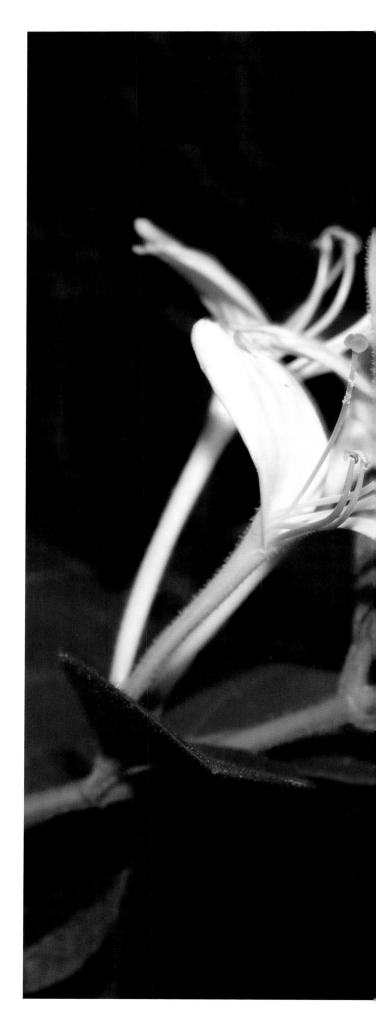

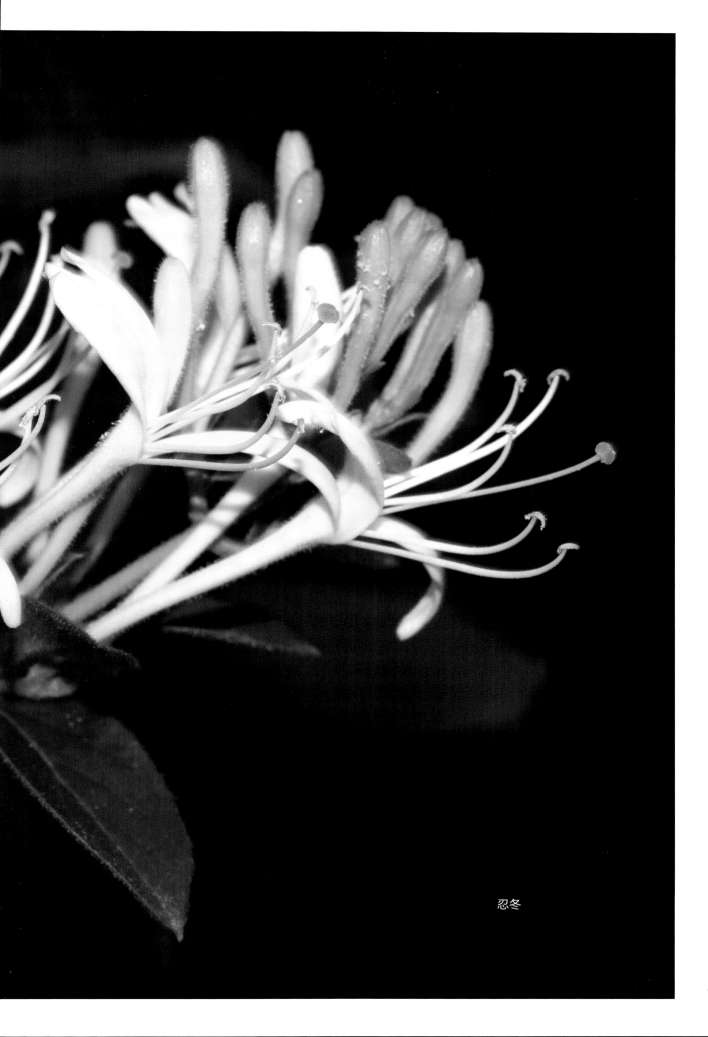

忍冬

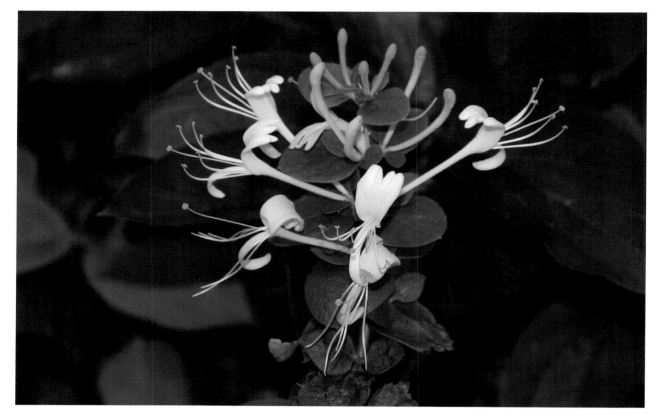

忍冬

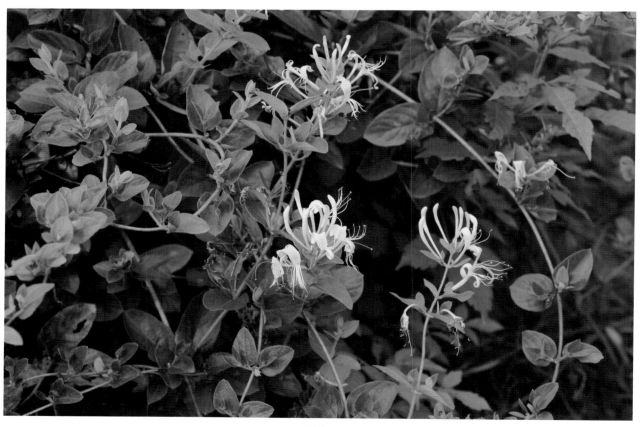

忍冬

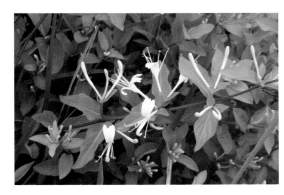
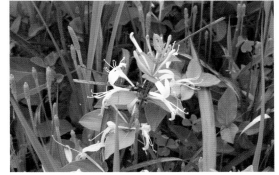

忍冬   忍冬

化学成分

金银花除含有绿原酸（chlorogenic acid）和异绿原酸（isochlorogenic acid）外，还含有环烯醚萜苷裂环马钱素（secologanin）、獐牙莱苷（sweroside）、马钱素（loganin）、马钱酸（loganic acid）、新环烯醚萜苷；常春藤皂苷酸基（hederagenin）、齐墩果酸；黄褐毛忍冬苷甲（fulvotomentoside A）、α-常春藤皂苷（α-hederin）、无患子皂苷B（sapindoside B）；灰毡毛忍冬皂苷甲（macranthoidin A）、灰毡毛忍冬皂苷乙（macranthoidin B）、灰毡毛忍冬次皂苷甲（macranthoside A）、灰毡毛忍冬次皂苷乙（macranthoside B）等。挥发油主要含芳樟醇（hnalool）、双花醇（shuang-hua-chun）、香叶醇（geraniol）、β-苯乙醇、苯甲醇、异双花醇、α-松油醇（α-terpineol）、丁香油酚（eugenol）等30多种以上成分；棕榈酸乙酯（ethylpahmltate）等47种化合物；棕榈酸（paimltic acid）等60多种化合物。高氏从金银花（lonicerajaponica）中分得4个新黄酮类化合物：本犀草素-7-O-α-D-葡萄糖苷（lnteolin-7-O-α-D-glucoside）、槲皮素-3-O-β-D-葡萄糖苷（quercetin-3-O-β-Dglucoside）、木犀草素-7-O-β-半乳糖苷（lnteolin-7-O-β-D-galactoside）和金丝桃苷（hgperoside）；黄氏从济宁产金银花中分得2个成分：coxynibosin和5-羟基-3',4',7-三甲氧基黄酮；娄氏从金银花水溶性部位分得4种成分，分别为：3-O-α-L-吡喃鼠李糖基-（1→2）-α-L-吡喃阿拉伯糖基-hedragenin-28-O-p-D-β吡喃木基糖-（1→6）-β-D-吡喃葡萄糖酯、3-O-α-L-D比喃阿拉伯糖基-hederagenin-28-O-α-L-吡喃鼠李糖基-（1→2）-［β-D-吡喃木糖基-（1→6)]-β-D-吡喃葡萄糖酯和3-O-α-L-吡喃鼠李糖基-（1→2）-α-L-吡喃阿拉伯糖基-hederagenin-28-O-α-L-吡喃鼠李糖基-（1→2）-［β-D-吡喃木糖基（1→6）]-β-D-吡喃葡萄糖酯，另一化合物为绿原酸四乙酰化物。金银花中亦含微量元素锰、铬、镍、铜、锌、钴、铁和常量元素钙、镁、钠、钙。

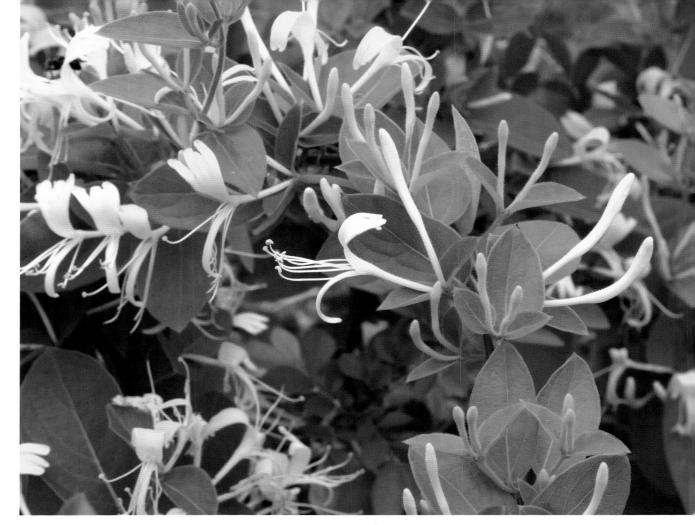

忍冬

药理作用

1. 中枢兴奋作用　经电休克、转笼等多种实验方法证明口服绿原酸后，可引起大鼠、小鼠等动物中枢神经系统兴奋，其作用强度为咖啡因的 1/6，两者合用无相加及增强作用。

2. 对免疫系统的影响　金银花煎剂稀释至 1:1280 的浓度，仍能促进白细胞的吞噬功能。小鼠腹腔注射金银花注射液，也有明显促进炎性细胞吞噬功能的作用。金银花水煎剂 250 mg/mL 能显著降低豚鼠 T 细胞 α–醋酸萘酯酶（ANAF）百分率，提示对细胞免疫有抑制作用。金银花（1:1）于小鼠烫伤后 24 小时中给药 0.5 mL/只，每日 2 次，共 7 日，能使淋巴细胞伤后低下的接受抗原信息功能提高到正常水平；使受损淋巴母细胞化反应恢复至正常，并能显著增加 IL-2 的产生，使受损淋巴细胞抗体产生能力显著增加。给烫伤小鼠金银花，可显著抑制巨噬细胞吞噬功能的下降，抑制肝脏巨噬细胞清除墨汁功能的下降，使低下的巨噬细胞抗原递呈功能恢复到90％以上水平。

3. 抗病原微生物作用 金银花具有广谱抗感染作用。在体外对多种革兰阳性菌如金黄色葡萄球菌、乙型溶血性链球菌、肺炎链球菌，革兰阴性菌如痢疾志贺菌、大肠埃希菌、伤寒沙门菌、百日咳鲍特菌、铜绿假单胞菌、脑膜炎奈瑟菌、淋病奈瑟菌等有不同程度的抑制作用，对结核分枝杆菌等也有一定的抑制作用。金银花于体内也有抗感染作用，能降低铜绿假单胞菌感染小鼠死亡率，减轻大肠埃希菌引起的实验性腹膜炎。金银花与连翘、青霉素等合用，抗感染作用互补或增强。绿原酸和异绿原酸是金银花重要的抗感染成分，黄酮类及挥发油也可能有一定抗感染活性。金银花水提物于体内及体外均有明显的抗病毒活性。体外实验显示金银花能抑制流行性感冒病毒京科68-1株、埃可病毒ECH011、单纯疱疹病毒等所致细胞病变，体内给药能提高动物抗病毒感染能力，减轻炎症反应，降低死亡率。

4. 抗内毒素作用 细菌释放的内毒素入血后可引起全身毒血症状，出现发热、头痛、白细胞增多等。金银花可减少内毒素引起的小鼠死亡数，对内毒素引起的发热有解热作用，并加速内毒素从血中清除。

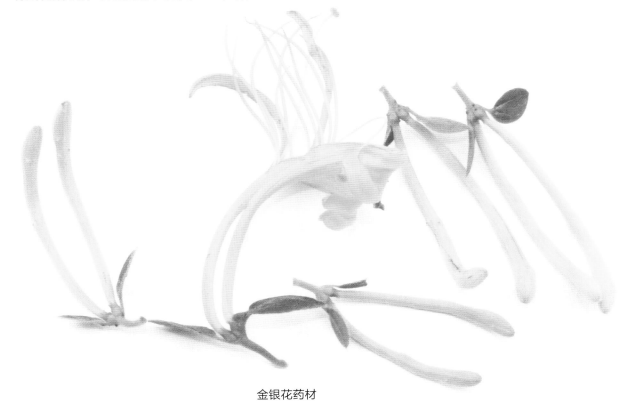

金银花药材

5. **抗感染作用**　金银花对角叉菜胶和新鲜鸡蛋清引起的大鼠足跖肿胀有明显抑制作用，对大鼠巴豆油性肉芽囊肿也有抑制作用，能减少炎性渗出和肉芽增生。

6. **解热作用**　金银花及其复方制剂银翘散、银黄注射液等具有一定解热作用。

7. **保肝降絮作用**　金银花有促进肝细胞蛋白代谢的作用，故可用来降絮（T. F. T.）。

8. **扩张冠状动脉、降脂作用**　动物实验证明，金银花能与胆固醇结合，减少家兔肠道胆固醇的吸收。木犀草素能扩张冠状动脉，增加冠状动脉血流量。

9. **对肾脏的影响**　有利尿作用。但大量皂苷进入人体后对肾盂有害，不宜大量服用。

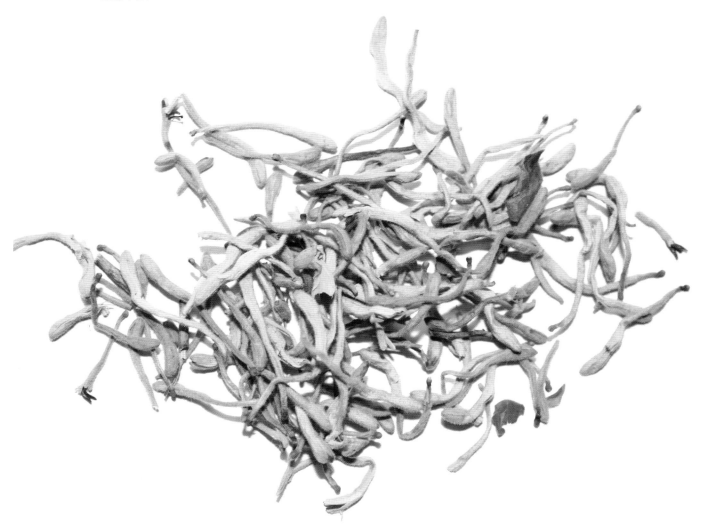

金银花药材

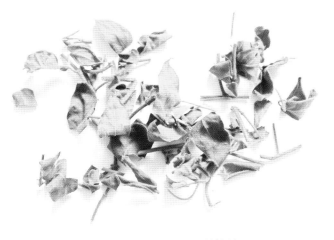
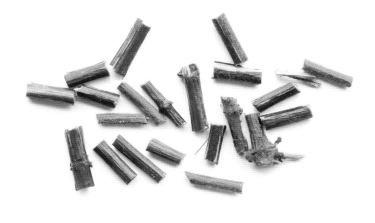

忍冬藤饮片   忍冬藤饮片

10. 其他作用　金银花有效成分绿原酸类化合物有明显的利胆作用；金银花煎剂可降低胆固醇，减少胆固醇在肠道的吸收；绿原酸能缩短凝血及出血时间，有止血作用；金银花醇提物对小鼠、犬、猴等均有抗早孕作用。金银花水及醇浸液对肉瘤和艾氏腹水癌有一定的细胞毒作用。

性味归经

甘，寒。归肺、心、胃经。

功效主治

清热解毒，疏散风热。用于痈肿疔疮，喉痹，丹毒，热毒血痢，风热感冒，温病发热。

临床应用

1. 上呼吸道感染（如急性咽炎、急性扁桃体炎、咽喉肿痛症属风热者）　金银花、连翘、桔梗、薄荷、荆芥、淡竹叶、牛蒡子、甘草各适量。如银翘散。咽喉炎症也可用金银花 15 g，配甘草 3 g。泡茶频服。

2. 大叶性肺炎、肺脓肿（高热、口渴、脉洪大属热入气分者）　金银花、石膏等各适量配伍。水煎服。

3. 肺结核合并呼吸道感染　用金银花注射液或银黄片（含银花提取液 100 mg、黄芩素 80 mg/ 片）治疗。

4. 急性传染病（如流行性乙型脑炎、腮腺炎、麻疹初期、流行性感冒等）　可用银翘散；亦可用金银花注射液，或银花片。治疗流行性脑脊髓膜炎及败血症、皮下出血、斑疹隐隐、舌绛而干、烦躁少寐属热入营血者，与牡丹皮、生地黄合用。治疗水痘，可与连翘、紫花地丁、黄花地丁、车前子、滑石、甘草等配伍。

5. 外科感染、皮肤疾病（如脓疱疮、体表脓肿、急性淋巴结炎、丹毒、痈疖、蜂窝织炎、外伤感染、手术感染、骨髓炎等多种化脓性炎症）　可用金银花、野菊花复方注射液；或用金银花配伍野菊花、蒲公英、紫花地丁、天葵子。水煎服，药渣捣烂敷患部，如五味消毒饮。亦可单用鲜品捣烂外敷。治疗荨麻诊，可用鲜银花水煎服。治疗痤疮、皮炎，用金银花 15 g，甘草 3 g。泡茶频服。

6. 阑尾炎、阑尾脓肿（如急性单纯性阑尾炎）　金银花 62 ~ 93 g，蒲公英 31 ~ 62 g，甘草 9 ~ 16 g。每日 1 剂，水煎分 2 次服。治疗阑尾脓肿，可用金银花、野菊花复方注射液。

7. 胆系感染　用金银花、野菊花复方注射液。

8. 细菌性痢疾　金银花适量。浓煎频服。

9. 慢性肠炎　金银花、罂粟壳各 10 g。先将炒黄研细末，罂粟壳水煎冲服金银花末，每日 3 次，一般 2 ~ 4 日即效。亦可单用银花浓煎频服。

10. 乳腺炎、乳头皲裂　金银花、蒲公英各 15 g，赤芍 24 g。水煎服。金银花 45 g，鹿角霜 15 g，王不留行 12 g。黄酒 30 mL 为引。水煎服，每日 1 剂，急性期每日 2 剂，治乳腺炎。煎浓汁蘸洗患处，可治乳头皲裂。

11. 宫颈糜烂　用金银花流浸膏局部涂搽，或和棉球蘸金银花、甘草药粉塞入阴道内，有一定疗效。

12. 急性结膜炎、角膜炎　金银花适量。煎服或局部浴洗。治疗病毒性结膜炎，用银黄注射液 0.5 mL，做球结膜下注射，效果良好。

13. 钩端螺旋体病　金银花与千里光注射液。病人多在 2 ~ 4 日内症状、体征消失。

14. 原发性高血压、动脉硬化症　金银花、菊花各适量。制成银菊饮，泡茶饮用，可降压，改善头痛、头晕、失眠等症状。

15. 口腔溃汤、原因不明的低热、胃热口臭等 金银花15g，甘草3g。泡茶频服。

用法用量

内服：煎汤，6～15g；或入丸、散。外用：捣敷。

使用注意

脾胃虚寒及气虚疮疡脓清者忌用。

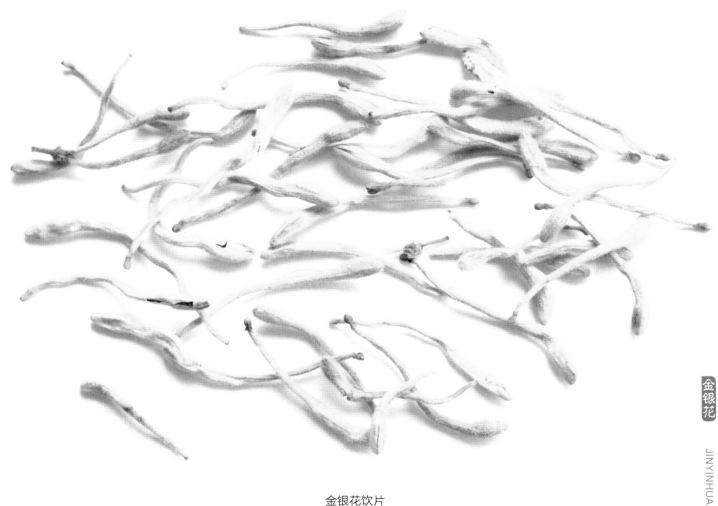

金银花饮片

混伪品鉴别

盘叶忍冬

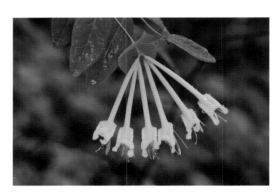

盘叶忍冬

本品为忍冬科植物盘叶忍冬 *Lonicera tragophylla* Hemsl. 的花蕾。花蕾长 5 ~ 7 cm，上部直径 3 ~ 5 mm。黄色或橘黄色，有稀疏茸毛，萼筒壶形，齿钝圆。

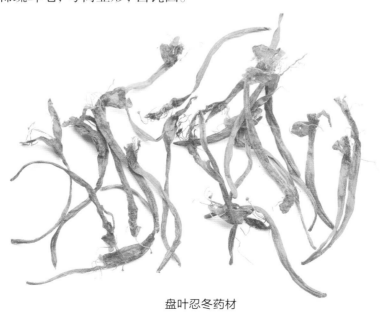

盘叶忍冬药材

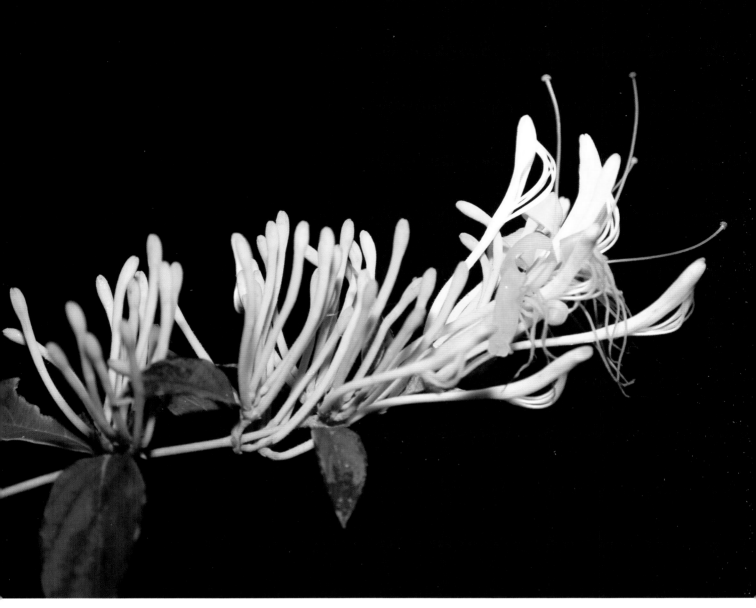

灰毡毛忍冬

灰毡毛忍冬

本品为忍冬科植物灰毡毛忍冬 *Lonicera macranthoides* Hand . Mazz. 的花蕾。花蕾长 1.7 ~ 4.5 cm，上部直径 2 ~ 3 mm。灰棕或棕黄色，疏生毛。萼筒椭圆形，绿棕色，齿有毛。

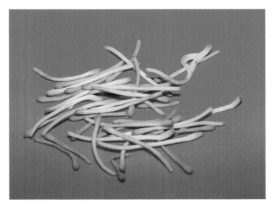

灰毡毛忍冬药材

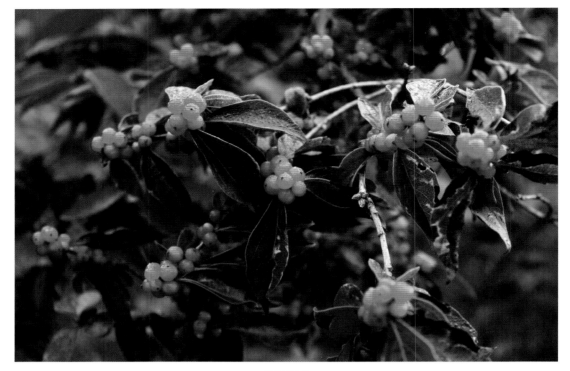

金银忍冬

金银忍冬

本品为忍冬科植物金银忍冬 *Lonicera maackii* Maxim 的花蕾。花蕾长 1.4 ~ 2 cm。棕色，疏生短毛。萼筒绿黄白，齿缘有长毛。

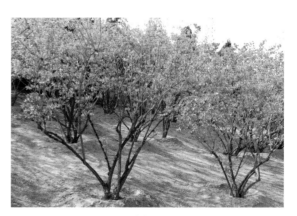

金银忍冬

山银花

本品为忍冬科植物山银花 *Lonicera confusa* (Sweet) DC. 的花蕾。花蕾长 1.6 ~ 3.5 cm，上部直径 0.5 ~ 2 mm。萼筒和花冠被黄白色毛，萼筒椭圆形。子房有毛。

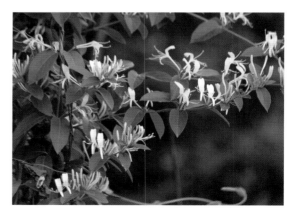

山银花

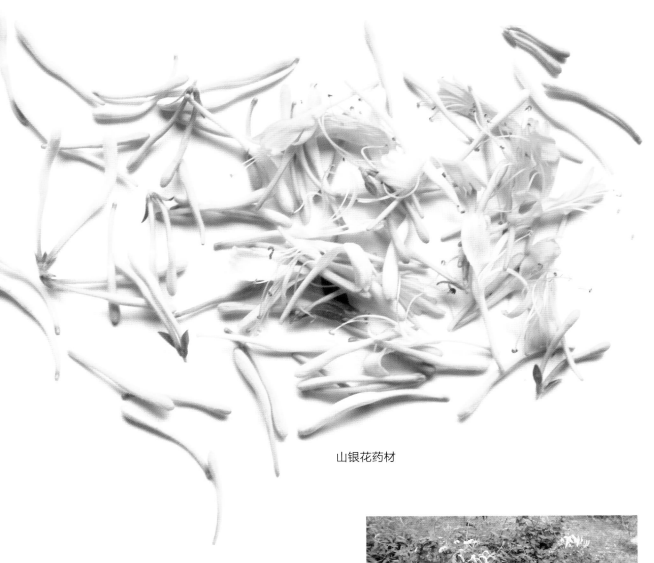

山银花药材

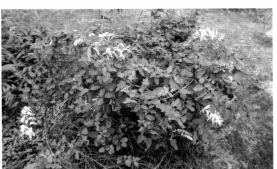

水忍冬

水忍冬

本品为忍冬科植物水忍冬 *Lonicera dasystyla* Rehd 的花蕾。花蕾长 1 ~ 4.2 cm，上部直径 1.7 ~ 3.2 mm。黄或棕黄色，被毛。萼筒类球形，棕红色，疏生毛。

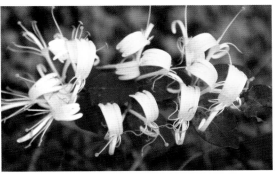

水忍冬

桔梗

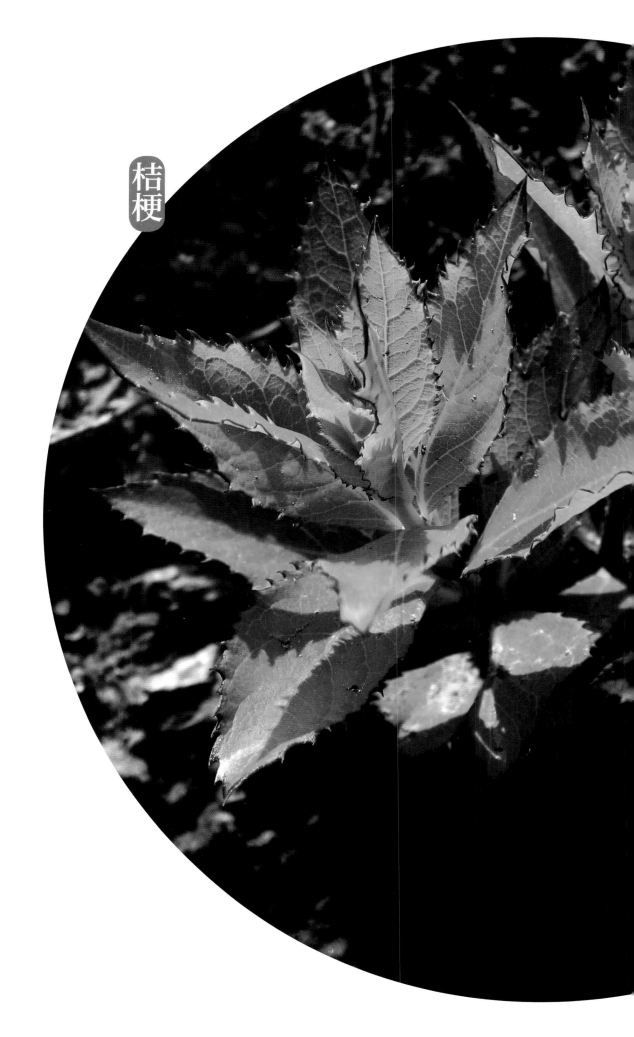

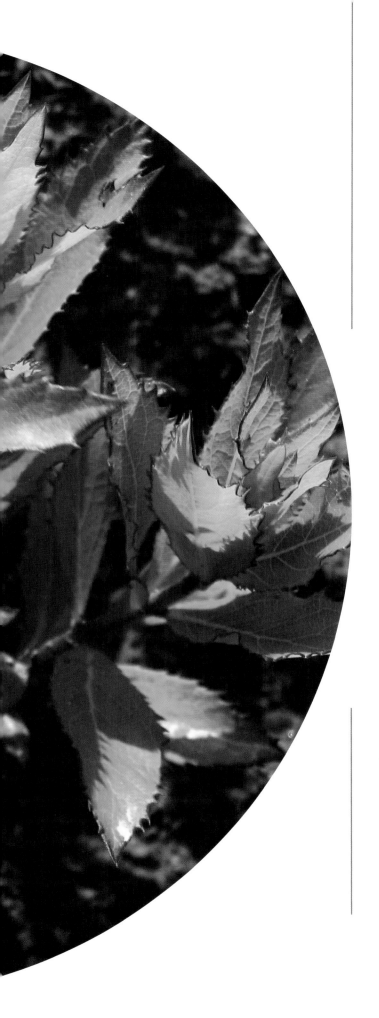

桔梗
JIEGENG

基　原

本品为桔梗科植物桔梗 *Platycodon grandiflorum* (Jacq.) A. DC. 的干燥根。

JIEGENG

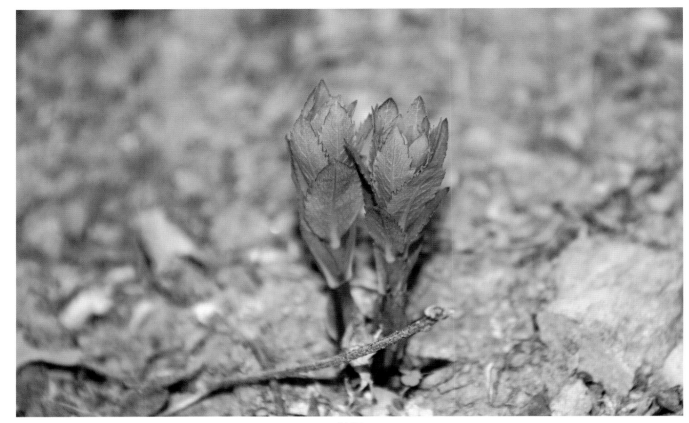

桔梗

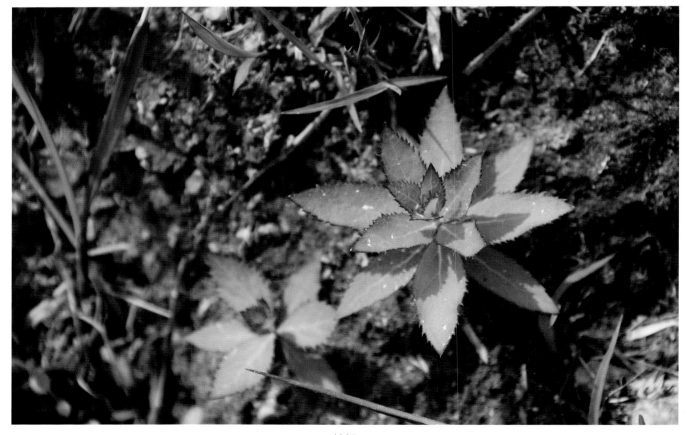

桔梗

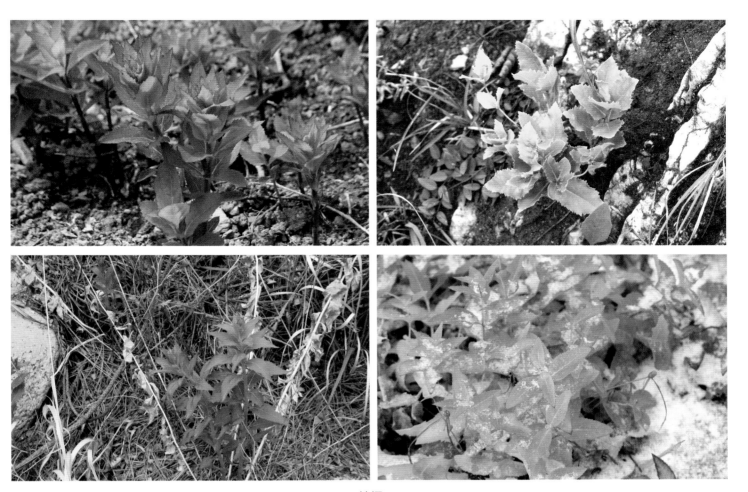

桔梗

形态特征

　　多年生草本，高30～90 cm，全株光滑无毛。根肉质，圆柱形，或有分枝。茎直立，单一或分枝。叶近于无柄，生于茎中、下部的叶对生或3～4片轮生，茎上部的叶有时为互生；叶片卵状披针形，长3～6 cm，宽1～2.5 cm，先端尖，基部楔形或近圆形，边缘有锯齿。花单生于茎顶，或数朵成疏生的总状花序；花萼钟状，先端5裂；花冠钟状，蓝紫色，径3～5 cm，5裂，裂片三角形；雄蕊5，花丝短，基部扩大，花药围绕花柱四周；子房半下位，5室，柱头5裂，反卷，被白柔毛。蒴果倒卵形，熟时顶部5瓣裂。种子卵形，有3棱。花期7～9月，果期8～10月。

生境分布

　　适宜在土层深厚、排水良好、土质疏松而含腐殖质的沙质壤土上栽培。我国大部分地区均产。以华北、东北地区产量较大，华东地区、安徽产品质量较优。

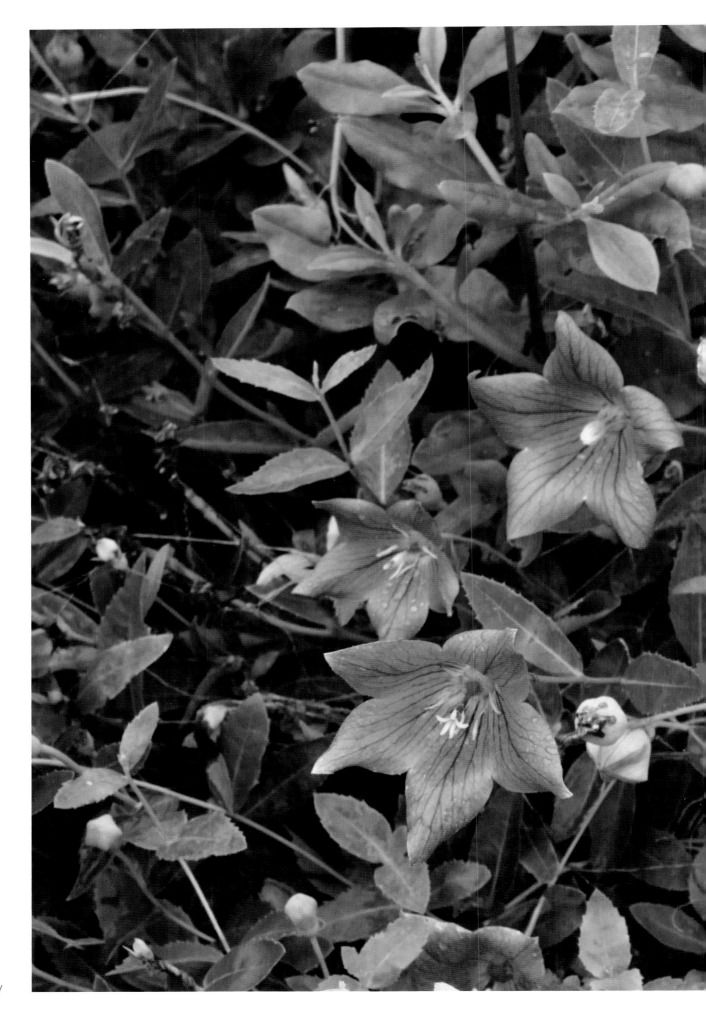

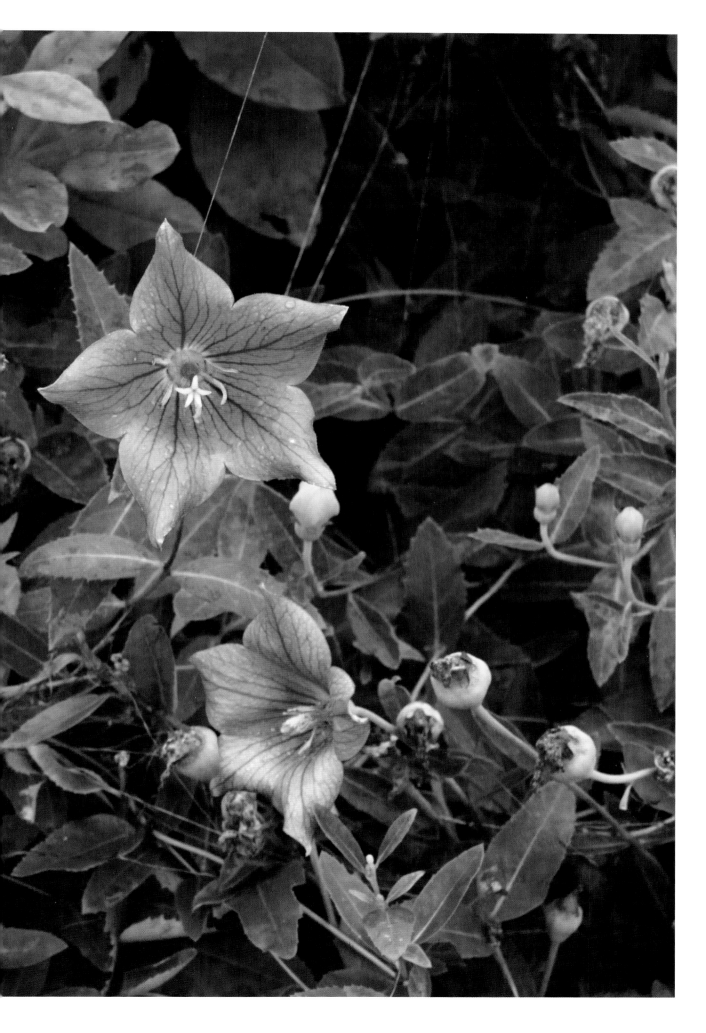

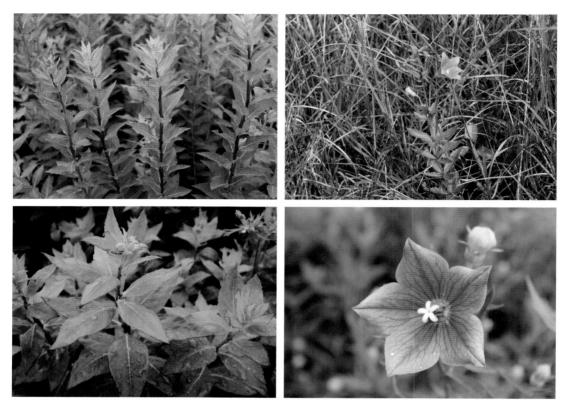

桔梗

采收加工

春、秋两季采挖，洗净，除去须根，趁鲜刮去外皮或不去外皮，干燥。

药材性状

本品呈圆柱形或略呈纺锤形，下部渐细，有的有分枝，略扭曲，长 7 ~ 20 cm，直径 0.7 ~ 2 cm。表面白色或淡黄白色，不去外皮的表面黄棕色至灰棕色，具纵扭皱沟，并有横长的皮孔样斑痕及支根痕。上部有横纹。有的顶端有较短的根茎或不明显，其上有数个半月形茎痕。质脆，断面不平坦，形成层环棕色，皮部类白色，有裂隙，木质部淡黄色。无臭，味微甘后苦。以条粗匀、质坚实、色白、味苦者佳。

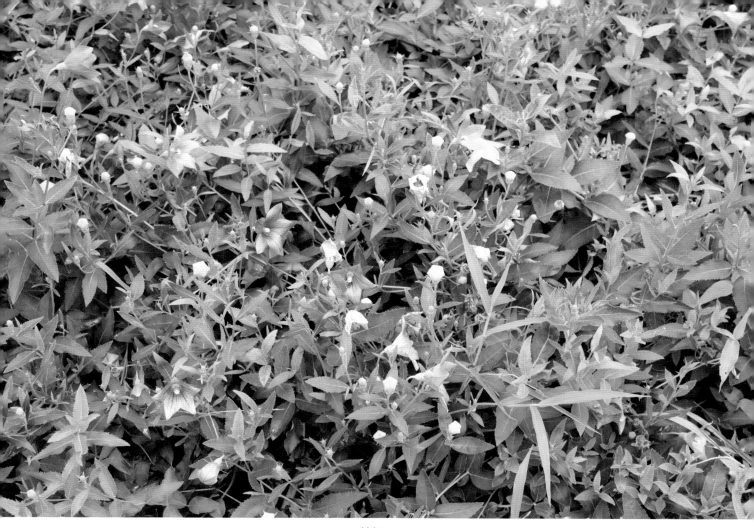

桔梗

化学成分

　　本品含桔梗皂苷，水解产生的皂苷元为三萜酸的混合物，其中一种为桔梗皂苷元，另一种为远志酸。还含 α–波菜甾醇、α–波菜醇–β–D 葡萄糖苷、豆甾醇、白桦脂醇、菊糖、桔梗聚糖、桔梗酸 A、桔梗酸 B、桔梗酸 C 等。

药理作用

　　1. 祛痰、镇咳作用　实验证明，给狗口服桔梗煎剂能促进支气管黏膜分泌物增多，这是因为所含桔梗皂苷于口服时对咽喉黏膜及胃黏膜造成某种程度的刺激，反射性地引起呼吸道黏膜分泌亢进。本品是祛痰药，其作用与氯化铵相似，使痰液稀释，而易于咳出。粗制桔梗皂苷有镇咳作用。

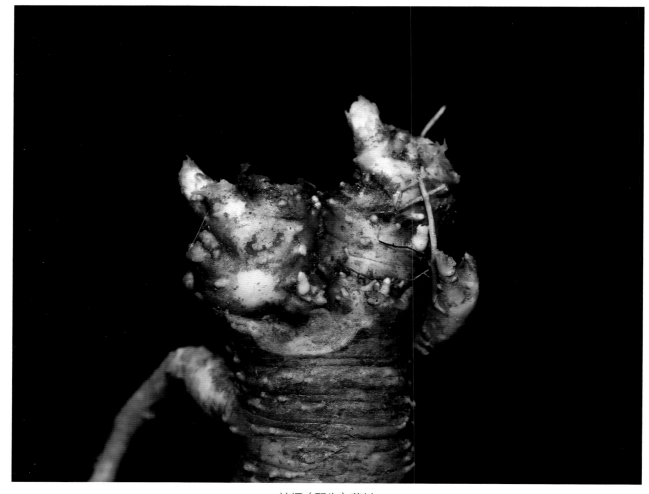

桔梗（野生）药材

2. 抗感染、抗过敏作用 粗制桔梗皂苷有抗感染作用，给大鼠灌肠对角叉菜胶性脚肿与醋酸性肿胀均有抗感染作用。对大鼠棉球肉芽肿也有显著抑制作用；且对大鼠佐剂性关节炎也有效。桔梗的提取物可增强巨噬细胞的吞噬功能，增强中性粒细胞的杀菌力，提高溶菌酶的活性。国外报道桔梗苷具有甾醇和非甾体抗炎药的作用，而无这些药物所引起的胃出血和促使胃溃疡恶化的副作用。故认为是一个有前途的抗炎药。桔梗具有微弱的抗组胺、抗乙酰胆碱及抗过敏作用。本品对金黄色葡萄菌、肺炎链球菌、流感嗜血杆菌有抑制作用。在试管内桔梗对絮状表皮癣菌有抑制作用。

3. 中枢抑制作用 桔梗有中枢抑制作用，粗制桔梗皂苷有镇静、镇痛和解热作用。粗制桔梗皂苷，可抑制小鼠自发活动，延长环己巴比妥钠的睡眠时间。

4. 降血糖作用 本品的水或乙醇提取物给家兔口服，可使血糖降低；对四氧嘧啶引起的家兔糖尿病，降血糖作用更明显。醇提取物较水提取物作用强。

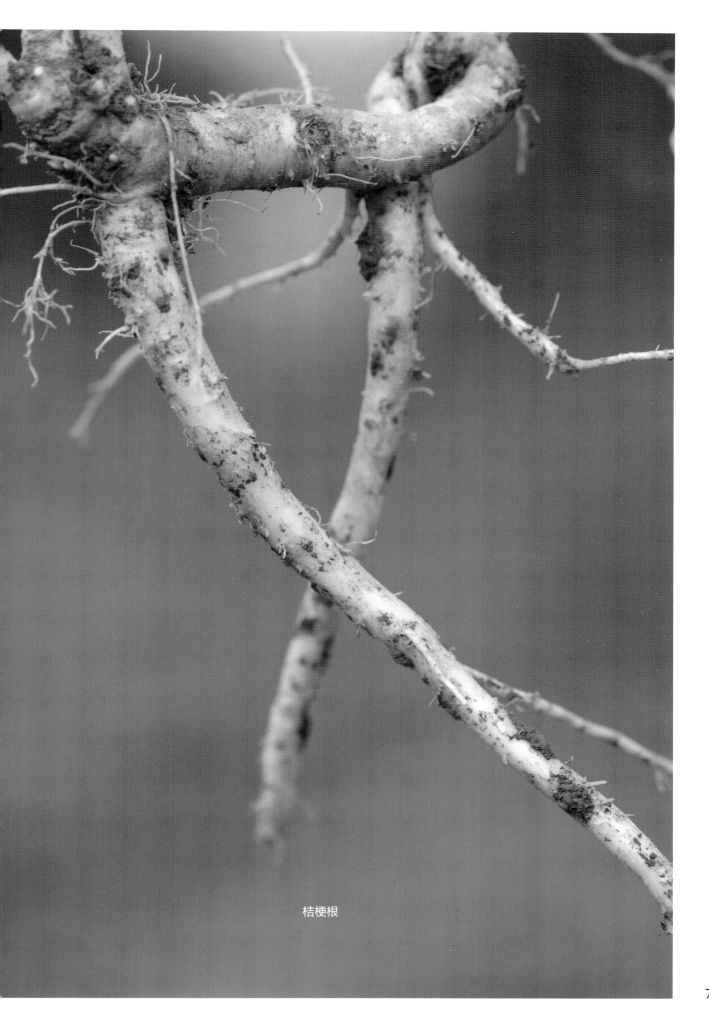

桔梗根

5. **降血脂作用** 桔梗皂苷有降低大鼠肝脏内胆固醇的含量,促进胆固醇及胆酸分泌的作用。

6. **抑制胃酸分泌、抗溃疡作用** 粗制桔梗皂苷在低于1/5半数致死量(LD50)时有抑制大鼠胃液分泌和抗消化道溃疡的作用。100 mg/kg剂量时,几乎能完全抑制大鼠幽门结扎所致的胃液分泌。大鼠十二指肠注入25 mg/kg粗制桔梗皂苷,可防止消化性溃疡形成,其作用与皮下注射10 mg/kg阿托品相当。

7. **降血压、减慢心率、扩张血管作用** 给大鼠静滴粗制桔梗皂苷,可见暂时性的血压下降、心率减慢,血管扩张。

8. **溶血作用** 桔梗皂苷具有显著溶血作用,并受采集时间与栽培年限影响等。

性味归经

苦、辛,平。归肺经。

功效主治

宣肺,利咽,祛痰,排脓。用于咳嗽痰多,胸闷不畅,咽痛音哑,肺痈吐脓。

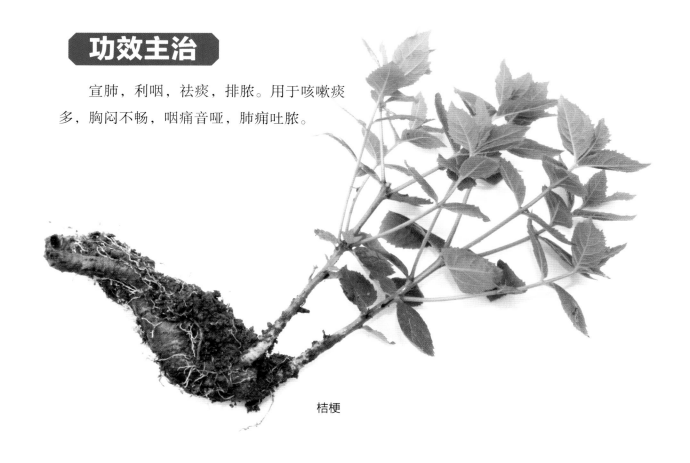

桔梗

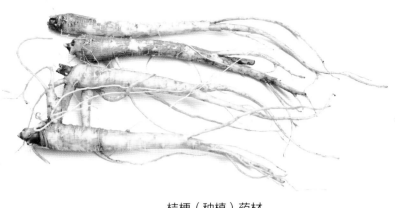

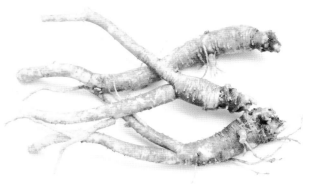

桔梗（种植）药材 　　　　　　　　　　桔梗（野生）药材

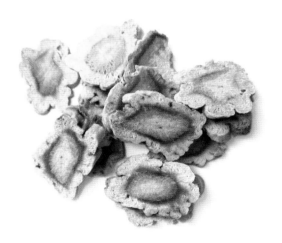

桔梗（野生）饮片 　　　　　　　　　　桔梗（野生）饮片

临床应用

1. 肺炎　桔梗 15 g，鱼腥草 36 g。加水煎至 200 mL，口服，每日 3 ~ 4 次，每次 30 mL。治疗肺炎 28 例，均为细菌感染。26 例治愈，X 线阴影 5 ~ 22 日内吸收，平均 9.4 日，白细胞恢复正常 3.9 日。如与抗生素同用可起协同作用。

2. 慢性支气管炎　以桔梗、鱼腥草、重楼、清半夏、罂粟壳为主，配合氨茶碱、苯海拉明片。每片含生药 0.3 g，每日 3 次，每次 3 片。

3. 小儿喘息性肺炎　桔梗、半夏、枳壳、陈皮各 4 g，神曲、茯苓各 5 g，甘草 1.5 g。为 3 岁小儿量，每日可服 1 ~ 2 剂，治疗小儿急性痰湿型哮喘 63 例，总有效率为 88.9%。

4. 急性扁桃体炎　桔梗 10 g，生地黄 30 g，麦冬 12 g，甘草 5 g。水煎服，每日 1 剂。治疗急性扁桃体炎 50 例，结果 45 例全身情况恢复正常，局部炎症消失。

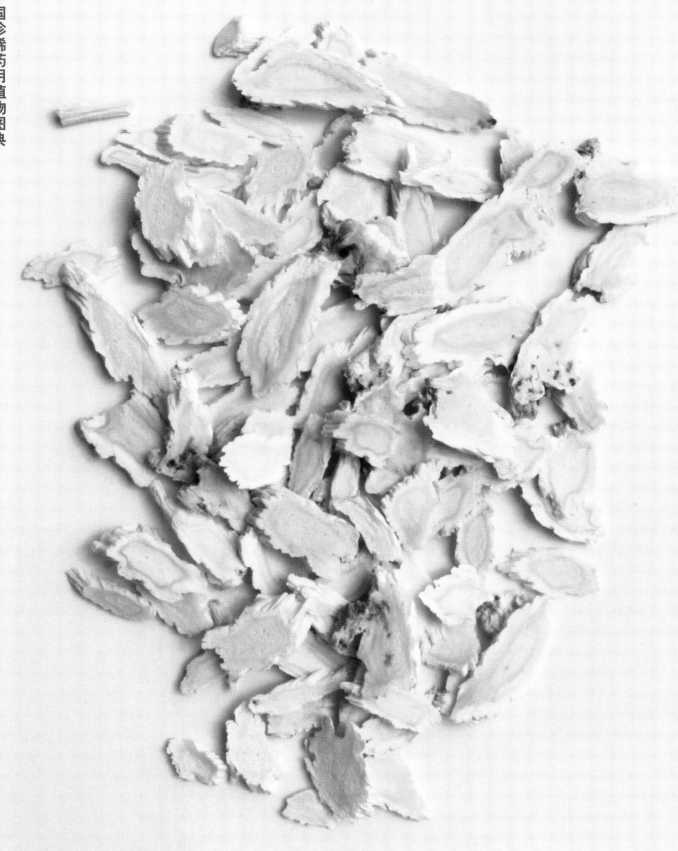

桔梗饮片

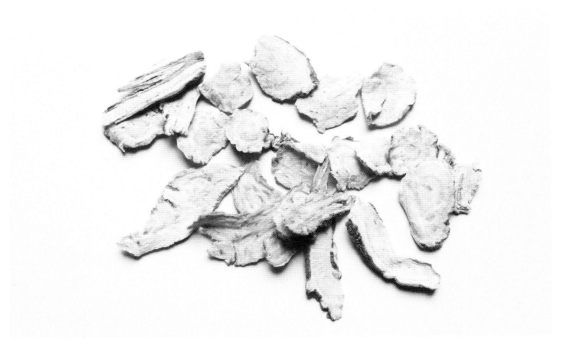

桔梗（伪品）饮片

5. **急性咽炎** 桔梗、山豆根、金银花、麦冬以 5 : 10 : 3 : 4 比例制成片剂。每片 0.3 g，每日 3 次，每次 3 ~ 4 片。治疗急性咽炎 26 例。结果：临床治愈 18 例，显效 6 例，有效 2 例。

6. **声带不结** 桔梗（炒）、诃子（煨）各 5 g，甘草 2 g（炙），熟地黄 6 g。水煎服，每日 1 剂。治疗声带不结 36 例。结果：显效 18 例，有效 14 例，无效 4 例。

7. **失音** 桔梗、甘草、当归、赤芍、枳壳各 9 g，柴胡、玄参、生地黄各 12 g，桃仁、红花各 15 g。水煎服。治疗 30 例。结果：痊愈 14 例，好转 13 例，无效 3 例。

8. **急性腰扭伤** 桔梗 30 g。研为细末，分 2 次用黄酒冲服，每日 1 次，重症每日 2 次，服后卧床休息，使局部微汗出。治疗急性腰扭伤 8 例。结果：轻症服药 1 次，重症 3 次，均获痊愈。

用法用量

内服：煎汤，3 ~ 10 g；或入丸、散。外用：烧灰研末敷。

使用注意

凡阴虚久咳及有咳血倾向者均不宜用。

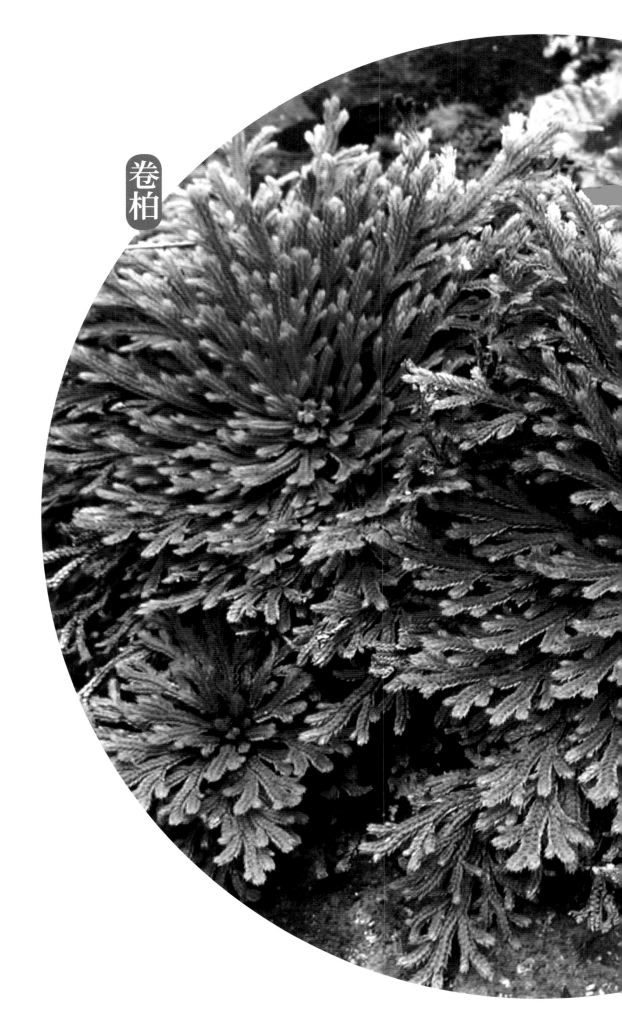

卷柏

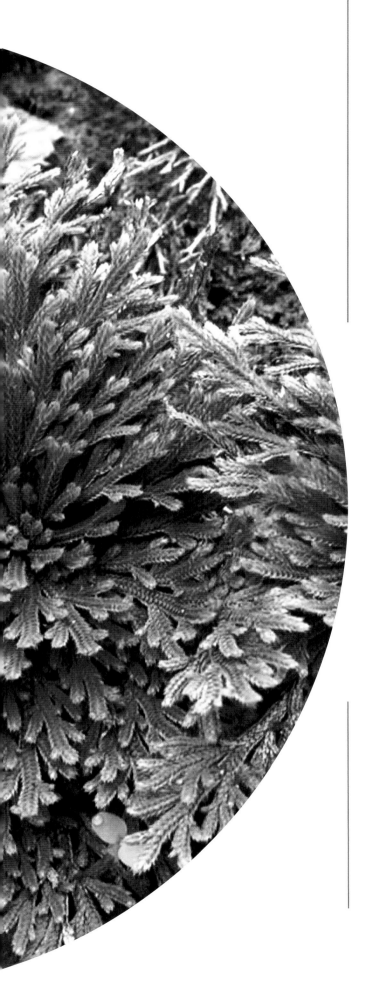

JUANBAI

卷柏

基　原

本品为卷柏科植物卷柏 *Selaginella tamariscina* (Beauv.) Spring 的全草

卷柏

JUANBAI

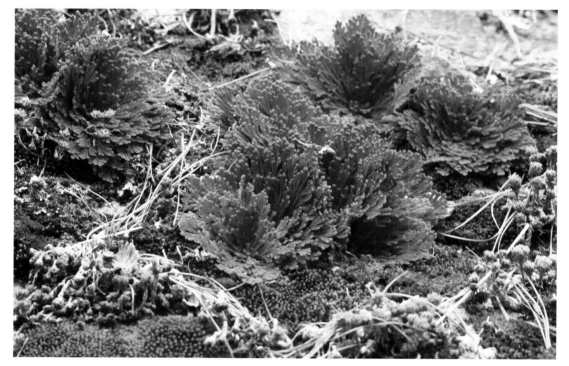

卷柏

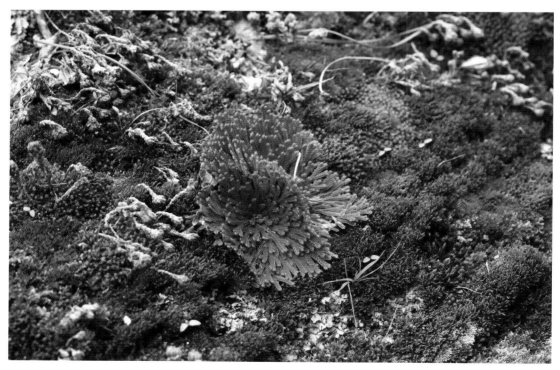

卷柏

形态特征

多年生草本，高 5 ~ 15cm。主茎短或长，直立，下着须根。各枝丛生，直立，干后拳卷，密被覆瓦状叶，各枝扇状分枝至 2 ~ 3 回羽状分枝。叶小，异型，交互排列；侧叶披针状钻形，长约 3 mm，基部龙骨状，先端有长芒，远轴的一边全缘，宽膜质，近轴的一边膜质缘极狭，有微锯齿；中叶两行，卵圆披针形，长 2 mm，先端有长芒，斜向，左右两侧不等，边缘有微锯齿，中脉在叶上面下陷。孢子囊穗生于枝顶，四棱形；孢子叶三角形，先端有长芒，边缘有宽的膜质；孢子囊肾形，大小孢子的排列不规则。

生境分布

生长于向阳山坡或岩石缝内。分布于东北、华北、华东、中南及陕西、四川。

采收加工

春、秋两季均可采收，但以春季采者为佳。采后剪去须根，酌留少许根茎，去净泥土，晒干。

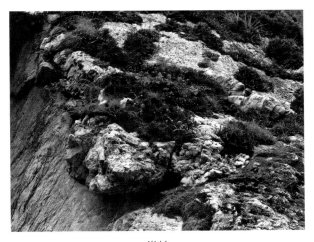

卷柏

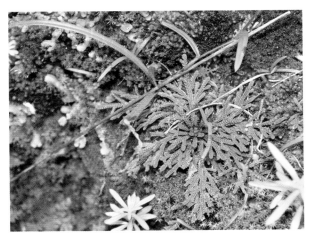

卷柏

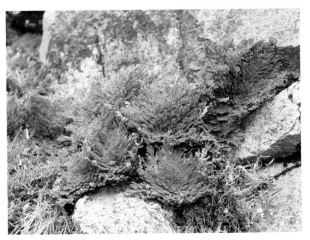

卷柏

卷柏

JUANBAI

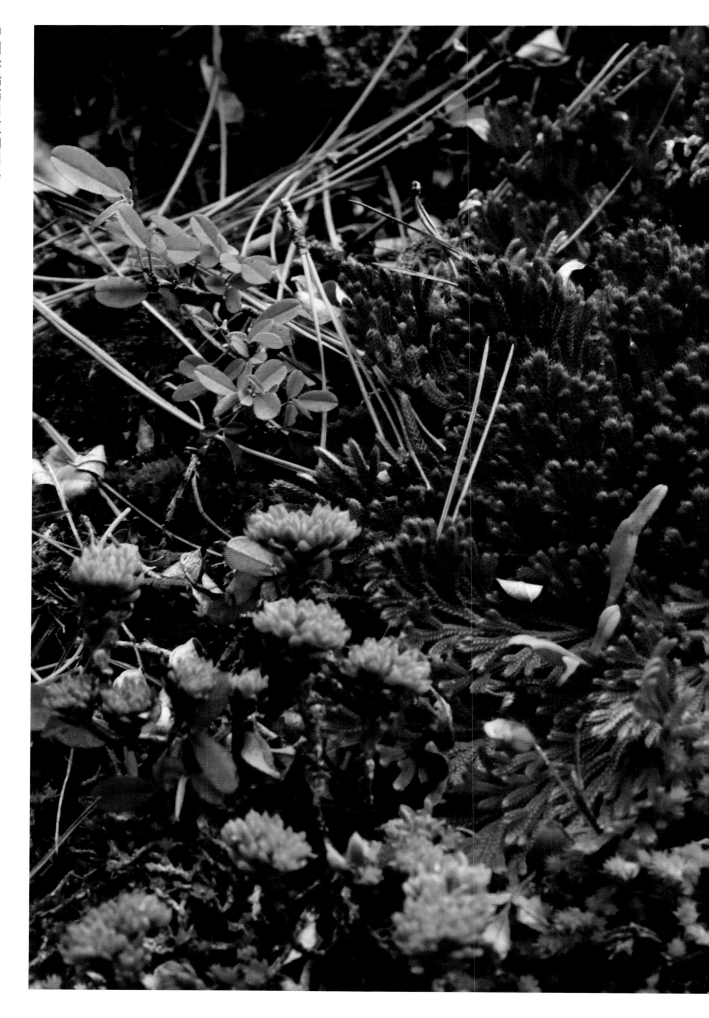

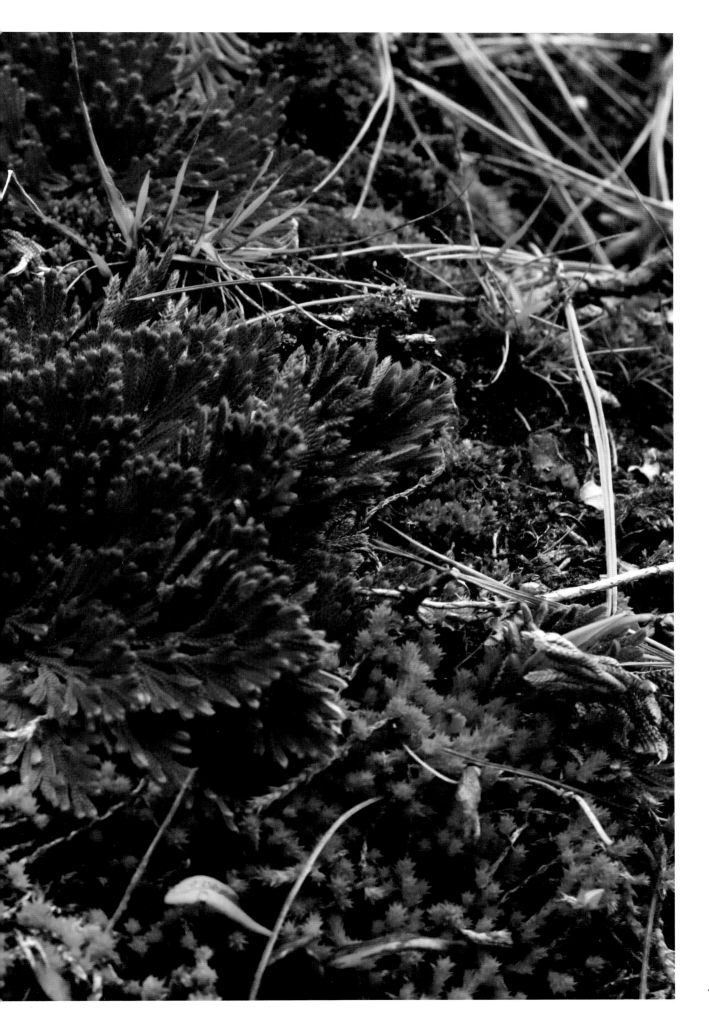

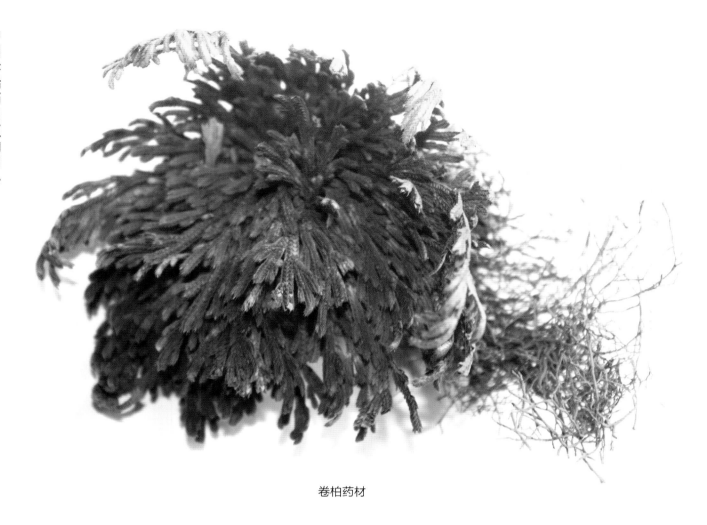

卷柏药材

药材性状

　　全体紧缩如拳形，基部的须根大多已剪除，或剪短，仅留须根残基，或簇生众多棕色至棕黑色须根，长短不一，长者可达 10 cm。枝丛生，扁而有分枝，绿色或棕黄色，向内卷曲，枝上密生鳞片小叶，叶片卵形，长 1.5 ~ 2.5 mm，宽约 1 mm，先端锐尖，有浅绿色至浅棕色长芒，叶缘膜质，有不整齐的细锯齿，中叶斜列。质脆，易折断。无臭，味淡。

化学成分

　　全草含苏铁双黄酮（sotetsuflavone），穗花杉双黄酮（amentoflavone），扁柏双黄酮（hinokiflavone），异柳杉双黄酮（isocryptomerin），柳杉双黄酮 B（cryptomerin B），芹菜素（apigenin）和海藻糖（trehalose）等。

药理作用

1. 抗癌作用 对化学抗癌剂或放射治疗敏感瘤均有效；常用于茸毛膜上皮癌、恶性葡萄胎、鼻癌、肺癌、肝癌。试验证明：卷柏全草的热水提取物，用总细胞容积法测定，对小鼠肉瘤 S-180 抑制率为 61.2%，乙醇提取物的抑制率为 18.6%；本品体内实验，对小鼠艾氏腹水癌有一定的抑制作用，并能延长移植肿瘤动物的寿命。其同科植物石上柏（深绿卷柏）体外实验，亦有较高的抗癌活性的作用。临床实践观察：对瘤体较小的癌肿疗效最好。

2. 止血作用 卷柏炒用具有止血作用。

3. 抑菌作用 100% 卷柏煎剂用平板打洞法，对金黄色葡萄球菌有抑制作用。

4. 解痉作用 本品所含的芹菜苷元对平滑肌有中度解痉作用。经豚鼠和大鼠实验表明还有较弱的抗胃溃疡作用。

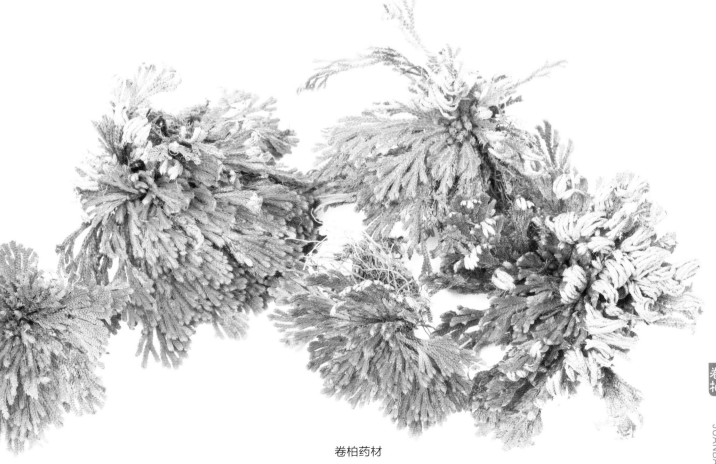

卷柏药材

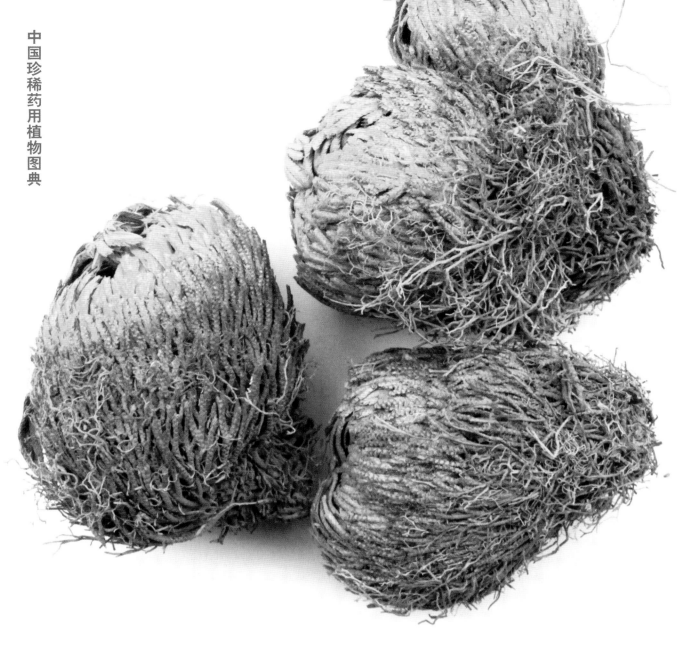

卷柏药材

性味归经

辛，平，无毒。归肝、心经。

功效主治

活血通经。用于经闭痛经，跌打损伤，腹痛，哮喘，吐血，便血，尿血，衄血。

临床应用

1. 消化性溃疡 卷柏60 g，猪肚1个。先将卷柏切碎，共炖猪肚，煮熟备用。1个猪肚分3次吃，每日1个，连用2～3日。

2. 婴儿断脐止血 卷柏叶洗净，烘干研末，高压消毒后，储瓶固封。在血管钳的帮助下断脐，断端撒上药粉0.5～1.0 g，1～3分钟后松开血管钳，即能达到止血的目的。

3. 宫缩无力、产后流血 卷柏15 g。开水浸泡后，去渣1次服。

4. 哮喘 卷柏、马鞭草各25 g。水煎服，冰糖为引。

5. 癫痫 卷柏、冰糖各100 g，淡竹叶卷心50 g。水煎服，每日1剂。

6. 吐血、便血、尿血 卷柏（炒焦）、仙鹤草各50 g。水煎服，每日1剂。

7. 大肠下血 卷柏、侧柏、棕榈各等份。烧存性为末，每服15 g，酒下；也可做成饭丸服。

8. 肠毒下血 卷柏、嫩黄芪各等份。为末，米饮调，每服15 g。

9. 血崩、白带 卷柏25 g。水煎服，每日1剂。

10. 汤、火伤 鲜卷柏适量。捣烂敷患处。

11. 跌打损伤、局部疼痛 鲜卷柏适量。每日1次，每次50 g（干品25 g），水煎服。

用法用量

内服：煎汤，4.5～10 g。外用：适量，研末敷。

使用注意

孕妇禁服。

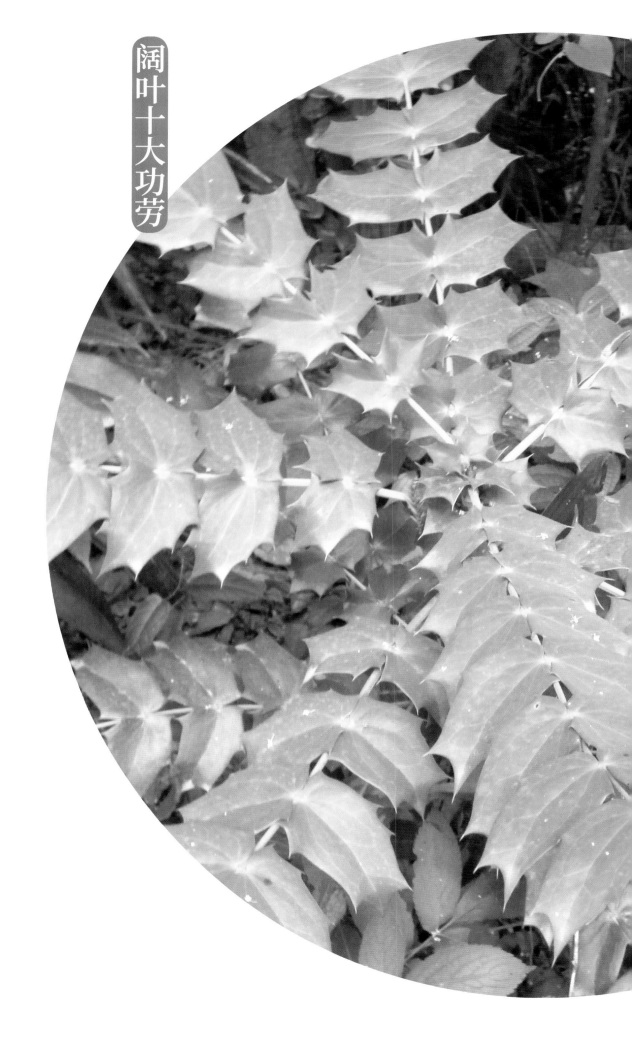

阔叶十大功劳

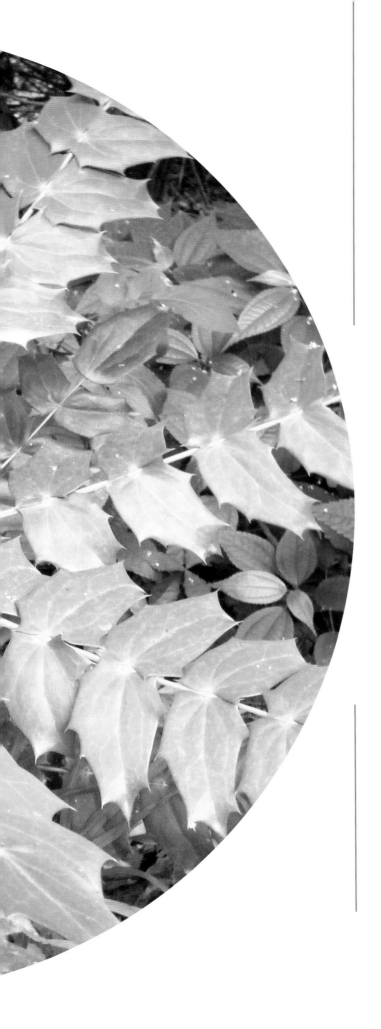

功劳木

基 原

　　本品为小檗科植物阔叶十大功劳 *Mahonia bealei* (Fort.) Carr. 或细叶十大功劳 *Mahonia fortunei* (Lindl.) Fedde 的干燥茎、茎皮或根。

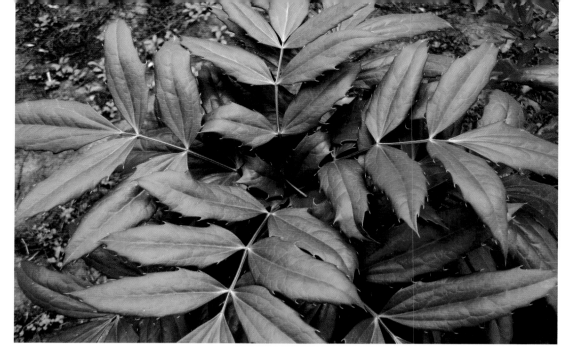

阔叶十大功劳

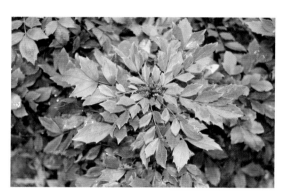

阔叶十大功劳

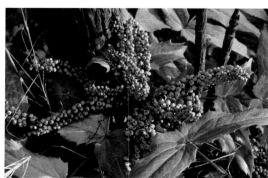

阔叶十大功劳

形态特征

阔叶十大功劳：常绿灌木，高 1 ~ 4 m；茎表面土黄色或褐色，粗糙，断面黄色。叶互生，厚革质，具柄，基部扩大抱茎；奇数羽状复叶，长 25 ~ 40 cm，小叶 7 ~ 15 片，侧生小叶无柄，阔卵形，大小不等，长 4 ~ 12 cm，宽 2.5 ~ 4.5 cm，顶生小叶较大，有柄，先端渐尖，基部阔楔形或近圆形，边缘反卷，每边有 2 ~ 8 枚大的刺状锯齿，上面深绿色，有光泽，下面黄绿色。总状花序生长于茎顶，直立，长 5 ~ 10 cm，6 ~ 9 个簇生，小苞片 1；萼片 9，排成 3 列；花黄褐色，花瓣 6，长圆形，先端 2 浅裂，基部有 2 密腺；雄蕊 6；雌蕊 1。浆果卵圆形，直径约 5 mm，成熟时蓝黑色，被白粉。花期 8 ~ 10 月，果期 10 ~ 12 月。

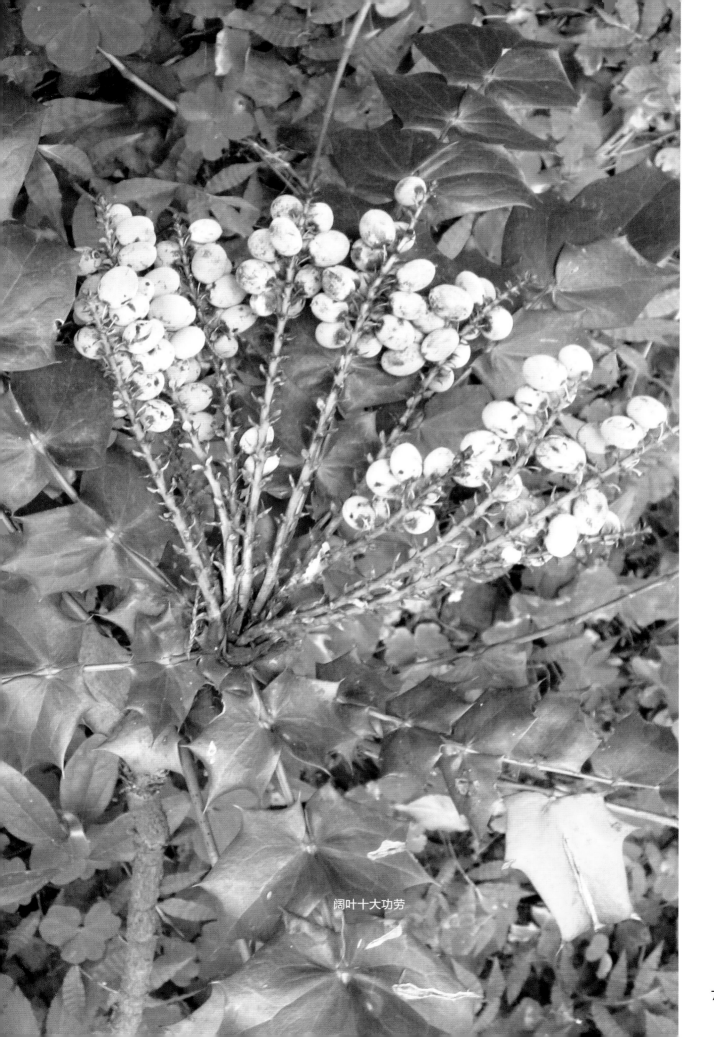

阔叶十大功劳

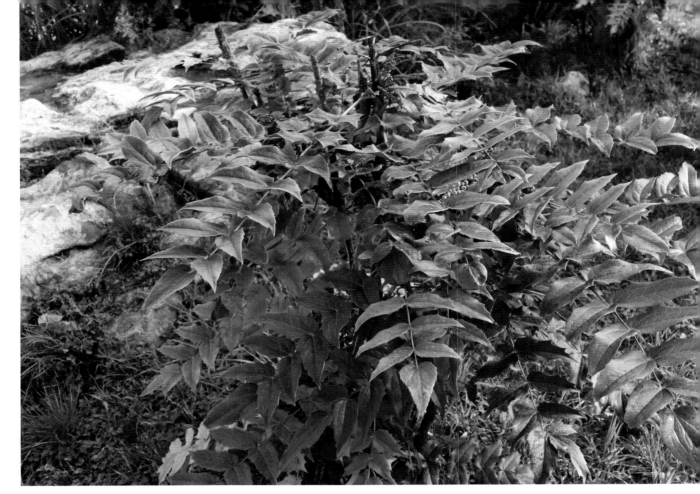

阔叶十大功劳

细叶十大功劳: 常绿灌木，高 1 ~ 2 m，茎直立，树皮灰色，多分枝。叶互生，奇数羽状复叶，叶柄基部膨大，叶革质，小叶 5 ~ 13 片，狭披针形至披针，长 6 ~ 12 cm，宽 0.7 ~ 1.5 cm，先端长尖而具锐刺，基部楔形，边缘每边有刺状锯齿 6 ~ 13 个，上面深绿色，有光泽，叶脉不明显，下面黄绿色；叶脉自基部 3 出。总状花序自枝顶牙鳞腋间抽出，长 3 ~ 6 cm，花梗基部具总苞，苞片卵状三角形；萼片 9，花瓣状；花瓣 6，黄色，长圆形，全缘；雄蕊 6，花丝线形，花药瓣裂；子房卵圆形，无花柱，柱头头状。浆果卵圆形，熟果卵圆形，熟时蓝黑色，外被白粉。花期 7 ~ 8 月，果期 8 ~ 10 月。

生境分布

生长于向阳山坡的灌木丛中，也有栽培。分布于广西、安徽、浙江、江西、福建、河南、湖北、湖南、四川等地。

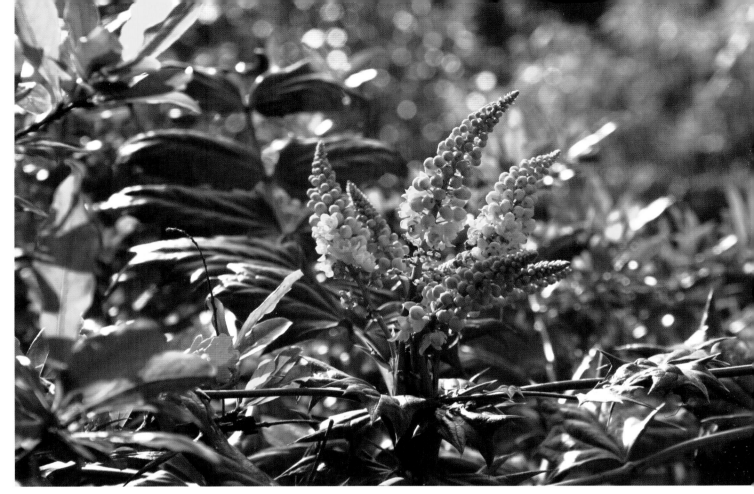

阔叶十大功劳

采收加工

全年均可采收，切块片，干燥。

药材性状

干燥茎呈圆柱形，表面灰褐色，有浅纵沟及突起的叶痕；嫩茎较平滑，具纵裂隙，节明显，皮部较薄，易剥离，内面鲜黄色，附有线状纤维。质坚硬，折断面破裂状；横切面髓部淡黄色，木部黄色，外侧黄色较深，射线白色，极显著。

化学成分

本品包含公藤甲素、东莨菪碱，$2\beta,6\beta$-二羟基去甲莨菪烷、东莨菪碱-7-葡萄糖苷、咖啡酸等。凹脉丁公藤除含上述成分外，尚含凹脉丁公藤碱。

药理作用

1. 抗病毒作用 鸡胚试验中，阔叶十大功劳根中生物碱成分对甲Ⅰ型流行性感冒有抑制作用。

2. 抗肿瘤作用 功劳木乙醇提取物体外对肿瘤细胞KBV200耐药活性具有逆转活性。

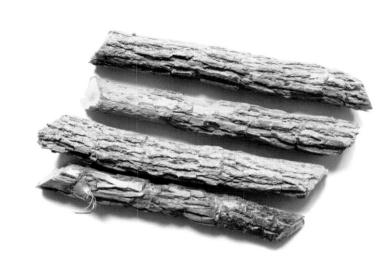

性味归经

苦，寒。归肝、胃、大肠经。

功效主治

清热燥湿，泻火解毒。用于湿热泻痢，黄疸尿赤，目赤肿痛，胃火牙痛，疮疖痈肿。

阔叶十大功劳药材

临床应用

1. 目赤肿痛 十大功劳茎、野菊花各15 g。水煎服，每日1剂。

2. 火牙 阔叶十大功劳茎60 g。煎水，频频含嗽。

3. 皮肤烂疮 阔叶十大功劳树皮适量。晒干研粉，擦伤处。

4. 痔疮 阔叶十大功劳茎15 g，猪脚爪2只。同煮熟去渣，食猪爪。

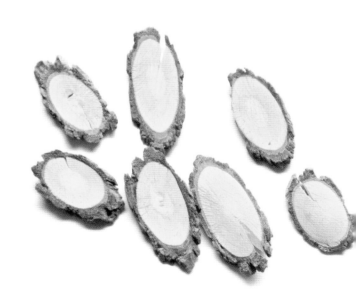

阔叶十大功劳饮片

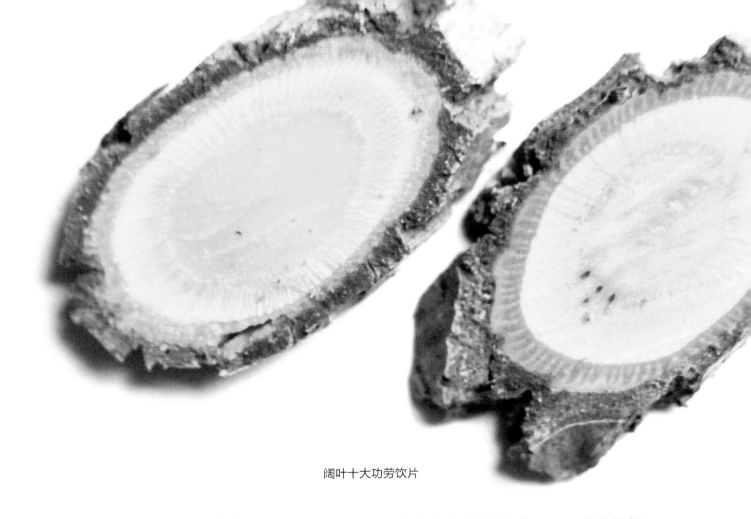

阔叶十大功劳饮片

5. **肠炎、痢疾** 阔叶十大功劳茎、石榴叶（或凤尾草）各 15 g，桃金娘根 30 g。水煎服，每日 1 剂。

6. **湿疹、疮毒、烫火伤** 十大功劳（鲜茎、叶）、苦参各 60 g，煎水洗患处。并用茎、叶 60 g，焙干为末，用麻油或凡士林调成 20% 油膏外搽，或摊纱布上敷患处。

7. **中耳炎** 阔叶十大功劳茎皮、苦参、枯矾各适量。加茶油过药面浸一夜，后以文火煮到阔叶十大功劳变焦色为度，去渣，过滤，入冰片少许。患耳用过氧化氢溶液洗净后，取药油滴耳。

用法用量

9 ~ 15 g。外用：适量。

使用注意

体质虚寒者忌用。

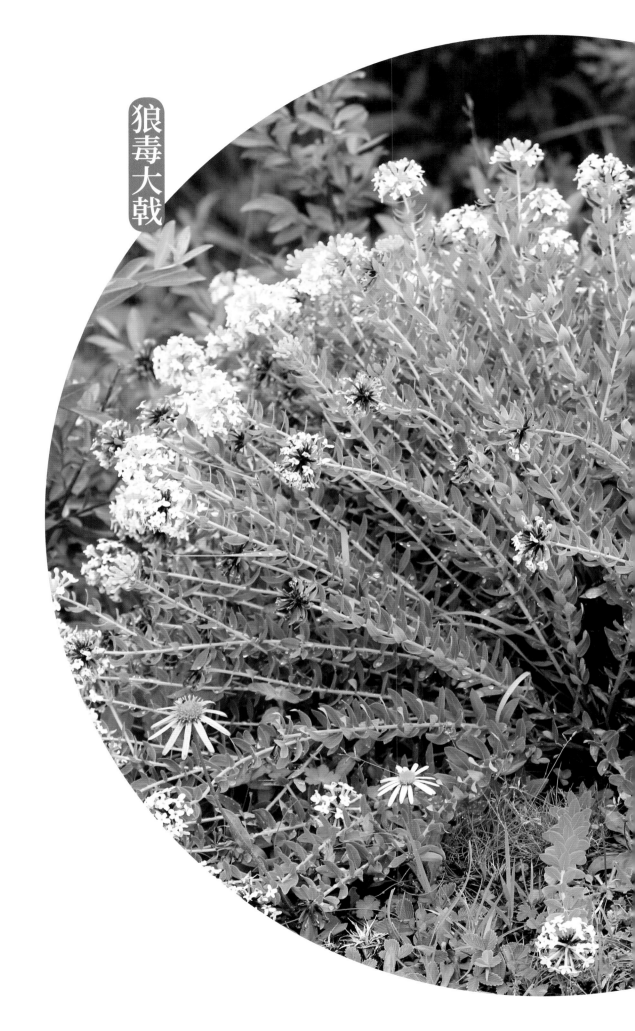

狼毒大戟

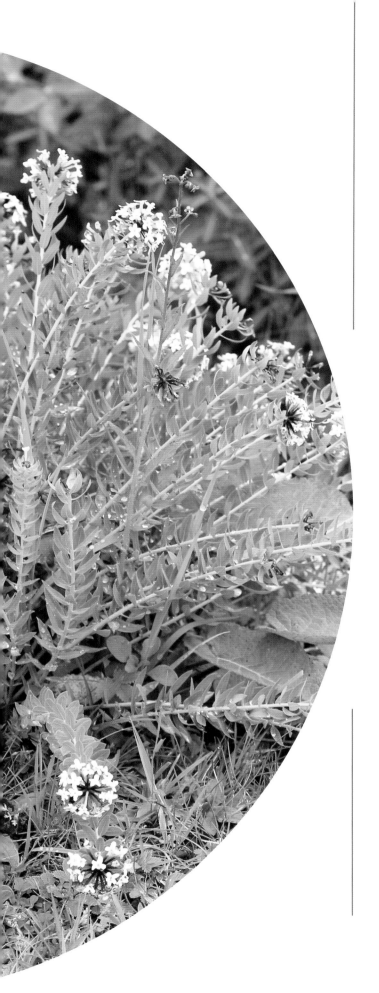

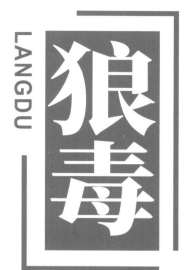

基　原

　　本品为大戟科植物狼毒大戟 *Euphorbia fischeriana* Steud. 或月腺大戟 *Euphorbia ebracteolata* Hayata 的干燥根。

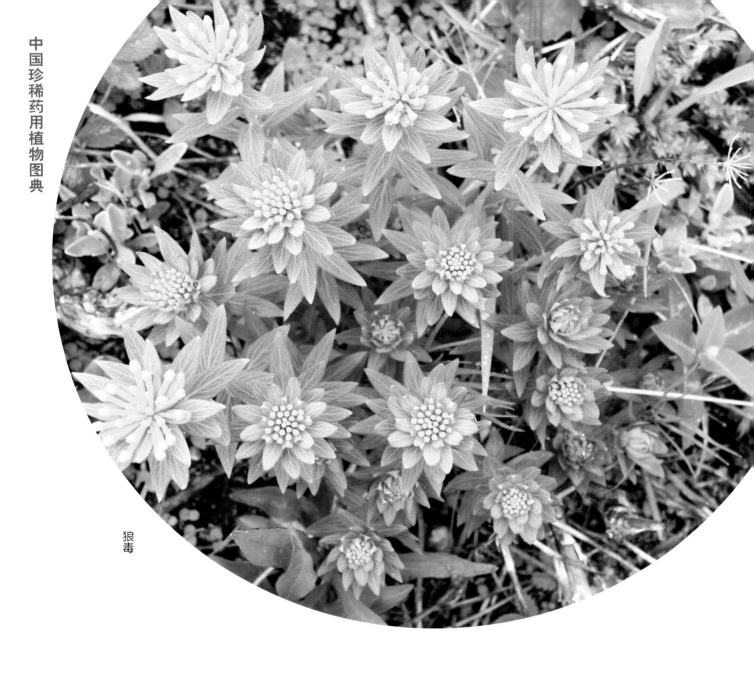

狼毒

形态特征

　　多年生草本，高 30 ~ 60 cm，植物体具白色乳汁。根肉质，长圆锥形，外皮红褐色或褐色。茎直立，单一，疏生白色柔毛，尤以节间较多。叶互生，近无柄，茎中部以上的叶 3 ~ 5 枚轮生，叶片长圆形。总花序多歧聚伞花序，顶生，通常具 5 伞梗，每伞梗又生出 3 小梗或 3、4 小伞梗；杯状总苞外面有柔毛，内面近无毛，边缘有睫毛，腺体 4 个，肾形。总苞内有多数雄花，每花仅有 1 雄蕊；雌花 1 朵生于总苞中央，仅具 1 雌蕊，常伸出总苞而下垂，子房 3 室，花柱 3，柱头 2 裂。蒴果密生短柔毛或无毛。花期 5 ~ 6 月，果期 6 ~ 7 月。

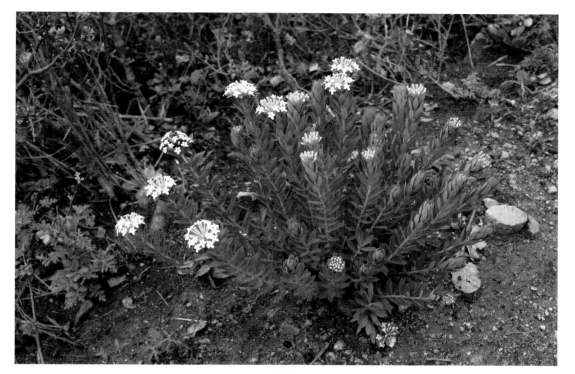

狼毒

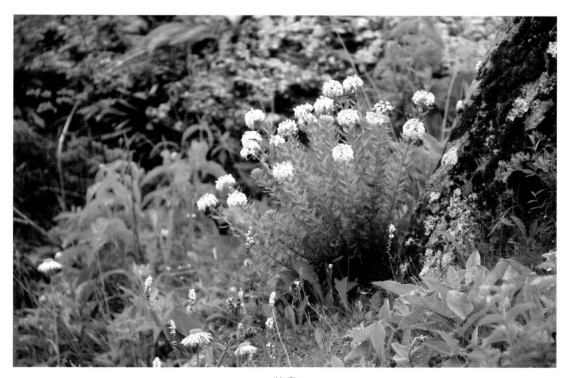

狼毒

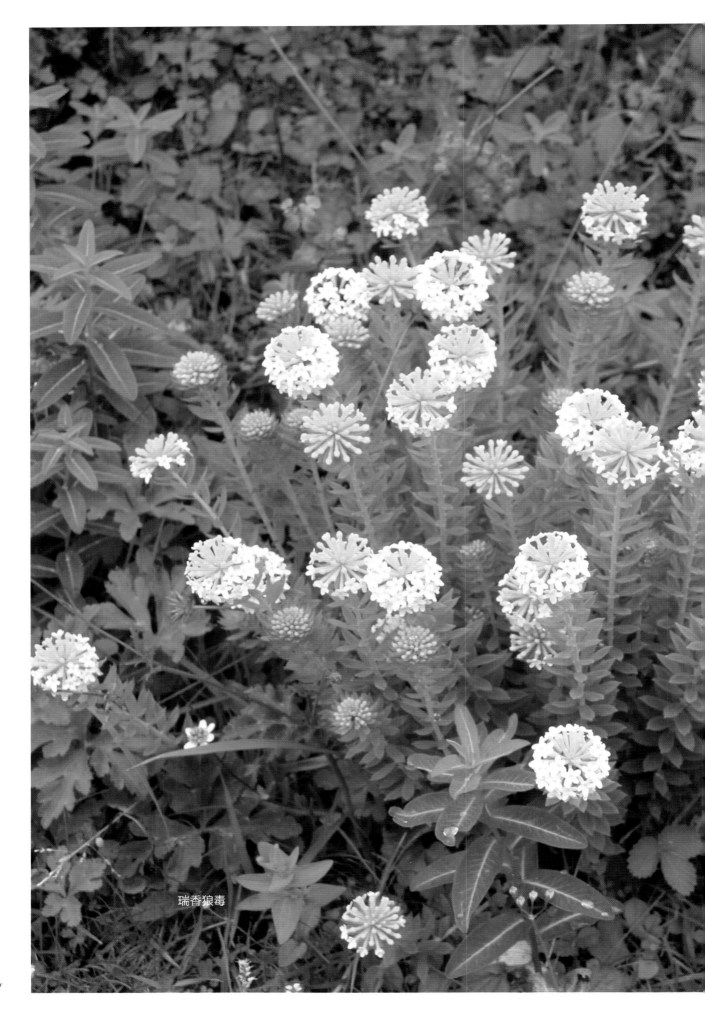

瑞香狼毒

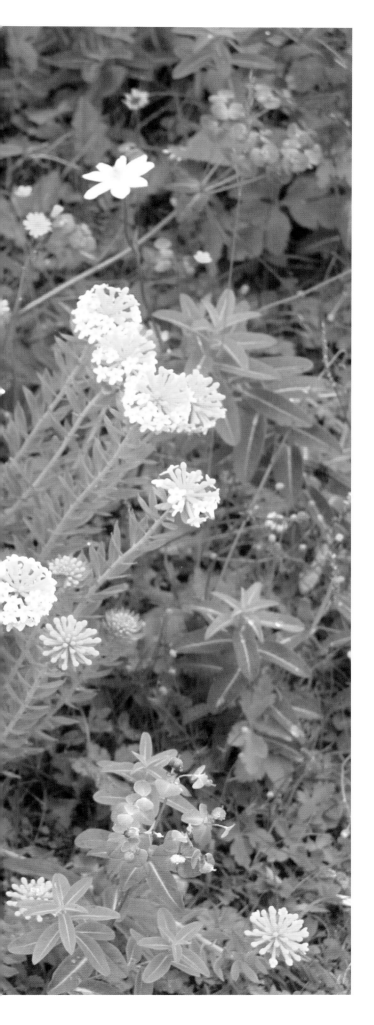

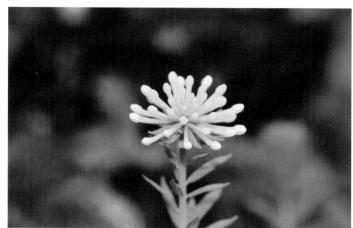

狼毒花

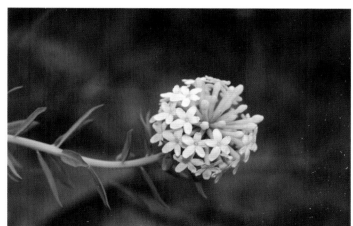

狼毒花

生境分布

生长于向阳山坡、草丛中。分布于东北、华北、西北、西南及西藏等地。

采收加工

春、秋两季采挖，除去茎叶、泥沙，晒干。

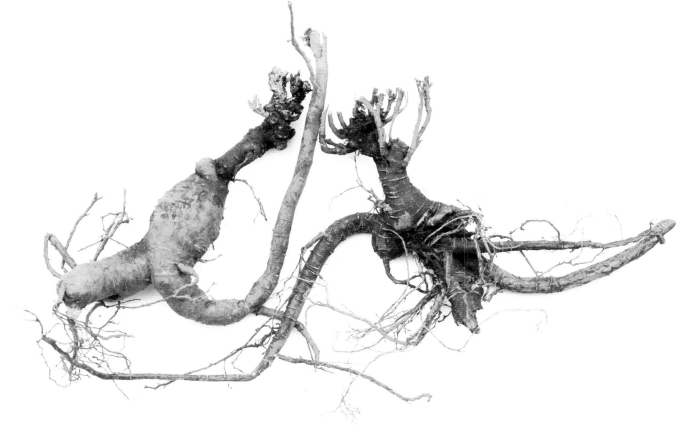

狼毒药材

药材性状

月腺大戟： 多为横、斜或纵切片，呈类圆形、长圆形或块状，直径 1.5 ～ 6 cm，厚 0.5 ～ 1 cm。栓皮灰褐色，呈重叠的薄片状，易剥落而显棕黄色。切面黄白色，有异形维管束，形成黄褐色或黄色的大理石样纹理或环纹，黄褐色或黄色部分常为凝聚的分泌物。质轻，折断面有粉性。气微，味甘。

狼毒大戟： 栓皮灰棕色，易剥落而显棕黄色或棕红色；切面黄白色，可见异型维管束形成较明显的同心环纹。

化学成分

根含二萜、黄酮、木脂素、香豆精类成分。二萜类：格尼迪木任（gnidimacrin），河朔荛花素（simplexin），瑞香狼毒任（stelleramacrin）A、B，18- 去 -（苯甲酰氧基）-28- 脱氧格尼迪木任（pimeleafactor P2），12- 乙酰氧基赫雷毒素（subtoxin A），赭雷毒素（huratoxin）。黄酮类：狼毒素（chamaejasmin）A、B、C，狼毒素、异狼毒素（isochamaejasmin），7- 甲氧基狼毒素（7-methoxychamaejasmin），新狼毒

素（neochamaejasmin）A、新狼毒素 B，狼毒色酮（chamaechromone）及二氢山柰酚（dihydrokaempferol）。木脂体：鹅掌揪树脂酚 B（lirioresinol B），松脂酚（pinoresinol），穗罗汉松脂酚（matairesinol）。挥发油：有 27 种成分，已确定 12 种，主要为 3,7,17-三甲基十二碳－反－2,顺－6,10－三烯酸(3,7,17-trimethyl-trans-2,cis-6,10-dodecatrienol)，10,13－十八碳二烯酸甲酯（methyl-10,13-oc-tadecadienoate），正十三烷（n-tridecane），正十二烷（n-dodecane），2,6－二甲基庚烷（2,6–dimethylheptane）及肉桂醇（cinnamic alcohol）等。狼毒还含茴芹香豆精（pimpinellin），异香柑内酯（isober-gapten），异茴芹香豆精（isopimpinellin），牛防风素（sphondin）及蔗糖（sucrose）。

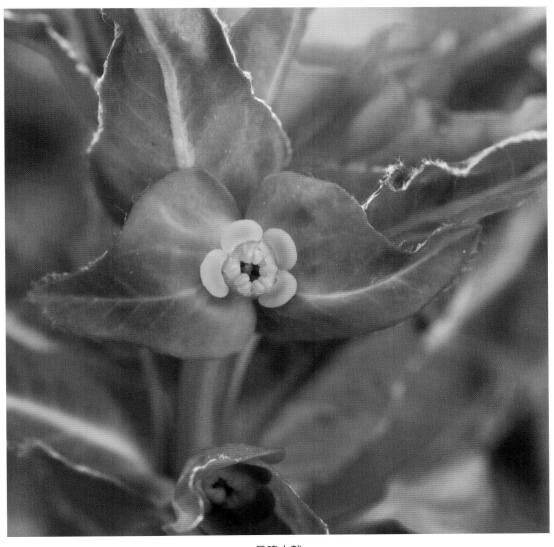

月腺大戟

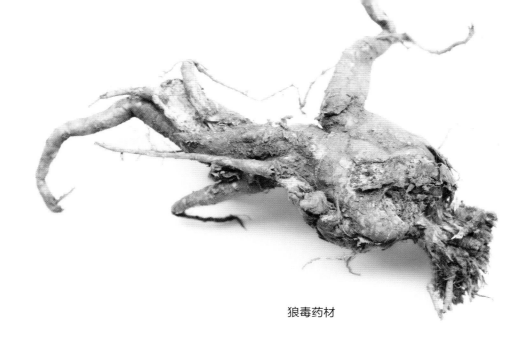

狼毒药材

药理作用

抗肿瘤作用 狼毒水提取物作用 10 ~ 40 g（生药)/kg、醇提取物 2.5 ~ 20 g/kg 腹腔注射，连续 10 日，对小鼠肝癌、Lewis 肺癌均有抑作用；水提取物 10 g/kg、20 g（生药)/kg、醇提取物 2.5 g/kg、5.0 g/kg 静脉滴注，连续 6 日，对小鼠肝癌也有抑制作用；水提取物 69.5 g（生药)/kg、醇提取物 26.09 g/kg 灌胃，连续 10 日，对小鼠肝癌也有抑制作用。

性味归经

味苦，辛，性平。归肺经。

功效主治

泻水逐饮，破积杀虫。用于水肿腹胀，痰食虫积，心腹疼痛，癥瘕积聚，结核，疥癣。

临床应用

1. 皮肤病 取月腺大戟洗净，剥去老皮，切碎，加水煎煮，直至用手一捻即成粉末为止；然后用纱布过滤，药液继续煎煮浓缩至一定黏度，冷后涂布患处，每日或隔日1次。或制成片剂，每片含生药0.18g，头5日临睡前内服1片，第6～10日早、晚各1片，以后增至早、中、晚各1片，20～30日为1个疗程，个别延长至35日，总剂量7～12g。

2. 结核病　先制成狼毒枣，其法取狼毒放入锅内，加水煎煮，把大枣放入笼屉，约蒸2小时即可；狼毒与大枣按3∶4配制。成人每日3次，开始服狼毒枣每次10粒，视副作用有无逐渐递增或减少，每次最多20粒；或第1周每日130g（约30粒），第2周每日225g（约45粒），第3周以后每日300g（约60粒）分3次食后内服，连服3个月为1个疗程；间隔1～2周，视情况可再给第2个疗程。

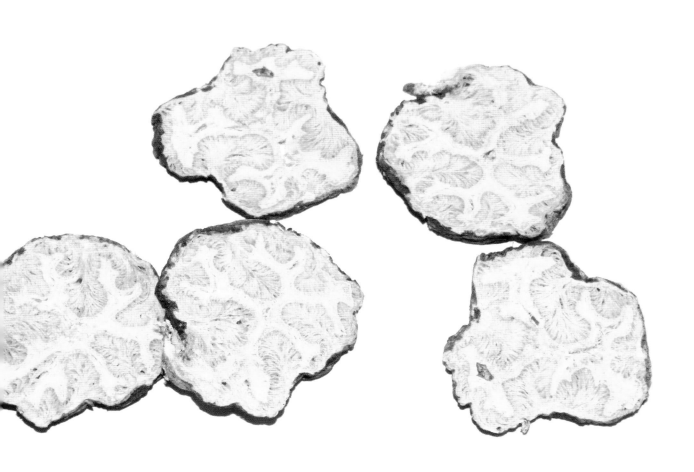

狼毒饮片

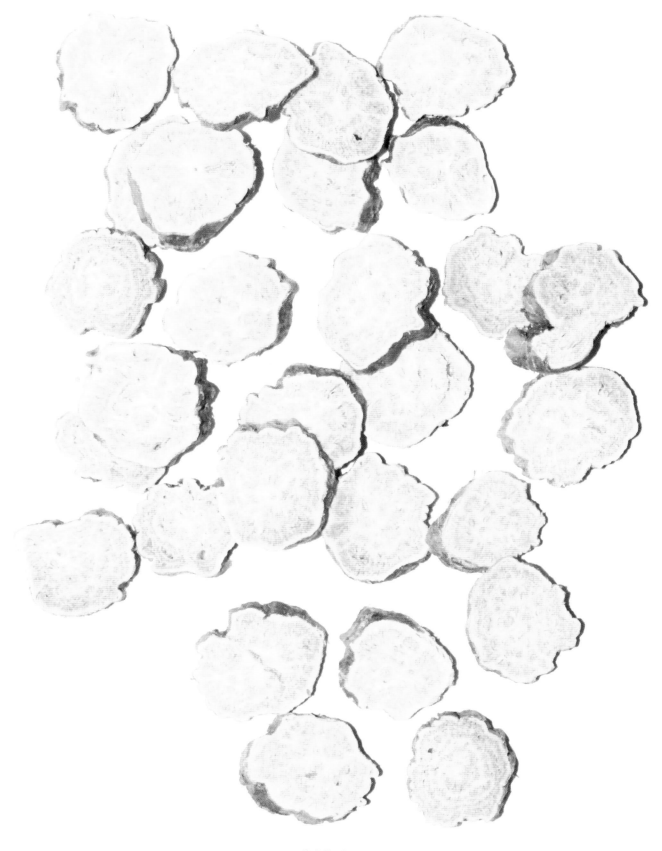

狼毒饮片

3. **肿瘤** 取狼毒 5 g 放入 200 mL 水中煮后捞出，再打入鸡蛋 2 个煮熟后吃蛋喝汤。用于治疗胃癌、肝癌、肺癌、甲状腺乳头状腺癌等 25 例，治后症状减轻，少数病例可见肿瘤缩小。也可用狼毒与鸡血藤、薏苡仁、半枝莲等制成复方狼毒注射液，每日 1 次，每次 20 ～ 40 mL，加入 5% 葡萄糖注射液静滴；或制成复方狼毒片内服。治疗 20 例晚期胃癌，在术前用药可以缓解症状，为手术治疗创造条件；在术后用药，可以巩固疗效，稳定病情。用药后一般具有止痛、增进食欲等作用。常见副作用有恶心、呕吐、头晕、轻度腹泻，未发现对肝、肾及神经方面的毒性表现。

4. **慢性气管炎** 取狼毒大戟制成煎剂或丸剂，每次剂量相当于干品 0.5 g，每日 3 次，饭后服。治疗 299 例，观察 10 日。结果：显效 52 例（17.39%），好转 170 例（56.36%）；具有较好的平喘、化痰及镇咳、消炎作用，尤以平喘作用显著；多数服药后 1 ～ 2 日自觉出气省力，痰易略出，5 日后咳嗽次数和痰量减少，食欲明显增加。但副作用较大，病人服水剂 30 分钟后即出现胃不适，口腔咽部发麻，头昏恶心，或腹泻、腹痛，停药后 3 ～ 24 小时，可自行好转；丸剂均有腹泻症状，对久热伤津、咽干舌燥、声哑、呕吐、恶心者不宜用。

5. **皮肤病** 月腺大戟加水煎煮至用手一捻即成碎末为止，用纱布过滤，滤液继续煎煮浓缩至一定黏度，冷却后用以涂抹患处，每日或隔日 1 次。

6. **结核病** 狼毒与大枣按 3:4 的比例，狼毒入锅煎煮，大枣放于笼屉，约蒸煮 2.5 小时即成狼毒枣。成人每日 3 次。开始服狼毒枣每次 10 粒，视其有无副作用逐渐递增或减少，每次最多 20 粒，连服 3 个月为 1 个疗程。

7. **慢性气管炎** 用狼毒煎剂或丸剂，每日 3 次，每次 0.5 g，饭后服。

用法用量

内服：煎汤 1 ～ 3 g；或入丸、散。外用：适量，研末调敷；或醋磨汁涂；或取鲜根去皮捣烂敷。

使用注意

本品有毒，内服宜慎；体弱及孕妇忌服。

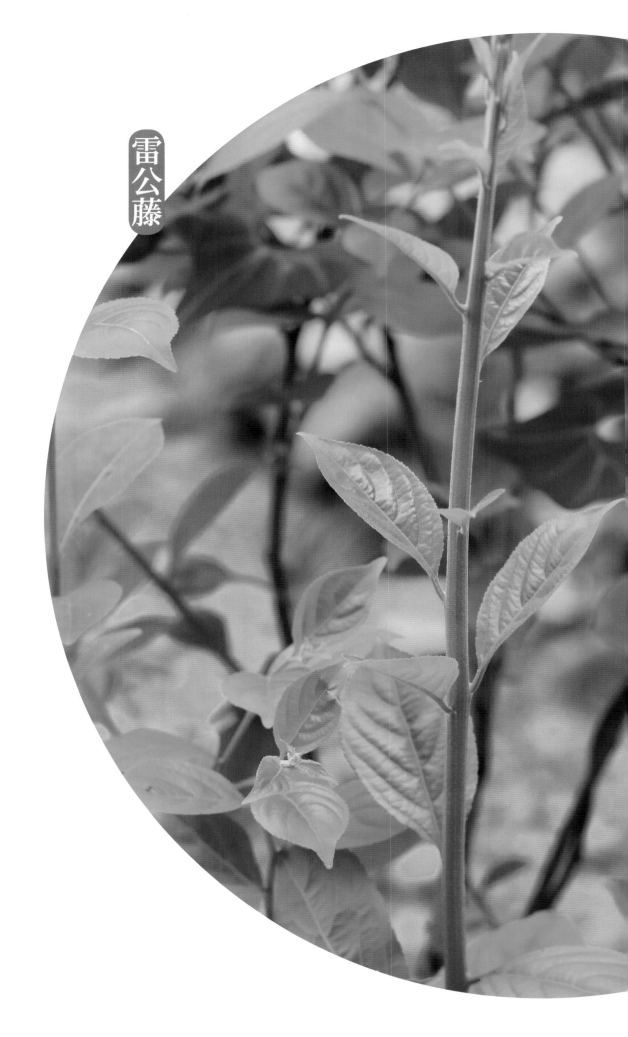

雷公藤

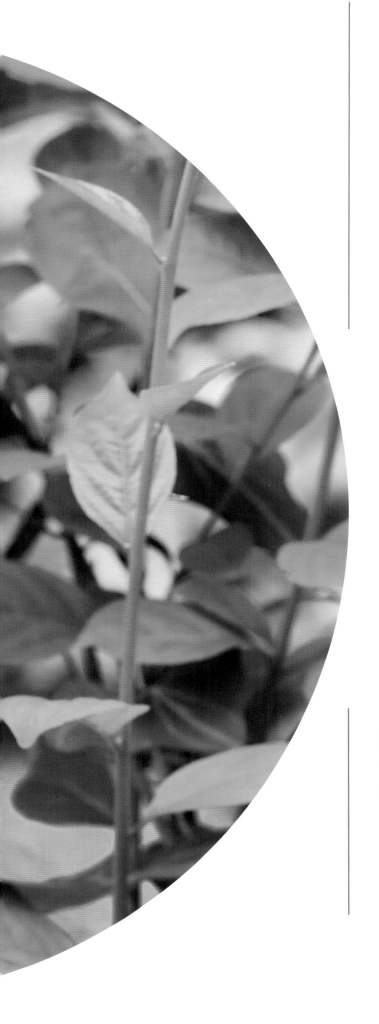

雷公藤

LEIGONGTENG

基　原

本品为卫矛科植物雷公藤 *Tripterygium wilfordii* Hook. f. 的干燥木质部。皮部毒性太大，常刮去，亦有带皮入药者。

雷公藤

LEIGONGTENG

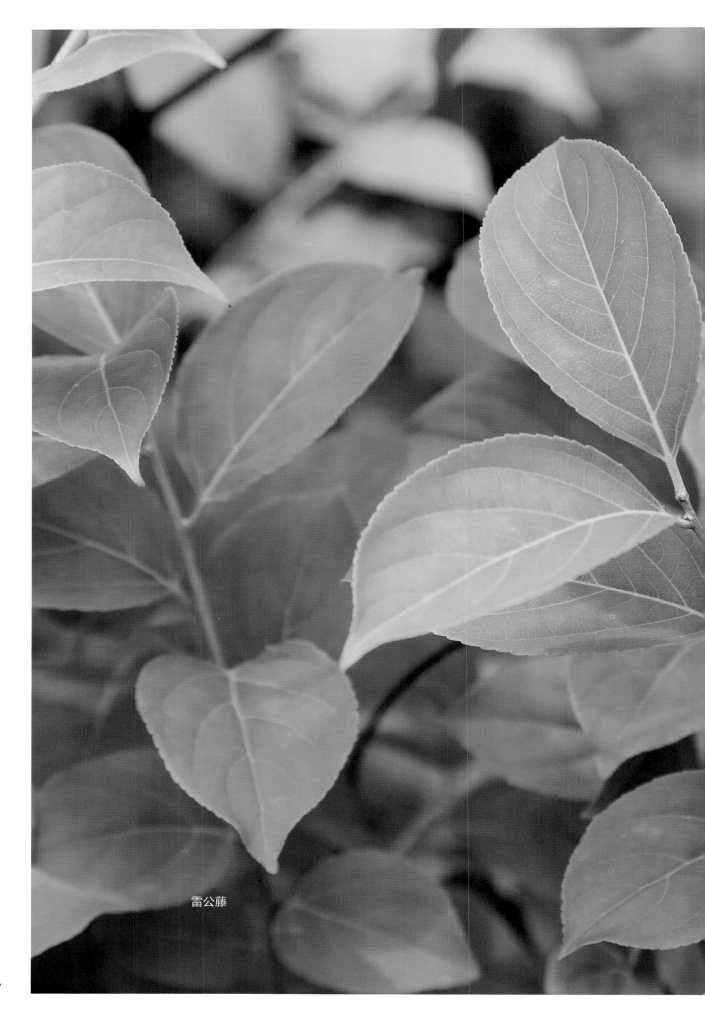

雷公藤

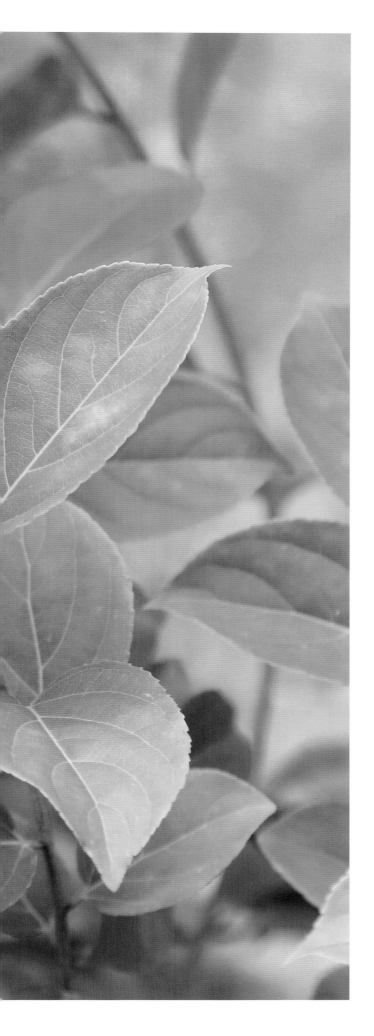

形态特征

　　落叶蔓性灌木，长达 3 m，小枝棕红色，有 4 ～ 6 棱，密生瘤状皮孔及锈色短毛。单叶互生，亚革质；叶柄长约 5 mm；叶片椭圆形或宽卵形，长 4 ～ 9 cm，宽 3 ～ 6 cm，先端短尖，基部近圆形或宽楔形、边缘具细锯齿，上面光滑，下面淡绿色，主、侧脉在上表面均稍突出，脉上疏生锈褐色柔毛。聚伞状圆锥花序顶生或腋生，长 5 ～ 7 cm，被锈色毛。花杂性，白绿色，直径达 5 mm，萼为 5 浅裂；花瓣 5，椭圆形，雄蕊 5，花丝近基部较宽，着生在杯状花盘边缘；花柱短，柱头 6 浅裂；子房上位，三棱状。蒴果具 3 片膜质翅，长圆形，长达 14 mm，宽约 13 mm，翅上有斜生侧脉。种子 1，细柱状，黑色。花期 7 ～ 8 月，果期 9 ～ 10 月。

雷公藤

LEIGONGTENG

生境分布

生长于背阴多湿的山坡、山谷、溪边灌木林中。分布于长江流域以南各地及西南地区。

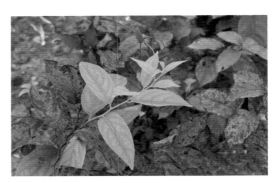

雷公藤

采收加工

栽培3～4年便可采收，秋季挖取根部，抖净泥土，晒干。或去皮晒干。

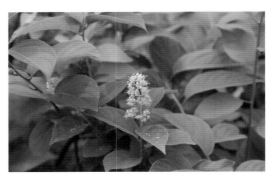

雷公藤

药材性状

根圆柱形，扭曲，常具茎残基。直径0.5～3 cm，商品常切成长短不一的段块。表面土黄色至黄棕色，粗糙，具细密纵向沟纹及环状或半环状裂隙。栓皮层常脱落，脱落处显橙黄色。皮部易剥离，露出黄白色的木部。质坚硬，折断时有粉尘飞扬，断面纤维性；横切面木栓层橙黄色，显层状；韧皮部红棕色；木部黄白色，密布针眼状孔洞，射线较明显。根茎性状与根相似，多平直，有白色或浅红色髓部。气微、特异，味苦微辛。有大毒。

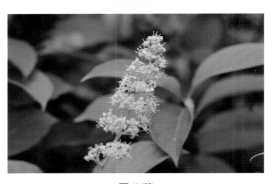

雷公藤

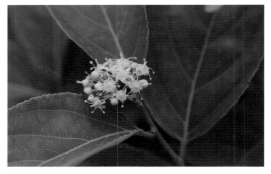

雷公藤

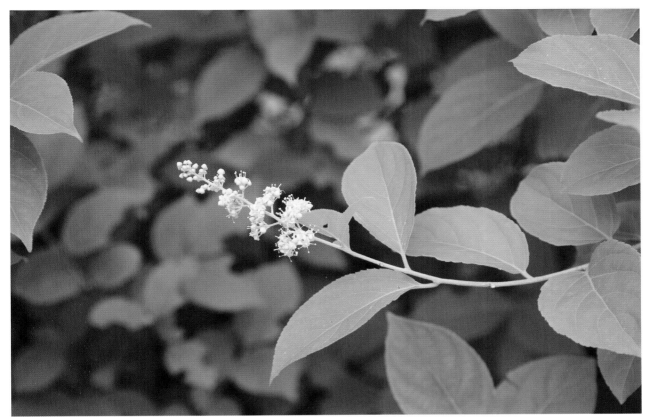

雷公藤

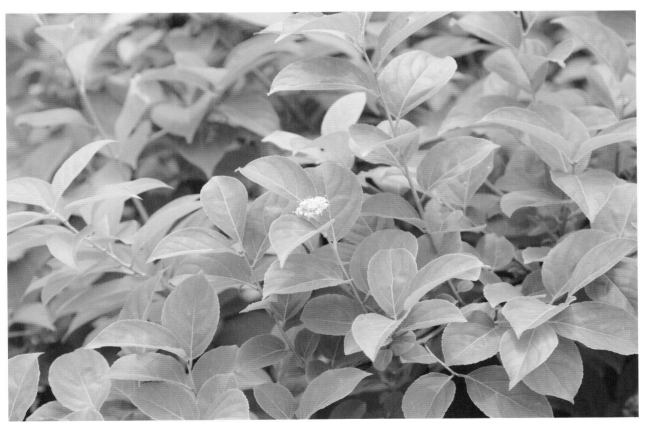

雷公藤

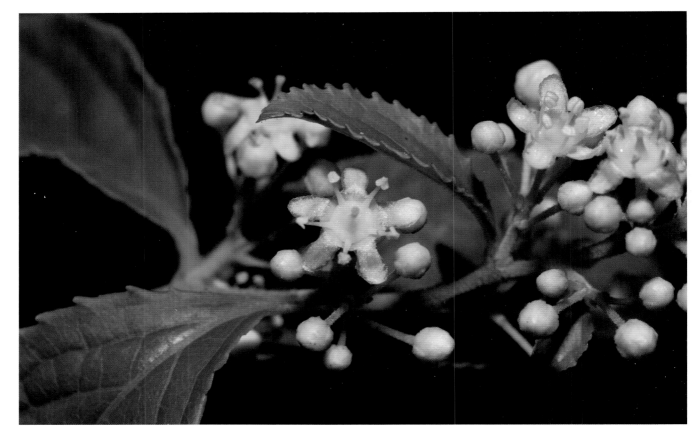

雷公藤

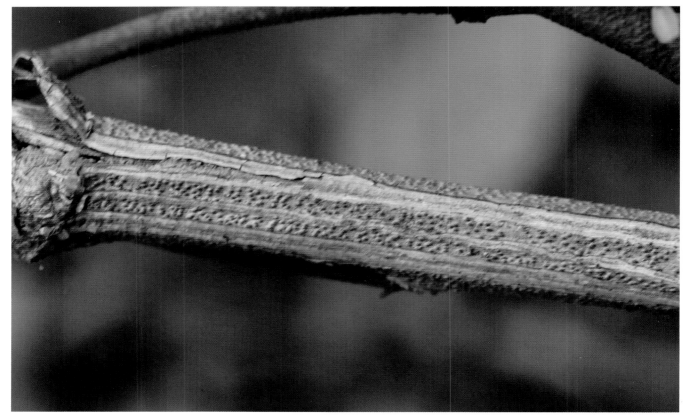

雷公藤

化学成分

根含雷公藤碱（wilfordine），雷公藤次碱（wilforine），雷公藤碱乙（wilforgine），雷公藤碱丁即雷公藤春碱（wilfortrine），南蛇藤 β－呋喃甲酸胺（celafurine），南蛇藤苄酰胺（celagbenzine），雷公藤内酯（wilforlide）A、B，雷酚萜醇（triptonoterpenol），16－羟基雷公藤内酯醇(16-hydroxytripto-lide)，雷公藤内酯醇即雷公藤甲素（triptolide），表雷公藤内酯三醇（epitriptriolide），雷贝壳杉烷内酯（tripterifordine），对映－雷贝壳杉烷内酯（antriptolactone），雷公藤酸（tripterygic acid），直楔草酸（orthosphenic acid），β－谷甾醇（β-sitosterol）及胡萝卜苷（daucosterol）。根木质部含雷公藤三萜内酯 A（triptoterpenoid lactone A），雷公藤内酯 A、B，南蛇藤素（celastrol）即雷公藤红素（tripterine），3β,22a－二羟基－12－齐墩果烯－29－羟酸（3β,22a-dihy-droxy-Δ12-oleanen-29-oic acid），3,24－二氧代－无羁萜烷－29－羟酸（3,24-dioxo-friedelan-29-oic acid），3β－羟基－12－齐墩果烯－29－羧酸（3-epikatonic acid），大子五层龙酸（salaspermic acid），雷公藤三萜酸（triptotriterpenic acid）A、B、C，直楔草酸，3β,22β－二羟基－12－齐墩果烯－29－核酸（3β,22β-dihydroxy-Δ12-oleanen-29-oic acid），2a,3a,24－三羟基－12－乌苏烯－28－羧酸（2a,3a,24-trihy-droxy-Δ12-ursene-28-oic acid），雷公藤酮（tripterygone），雷公藤氯内酯醇（tripchlorolide），雷公藤内酯三醇（triptriolide）及亚麻酸（linolenic acid），8,9－十八碳二烯酸（8,9-octadecadienoic acid），油酸（oleic acid），棕榈油酸（9-hexadecenoic acid），棕榈酸（palmitic acid），硬脂酸（stearic acid）等。根皮含雷公藤碱，雷公藤次碱，雷公藤碱乙，异卫矛碱，雷公藤宁碱（wifornine），雷公藤精碱（wilforjing），雷公藤碱丁；雷酚酮内酯（triptonolide），雷公藤内酯酮（triptonide），雷公藤内酯醇，雷公藤内酯二醇（tripdiolide），雷酚内酯（trip-tophenolide），雷酚内酯甲醚（triptophenolide methylether），雷酚新内酯（neotriptophenolide），雷酚萜即 14－羟基－8,11,13－松香三烯－3－酮（triptonoterpene,14-hydroxy-abieta-8,11,13-trien-3-one），雷酚萜甲醚即 11－羟基－14－氧基－8,11,13－松香三烯－3－酮（triptonoterpene methylether，11-hydroxy-14-methoxy-abieta-8,11,13-trien-3-one），雷醇内酯（triptolidenol），山海棠素（hy-polide），山海棠素甲醚（hypolide methylether），异雷酚新酯

（isoneotriptophenolide），雷公藤内酯三醇，雷公藤内酯四醇（triptotetraolide），异雷公藤内酯四醇（isotr iptetraolide），雷公藤素（wilforonide），雷公藤内酯 A，5- 黏霉烯 -3β,28- 二醇（glut-5-en-3β,28-diol），乌苏 -3β,5a- 二醇（ursan-3β,5a-diol），D-A- 异齐墩果 -29- 羧酸即美登木酸（polpunonic acid, populnonic acid, maytenonic acid）及雷二羟酸甲酯（triptodihy-droxy acid methyl ester）。

药理作用

1. 抗肿瘤作用 雷公藤内酯、雷公藤内酯二醇 0.1 mg/kg 给小鼠，对白血病 L1210、P388 有抗肿瘤活性；对人鼻咽癌的 ED50 为 10^{-3} ~ 10^{-4} μg/mL。雷公藤内酯 0.2 mg/kg、0.25 mg/kg 腹腔注射，对小鼠白血病 L615 有明显的疗效。雷公藤内酯 $1×10^{-8}$ mol/L，可抑制乳腺癌与胃癌的四个细胞 MCF-7、BT-20、MKN-45、KATO- Ⅲ软琼酯集落形成，抑制率 70% 以上，IC50 为 0.504 ~ 1.22 μg/L。

2. 抗感染作用 雷公藤醋酸乙酯提取物 40 mg/kg 灌胃，连续 19 日，对佐剂性关节炎有抑制作用；80 mg/kg 灌胃，对大鼠棉球肉芽肿有抑制作用。雷公藤总苷 30 mg/kg 腹腔注射，抑制大鼠实验性关节肿、组胺引起的皮肤毛细血管通透性增高；20 mg/kg 腹腔注射，抑制大鼠棉肉芽肿。雷公藤内酯 100 μg/kg 皮下注射，对巴豆

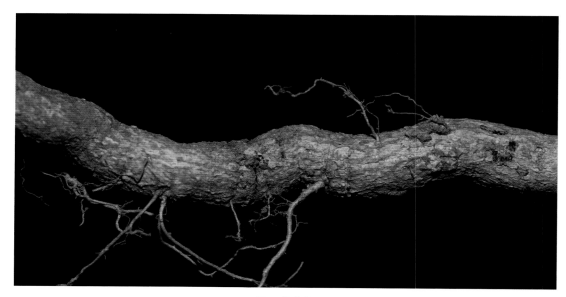

雷公藤药材

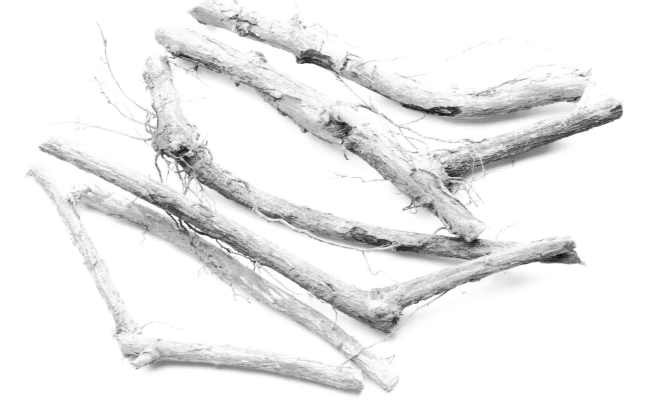

雷公藤药材

油所致小鼠耳肿胀有抑制作用，150 μg/kg 皮下注射，连续 12 日，对 5- 羟色胺所致大鼠皮肤血管通透性增高有抑制作用；0.05 ～ 1.0 μg/mL 能抑制远志醇提物的溶血作用，对红细胞膜有稳定作用。

3. 对免疫的影响　雷公藤醋酸乙酯提取物 20 mg/kg、40 mg/kg，雷公藤总生物碱 20 mg/kg、40 mg/kg 灌胃，对小鼠溶血素抗体生成有抑制作用，也抑制小鼠脾细胞溶血空斑形成。雷公藤内酯 75 μg/kg、150 μg/kg 皮下注射可使小鼠血清补体增加，但显著抑制特异性 IgM 抗体形成，200 μg/kg 灌胃，抑制小鼠碳粒廓清及腹腔巨噬细胞的吞噬活性，对 2,4- 二硝基氯苯（DNCB）引起的迟发型超敏反应无明显影响。雷公藤红素于试管内 0.1 ～ 1.0 μg/mL，可以明显抑制 Con A、PHA、PHM 及 LPS 诱导的脾淋巴细胞增生反应，对淋巴结细胞增生也有相似的抑制作用。雷公藤红素 1 mg/kg 腹腔注射，使小鼠血清溶血素抗体生成明显下降；雷公藤红素、雷公藤内酯 0.1 ～ 1.0 μg/mL 显著抑制 Con A 诱导的小鼠淋巴细胞增生，总生物碱 1.0 μg/mL 也有明显抑制作用；雷公藤红素 10 μg/mL，可以明显抑制白细胞的移动。雷公藤总苷 80 mg/kg、总萜 211 mg/kg 灌胃，可使小鼠血液白细胞数减少，淋巴细胞总数也减少，中性粒细胞与单核细胞相对增加，说明选择性作用于淋巴细胞；脾、胸腺、颌下淋巴结非特异性酯酶 (ANAE) 染色，证明雷公藤总苷、总萜主要作用于 B 细胞而抑制体液免疫。雷公藤春碱、雷公藤新碱 40 mg/kg、80 mg/kg 腹腔注射，连续 4 日，对经溶血素反应

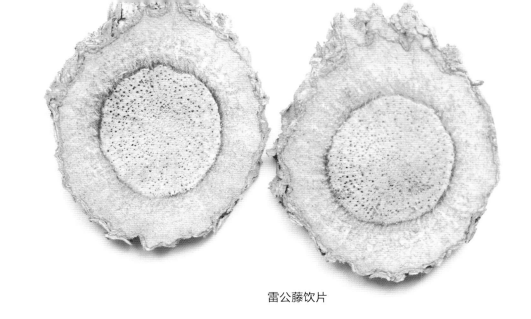

雷公藤饮片

为指标的体液免疫具有抑制作用；雷公藤春碱 160 mg/kg 腹腔注射，对小鼠移植物抗宿主反应为指标的细胞免疫也抑制，雷公藤新碱 80 mg/kg 腹腔注射，对 2,4- 二硝基氯苯（DNCB）所致迟发型超敏反应具有抑制作用，并能降低小鼠碳粒廓清速率，使小鼠胸腺、脾质量减轻。

4. 其他作用 雷公藤多苷（GTW）16 mg/kg 灌胃，连续 2 或 5 周，或 10 mg/kg 连续给药 7 周，可使雄性大鼠附睾精子成活率明显下降，畸形率上升，灌服抗生育剂量并不影响大鼠垂体 - 睾丸轴的内分泌功能，可能是直接作用于睾丸与附睾中精子，使其变态与成熟。雷公藤根木部煎剂 2 g/kg、4 g/kg 灌胃，连续 12 日，对日本血吸虫小鼠肝脏虫卵肉芽肿形成有明显抑制作用。

性味归经

苦，辛，大毒。归心、肝经。

功效主治

祛风除湿，活血通络，消肿止痛，杀虫解毒。用于类风湿关节炎，风湿性关节炎，肾小球肾炎，肾病综合征，红斑狼疮，口眼干燥综合征，白血病，湿疹，银屑病，麻风病，疥疮，顽癣。

临床应用

1. 麻风反应 雷公藤干根彻底去除内外两层皮，将木质部切片晒干。每用 20 g，加水 2500 mL，文火煎（不加盖）3 ~ 4 小时，取褐色药液 250 mL，早、晚分服，3 ~ 4 日为 1 个疗程。

2. 类风湿关节炎 用雷公藤（取木质部）25 g，加水 400 mL，文火煎 2 小时（不加盖），得药液 150 mL，残渣再加水煎取 100 mL，混合后早、晚 2 次分服，7 ~ 10 日为 1 个疗程，疗程间停药 2 ~ 3 日。治疗 50 例，用药 1 ~ 20 个疗程等，多数为 5 ~ 6 个疗程。结果：44 例有不同程度的好转或缓解。

3. 肺结核及其他慢性肺部疾病 于夏末秋初采根，洗净晒干，切碎。每 31.2 g 雷公藤加水 1000 mL，以文火煎熬，待煎至约 500 mL(使每 10 mL 生药 0.62 g) 即成。开始每日 3 次，每次 15 ~ 20 mL，口服，1 周为 1 个疗程；以后视病情与病人体质情况，剂量可略有增减，但每次给药量不宜超过 10 ~ 25 mL。如服药 7 ~ 10 日后无明显副作用，尚可延长服药时间；但服用时间过长的应短时间停药，一般服用 20 ~ 30 日后停药 5 ~ 7 日。经治 99 例，多数病人服药后咳嗽、排痰、发热、哮喘等症有不同程度的减轻。治程中按规定剂量服药，基本上无副作用；若体质较弱者；可有恶心、胃肠不适及畏寒怕冷等反应。

4. 风湿性关节炎 雷公藤根、叶各适量。捣烂外敷，30 分钟后即去，否则起疱。

5. 皮肤发痒 雷公藤叶适量。捣烂，搽敷。

6. 腰带疮 雷公藤花、乌药各适量。研末调擦患处。

用法用量

内服：煎汤，去皮根木质部分 15 ~ 25 g；带皮根 10 ~ 12 g。均需文火煎 1 ~ 2 小时。也可制成糖浆、浸膏片等。研粉装胶囊服，每日 3 次，每次 0.5 ~ 1.5 g。外用：适量，研粉或捣烂或；或制成酊剂、软膏涂擦。

使用注意

本品有大毒，内服宜慎。凡疮痒出血者慎用。

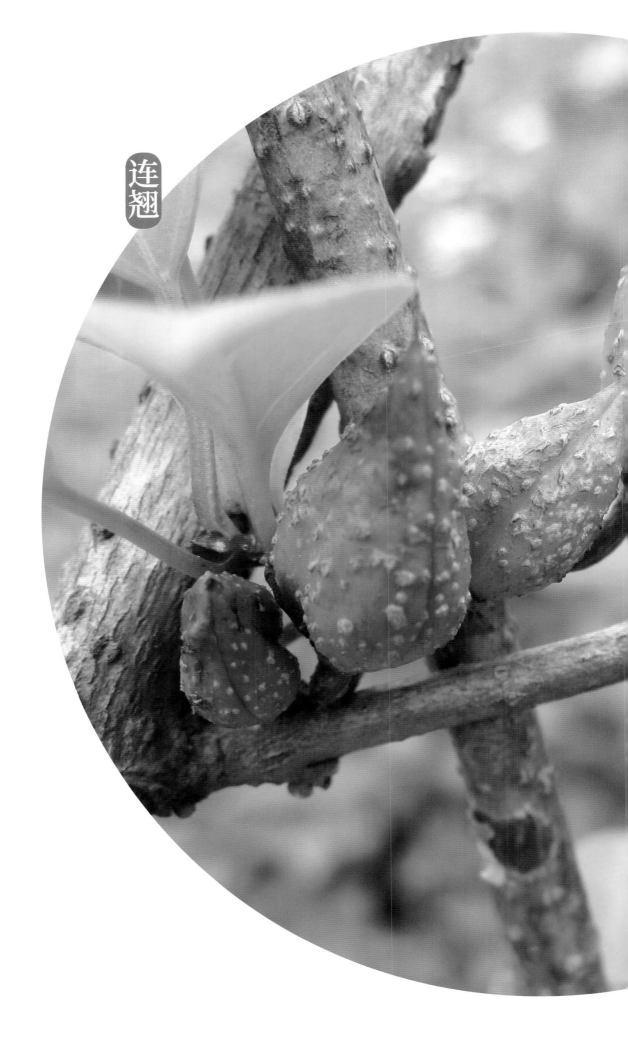

连翘

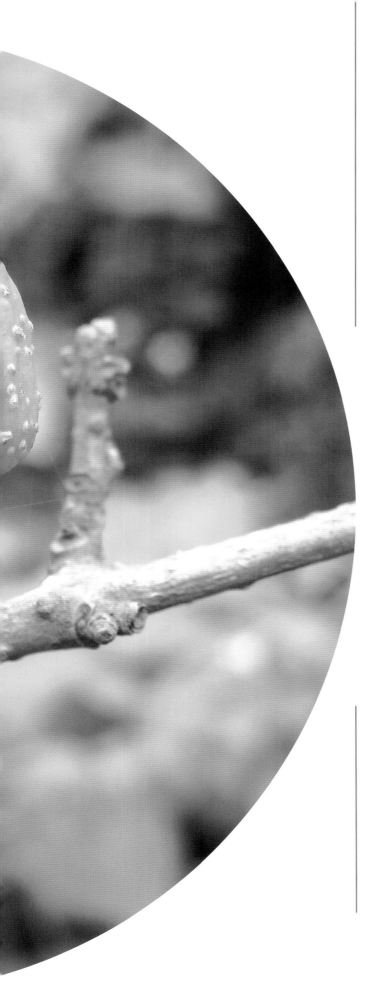

基　原

本品为木犀科植物连翘 *Forsythia suspensa* (Thunb.) Vahl 的干燥果实。

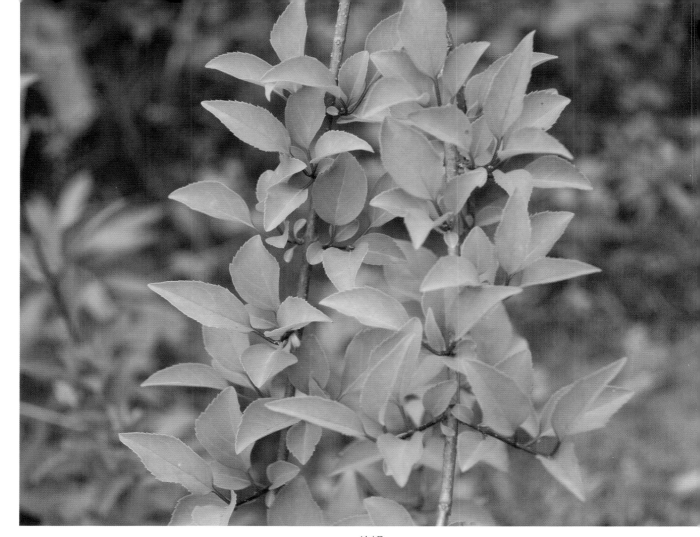

连翘

形态特征

落叶灌木，高 2 ~ 3 m；茎丛生，小枝通常下垂，褐色，略呈四棱状，皮孔明显，中空。单叶对生或 3 小叶丛生，卵形或长圆状卵形，长 3 ~ 10 cm，宽 2 ~ 4 cm，无毛，先端锐尖或钝，基部圆形，边缘有不整齐锯齿。花先叶开放。1 至数朵，腋生，金黄色，长约 2.5 cm；花萼合生，与花冠筒约等长，上部 4 深裂；花冠基部联合呈管状，上部 4 裂，雄蕊 2 枚，着生花冠基部，不超出花冠，子房卵圆形，花柱细长，柱头 2 裂。蒴果狭卵形，稍扁，木质，长约 1.5 cm，成熟时 2 瓣裂；种子多数，棕色、扁平，一侧有薄翅。花期 3 ~ 4 月，果期 7 ~ 9 月。

生境分布

生长于山野荒坡或栽培。主要分布于山西、河南、陕西等地。

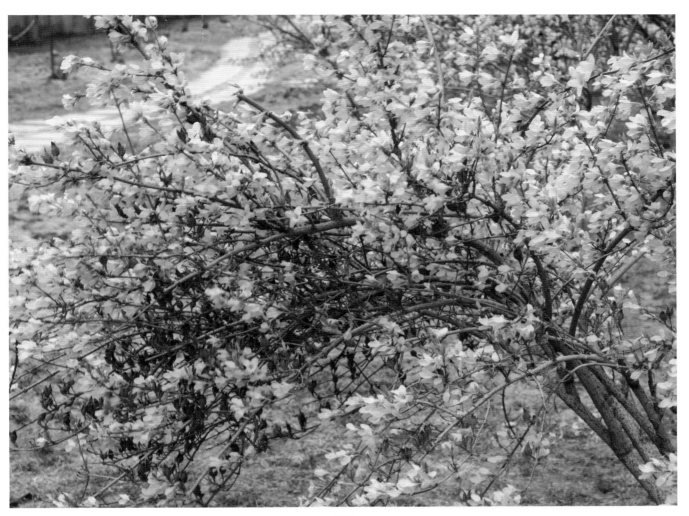

连翘

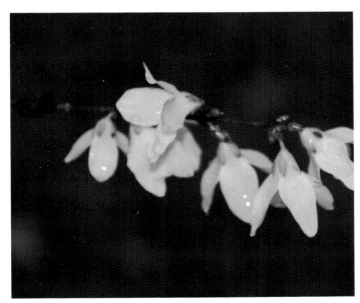

连翘花枝

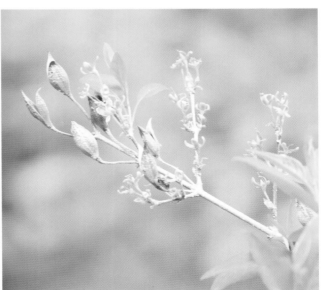

连翘果枝

采收加工

秋季果实初熟尚带绿色时采收，除去杂质，蒸熟，晒干，习称"青翘"；果实熟透时采收，晒干，除去杂质，习称"老翘"。

药材性状

本品呈长卵形至卵形，稍扁，长1.5 ~ 2.5 cm，直径 0.5 ~ 1.3 cm。表面有不规则的纵皱纹及多数凸起的小斑点，两面各有一条明显的纵沟。顶端锐尖，基部有小果梗或已脱落。青翘多不开裂，表面绿褐色，凸起的灰白色小斑点较少；质硬；种子多数，黄绿色，细长，一侧有翅。老翘自顶端开裂或裂成2瓣，表面黄棕色或红棕色。内表面多为浅黄棕色，平滑，具一纵隔；质脆；种子棕色，多已脱落，气微香，味苦。青翘以色较绿、不开裂者为佳；老翘以色较黄、瓣大、壳厚者为佳。

化学成分

种子含三萜皂苷。果皮含甾醇化合物、连翘酚、皂苷、生物碱、齐墩果酸、芦丁等。青翘含皂苷约5%、生物碱0.2%、挥发油0.8%，尚含维生素P等。

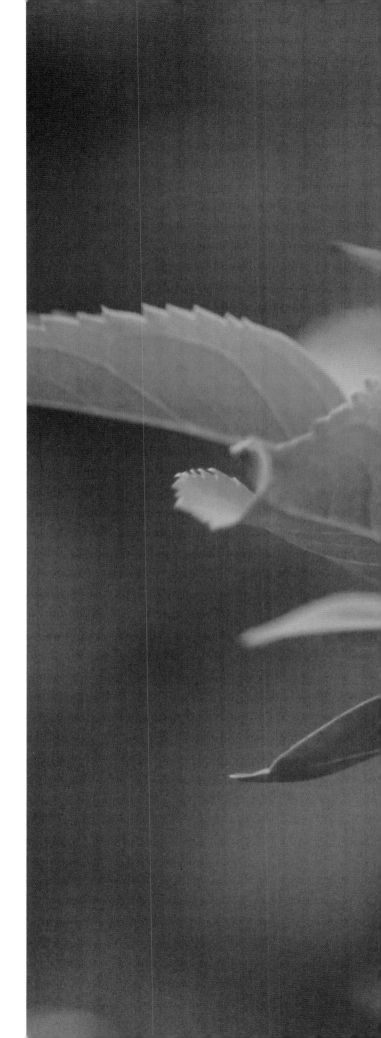

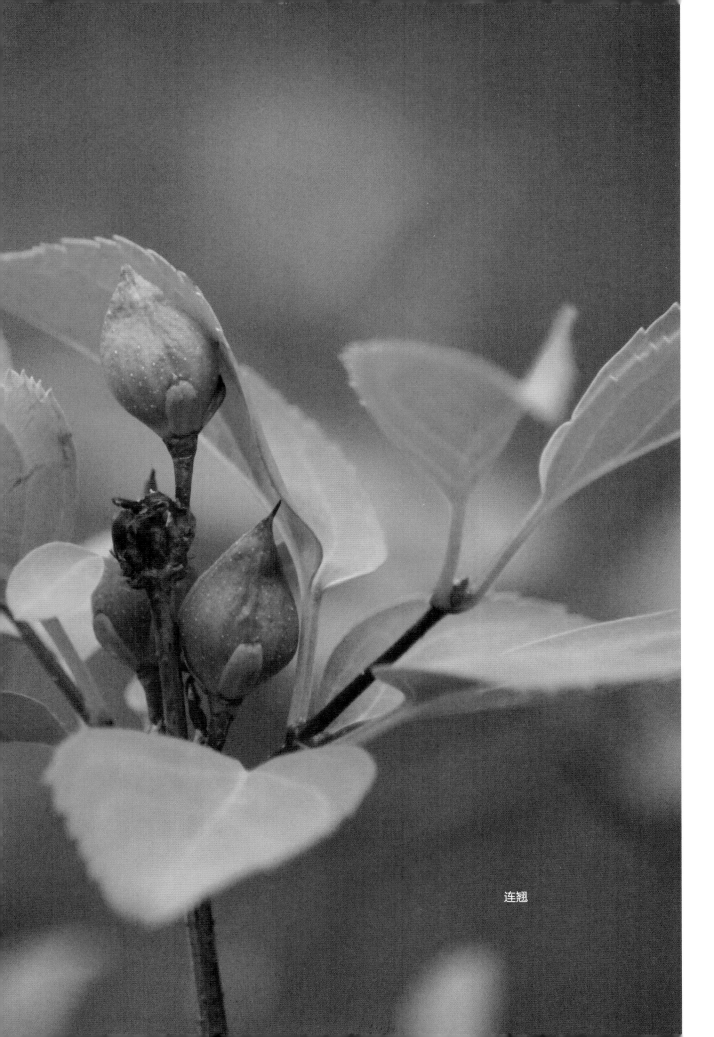

连翘

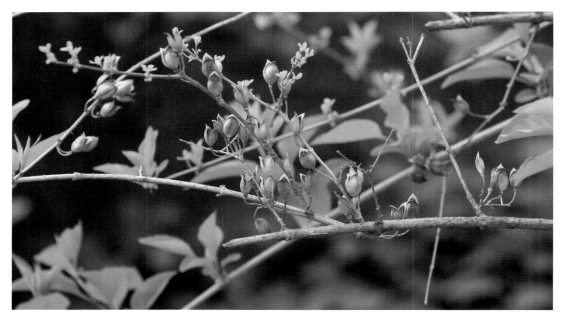

连翘

药理作用

1. 抗病原微生物作用 连翘煎剂对金黄色葡萄球菌、链球菌属、肺炎链球菌、脑膜炎奈瑟菌、铜绿假单胞菌、变形杆菌、伤寒沙门菌、大肠埃希菌、白喉棒状杆菌、百日咳鲍特菌、人型结核分枝杆菌均有较强的抑制作用。对小鼠实验性结核有显著疗效。煎剂对志贺菌属、葡萄球菌、乙型溶血性链球菌和变形杆菌的抑制作用最强。连翘水浸剂能使伤寒沙门菌、副伤寒沙门菌、痢疾志贺菌的菌体膨胀。对常见的皮肤致病菌也有抑制作用。对星形奴卡菌有一定的抑制作用。醇提取物能杀灭钩端螺旋体。连翘酚为主要抑菌成分，其对金黄色葡萄球菌、痢疾志贺菌呈强大抑制作用，并能抑制 HBsAg。

2. 抗感染作用 实验证明，用连翘、金银花、黄连、板蓝根等制成的注射液能明显降低大鼠和小鼠毛细血管的通透性，减少炎性渗出。对人工关节炎的实验观察表明，复方连翘制剂对各种炎症有明显的抑制作用，且优于水杨酸钠。对伤寒菌苗引起猫的内毒素休克，能促进其血压恢复。连翘对动物注射大肠埃希菌造成的腹膜炎，有明显的抑制作用。实验还证明，复方连翘注射液能明显增强炎性渗出细胞的吞噬能力。

3. **解热作用**　复方连翘制剂对菌苗造成的动物发热有降温作用。对正常动物体温也能使之下降，推测降温为中枢性的。

4. **保肝、利胆作用**　连翘对肝脏有保护作用，可明显减轻实验动物由四氯化碳引起的肝损伤，促进肝细胞再生，使肝细胞内蓄积的肝糖原以及核糖核酸含量大部分恢复或接近正常，血清谷丙转氨酶活力显著下降。临床上对急性肝炎也有显著的降转氨酶及改善症状的作用。连翘有利胆作用，且能松弛胆囊平滑肌而减轻疼痛。

5. **镇吐作用**　连翘煎剂有镇吐作用。能对抗洋地黄和阿朴吗啡引起的呕吐。其止吐作用与抑制延髓化学催吐感受区有关。

6. **降血压作用**　动物实验证明，连翘有降压作用。一般血压下降可达原水平的 40% ～ 60%。降压作用迅速、显著、持续时间较短，多次注射无快速耐受性。降压作用可能与扩张血管和镇静作用有关。实验证明，连翘对兔外周血管有直接扩张作用。复方连翘制剂能增强戊巴比妥钠对中枢的抑制作用。

7. **强心、利尿作用**　所含齐墩果酸有强心、利尿作用。麻醉狗实验表明，以连翘 0.25 g/kg 给药，有显著的利尿作用，在给药 0.5 ～ 1 小时后最为明显。

8. **其他作用**　所含芦丁能增强毛细血管的致密度，降低通透性，有一定止血作用。

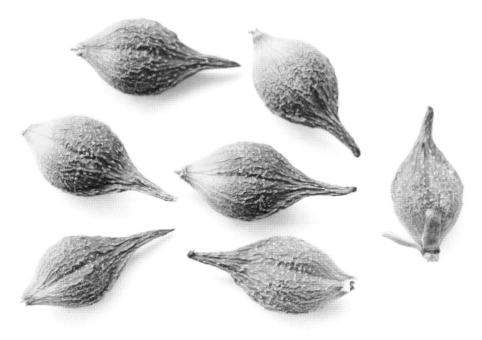

连翘（青翘）药材

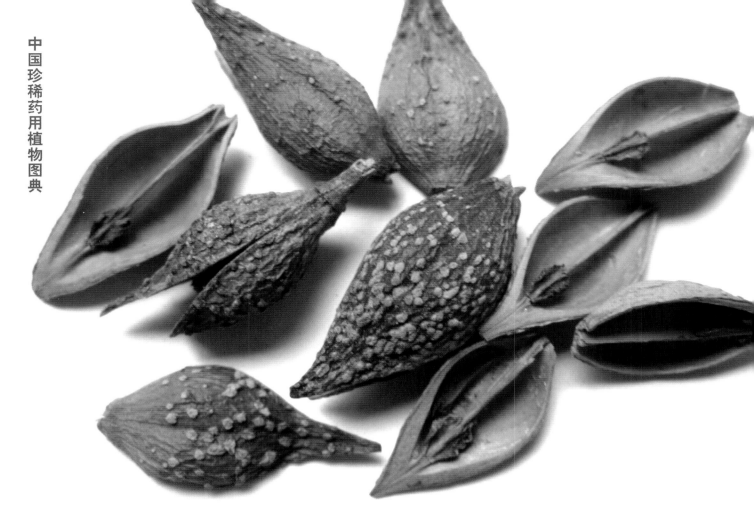

连翘饮片

性味归经

苦，微寒。归肺、心、小肠经。

功效主治

清热解毒，消肿散结，疏散风热。用于痈疽，瘰疬，乳痈，丹毒，风热感冒，温病初起，温热入营，高热烦渴，神昏发斑，热淋涩痛。

临床应用

1. 流行性感冒、流行性脑脊髓膜炎、腮腺炎 连翘、金银花、大青叶、板蓝根等各适量。对温热病热陷心包见高热、脱水、烦躁、神昏、谵语者，与犀角、玄参、莲子心、淡竹叶、麦冬各适量配伍，如清宫汤。

2. 肺结核　可单用连翘，有抑制病变渗出及毒素再吸收和止血的效果。

3. 肝炎　用100%连翘煎口服。每日3次，每次10 mL，1个月为1个疗程，对急性传染性肝炎患者的转氨酶有迅速下降的作用。每日口服齐墩果酸60～90 mg，辅以维生素B和维生素C，连续治疗30日，结果：196例中，总有效率为94.4%，其中治愈率为64.8%；222例慢性肝炎患者，每日口服齐墩果酸片200 mg，辅以维生素B和维生素C，连用3个月为1个疗程，总有效率为69.8%，其中显效率为43.7%。

4. 颈淋巴结结核、肺结核　连翘、夏枯草、玄参、牡蛎各适量。用于治疗颈淋巴结结核。单用连翘可治疗肺结核，有抑制病变渗出及毒素的再吸收和止血效果。

5. 急性荨麻疹　用连翘败毒丸（连翘、金银花、大黄、桔梗、甘草、防风、玄参、赤芍、白鲜皮、黄芩、浙贝母、紫花地丁、蒲公英、栀子、白芷、天花粉、蝉蜕等各适量），每日2～3次，每次2丸，忌食鱼虾及辛辣食物。对急性荨麻疹有较好疗效。

6. 青年扁平疣　选用由连翘等组成的青年扁平疣方（含连翘、夏枯草、藿香、佩兰、薏苡仁、茯苓、板蓝根、白鲜皮、扁豆各15 g，白术、陈皮各10 g，甘草3 g），每日1剂，水煎3次，分3～5次服。曾用其治疗12例，平均每例病人服药8剂，全部得以治愈。

用法用量

内服：煎服，6～15 g；或入丸、散。

使用注意

脾胃虚寒及气虚脓清者不宜用。

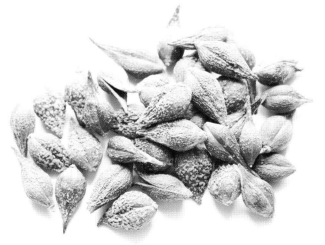

连翘（青翘）饮片

连翘

LIANQIAO

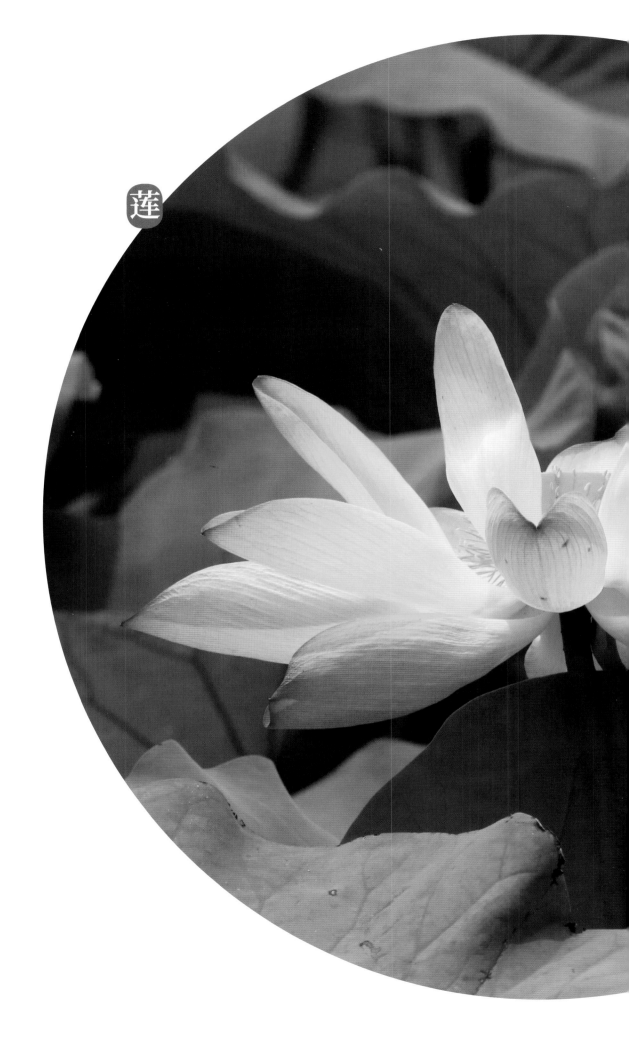

莲

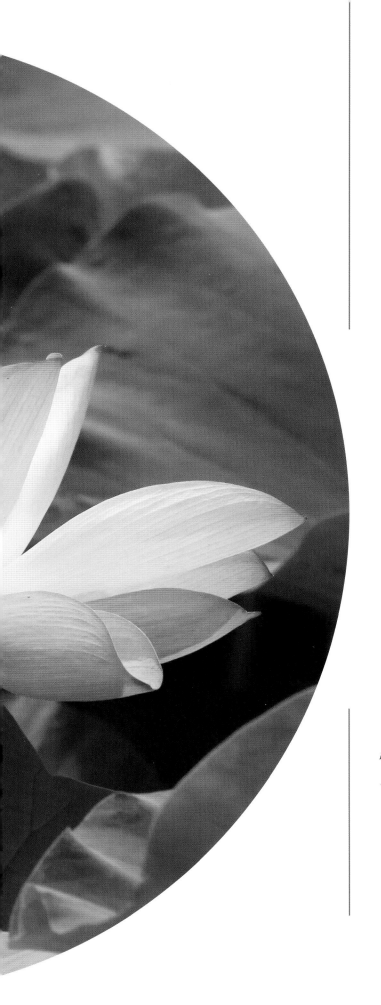

莲

LIAN

基　原

　　本品为睡莲科植物莲 *Nelumbo nucifera* Gaertn. 的干燥成熟种子、莲子心、荷叶、藕节、莲须。

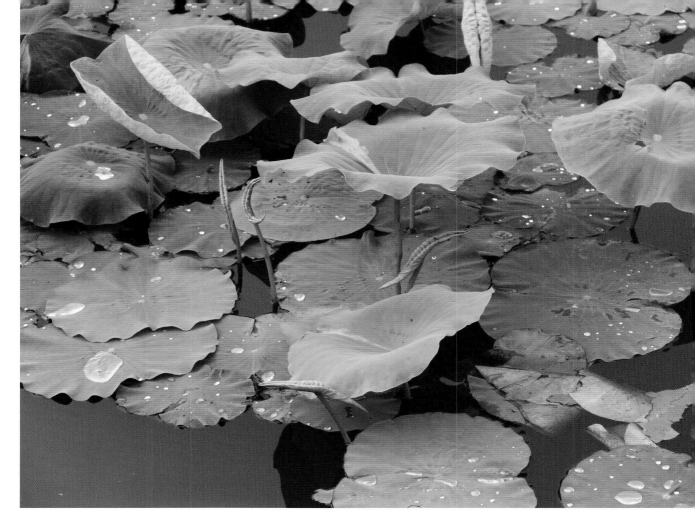

莲

形态特征

　　多年生水生草本，根茎肥厚横走，外皮黄白色，节部缢缩，生有鳞叶与不定根，节间膨大，内白色，中空而有许多条纵行的管。叶片圆盾形，高出水面，直径30～90 cm，全缘，稍呈波状，上面暗绿色，光滑，具白粉，下面淡绿色；叶柄着生于叶背中央，圆柱形，中空，高1～2 m，表面散生刺毛。花梗与叶柄等高或略高；花大，单一，顶生，直径12～23 cm，粉红色或白色，芳香；萼片4或5，绿色，小形，早落；花瓣多数，长圆状椭圆形至倒卵形，先端钝，由外向内逐渐变小；雄蕊多数，早落，花药线形，黄色，药隔先端成一棒状附属物，花丝细长，着生于花托下；心皮多数，埋藏于花托内，花托倒圆锥形，顶部平，有小孔20～30个，每个小孔内有一椭圆形子房，花柱很短，果期时花托逐渐增大，花后结莲蓬，长、宽均5～10 cm。坚果椭圆形或卵形，长1.5～2.5 cm，果皮坚硬、革质；内有种子1枚，俗称莲子。花期6～8月，果期8～10月。

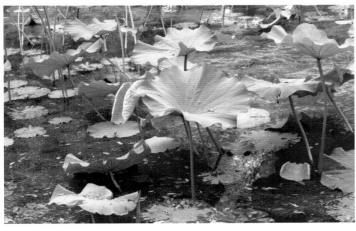

莲

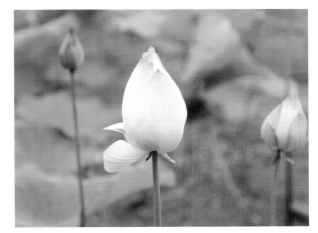

莲（荷花）

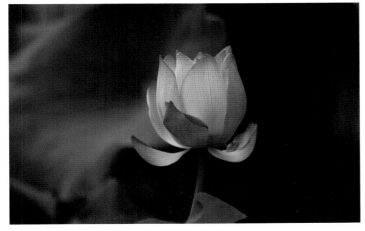

莲（荷花）

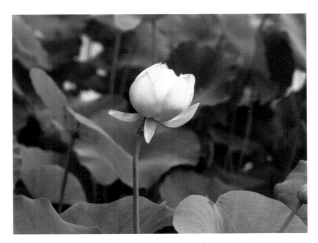

莲（荷花）

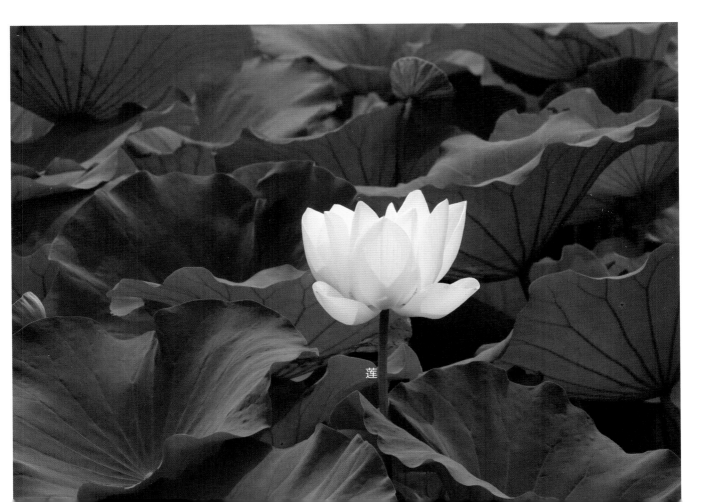

莲

莲

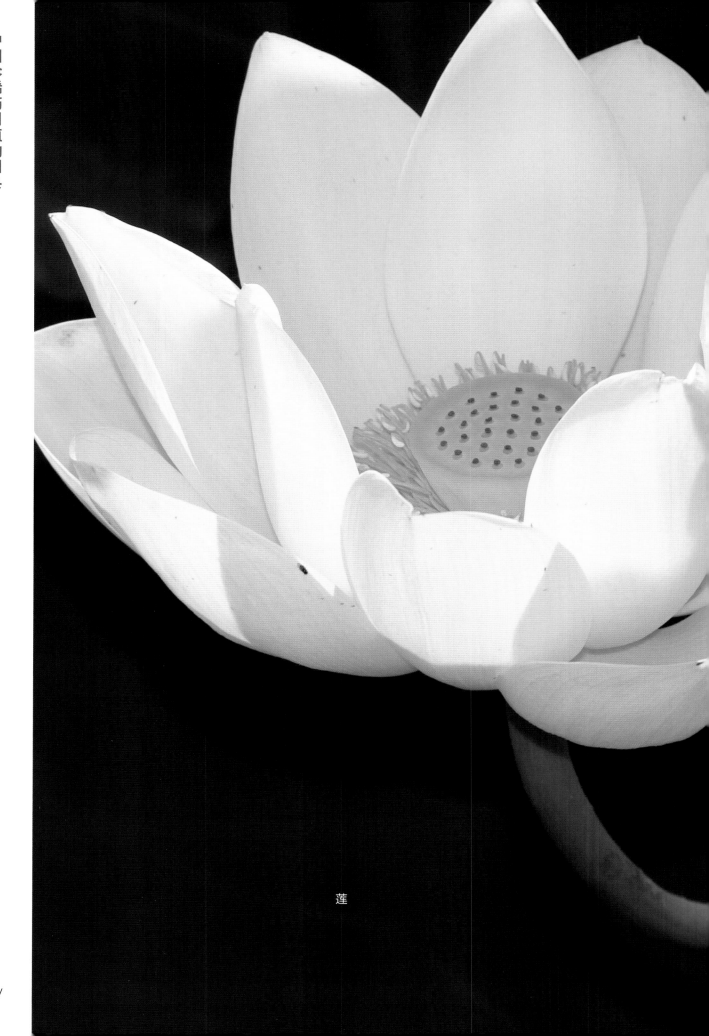

莲

生境分布

生长于池塘、湿润的田野中。分布于湖南（湘莲）、福建（建莲）、江苏（湖莲）、浙江及南方各地池沼湖塘中。

采收加工

秋季果实成熟时采割莲房，取出果实，除去果皮，干燥。

药材性状

本品略呈椭圆形或类球形，长1.2 ~ 1.8 cm，直径0.8 ~ 1.4 cm。表面浅黄棕色至红棕色，有细纵纹和较宽的脉纹。一端中心呈乳突状突起，深棕色，多有裂口，其周边略下陷。质硬。种皮薄，不易剥离。子叶2，黄白色，肥厚，中有空隙，具绿色莲子心。无臭，味甘、微涩。

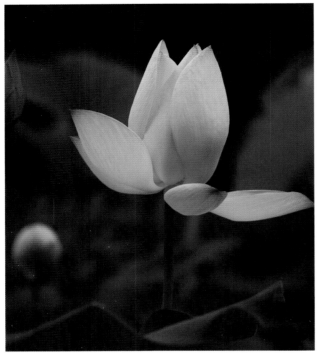 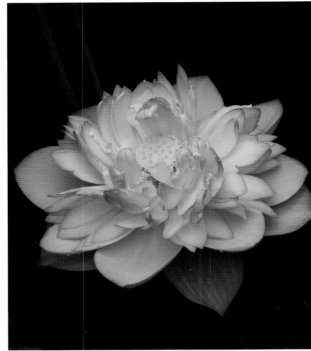

莲（荷花）　　　　　　　　　　莲（荷花）

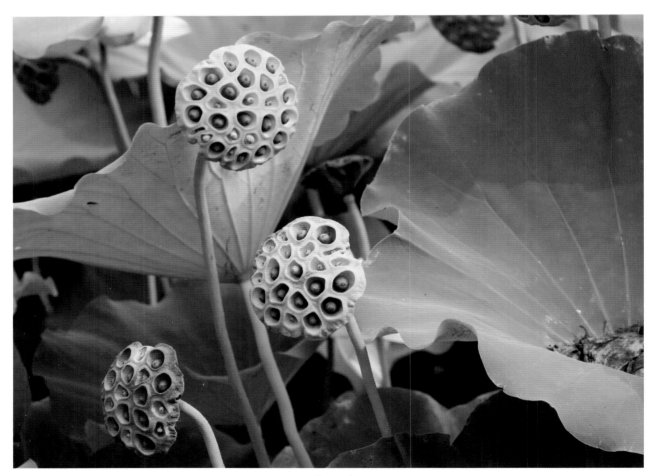

莲（莲蓬）

化学成分

本品含多量淀粉和棉子糖（raffinose）、蛋白质、脂肪、糖类、钙、磷、铁等。子荚含荷叶碱、N-去甲基荷叶碱、氧化黄心树宁碱（oxoushinsunine）和N-去甲亚美罂粟碱（N-norarmepavine）。

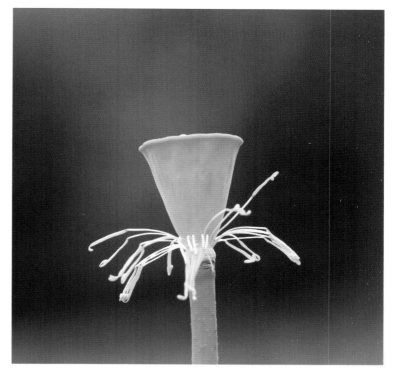

莲子

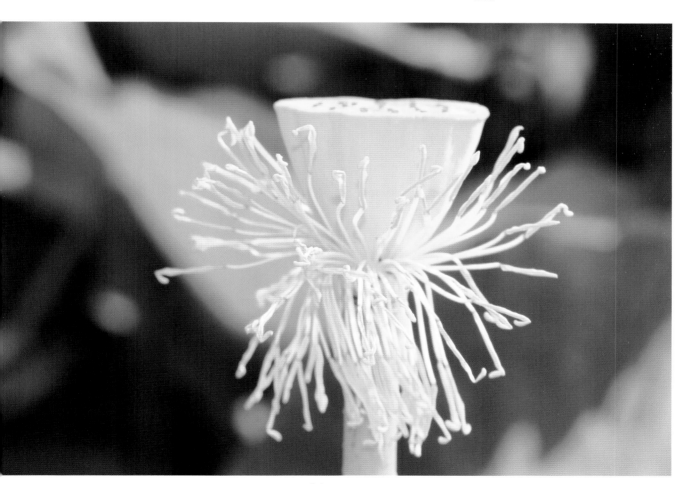

莲须

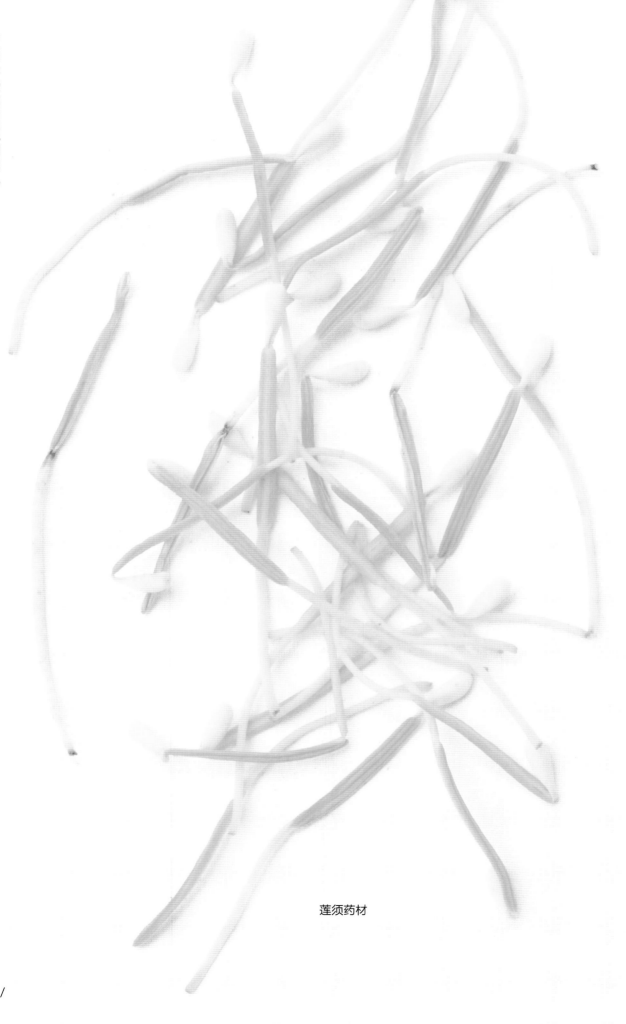

莲须药材

药理作用

氧化黄心树宁碱有抑制鼻咽癌作用。

性味归经

甘、涩，平。归脾、肾、心经。

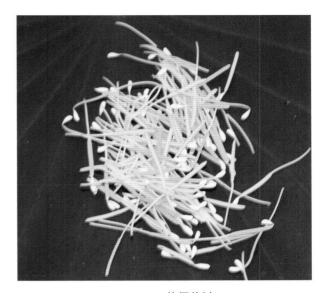

莲须药材

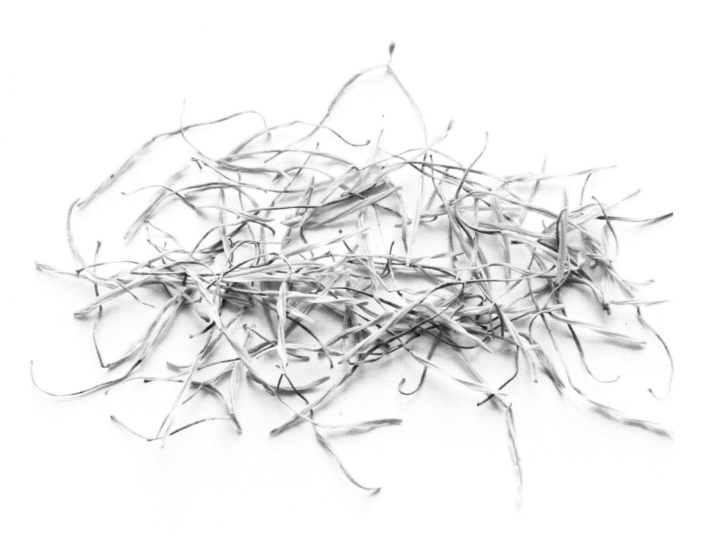

莲须饮片

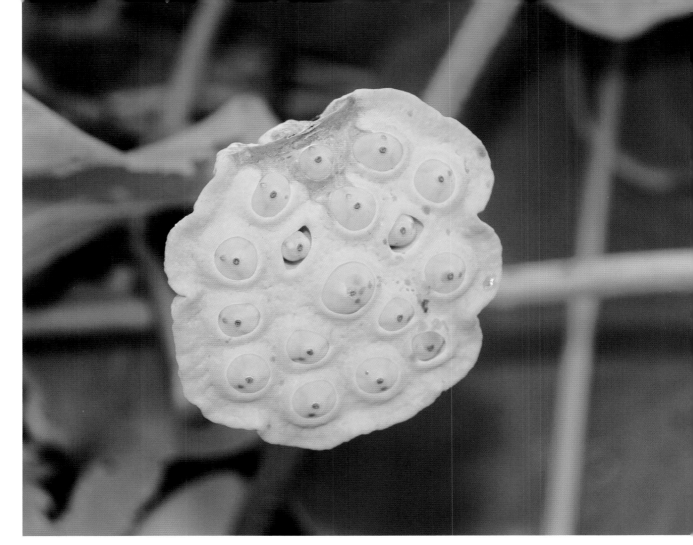

莲房药材

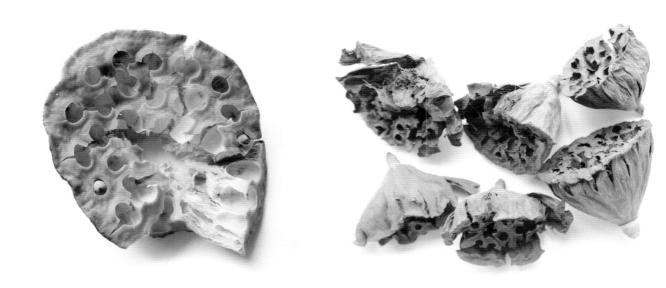

莲子

莲房药材

荷叶饮片

功效主治

补脾止泻，止带，养心安神，益肾固精。用于脾虚泄泻，带下，遗精，心悸失眠。

临床应用

1. 消化不良 莲子、人参、白术、茯苓、山药等各适量。如参苓白术散（《太平惠民和剂局方》）。亦可单味为末服。

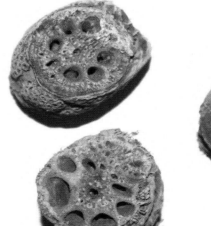
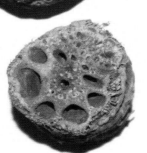
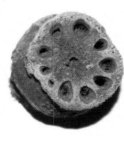

藕节

2. 遗精、滑精 莲子、沙苑子、菟丝子、莲须、鹿茸等各适量。水煎服，每日1剂。

3. 神经衰弱 莲子、麦冬、远志、茯神、柏子仁等清心安神药各适量。水煎服，每日1剂。

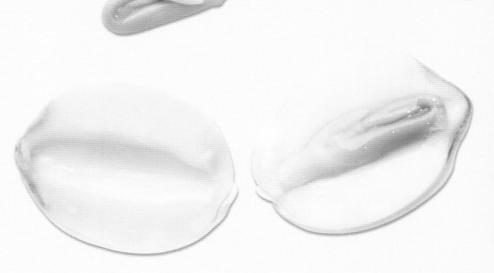

莲子心药材

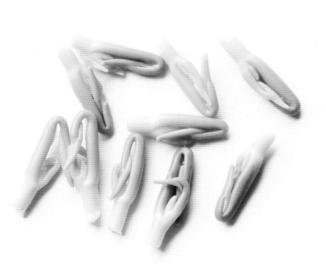

莲子心药材

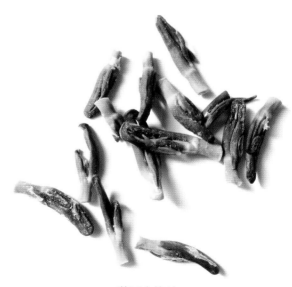

莲子心饮片

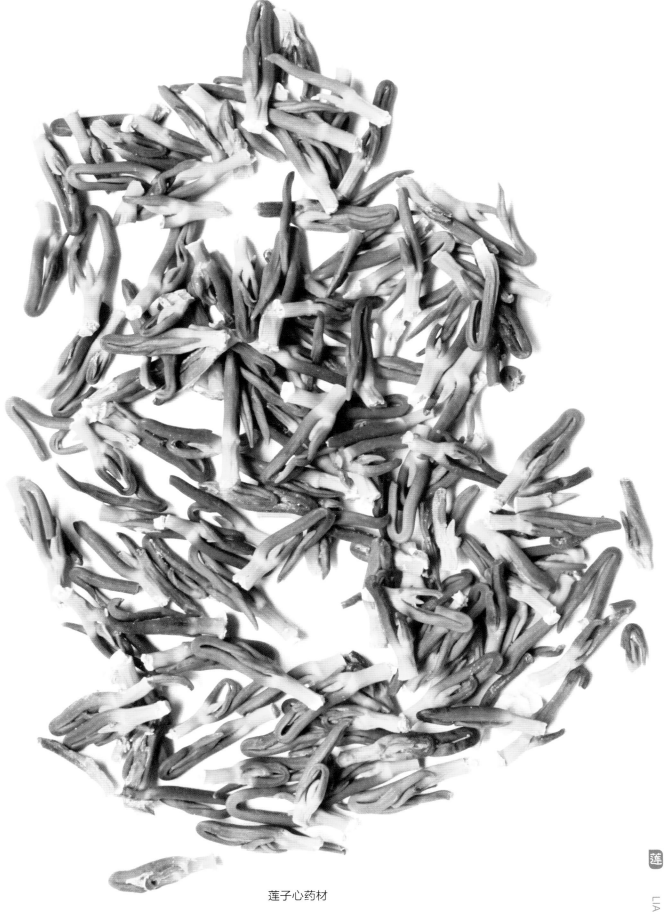

莲子心药材

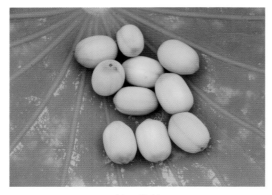

莲子药材

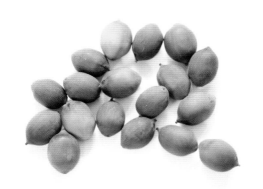

莲子药材

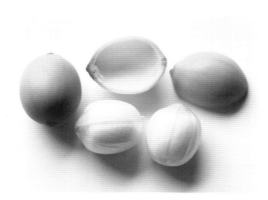

莲子药材

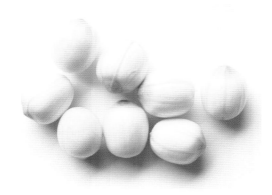

莲子药材

用法用量

内服：煎汤，6 ~ 15 g；或入丸、散。

使用注意

中满痞胀及大便燥结者忌服。

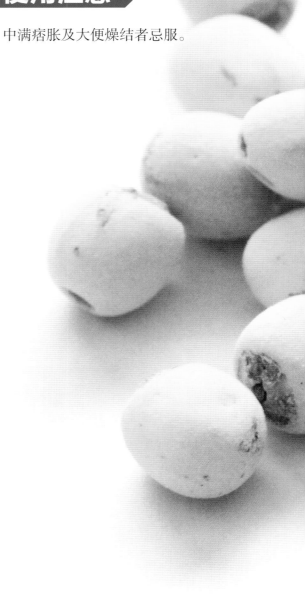

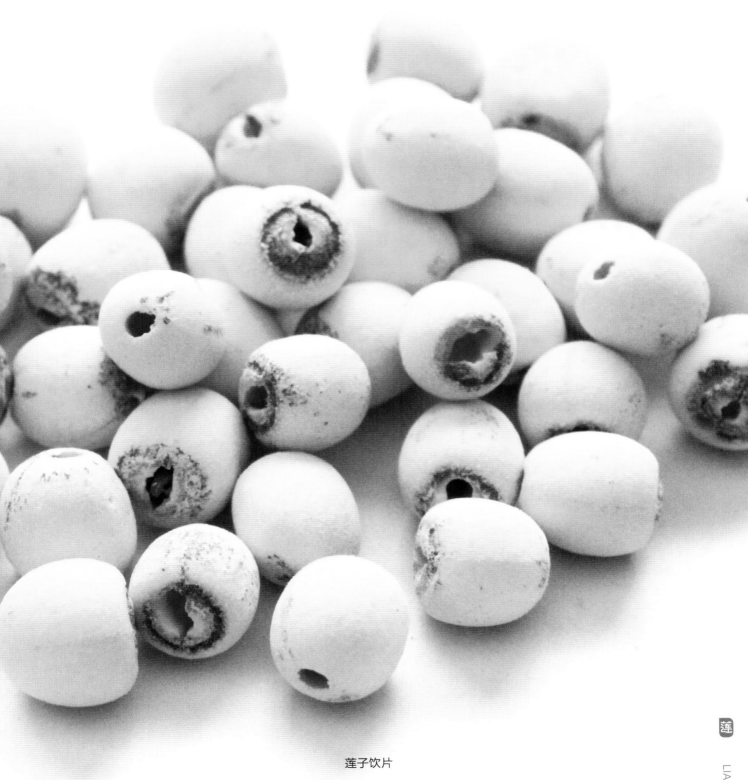

莲子饮片

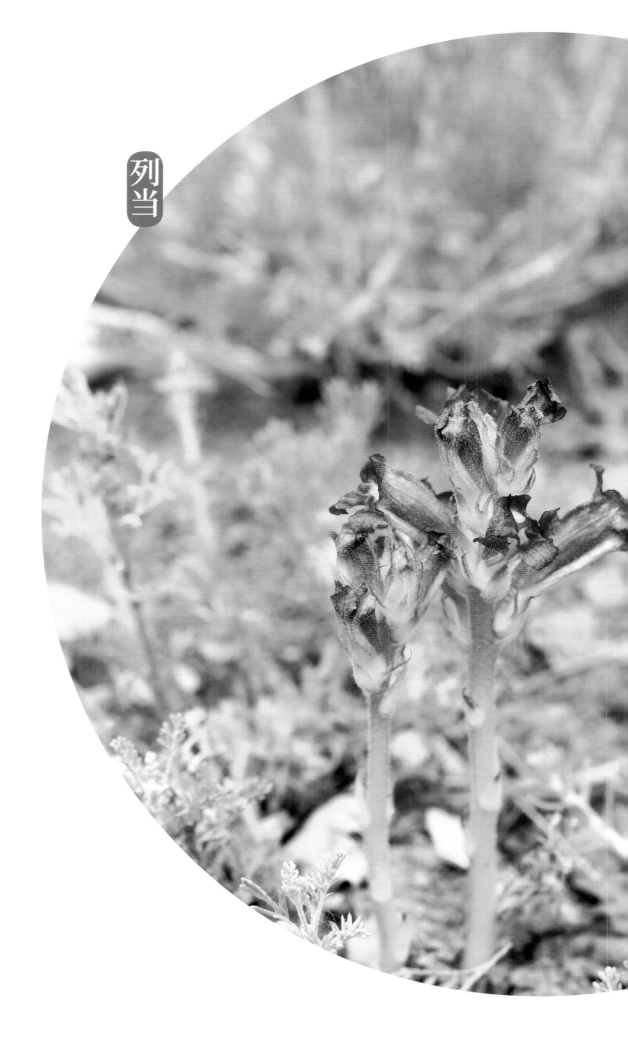

列当

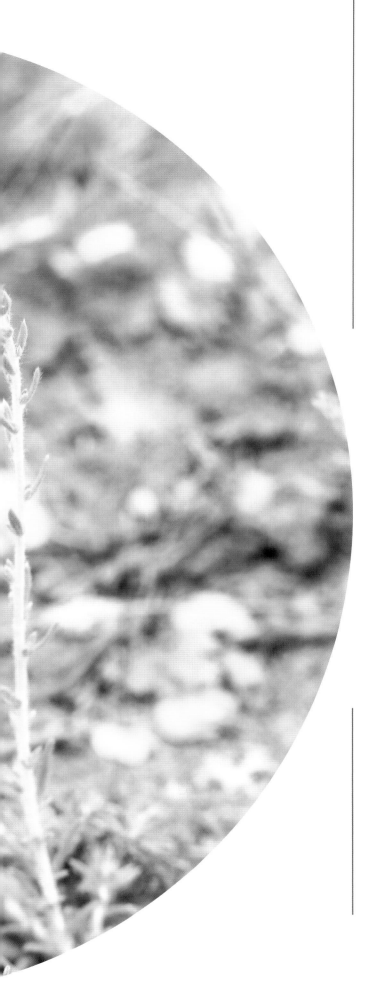

列当

LIEDANG

基 原

　　本品为列当科植物列当 *Orobanche coerulescens* Steph. 的全草。

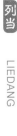

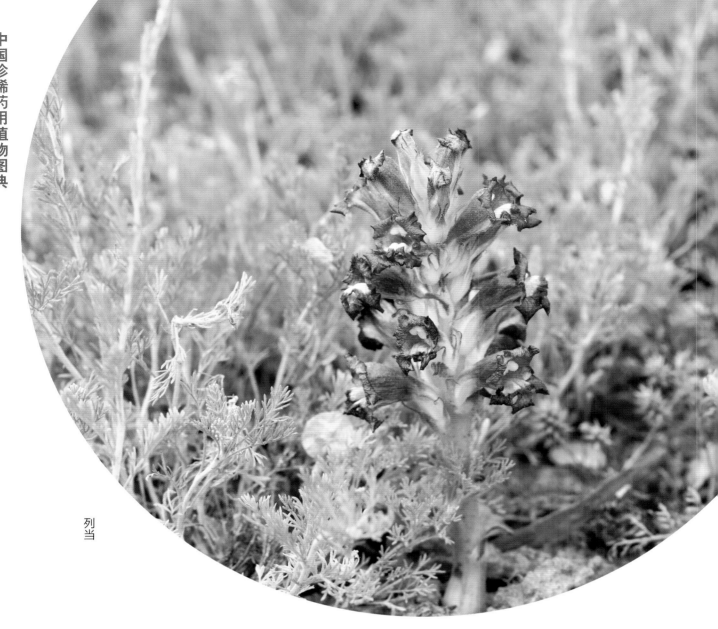

列当

形态特征

二年生或多年生寄生草本，高 10 ～ 40 cm。全株密被蛛丝状长绵毛。茎直立，不分枝，基部常膨大。叶干后黄褐色，生于茎下部的较密集，上部的渐变稀疏。卵状披针形，长 1.5 ～ 2 cm，宽 5 ～ 7 mm。花多数，排列成穗状花序，长 10 ～ 20 cm；苞片 2，卵状披针形，先端尖锐；花萼 5 深裂，萼片披针形或卵状披针形，长约为花冠的 1/2；花冠蓝紫色，长 1.5 ～ 2 cm，下部为筒形，上部稍弯曲，具 2 唇，上唇宽，先端常凹成 2 裂，下唇 3 裂，裂片卵圆形；雄蕊 4，二强，花药无毛，花丝有毛，雌蕊 1。子房上位，花柱丝花冠稍短或略等长，柱头膨大，黄色，蒴果等长，柱头膨大，黄色，蒴果 2 裂，卵状椭圆形，具多数种子。花期 4 ～ 7 月，果期 7 ～ 9 月。

生境分布

生长于沙丘、山坡及沟边草地上，常寄生于菊科蒿属植物的根上。分布于东北、华北、西北地区以及山东、湖北、四川、云南、西藏等地。

采收加工

春、夏两季采收，洗去泥沙、杂质，晒成七八成干，扎成小把，再晒至全干。

药材性状

干燥全草被白色柔毛。茎肥壮，肉质，表面黄褐色或暗褐色，具纵皱纹。鳞片互生，卵状披针形，先端尖，黄褐色皱缩，稍卷曲。花序顶生，长 7 ~ 10 cm，黄褐色，花冠筒状，蓝紫色或淡紫色，略弯曲。蒴果卵状椭圆形，长 1 cm。气微，味微苦。以干燥、茎肉质、粗壮、黄褐色者为佳。

化学成分

列当与同属植物 *O. rapum-genistae* Thuill. 的新鲜块茎中均含列当苷。

药理作用

1. 对小白鼠免疫功能的影响　列当水溶液 50 mg/kg 或 100 mg/kg 灌胃给于小鼠观察各项免疫功能指标。脾和胸腺质量从（85±12）mg/kg 和（37±6）mg/kg 增加到了（140±12）mg/kg 和（53±6）mg/kg；巨噬细胞吞噬率从（53±5）% 增加到了（78±3）%；溶血素和溶血空斑值分别从 147±47 和 0.05±0.1 增加至 361±62 和 0.18±0.01；巨噬细胞内的 cAMP 含量从（100±8.6）pmol/mL 增加至（152±10.9）pmol/mL，cGMP 含量从（62±12）pmol/mL 降低为（39±7）pmol/mL；提高了淋巴细胞的转化率，使 3H-TdR 的参入淋巴细胞的量从（178±19）cpm 增加

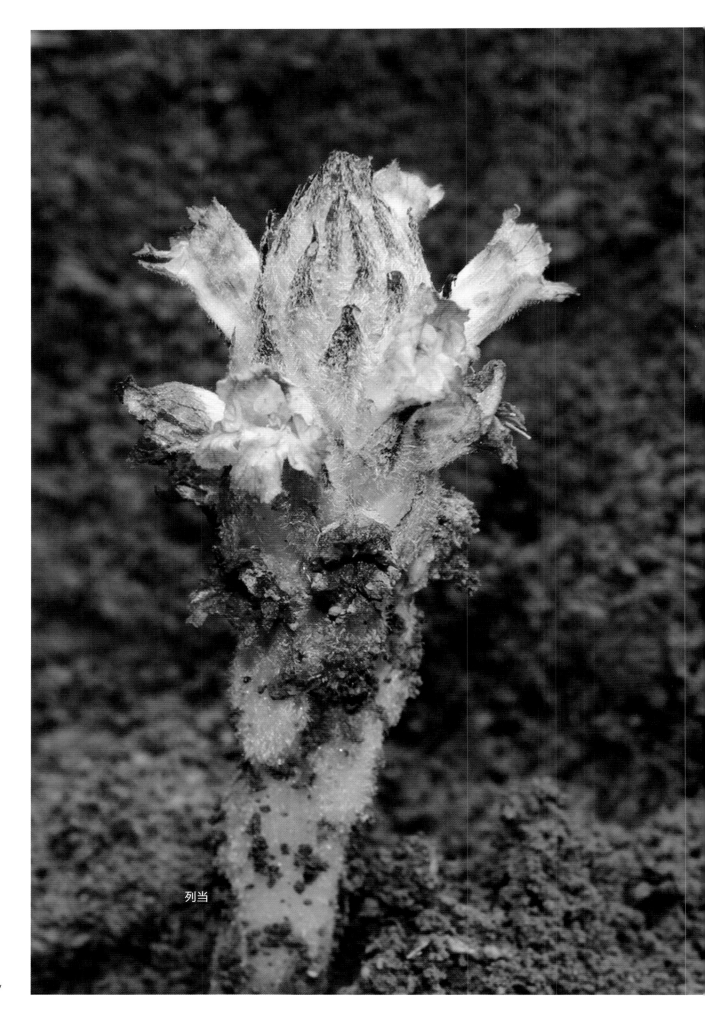

列当

为（589±139）cpm；使迟发型超敏反应从（0.54±0.15）mm增加为（0.82±0.12）mm。表明该品的水溶性成分对小鼠的体液及细胞免疫均有增强作用。

2. 对人淋巴细胞 E 花结形成和酸性 α–醋酸萘酚酶酯酶（ANAE）活性的影响 正常人外周血淋巴细胞与药物在体外 37 ℃共温 1 小时后测定活性 E（Ea）和总 E（Et）花结率。花结涂片作 ANAE 染色。结果：阳性对照药猪胸腺素 F5（500 μg/mL）、左旋咪唑（10 μg/mL）和黄芪低浓度（5 mg/mL）时，补肾药列当低浓度（5 mg/mL）时均能增加 Ea 花结率，但对 Et 花结率无影响。而列当高浓度（50 mg/mL）时均可降低 Et 花结率。实验中未见猪胸腺素 F5 和左旋咪唑能增高 ANAE（+）淋巴细胞百分率，但列当在高浓度或低浓度时可降低 ANAE（+）淋巴细胞百分率。可以看出补肾药列当在一定浓度下能促进 Ea 花结形成，E 花结试验是测定人 T 细胞数量的常用方法，一定程度上可反映机体的细胞免疫功能。

3. 列当对小鼠迟发性足垫反应的影响 小鼠灌胃中药煎液（60%，0.5 mL）连续 8 日，给药 d4ipSRBC 攻击，24 小时后测量足垫肿胀数值。结果：列当组在攻击后 24 小时的足垫反应相对强度高于对照组，列当在体内有促进细胞免疫功能的作用。

4. 促进排便作用 列当各组均能显著缩短小鼠的通便时间，具有促进排便作用。实验同时观察排出粪便的形态，给列当各组多为正常或稍大粪粒，个别小鼠（5%）有稀水便发生。

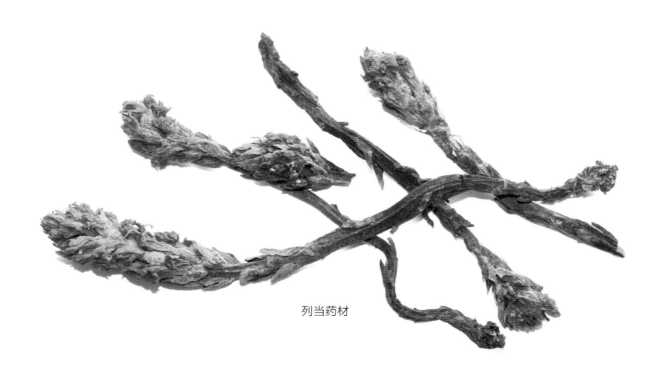

列当药材

列当

LIEDANG

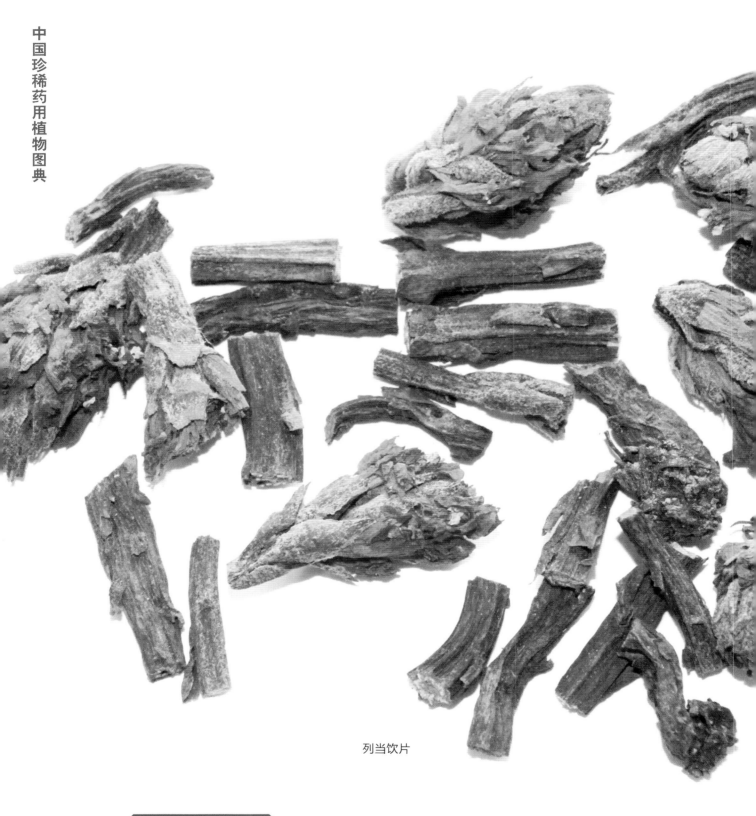

列当饮片

性味归经

味甘，性温。归肾、肝、大肠经。

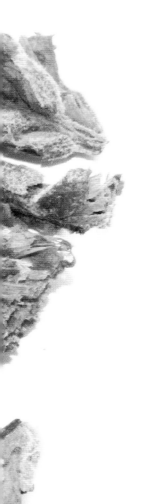

功效主治

补肾壮阳，强筋骨，润肠。用于肾虚阳痿、遗精、宫冷不孕、小儿佝偻病、腰膝冷痛、盘骨软弱、肠燥便秘。外用：治小儿肠炎。

临床应用

1. 肠炎、腹泻　列当全草 50 g。加水煎 30 分钟，得煎液 1000 mL，外用泡脚，每日 1 次，每次 10 分钟。

2. 肾寒腰痛　列当 250 g，白酒 1000 mL。装坛内，炖 30 分钟，每晚饭后服 1 盅。

3. 身体虚弱　列当 6 g，菟丝子、山药各 12 g。水煎服，每日 1 剂。

4. 肾虚、阳痿、遗精　列当、肉苁蓉、枸杞子各 9 g。水煎服，每日 1 剂。

5. 小儿发育不良（佝偻病）　列当适量。酒泡后蒸 1 次；或用盐水浸渍 5 ~ 6 日再蒸。每次 4.5 g，水煎服。

6. 体虚大便干燥　列当、火麻仁各 9g。水煎服，每日 1 剂。

7. 老年习惯性便秘　列当 50 g，大麻仁 25 g。水煎服，每日 2 次。

8. 小儿消化不良、腹泻　列当 60 g。水煎泡洗双脚，每日 1 次。

9. 不孕症兼有强心功效　列当 100 g，白酒 500 mL。浸泡后服用。

用法用量

内服：煎汤，3 ~ 9 g；或浸酒。外用：适量，煎汤洗。

使用注意

阳虚火旺者慎服。

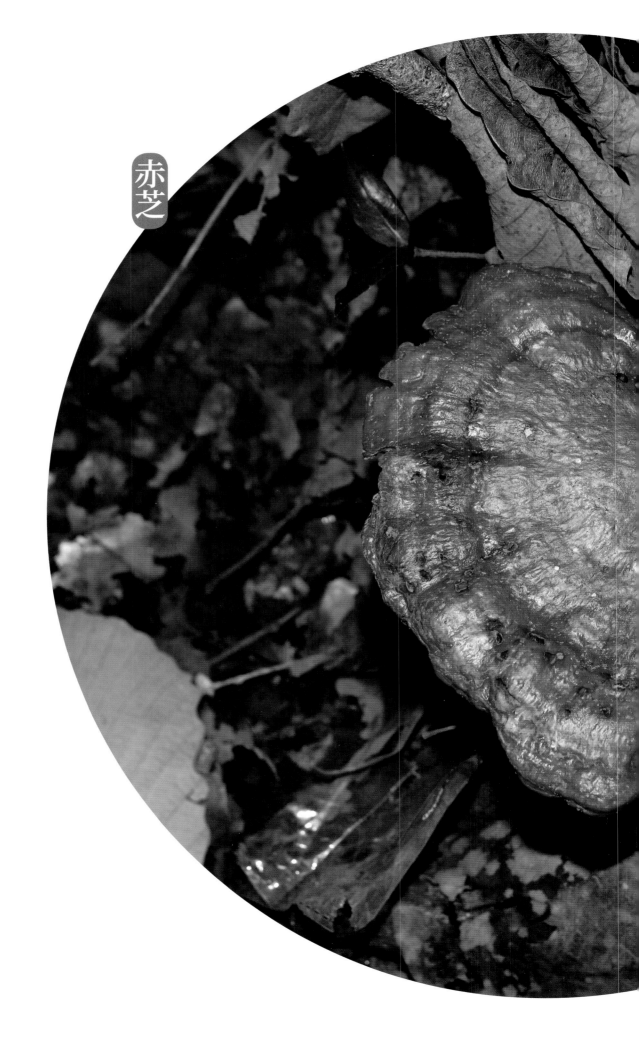

赤芝

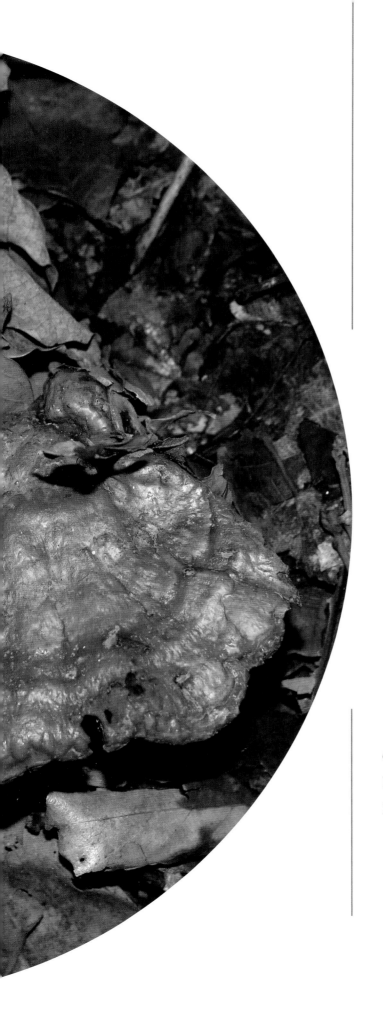

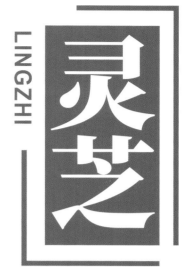

基 原

本品为多孔菌科真菌赤芝 *Ganoderma lucidum* (Leyss. ex Fr.) Karst. 或紫芝 *Ganoderma sinense* Zhao，Xu et Zhang 的干燥子实体。

形态特征

赤芝：担子果一年生，有柄，栓质。菌盖半圆形或肾形，直径10～20 cm，盖肉厚1.5～2 cm，盖表褐黄色或红褐色，盖边渐趋淡黄，有同心环纹，微皱或平滑，有亮漆状光泽，边缘微钝。菌肉乳白色，近管处淡褐色。菌管长达1 cm，每1 mm间4～5个。管口近圆形，初白色，后呈淡黄色或黄褐色。菌柄圆柱形，侧生或偏生，偶有中生。长10～19 cm，粗1.5～4 cm，与菌盖色泽相似。皮壳部菌丝呈棒状，顶端膨大。菌丝系统三体型，生殖菌丝透明，薄壁；骨架菌丝黄褐色，厚壁，近乎实心；缠绕菌丝无色，厚壁弯曲，均分枝。孢子卵形，双层壁，顶端平截，外壁透明，内壁淡褐色，有小刺，大小（9～11）μm×（6～7）μm，担子果多在秋季成熟，华南及西南可延至冬季成熟。

紫芝：与前种的不同点是为紫芝的菌盖多呈紫黑色至近褐黑色；菌肉呈均匀的褐色、深褐色至栗褐色；孢子顶端脐突形，内壁突出的小刺明显，孢子较大，大小（9.5～13.8）μm×（6.9～8.5）μm。

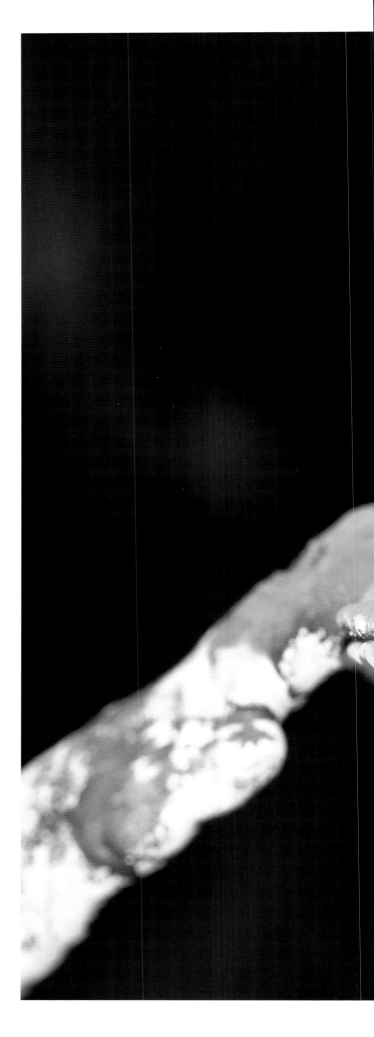

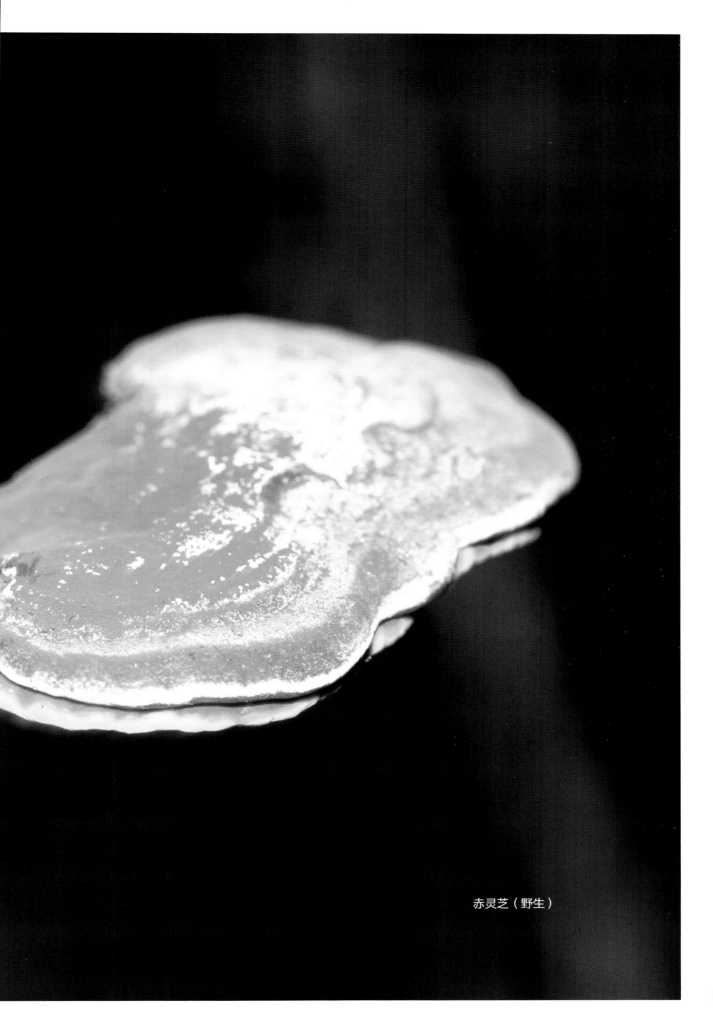

赤灵芝（野生）

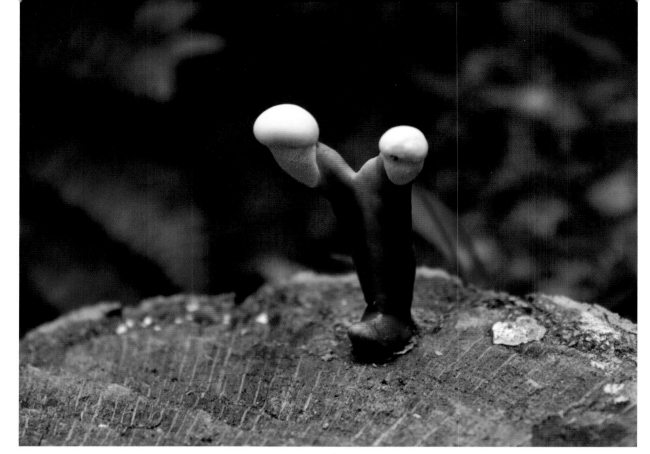

灵芝

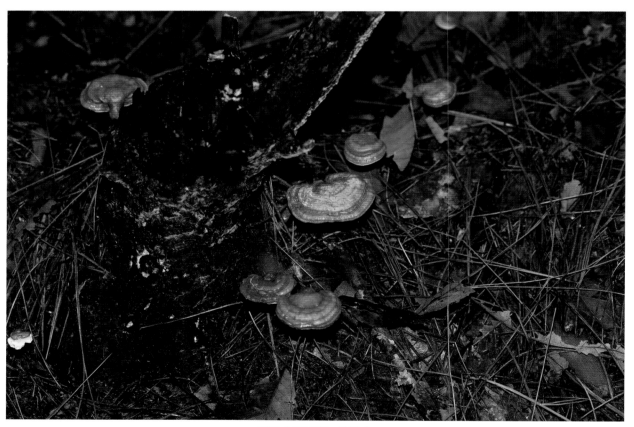

灵芝（赤灵芝，野生）

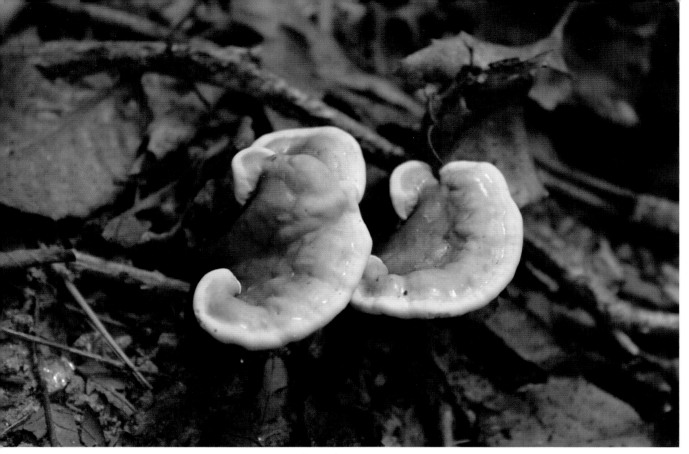

灵芝（野生）

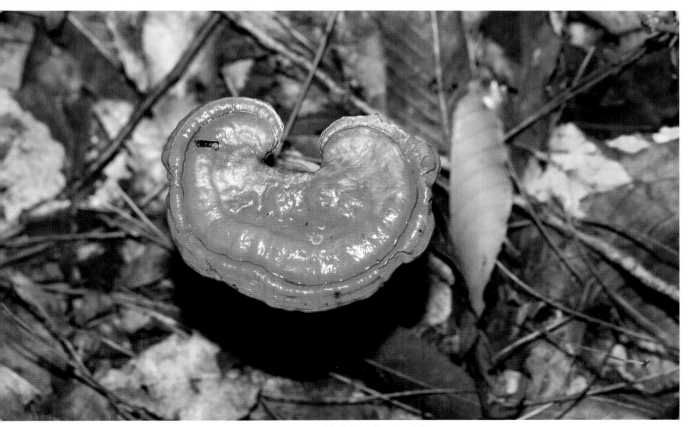

灵芝（赤灵芝，野生）

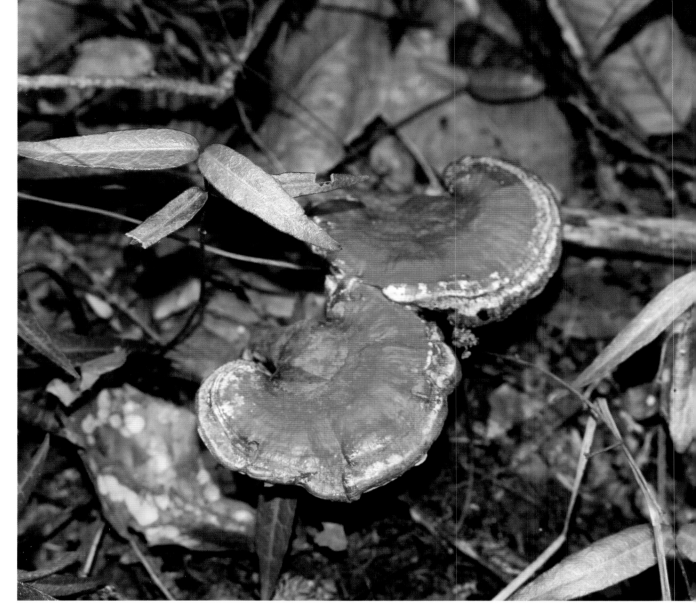

灵芝

生境分布

赤芝生长于向阳的壳斗科和松科松属植物等根际或枯树桩上。紫芝生长于阔叶树或松科松属的树桩上。全国大部分地区均有分布，南方庐山最为出名。

采收加工

全年采收，除去杂质，剪除附有朽木、泥沙或培养基质的下端菌柄，阴干或在40 ℃～50 ℃烘干。

药材性状

赤芝： 子实体伞形，菌盖（菌帽）坚硬木栓质，半圆形或肾形，宽 12～20 cm，厚约 2 cm，皮壳坚硬，初黄色，渐变为红褐色，有光泽，具环状棱纹及辐射状皱纹，边缘薄而平截，常稍内卷。菌肉近白色至淡褐色；菌盖下表面菌肉白色至浅棕色，由无数细密管状孔洞（菌管）构成，菌管内有担子器及担孢子。菌柄侧生，长达 19 cm，粗约 4 cm，表面红褐色至紫褐色，有漆样光泽。气微，味淡。

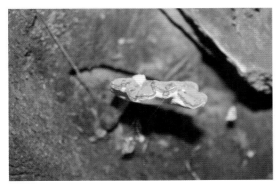

灵芝

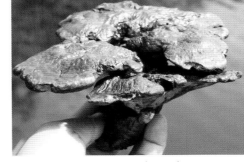

赤灵芝（野生）

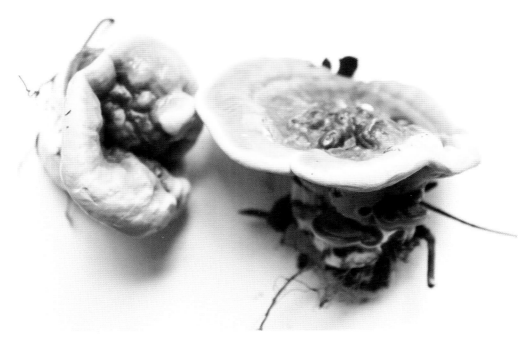

赤灵芝药材（野生）

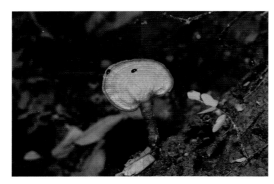

灵芝

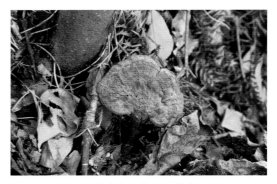

灵芝（赤灵芝，野生）

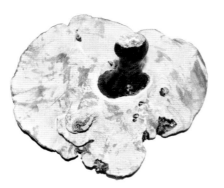

灵芝药材（种植）

紫芝：本品子实体形态与赤芝相似，主要区别为菌盖与菌柄的皮壳呈紫黑色或褐黑色；菌肉与菌盖下面的菌管均为锈褐色。

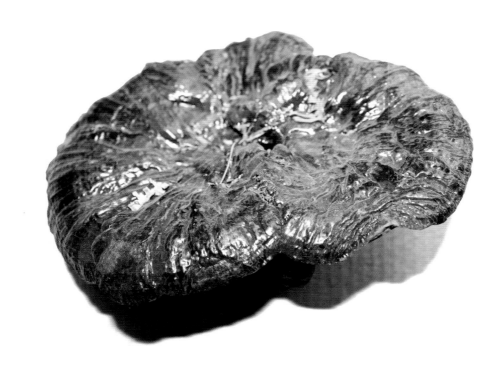

灵芝药材（种植）

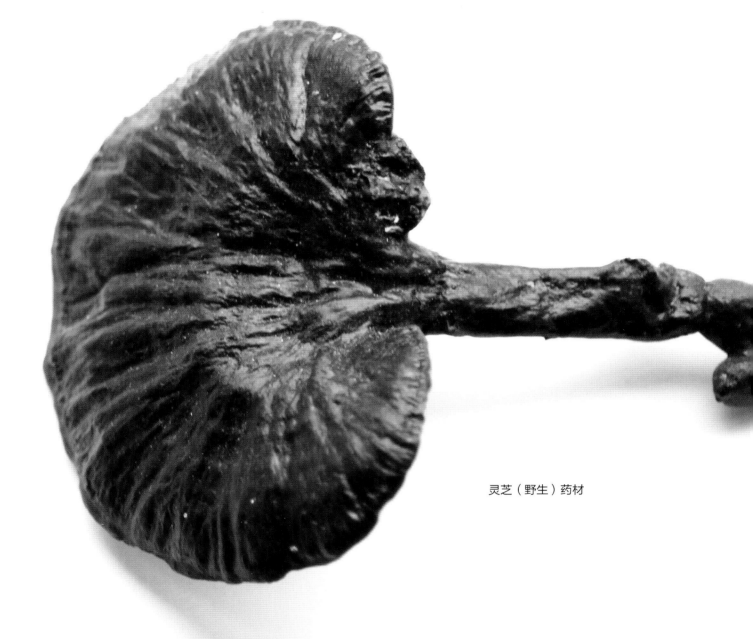

灵芝（野生）药材

化学成分

赤芝含灵芝多糖 GL-1、GL-2 和 GL-3，均为（1→4）D- 甘露糖为主链的杂多糖，另含三萜类的灵芝酸 U、V、W、X、Y 和 2,四环三萜类苦味素: lucidenic acid A、B、C、D、E, ganodericacid C 和 lucidone A，此外尚含胆碱、甜菜碱、麦角甾醇、β- 谷甾醇、麦角甾 -7,22- 二烯 -3β- 醇、廿四烷酸、廿二烷酸、十九烷酸、硬脂酸、棕榈酸、氨基酸等。并含有酯酶、淀粉酶、胰蛋白酶、真菌溶菌酶、尿酶等多种酶类；紫芝含麦角甾醇、顺蓖麻酸、延胡索酸、氨基葡萄糖、甘露醇、氨基酸及三萜类化合物等。并含灵芝多糖，一种为葡聚糖，另一种为葡萄糖和阿拉伯糖组成的肽多糖，其主要氨基酸有胱氨酸、酪氨酸、亮氨酸、谷氨酸、γ- 氨基丁酸等 12 种氨基酸。

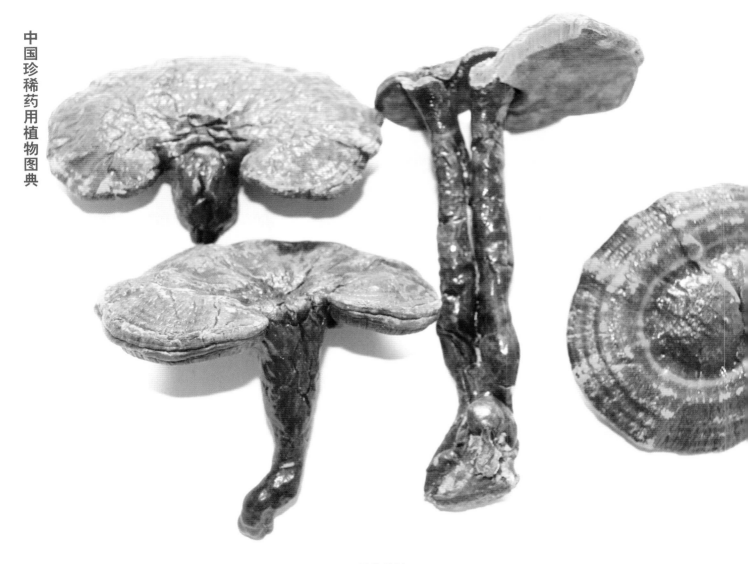

灵芝药材

药理作用

1. 中枢抑制作用 灵芝对中枢神经系统有明显的镇静作用。能使小白鼠的自发活动减少，攀蹬能力减弱，有一定的镇静作用，并可增强戊巴比妥钠的催眠作用，可使其入睡潜伏期缩短，睡眠时间延长，其镇静作用与氯丙嗪颇为相似。不直接引起睡眠，可能是灵芝降低了中枢神经系统的兴奋性，为诱导入睡创造条件。对于戊四氮、士的宁以及因电击引起的小白鼠的惊厥有对抗作用。灵芝尚有引起大白鼠、小白鼠及豚鼠肌肉松弛的作用。小鼠电刺激法或热板法证明，灵芝发酵浓缩液不论口服或腹腔注射均有镇痛作用。

2. 调节免疫功能，抑制过敏反应 灵芝具有增强网状内皮系统的吞噬功能，增强机体免疫力，并能抑制过敏性介质释放。还有资料报道，本品尚有免疫抑制作用。

3. 增加冠状动脉血流量 犬股静滴灵芝发酵液总碱 0.0575 g/kg 后，冠状动脉血流量增加 0.2%，冠状动脉血管阻力和氧耗量下降。发酵赤芝总碱 0.25 mg/kg 静滴于猫后，在冠状动脉血流量增加 45.7% 的同时，脑血流量也增加 24.8%。用离体豚鼠心脏做灌流实验，浓度为 10 g/mL 的野赤芝醇提取液能扩张冠状动脉，对抗垂体后叶素引起的冠状动脉血管收缩。灵芝发酵液 10 mL/kg 腹腔注射能提高小鼠心肌摄取 Rb 31.2%。

4. 降血压作用 家兔以乌拉坦麻醉后，股静滴灵芝发酵液 0.5 mg/kg 有一定的降压作用。

5. 镇咳、平喘作用 腹腔注射灵芝发酵液 10 mg/kg 能抑制氨雾所致的小鼠咳嗽反应。以酚红排泌法证明，灵芝发酵液 10 mL/kg 腹腔注射对小鼠有祛痰作用。

6. 保肝及解毒作用 每日给小鼠按 10 g/kg 灌胃赤芝酊一次，连续 8 日，能减少四氯化碳所致的中毒性肝炎的病理损害。赤芝和紫芝 50 g/kg 灌胃能促进部分切除肝脏小鼠的肝脏再生。

7. 增强耐缺氧能力 灵芝氨洗脱液腹腔注射 1/20 的 LD50 剂量能提高小鼠抗低压缺氧和窒息缺氧的能力，灌胃能明显降低小鼠整体耗氧量。

8. 提高机体耐缺氧的作用 赤芝制剂能提高正常小鼠及预先给予异丙肾上腺素小鼠在低压和常压环境中的耐缺氧能力。灵芝发酵液干粉也能提高小鼠耐缺氧能力，尤能提高心肌耐缺氧的能力，并能降低整体动物耗氧量，改善缺氧动物心肌代谢。

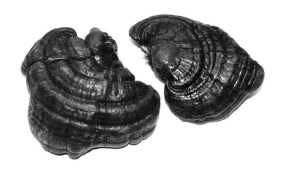

赤灵芝（种植）药材

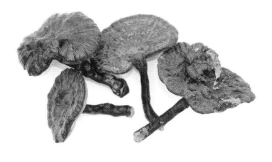

灵芝药材

9. 降血糖作用 赤芝乙醇提取物在口服葡萄糖10分钟对胰岛素分泌的增加无影响，但对30分钟后的血浆胰岛素连续减少有抑制作用。还能抑制因注射肾上腺素或口服葡萄糖引起的血糖升高。

10. 升高白细胞及血小板作用 灵芝液可促进周围血中白细胞增加，对化学治疗、放射治疗所致的白细胞减少和血小板减少有治疗作用。

11. 抗肿瘤作用 陕西云芝和白山云芝提取物对小鼠皮下移植的肉瘤细胞的分裂、生长和浸润有明显的抑制作用，表现为瘤细胞核分裂较对照组明显减少，淋巴细胞和单核细胞浸润明显增多，侵犯周围组织的程度减轻。但对腹水型肝癌则无作用。

12. 松弛平滑肌作用 灵芝对动物离体肠平滑肌及子宫平滑肌均有抑制作用，并能对抗组胺及乙酰胆碱所致的肠平滑肌痉挛性收缩，也能对抗垂体后叶素所致的子宫平滑肌痉挛性收缩，呈现平滑肌解痉作用。

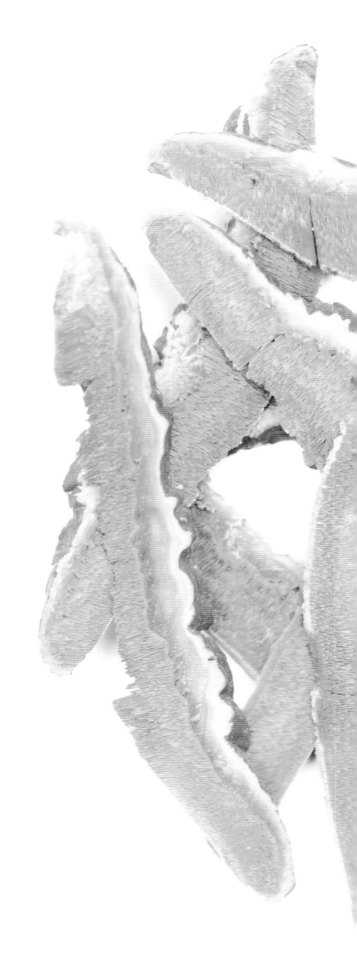

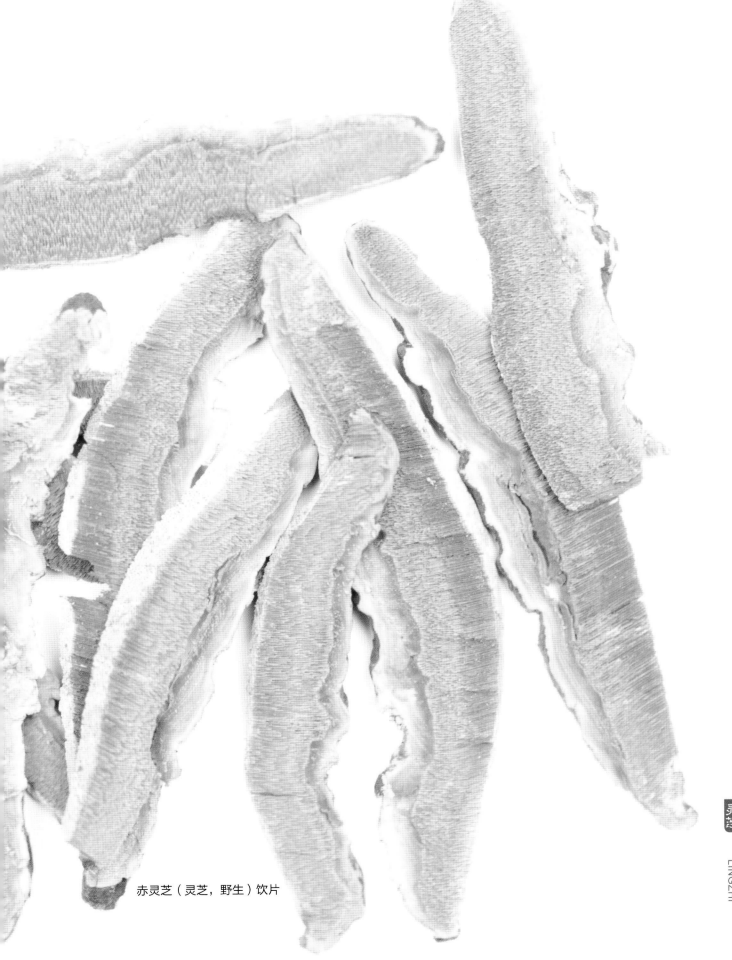

赤灵芝（灵芝，野生）饮片

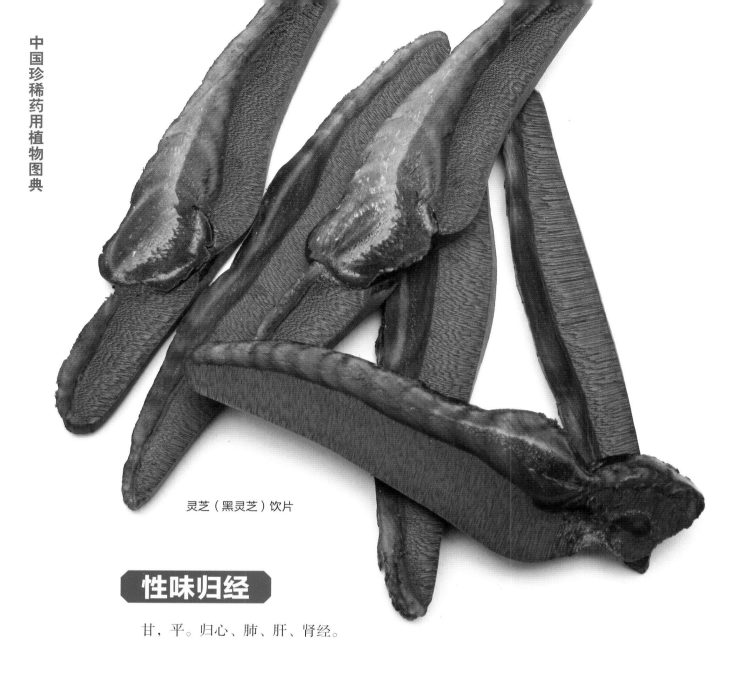

灵芝（黑灵芝）饮片

性味归经

甘，平。归心、肺、肝、肾经。

功效主治

补气安神，止咳平喘。用于心神不宁，失眠心悸，肺虚咳喘，虚劳短气，不思饮食。

临床应用

1. **神经衰弱及多种疾病所致的失眠、多梦、心悸、怔忡、健忘、呆滞等证属心气虚、心血虚者）** 单用灵芝适量；或配龙眼肉、桑椹等各适量。水煎服，每日1剂。

2. **高脂血症** 单用灵芝适量煎服；或制成片剂（每片相当于干燥灵芝1g），每日3次，每次3片，口服。亦可服用糖浆剂或醇剂。

3. **冠心病心绞痛** 单用灵芝适量煎服；或服用2%灵芝酊剂。

4. **急性高原反应** 服用灵芝菌片或灵芝舒心片，每日2次，每次3片，预防高原反应。

5. **慢性肝炎** 选择30例HBsAg阳性慢性活动性肝炎病人，给予灵芝片，每日3次，每次3片（每片相当生药1g），30日为1个疗程。结果：患者30例中，显效18例（60%），有效9例（30%），无效3例（10%）。

6. **流行性出血热** 用云芝多糖注射液20～80 mg，溶于10%葡萄糖注射液250 mL内静滴，可激发和增强细胞免疫，促进早期恢复和治愈。

7. **功能失调性子宫出血（证属心脾两虚者）** 单用灵芝25～30 g，亦可随证加味。每日1次，水煎服；或服灵芝糖浆（含生药20%），每日3次，每次50～70 mL。

8. **心律失常** 肌注灵芝注射液，可治疗心律失常，并可纠正洋地黄中毒所致的心律失常；亦可与其他抗心律失常药合用，产生协同作用。

用法用量

内服：煎汤，6～12 g；研末，2～6 g；或浸酒服。

使用注意

实证患者慎服。

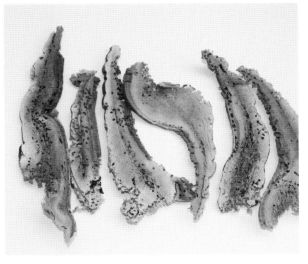

赤灵芝（变质）饮片

混伪品鉴别

树舌

　　本品为多孔菌科植物树舌 *Ganoderma applanatum* (pers. ex Gray) Pat. 的子实体。菌盖无柄或短柄。半圆形或近圆形，纵剖面近半圆形或扁形，直径 15 ~ 45 cm，厚可达 10 cm 左右，表面呈灰色至灰褐色，亦有同心环纹，皮壳质脆。菌肉浅栗色，有时外围近白色。

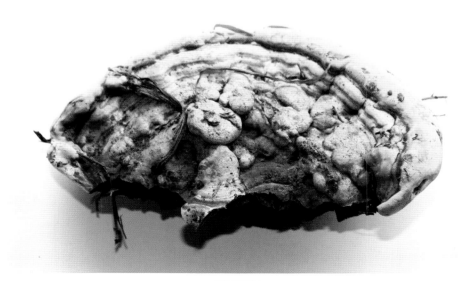

树舌药材

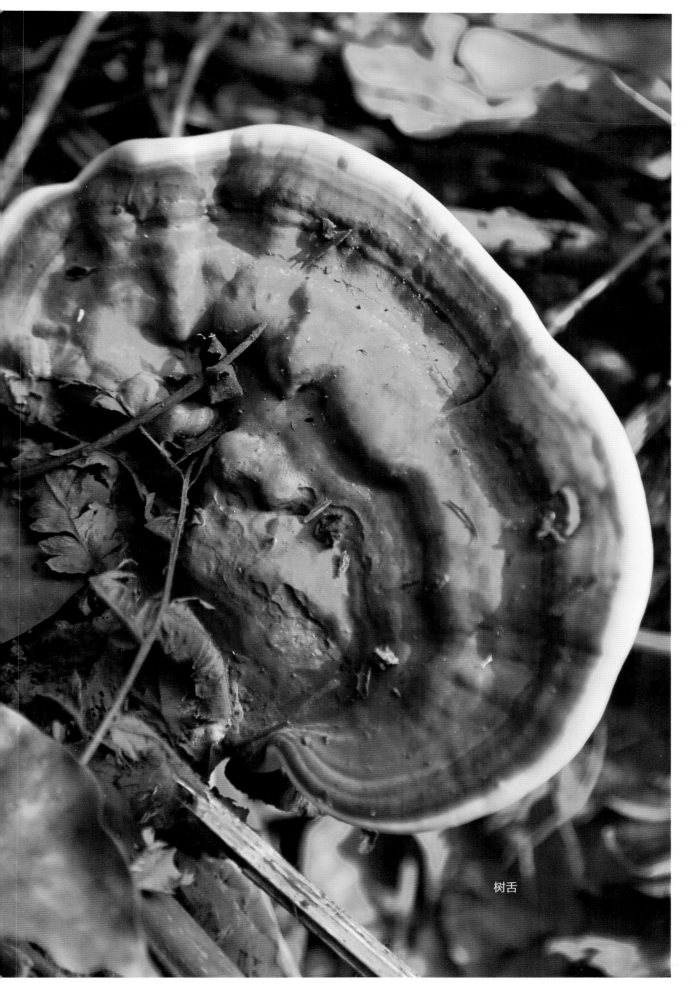

树舌

龙胆

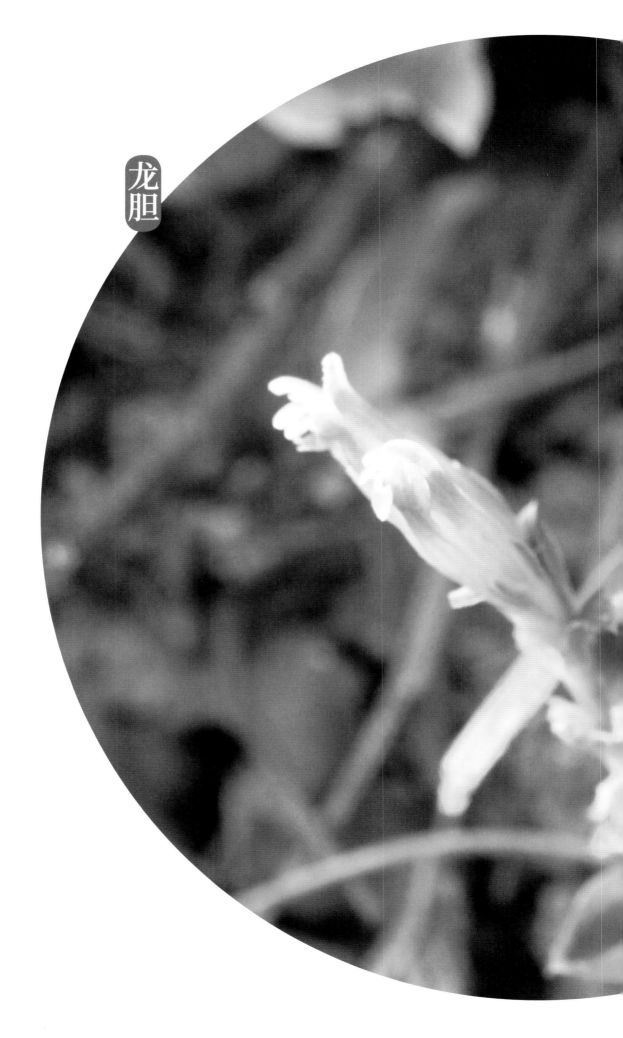

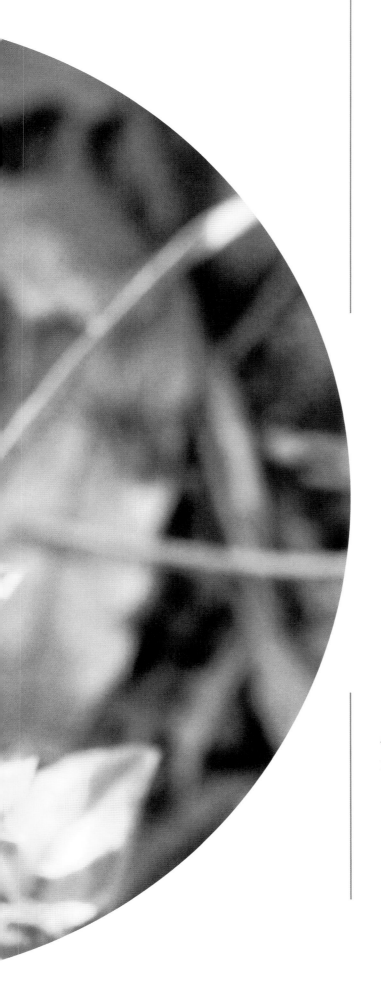

龙胆

基 原

　　本品为龙胆科植物龙胆 *Gentiana scabra* Bge.、条叶龙胆 *Gentiana manshurica* Kitag.、三花龙胆 *Gentiana triflora* Pall. 或坚龙胆 *Gentiana rigescens* Franch. 的干燥根和根茎。

形态特征

龙胆：多年生草本，高 35 ~ 60 cm，根茎短，簇生多数细长的根，根长 25 cm，淡棕黄色；茎直立，粗壮，通常不分枝，粗糙，节间常较叶为短。叶对生，无柄，基部叶 2 ~ 3 对，甚小，鳞片状；中部及上部叶卵形、卵状披针形或狭披针形，长 3 ~ 8 cm，宽 0.4 ~ 4 cm，先端渐尖或急尖，基部连合抱于节上，叶缘及叶脉粗糙，主脉 3 条基出。花无梗，数朵成束，簇生于茎顶及上部叶腋，苞片披针形，花萼绿色，钟形，膜质，长约 2.5 cm，先端 5 裂，裂片披针形至线形；花冠深蓝色至蓝色，钟形，长约 5 cm，先端 5 裂，裂片卵形，先端锐尖，裂片间有 5 褶状三角形副冠片，全缘或偶有 2 齿；雄蕊 5，着生于花冠管中部的下方；子房长圆形，1 室，花柱短，柱头 2 裂。蒴果长圆形，有短柄，成熟时 2 瓣裂。种子细小，线形而扁，褐色，四周有翅。花期 9 ~ 10 月，果期 10 月。

三花龙胆：多年生草本，高 30 ~ 80 cm，根茎短，簇生数条细长的根，茎直立，不分枝，光滑无毛。叶片线状披针形，长 5 ~ 10 cm，宽 0.5 ~ 1.2 cm，先端渐尖，边缘稍反卷，光滑无毛，主脉 1 条，明显。花无梗，1 ~ 3 朵，罕 5 朵，成束着生于茎顶及上部叶腋；苞片披针形至线状披针形；花萼长 2 ~ 2.5 cm，先端 5 裂，裂片长短不等，长 5 ~ 15 mm；花冠深蓝色，钟形，长 3.5 ~ 4.5 cm，先端 5 裂，裂片卵形，先端钝或近钝状；副冠 5，甚短小。花期 8 ~ 9 月，果期 9 ~ 10 月。

生境分布

生长于山坡草丛、灌木丛中及林缘。分布于黑龙江、吉林、辽宁、内蒙古、河北、山东、江苏、安徽、浙江、福建、江西、湖南、湖北、贵州、四川、广东、广西等地。

采收加工

春、秋两季采挖，洗净，干燥。

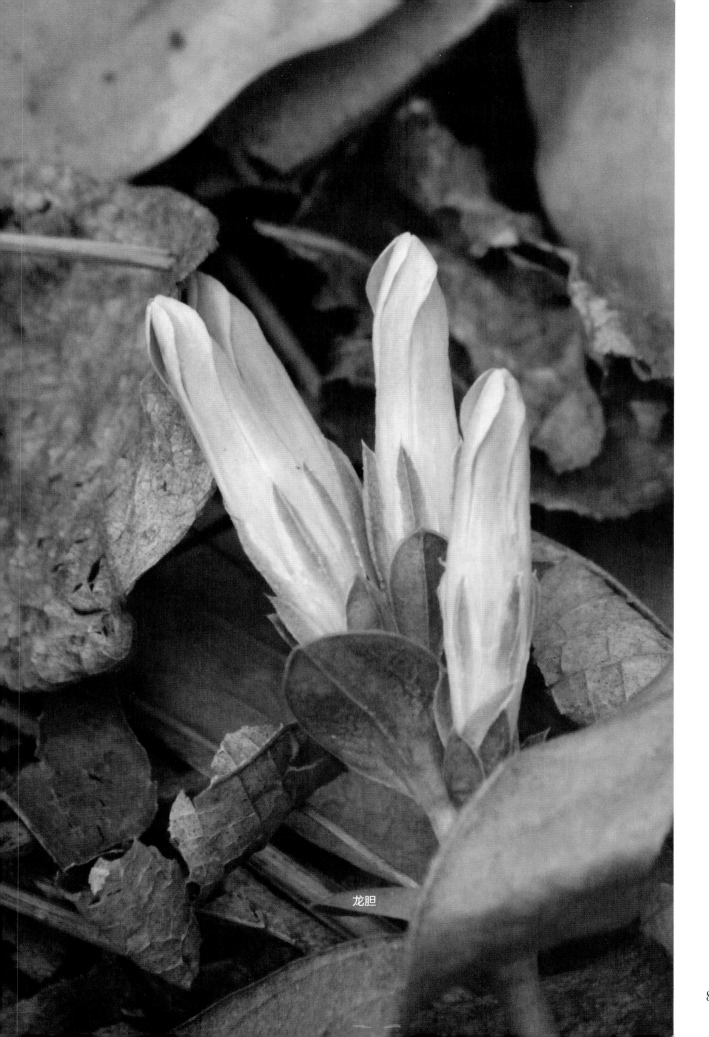

龙胆

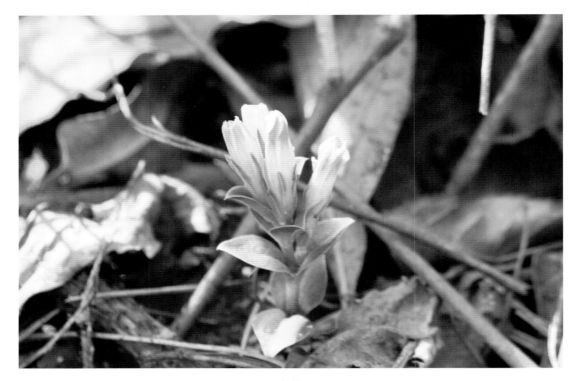

龙胆

药材性状

龙胆： 根茎呈不规则的块状，长 1 ~ 3 cm，直径 0.3 ~ 1 cm；表面暗灰棕色或深棕色，上端有茎痕或残留茎基，周围和下端着生多数细长的根。根圆柱形，略扭曲，长 10 ~ 20 cm，直径 0.2 ~ 0.5 cm；表面淡黄色或黄棕色，上部多有显著的横皱纹，下部较细，有纵皱纹及支根痕。质脆，易折断，断面略平坦，皮部黄白色或淡黄棕色，木部色较浅，呈点状环列。气微，味甚苦。

坚龙胆： 表面无横皱纹，外皮膜质，易脱落，木部黄白色，易与皮部分离。

均以条粗长、色黄或色黄棕者为佳。

化学成分

根和根茎中含龙胆苦苷（gentiopicroside）、当药苦苷（swertiamarin）、当药苷（sweroside）、苦龙胆酯苷（a-marogentin）、苦当药酯苷（amaroswerin），尚含龙胆苦龙胆碱（genfiamne）、三叶苷（trifloroside）、scabroside、rindoside、gentiopicroside tetraacetate、龙胆黄碱（gentioflavine）、龙胆三糖（gentianose）、秦艽乙素和秦艽丙素（gentianol）等。

药理作用

1. 保肝、利胆作用 正常及肝损害小鼠，十二指肠给予 50 g/kg 龙胆注射液；或健康犬静滴 4.5 g/kg。都能显著增加胆汁流量。龙胆苦苷对四氯化碳和 D- 氨基半乳糖造成的小鼠肝脏急性损伤有保护作用，能减轻动物肝坏死和肝细胞病变程度、对抗四氯化碳所致的肝细胞糖原合成障碍。

2. 对消化道的影响 龙胆饭前 30 分钟少量服用能刺激胃液分泌，饭后服用，反使胃液分泌减少，胃功能减退。给大鼠龙胆等苦味药，胃酸和胃液分泌增加，但食饵摄取量与体重增长的情况与正常动物比较并无显著差异。龙胆苦苷灌入犬胃瘘管中，能促进胃液分泌，并增加游离酸量，舌下涂抹和静滴却无作用，故认为龙胆苦苷可直接促进胃液分泌和使游离酸增加。龙胆苦苷还可增加离体肠管的张力，加大收缩幅度。

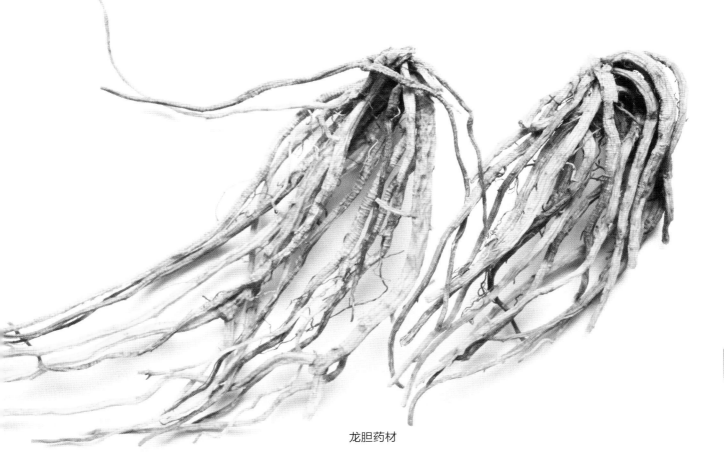

龙胆药材

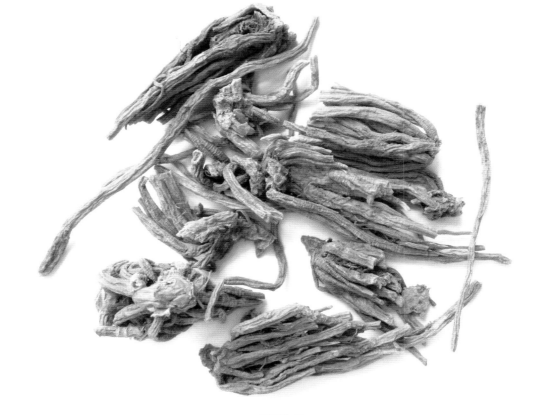

龙胆饮片

3. 抗感染作用 口服龙胆碱可使大鼠甲醛性"关节炎"肿胀减轻。对小鼠的抗炎作用较水杨酸强。其抗炎原理可能与神经－垂体－肾上腺系统有关。龙胆煎剂对铜绿假单胞菌、变形杆菌、伤寒沙门菌、金黄色葡萄球菌、星形奴卡菌等有不同程度的抑制作用。

4. 健胃作用 龙胆苦碱口服能刺激味觉感受器，通过反射促进胃液分泌。给造成胃瘘管的狗口服龙胆苦苷，能促进胃液分泌，并可使游离酸盐增加，增进食欲，消除消化不良症状。

5. 利尿作用 龙胆注射液静注家兔，有明显的利尿作用。

6. 对中枢神经系统的作用 龙胆碱对小鼠中枢神经系统呈兴奋作用，但较大剂量时则出现麻醉作用。

7. 镇静、镇痛作用 戊胆碱对小鼠有镇静作用，可使活动能力降低，肌肉松弛。龙胆配大剂量白芍有较强的镇痛效力。

8. 降低血压作用 大剂量龙胆酊对动物有降压作用，并能抑制心脏，减慢心率。

9. 其他作用 龙胆煎剂对猪蛔虫有较强的麻痹和致死作用。龙胆还有抑制抗体生成等作用。国外报告龙胆可用于治疗癌症。龙胆碱有降低体温作用。龙胆尚有防腐作用。

性味归经

苦，寒。归肝、胆经。

功效主治

清热燥湿，泻肝胆火。用于湿热黄疸，阴肿阴痒，带下，湿疹瘙痒，肝火目赤，耳鸣耳聋，胁痛口苦，强中，惊风抽搐。

临床应用

1. 急性传染性肝炎、胆囊炎（胸胁疼痛、湿热黄疸者）　龙胆、茵陈、栀子各适量。水煎服，每日1剂。

2. 泌尿生殖系统感染（如急性肾盂肾炎、膀胱炎、尿道炎、急性睾丸炎、阴囊局部感染、睾丸肿痛、阴囊湿痒、白带症）　龙胆、黄芩、栀子、车前子、泽泻、木通、柴胡、当归、生地黄、甘草各适量。如龙胆泻肝汤。又常与苦参、黄柏各适量配伍。治疗膀胱炎，亦可用龙胆配海金沙、滑石各9 g，石韦15 g，甘草6 g。水煎服。

3. 眼科感染（如急性结膜炎、角膜炎、角膜溃汤、目赤肿痛）　龙胆、黄连各适量。浸汁滴眼。

4. 流行性乙型脑炎　对轻症能口服者，给予20%龙胆糖浆，口服，每日3次，每次10～15 mL；昏迷或呕吐不能进食者，给予2:1龙胆注射液，肌注，每日3～4次，每次2～4 mL，至热退3日后停药。中、重型者均同时辅以西药常规治疗。

5. 夜盲症　龙胆、黄连各30 g。两味共为细末，食后用热羊肝蘸药末服。

6. 真性红细胞增多症　龙胆、栀子、黄芩、柴胡、生地黄、泽泻各10～15 g，甘草10 g，鸡血藤12～20 g，青黛20 g（后下）。水煎服，每日3次。

7. 流行性结膜炎　龙胆、黄芩、柴胡、车前子、泽泻、当归、甘草各6 g，生石膏10 g。水煎服，每日1剂。

8. 前阴溃疡 龙胆、草薢各 30 g，重楼、土茯苓、苦参各 90 g，黄柏、大黄各 45 g，枯矾 15 g。水煎服，每日 1 剂。

9. 急性非根性坐骨神经痛 龙胆、车前子、泽泻、当归、虎杖根、生地黄各 12 g，黄芩、栀子、地龙各 9 g，软柴胡、甘草各 6 g。水煎服，每日 1 剂。

10. 变应性亚败血症 龙胆、广角粉、甘草各 6 g，柴胡 8 g，生地黄、槟榔各 12 g，玄参、知母、赤芍、麦冬、牡丹皮、紫草、黄芩、连翘、金银花、青蒿各 10 g。每日 1 剂，水煎服。

11. 流行性腮腺炎 龙胆、栀子、泽泻、当归、生地黄、防风各 10 g，柴胡 6 g，车前子 12 g，夏枯草 15 g，丹参 20 g，甘草 3 g。水煎服，每日 1 剂。

12. 射精不能症 龙胆、栀子各 9 g，茵陈、墨旱莲、女贞子各 12 g，牛膝 15 g，滑石 30 g，甘草梢 3 g。水煎服，每日 1 剂。

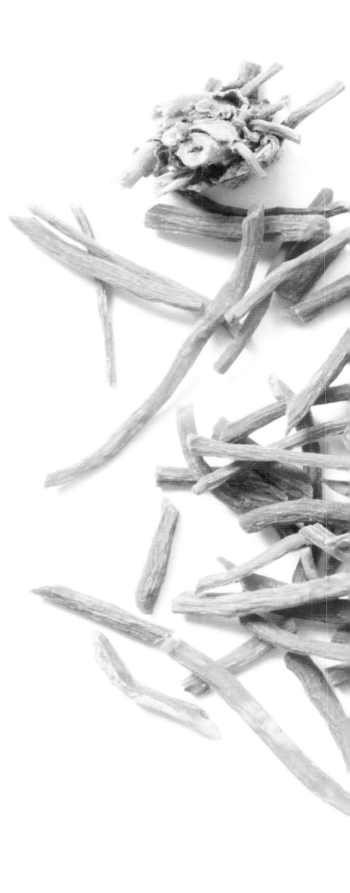

用法用量

内服：煎汤，3 ~ 6 g；或入丸、散。外用：煎水洗；或研末调敷。

使用注意

脾胃虚弱作泄及无湿热实火者忌服。

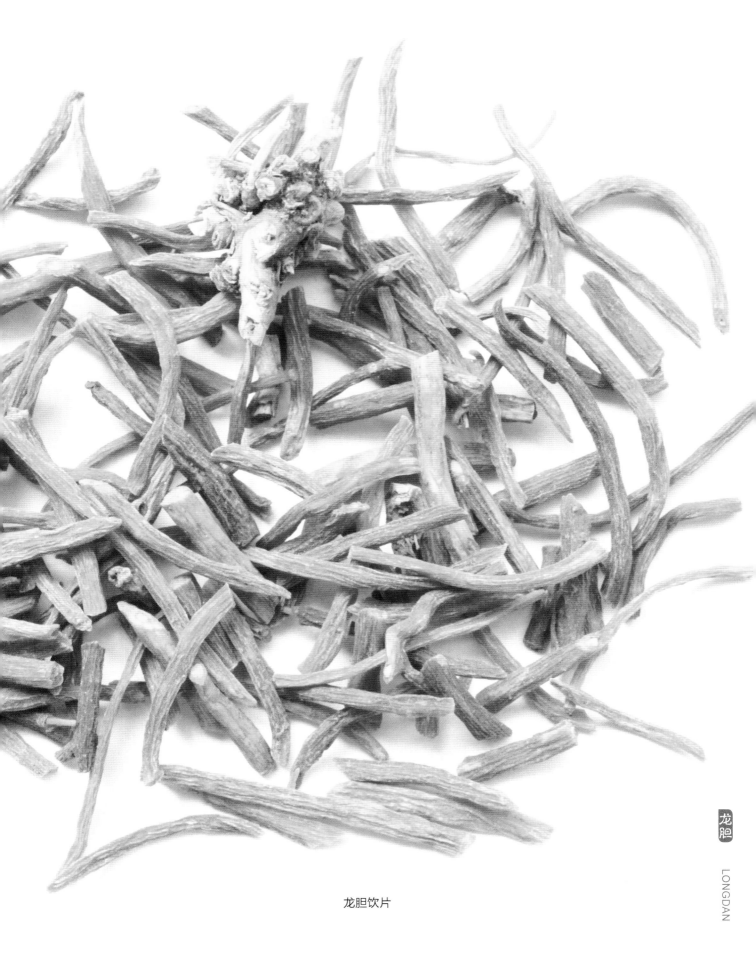

龙胆饮片

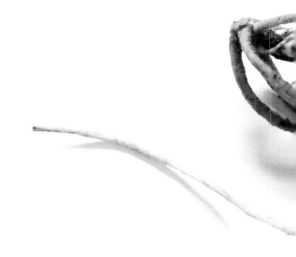

混伪品鉴别

兔儿伞

本品为菊科植物兔儿伞 *Syneilesis aconitifolia*（Bunge）Maxim. 的干燥根和根茎。根茎呈圆柱形，表面棕褐色，上端具残留的茎基，下端有多数细根，呈马尾状。根表面灰黄色或土褐色，密被茸毛，断面黄白色，中央有棕色小油点。干时质脆。气特异，味辛，入口不苦或微苦。

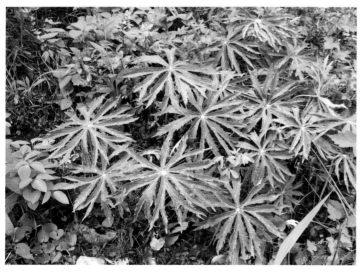

兔儿伞

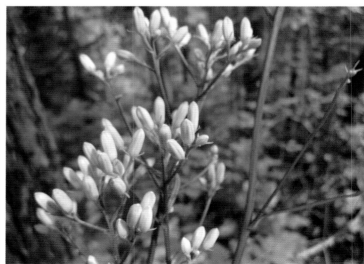

兔儿伞

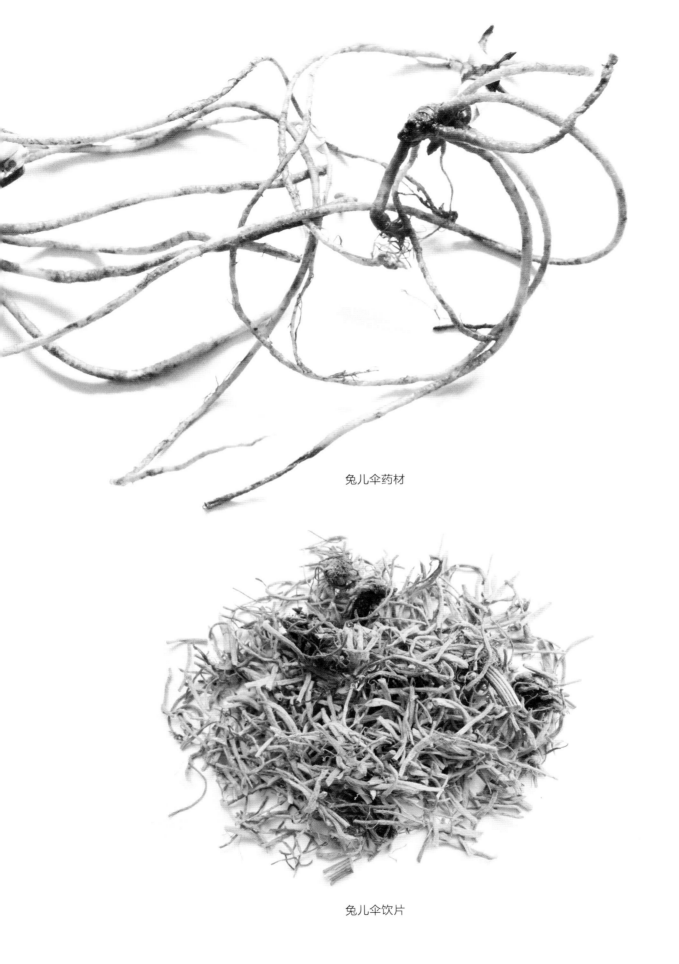

兔儿伞药材

兔儿伞饮片

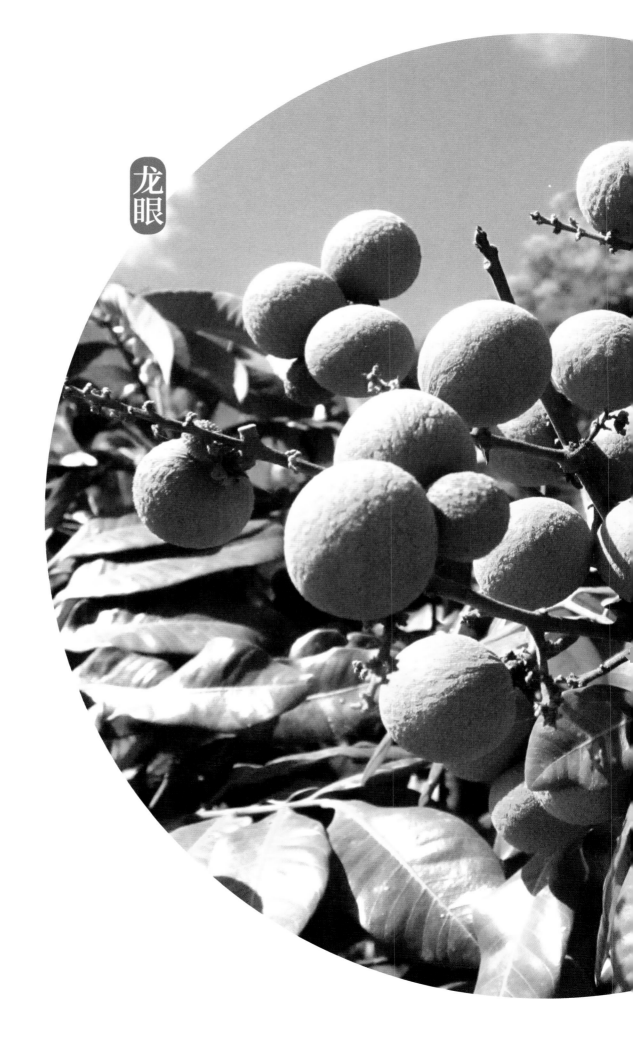

龙眼

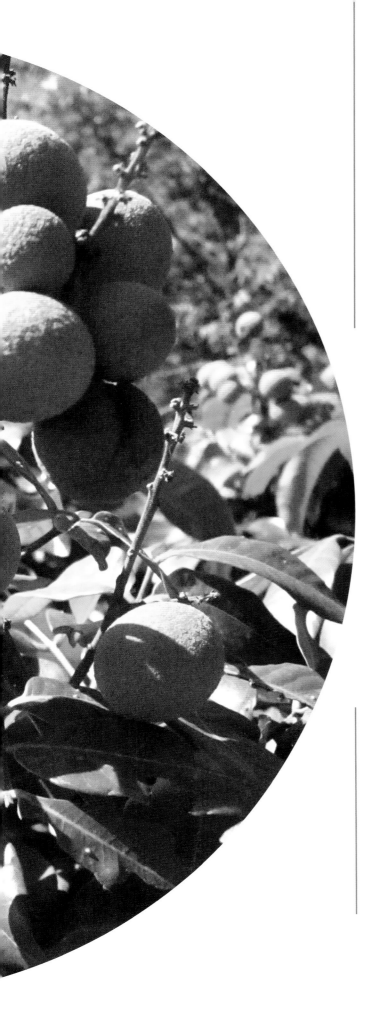

龙眼肉

基 原

本品为无患子科植物龙眼
Dimocarpus longan Lour. 的假种皮。

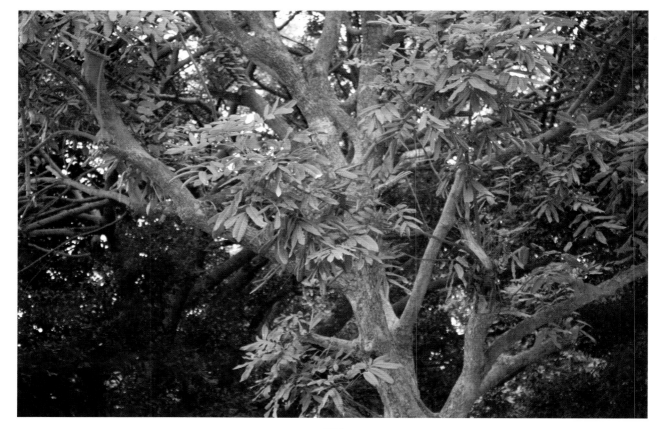

龙眼

形态特征

常绿乔木，高达 10 m 以上；幼枝被锈色柔毛。双数羽状复叶，互生，长 15 ~ 20 cm；小叶 2 ~ 5 对，通常互生，革质，椭圆形至卵状披针形，长 6 ~ 15 cm。先端短尖或钝，基部偏斜，全缘或波浪形，暗绿色，嫩时褐色，下面通常粉绿色。花两性，或单性花与两性花共存；为顶生或腋生的圆锥花序；花小，黄白色，直径 4 ~ 5 mm，被锈色星状小柔毛；花萼 5 深裂，裂片卵形；花瓣 5，匙形，内面有毛；雄蕊通常 8；子房 2 ~ 3 室，柱头 2 裂。核果球形，直径 1.5 ~ 2 cm，外皮黄褐色，粗糙，假种皮白色肉质，内有黑褐色种子 1 颗。花期 3 ~ 4 月，果期 7 ~ 9 月。

生境分布

生长于低山丘陵台地半常绿季雨林。分布于福建、广西、台湾、广东等地，云南、贵州、四川等地也有栽培。

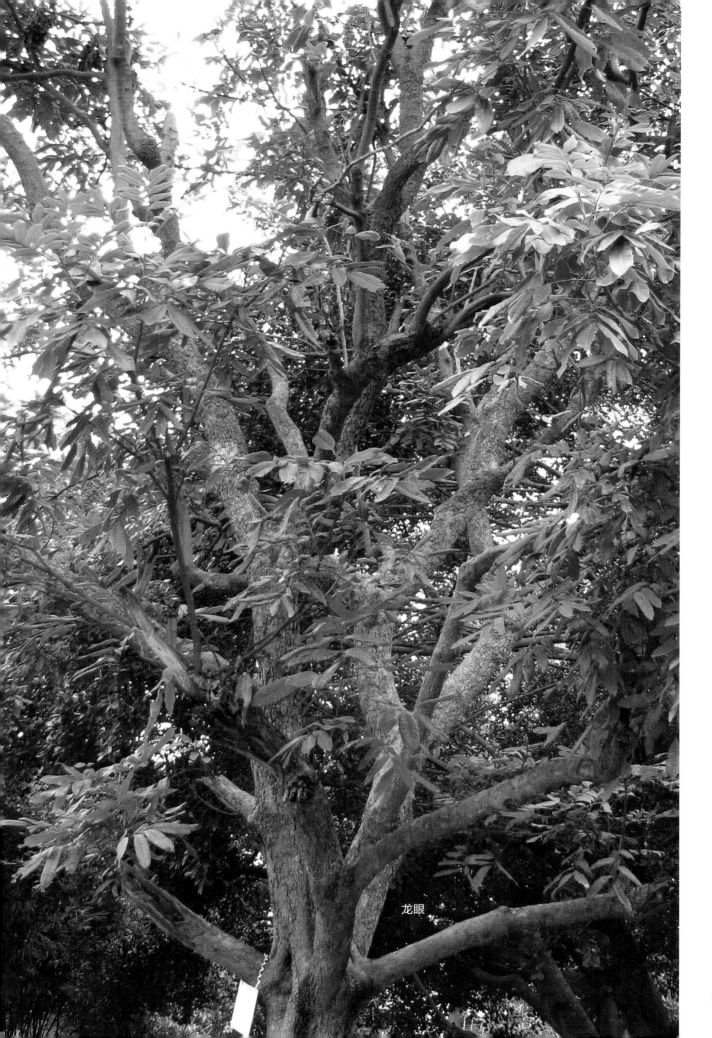

龙眼

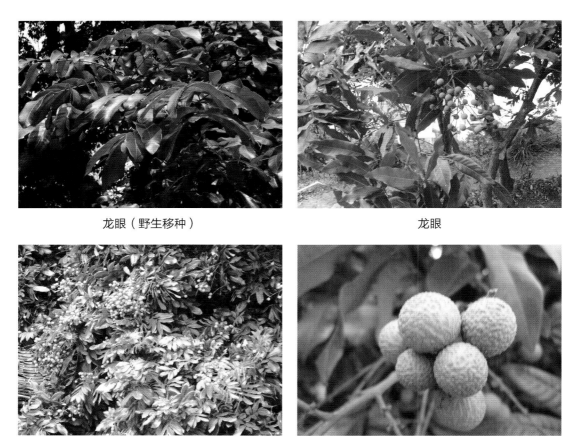

龙眼（野生移种） 龙眼

龙眼 龙眼

采收加工

夏、秋两季采收成熟果实，干燥，除去壳、核，晒至干爽不黏。

药材性状

本品为纵向破裂的不规则薄片，常数片黏结，长 1.5 cm，宽 2 ~ 4 cm，厚 0.1 cm。棕褐色，半透明。一面皱缩不平，一面光亮而有细纵皱纹。质柔润。气微香，味甜。

化学成分

龙眼肉含可溶性物质 79.77%，不溶性物质 19.39%，灰分 3.36%，可溶性物质中葡萄糖 26.91%，蔗糖 0.22%，酸类（酒石酸）1.26%，含氮物 6.31%，其他尚含蛋白质（5.6%）、脂肪（0.5%）等物质，以及维生素 B_2、维生素 P、维生素 C 和 2- 氨基 -4- 甲基 - 己炔 -5- 酸（2-amino-4-methyl-hex-5-ynoicacid）等。

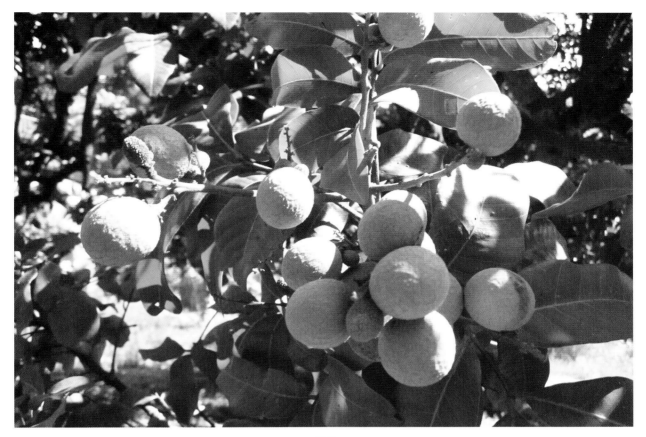

龙眼

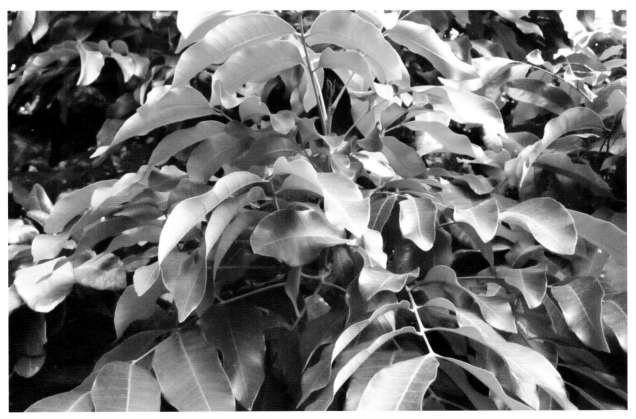

龙眼

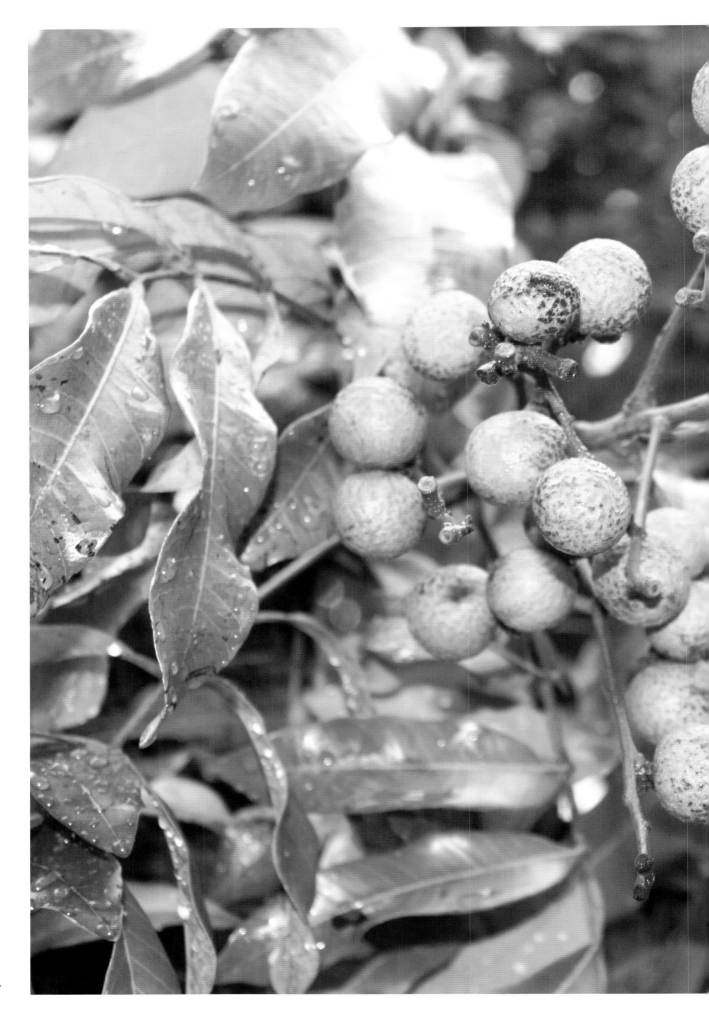

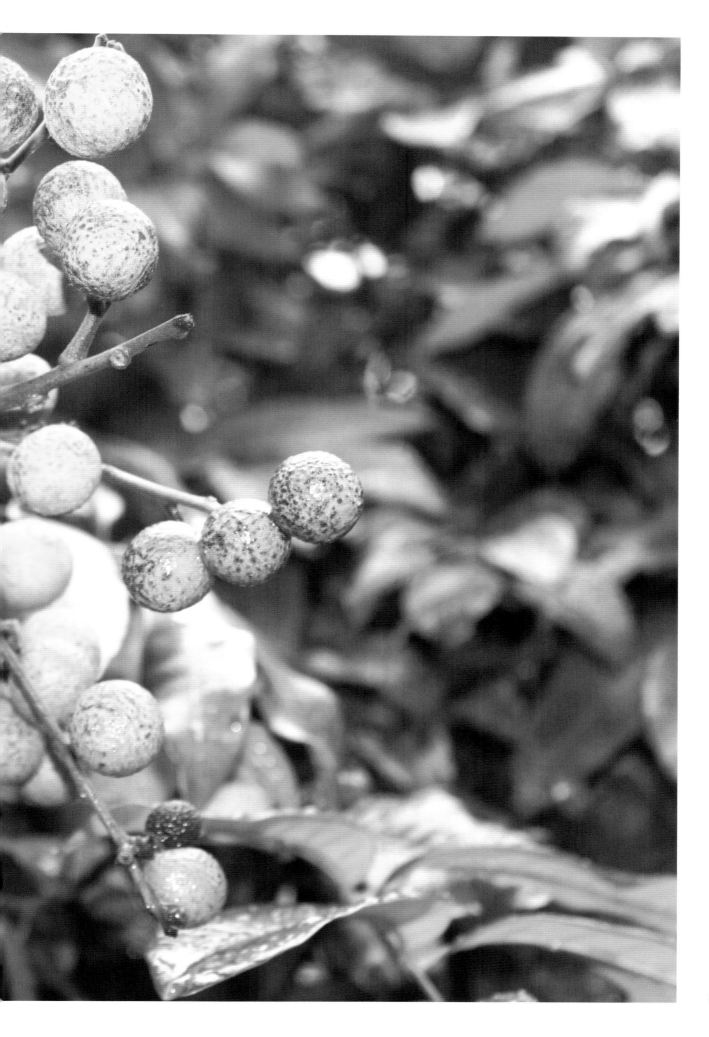

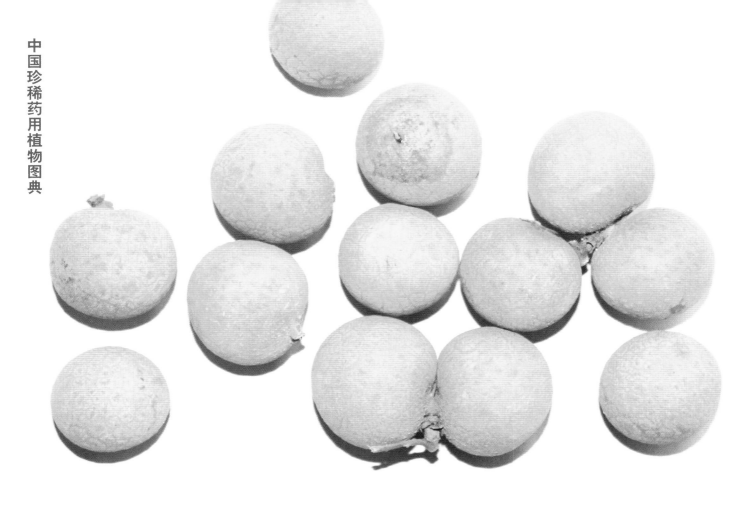

龙眼药材

药理作用

1. 强壮作用 龙眼肉和蛤蚧提取液（ALG，每毫升含龙眼 1 g、蛤蚧 0.5 g）可促进生长，增强体质。15 mL/kg ALG 给小鼠连续灌胃 14 日，可明显对抗利血平化小鼠体重下降，并减轻利血平化小鼠的路卧、拱背、毛发疏松、自主活动减少等虚弱症状。20 mL/kg 连续灌胃 6 日，即可明显增加正常小鼠体重。

2. 抗应激作用 20 mg/kg ALG 给小鼠连续灌胃 10 日，可显著延长小鼠常压耐缺氧存活时间，减少低温（-18 ℃ ~ -20 ℃）下死亡率，并延长动物高温下（48 ℃ ±1 ℃）存活时间。

3. 增强免疫功能 20 mL/kg ALG 连续灌服 7 日，可明显增加小鼠脾质量。15 mL/kg 灌服 10 日可提高小鼠对碳粒的廓清指数。

4. 抗感染作用 龙眼水浸剂（1:2）在试管内对奥杜盎小芽孢癣菌有抑制作用。

5. **改善血液及造血功能** 本品能刺激造血系统，有增加红细胞、血红蛋白和升高血小板的作用。

6. **镇静及催眠作用** 龙眼肉有镇静及催眠作用。

7. **抑菌作用** 其煎剂在体外对志贺菌属有抑制作用。

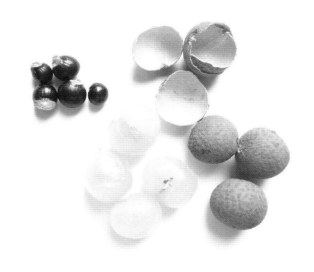

龙眼药材

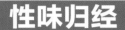
性味归经

甘，温。归心、脾经。

功效主治

补益心脾，养血安神。用于气血不足，心悸怔忡，失眠健忘，血虚萎黄。

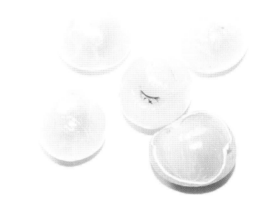

龙眼肉药材

临床应用

1. **血液病（如再生障碍性贫血、血小板减少性紫癜证属心脾两虚者）** 龙眼肉、当归、白术、茯神、黄芪、酸枣仁、党参、木香、炙甘草、当归、远志各适量。如归脾汤。

2. **神经症（如神经衰弱、神经性心悸亢进症、失眠、健忘、心悸证属心脾两虚者）** 可用归脾汤治疗；或单用龙眼肉煎服，每次 30 ~ 60 g。

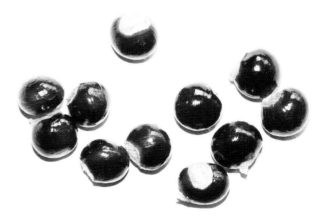

龙眼核药材

龙眼肉

LONGYANROU

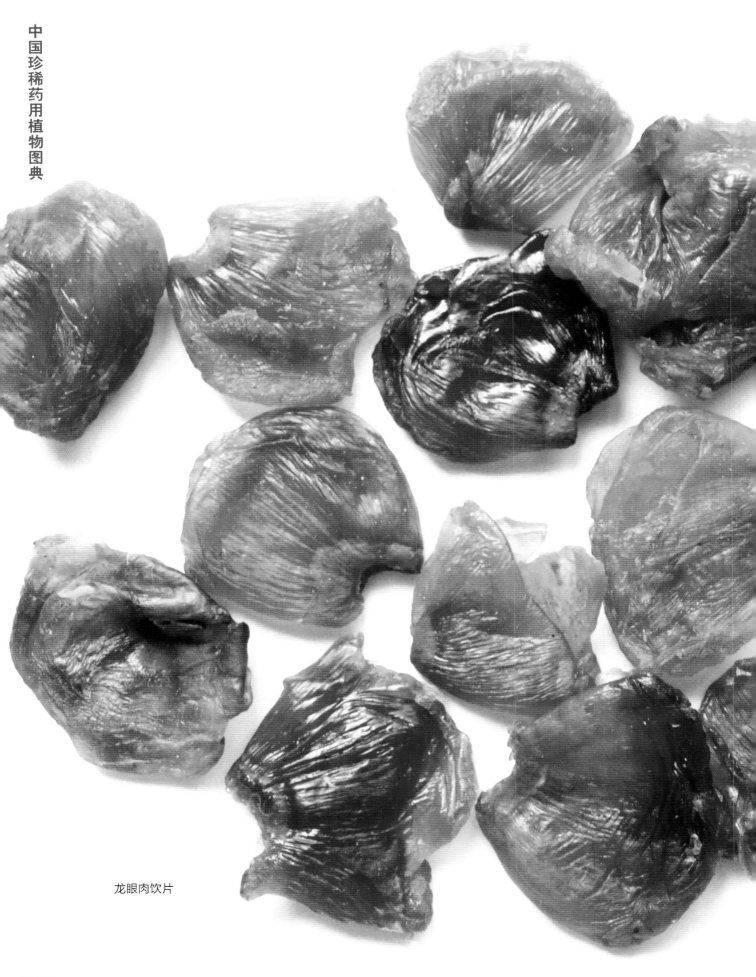

龙眼肉饮片

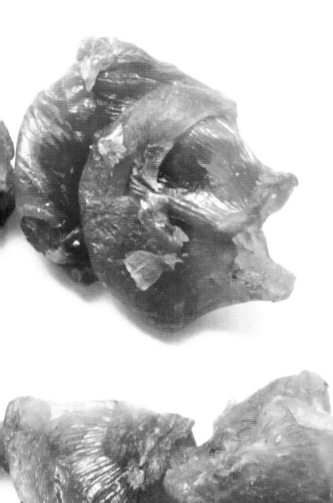

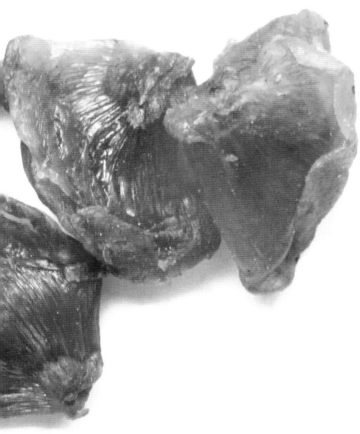

3. 虚证（病后体虚、产后血虚或脑力减退） 可单用龙眼肉持续煎服。

4. 颅脑损伤后遗症 龙眼肉、女贞子、核桃仁各 15 g，生、熟地黄各 18 g，何首乌、枸杞子、补骨脂、全当归各 10 g，芝麻 20 g，桑椹 30 g。水煎服，每日 1 剂。

5. 急性阿米巴痢疾 龙眼肉适量，金银花 20 g，生杭芍 15 g，甘草 6 g，三七末 3 g，鸦胆子 10 粒。先将三七末、鸦胆子用温水送服，再将余药煎汤温服，每日 1 剂。

用法用量

内服：煎汤，9～15 g；或入丸、散；或熬膏；或浸酒。

使用注意

湿阻中满及有停饮者不宜用。

龙眼肉

LONGYANROU

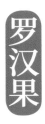

罗汉果

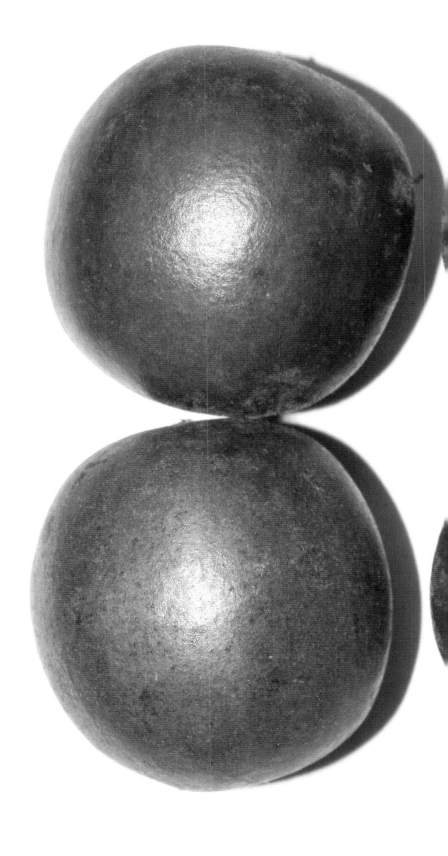

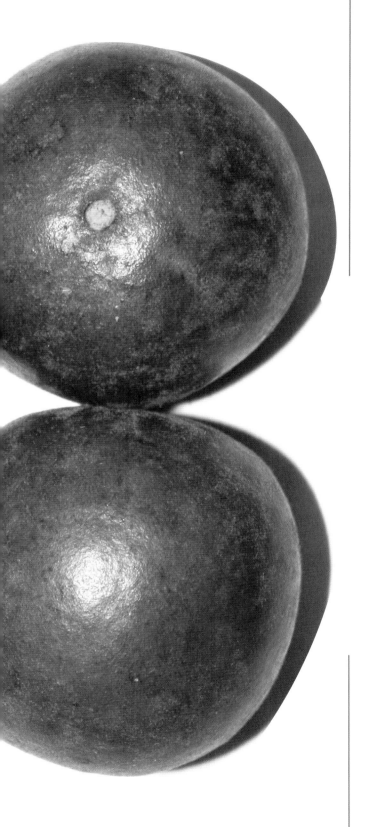

罗汉果

基　原

本品为葫芦科植物罗汉果 *Siraitia grosvenorii* (Swingle) C. Jeffrey ex A. M. Lu et Z. Y. Zhang 的干燥果实。

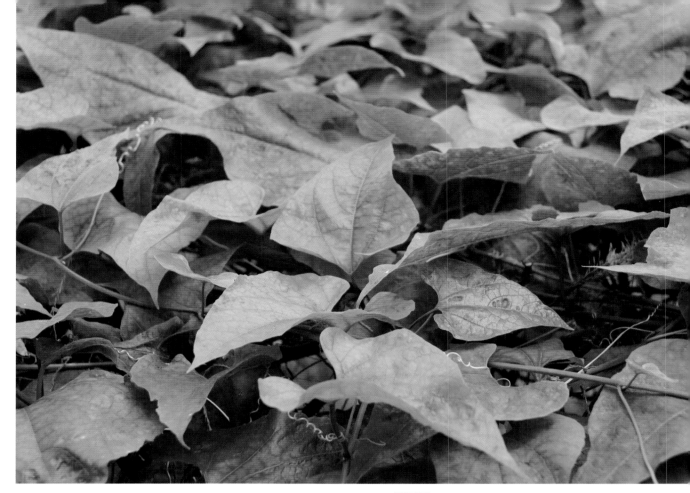

罗汉果

形态特征

一年生草质藤本，长2~5 m；根块状；茎纤细，具纵棱，暗紫色，被褐色或黄色柔毛，卷须2分叉。叶互生，叶柄长2~7 cm，稍扭曲，被短柔毛；叶片心状卵形，膜质，先端急尖或渐尖，基部耳状心形，全缘，两面均被白色柔毛，背面尚有红棕色腺毛。花单性，雌雄异株；雄花腋生，数朵排成总状花序，花萼漏斗状，被柔毛。种子淡黄色，扁长圆形，边缘具不规则缺刻。花期5~7月，果期7~9月。

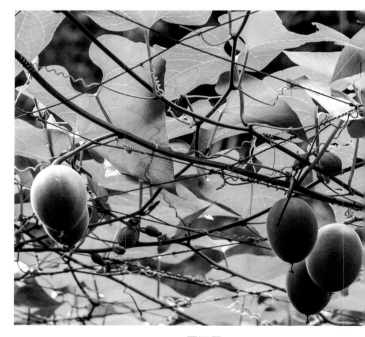

罗汉果

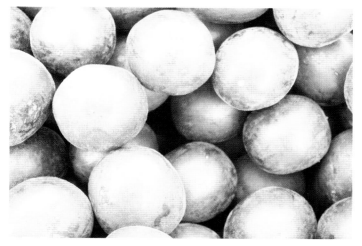

罗汉果药材

生境分布

生长于海拔 300～500 m 的山区；有栽培。主产于广西，多为栽培品。

采收加工

秋季果实由嫩绿色变深绿色时采收，晾数日后，低温干燥。

药材性状

本品呈卵圆形、椭圆形或球形，长 4.5～8.5 cm，直径 3.5～6 cm。表面褐色、黄褐色或绿褐色，有深色斑块及黄色柔毛，有 6～11 条纵纹。顶端有花柱残痕，基部有果梗痕。体轻、质脆，果皮薄，易破。果瓤（中、内果皮）海绵状，

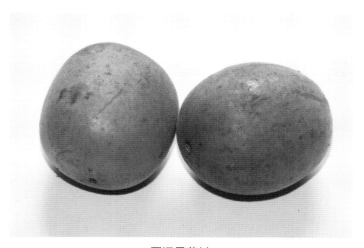

罗汉果药材

浅棕色。种子扁圆形，多数，长约 1.5 cm，宽约 1.2 cm；浅红色至棕红色，两面中间微凹陷，四周有放射状沟纹，边缘有槽。气微，味甜。以形圆、个大、坚实、摇之不响、色黄褐者为佳。

化学成分

罗汉果中含三萜苷约 2.2%，主要成分为罗汉果醇（mogrol）、罗汉果苷ⅡE（mogroside ⅡE）、罗汉果苷Ⅲ（mogroside Ⅲ）、罗汉果苷ⅢE（mogroside ⅢE）、罗汉果苷Ⅳ（Mogroside Ⅳ）、罗汉果苷Ⅴ（Mogroside Ⅴ）、赛门苷Ⅰ（siomenoside Ⅰ）、11-羰基罗汉果苷Ⅴ（11-oxo-Mogroside Ⅴ）、罗汉果醇苯甲酸酯（mogroester）、罗汉果新苷（neomogroside）；含黄酮苷类成分罗汉果黄素（grosvenorine）及山萘

酚 –3，7–α–L– 二鼠李糖苷；罗汉果种仁含脂肪油 27％ ~ 31％，基中亚油酸（linoleic acid）52.3％，油酸（oleic acid）20.3％，棕榈酸（palmltic）、硬脂酸（stearic acid）各 7.1％；其他还有维生素 C、多量果糖、蛋白质及 24 种无机元素。

药理作用

1. 对免疫功能的影响　罗汉果能显著提高外周血酚性 α– 醋酸萘酯酶阳性淋巴细胞的百分率，提示可增强机体的细胞免疫功能；大剂量的罗汉果能提高脾特异性玫瑰花环形成细胞的比率，而小剂量则无此作用。两种剂量对外周血中白细胞吞噬率无明显影响。

2. 对肠管的作用　罗汉果健身茶（含罗汉果 77.5％）对小白鼠离体小肠自发活动无明显影响，但可加强家兔和狗离体小肠和自发活动，对由乙酰胆碱或氯化钡引起的肠管强直性收缩有拮抗作用，使肠管松弛解痉；对由肾上腺素引起的肠管松弛也有拮抗作用，使肠管恢复自发活动。表明其对肠管运动机能有双向调节作用。

3. 其他作用　本品粗提物对小鼠有轻微镇静作用及致泻作用，但作用短暂。罗汉果茶水浸液 15 g/kg 灌胃对麻醉动物有轻度降压作用，心电图 T 波高耸。广西产罗汉果还有退热、止咳、祛痰和改善胃肠道功能的作用。罗汉果叶对金黄色葡萄球菌、白色葡萄球菌等均有较好的抑制作用。

性味归经

甘，凉。归肺、大肠经。

功效主治

清热润肺，利咽开音，滑肠通便。用于肺热燥咳，咽痛失音，肠燥便秘。

临床应用

1. 祛痰、镇咳　罗汉果的传统用法是泡水饮用，民间将罗汉果用开水泡或用水煎，其功效为祛痰、镇咳等。罗汉果浸出液可抑制变链菌的致龋作用。

2. 慢性咽炎　配合其他中药制成罗汉果复方药物：临床应用表明，以罗汉果为主要成分，配以其他中药制成的复方药物已得到广泛应用，主要用于镇咳祛痰、治疗慢性咽喉炎等。如镇咳祛痰合剂，内含罗汉果、望江南、芒果、款冬花、甘草等，具有镇咳、祛痰、抗炎及抑菌作用。又如法半夏罗汉果川贝枇杷膏的镇咳祛痰作用明显。罗汉果咽喉片有抗炎，还有显著镇痛、抑菌，临床观察应用于121例慢性咽炎患者，总有效率为97.5%。

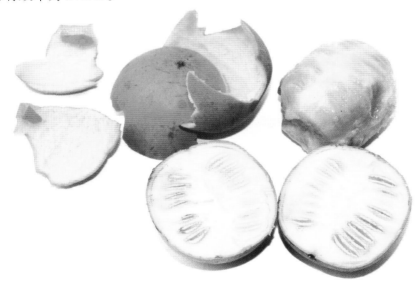

罗汉果药材

用法用量

内服：煎汤，9～15 g；或炖肉；或开水泡。

使用注意

脾胃虚寒者忌服。

落新妇

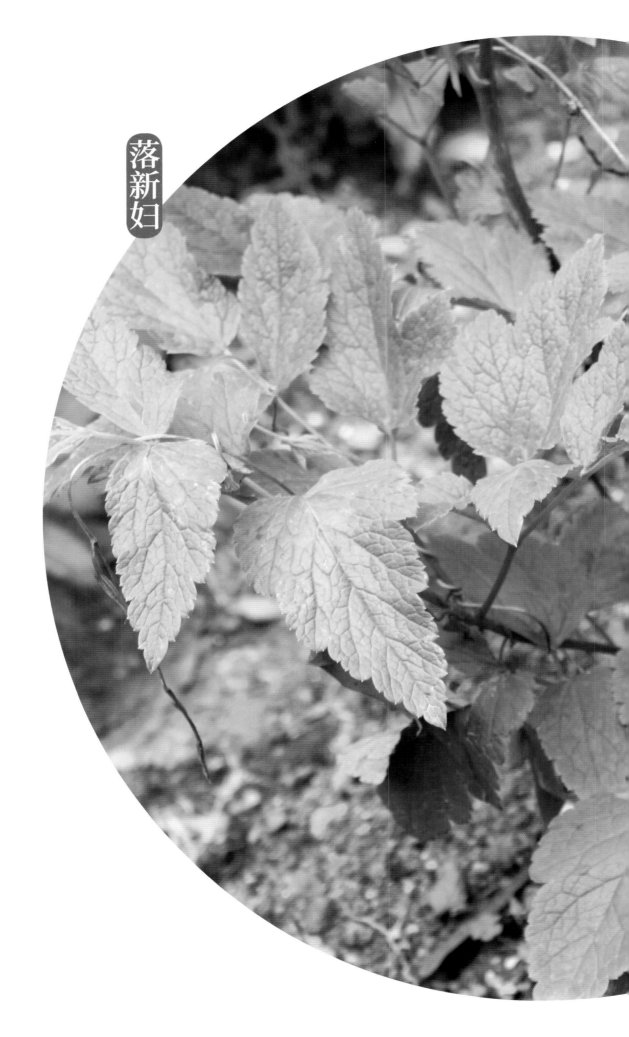

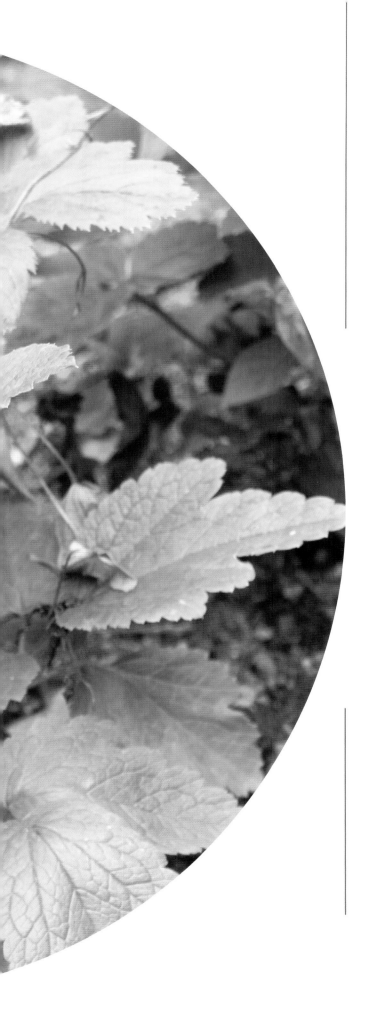

落新妇

LUOXINFU

基　原

本品为虎耳草科植物落新妇 *Astilbe chinensis* (Maxim.) Franch. et Sav.[Hoteia chinensis Maxim.] 的全草。

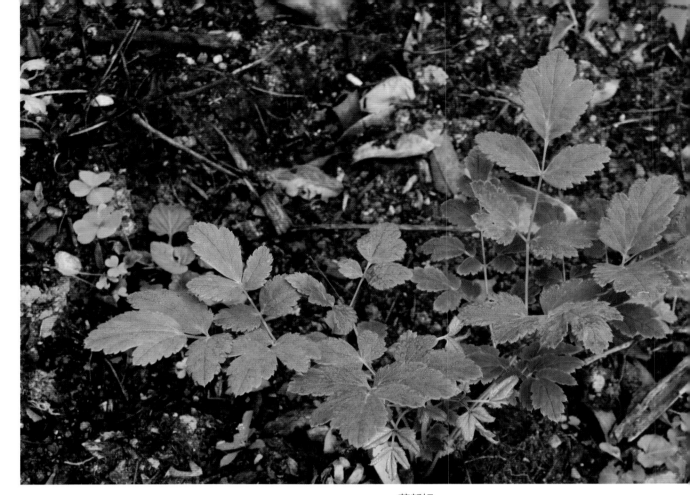

落新妇

形态特征

多年生直立草本，高 45 ～ 60 cm，根茎粗大。基生叶为 2 ～ 3 回 3 出复叶，小叶卵形至长椭圆状卵形，长 3 ～ 10.5 cm，宽 2 ～ 5 cm，先端长锐尖，基部圆形，两侧不对称，边缘有尖锐的重锯齿，两面均生刚毛，尤以叶脉上为多。花茎直立，高 30 ～ 50 cm，下部有鳞状毛，上部密生棕色长柔毛，花几无梗，呈窄圆锥花序。萼筒浅杯状，5 裂，带黄色，花瓣 5，白色或紫色，长约为萼的 4 倍，雄蕊 10，花丝青紫色，花药青色，成熟后呈米色，心皮 2，离生，基部连合，子房半上位。蓇葖果，有多数种子。花期 6 ～ 7 月，果期 8 月。

生境分布

生长于海拔 400 ～ 3600 m 的山坡林下阴湿地或林缘路旁草丛中。分布于东北、华北、西南及陕西、宁夏、甘肃、山东、安徽、浙江、江西、湖北、湖南、广西等地。

采收加工

秋季采收，鲜用或晒干。

药材性状

全草皱缩，茎圆柱形，直径1～4mm，表面棕黄色；基部具有褐色膜质鳞片状毛或长柔。基生叶2至3回三出复叶，多破碎，完整小叶呈披针形、卵形、阔椭圆形，长1.8～8cm，宽1～4cm，先端渐尖，基部多楔形，边缘有齿，两面沿脉疏生硬毛；茎生叶较小，棕红色。圆锥花序密被褐色卷曲长柔毛，花密集，几无梗，花萼5深裂；花瓣5，窄条形。有时可见枯黄色果实。气微，味辛、苦。

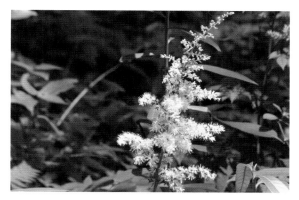

落新妇花

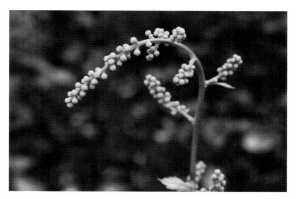

落新妇花枝

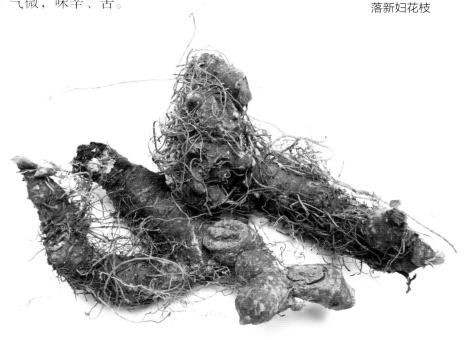

落新妇药材

落新妇

LUOXINFU

化学成分

全草含氰酸，花含槲皮素（quercetin），叶含水杨酸（salicylic acid），2,3- 二羟基苯甲酸（2,3-dihydroxybenzoic acid）。根和根状茎含岩白菜素（bergenin），根状茎、茎、叶含鞣质。

药理作用

本品能够抑制实体瘤生长，并在较低浓度时有促进体外淋巴细胞转化的作用，因此有一定的抗肿瘤作用；可显著减轻心肌缺血再灌注损伤，具有良好的心肌保护作用；有明显的镇痛作用。此外还具有抗小鼠心脏移植体外排斥反应的作用。

性味归经

凉，苦，无毒。归肺经。

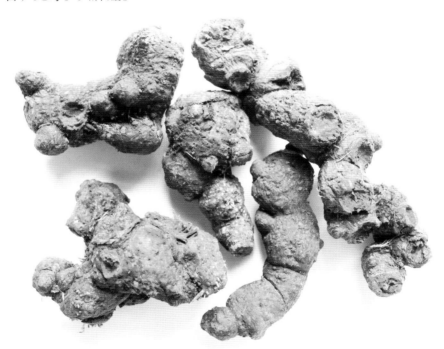

落新妇药材

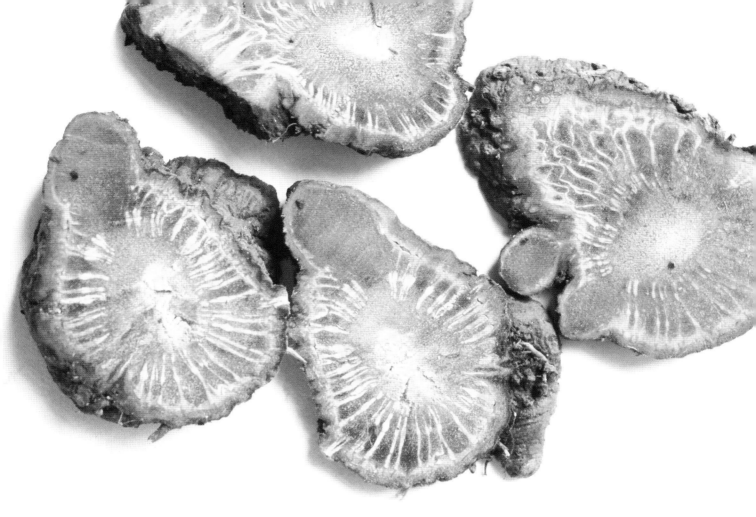

落新妇饮片

功效主治

祛风，清热，止咳。用于风热感冒，头身疼痛，咳嗽。

临床应用

1. **风热感冒**　落新妇 25 g。煨水服，每日 1 剂。

2. **肺痨咳血、盗汗**　落新妇、地骨皮、尖经药、白花前胡各 25 g。煨水服，每日 3 次。

用法用量

内服：煎汤，25 ~ 40 g；或浸酒。

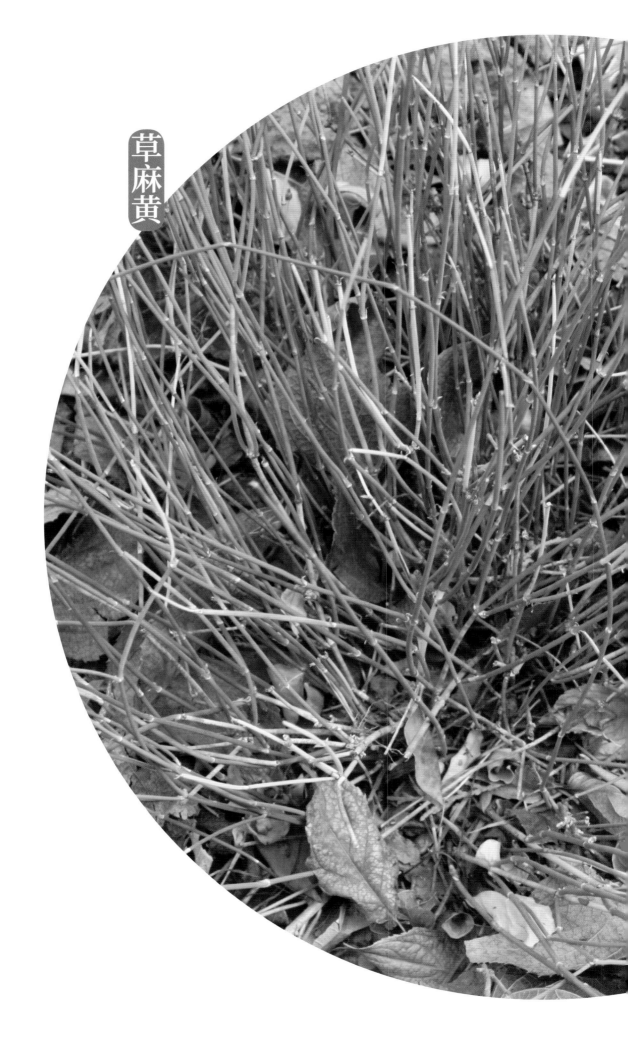

草麻黄

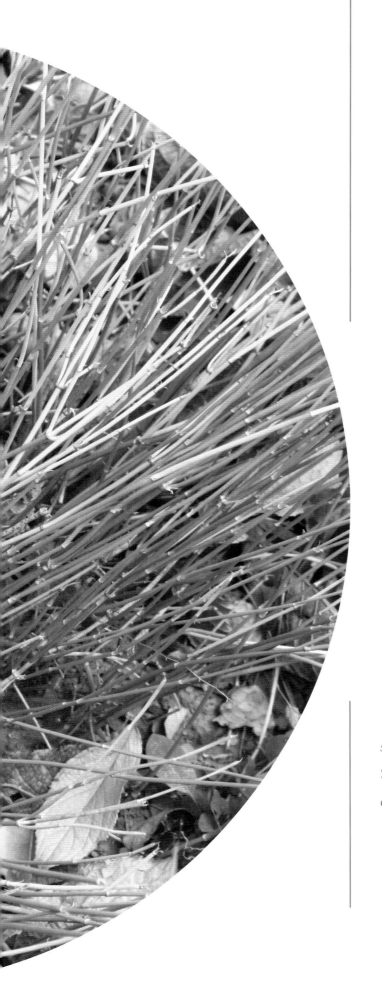

麻黄

MAHUANG

基　原

本品为麻黄科植物草麻黄 *Ephedra sinica* stapf、中麻黄 *Ephedra intermedia* Schrenk et C. A. Mey. 或木贼麻黄 *Ephedra equisetina* Bge. 的干燥草质茎。

形态特征

草麻黄： 多年生草本状小灌木，高 30 ～ 70 cm，木质茎匍匐卧于土中，草质茎直立，黄绿色，节间细长，长 2 ～ 6 cm，直径 1 ～ 2 mm。鳞叶膜质，鞘状，长 3 ～ 4 mm，下部 1/3 ～ 2/3 合生，围绕茎节，上部 2 裂，裂片锐三角形，中央有 2 脉。花成鳞球花序，雌雄异株，少有同株者；雄花序阔卵形，通常 3 ～ 5 个呈复穗状，顶生及侧枝顶生，稀为单生；苞片 3 ～ 5 对，革质，边缘膜质，每苞片内各有 1 雄花；雄花具无色膜质倒卵形筒状假花被；雄蕊 6 ～ 8，伸出假花被外，花药长方形或倒卵形，聚成一团，花丝合生 1 束；雌花序多单生枝端，卵圆形；苞片 4 ～ 5 对，绿色，革质，边缘膜质，最上 1 对合生部分占 1/2 以上，苞片内各有 1 雌花；雌花有厚壳状假花被，包围胚珠之外，珠被先端延长成细长筒状直立的珠被管，长 1 ～ 1.5 mm；雌花序成熟时苞片增大，肉质，红色，呈浆果状。种子 2 枚，卵形。花期 5 月，种子成熟期 7 月。

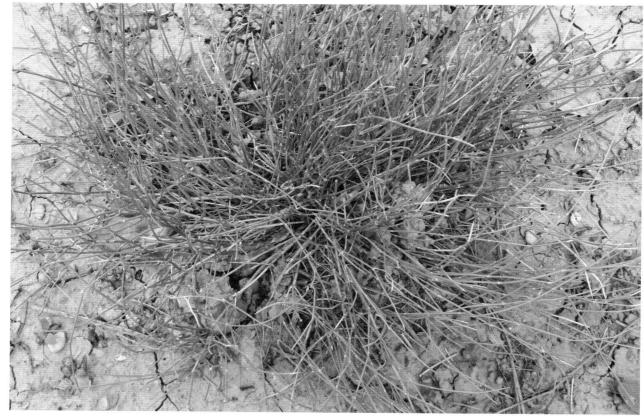

草麻黄

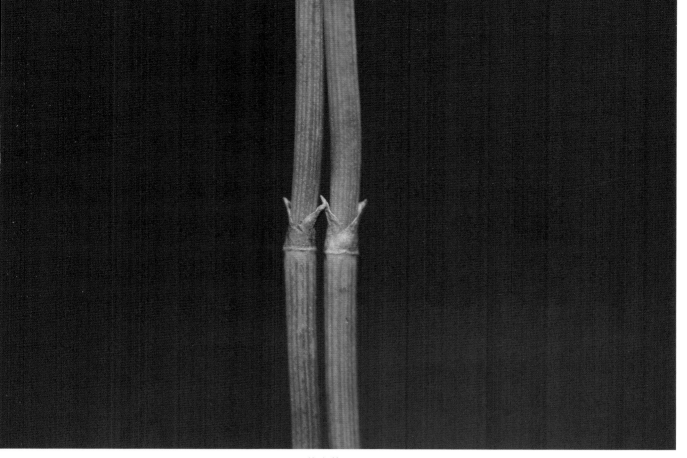

草麻黄

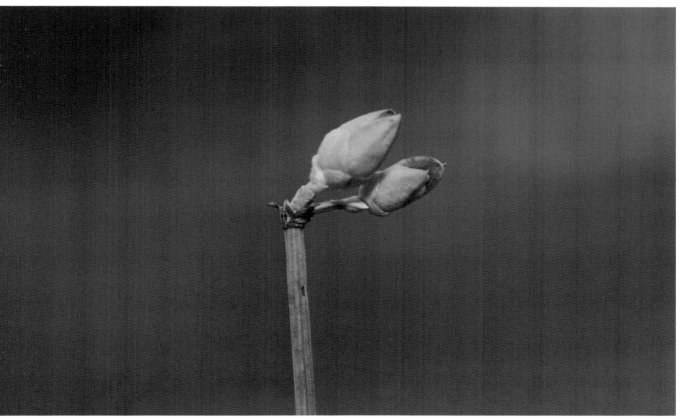

草麻黄

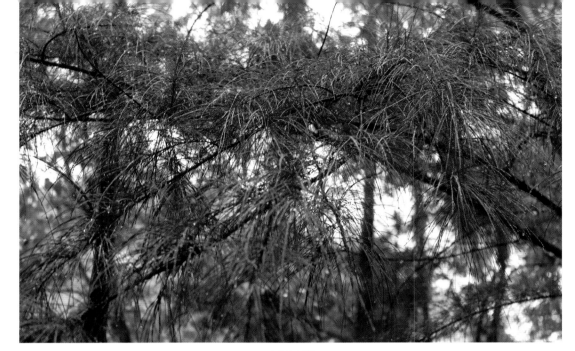

木贼麻黄

中麻黄：灌木，高达1m以上；茎枝较前种粗壮，草质茎对生或轮生，常被白粉，节间长3～6cm，直径2～3mm。鳞叶膜质鞘状，下部2/3合生，上部3裂（稀2裂），裂片钝三角形或三角形。雄花序数个簇生节上，卵形；苞片3片1轮，有5～7轮，或2片对生，共有5～7对；假花被倒卵形或近圆形；雄蕊5～8，花丝完全合生，或大部分为2束；雌花序3个轮生或2个对生于节上，长椭圆形；苞片3～5轮或3～5对，最上1轮或1对苞片有雌花2～3，珠被管长1.5～2.5mm，常螺旋状弯曲；雌花序成熟时红色肉质，常被白粉。种子2～3。花期5～6月，种子成熟期7～8月。

木贼麻黄：直立灌木，高达1m，节间短而纤细，叶膜质鞘状，仅上部约1/4分离，呈三角形，不反曲；雌花序常成对着生长于节上，苞片内有雌花1朵。种子通常为1粒。花期5～6月，种子成熟期7～8月。

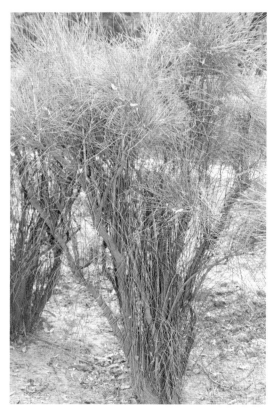

木贼麻黄

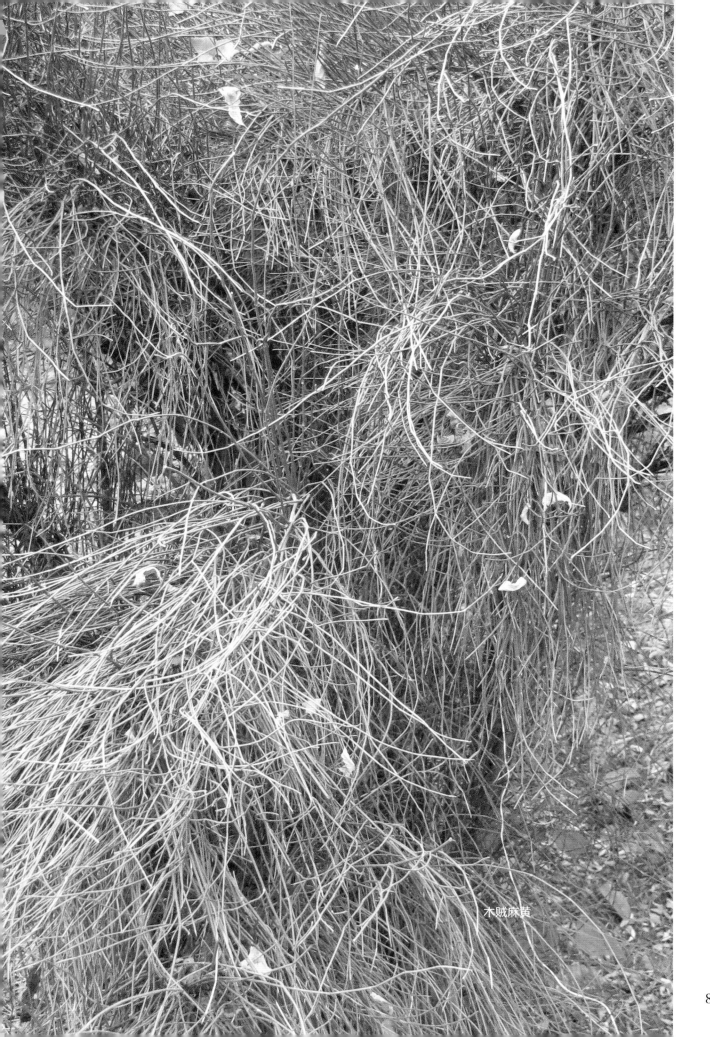

木贼麻黄

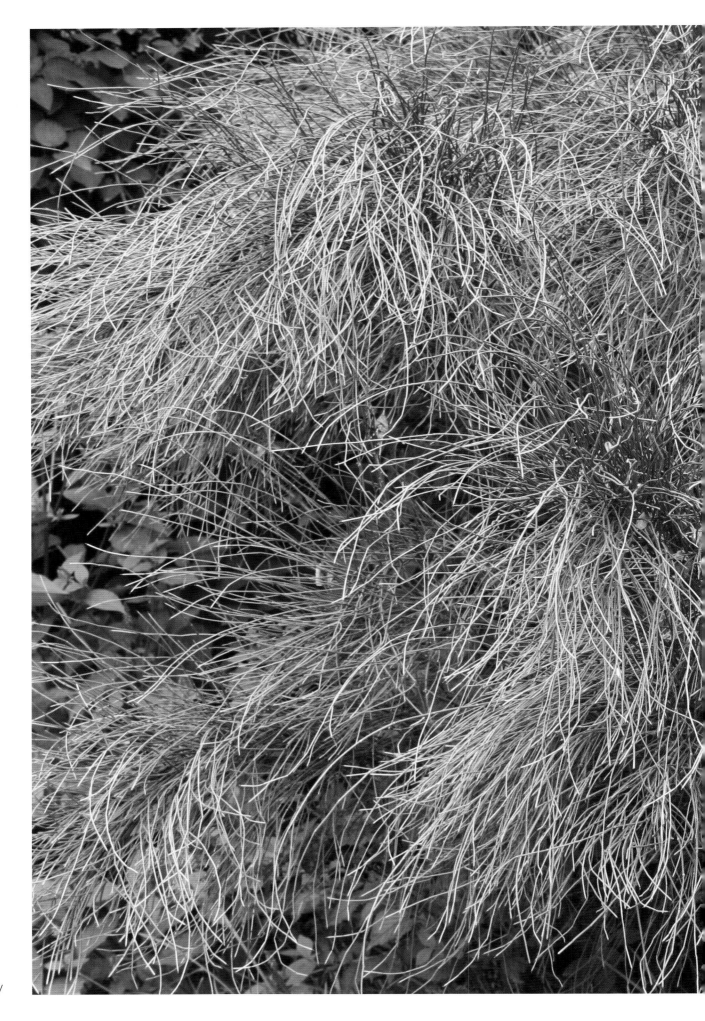

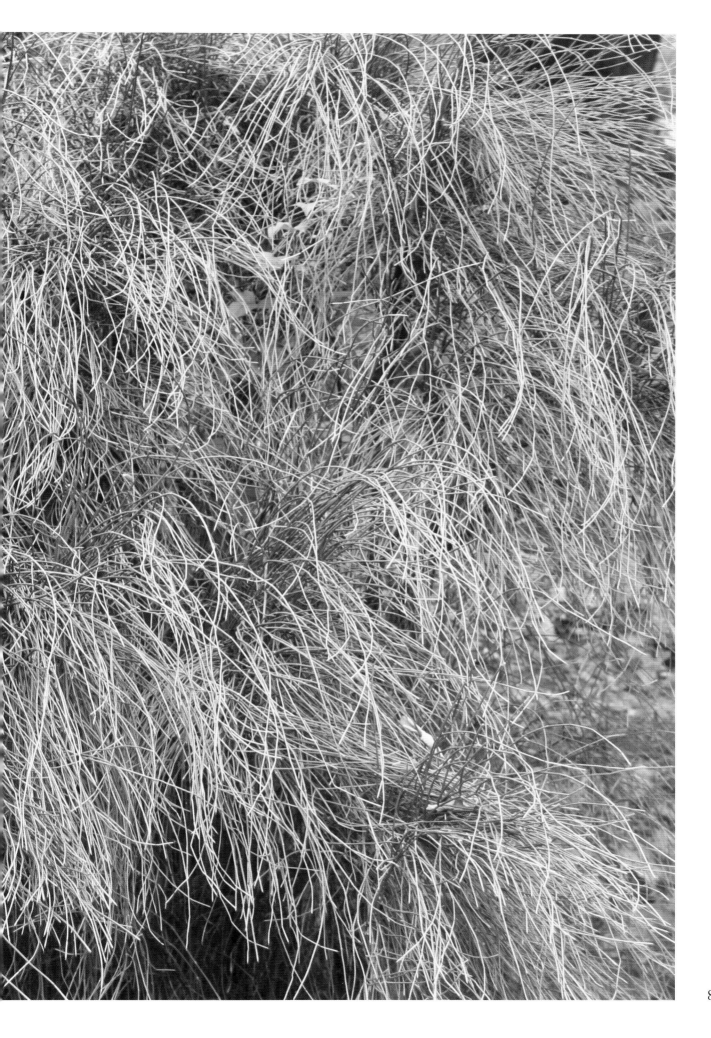

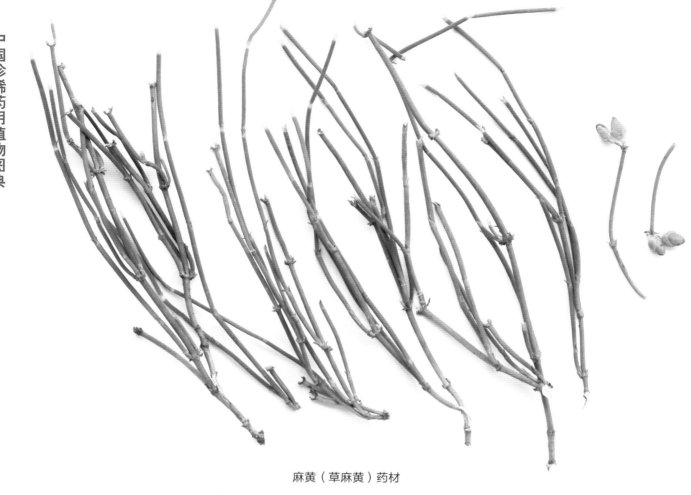

麻黄（草麻黄）药材

生境分布

生长于干燥的山冈、高地、山田或干枯的河床中。分布于吉林、辽宁、内蒙古、河北、河南、山西等地。

采收加工

秋季采割绿色草质茎，晒干。

药材性状

草麻黄：茎呈细长圆柱形，少分枝，直径1～2 mm，表面淡绿至黄绿色，有细纵脊线，触之微粗糙。节明显，节间长2～6 cm。节上有膜质鳞叶2片，长为3～4 mm，锐三角形，先端灰白色，尖端反曲，基部联合呈筒状，红棕色。体轻质脆，易折断，断面略呈纤维性，外圈绿黄色，中央红棕色。气微香，味微苦涩。

中麻黄：茎呈细长圆柱形，多分枝，直径 1.5 ～ 3 mm，黄绿色，有粗糙感。节间长 2 ～ 6 mm，节上轮生 3 片膜质鳞叶，长 2 ～ 3 mm，灰白色，先端锐尖。以干燥、茎粗、淡绿、内心充实、味苦涩者为佳。

木贼麻黄：茎呈细长圆柱形，较多分枝，直径 1 ～ 1.5 mm，表面草绿至黄绿色，无粗糙感。节间长 1.5 ～ 3 cm，节上有 2 片膜质鳞叶，长 1 ～ 2 mm，上部为短三角形，灰白色，先端多不反曲，基部棕红或棕黑色，联合呈筒状。

化学成分

本品含生物碱 10 种以上，其中主要为 1- 麻黄碱（1-Ephedrinc）、d- 伪麻黄碱（d-pseudo-ephedrine）、微量的 1-N- 甲基麻黄碱（1-N-methylephedne）、d-N- 甲基伪麻黄碱（d-N-methylpseudoephedrine）、麻黄次碱（ephedine）、麻黄烷（ephedroxane）、2,3,4- 三 甲 基 苯 唑 烷（2,3,4-trimethyl-5-phenyloxazolidine）、3,4- 二 甲 基 苯 唑 烷（3,4-dmethylpheny-loxazoli-dine）以及苄甲胺（benzylmethylamine）。麻黄尚含少量挥发油，其中 2,3,5,6- 四甲基吡嗪（2,3,5,6-tetramethvl-pyrazine）和 1-α- 萜品烯醇（1-α-terpinol）为其有效成分，但各种麻黄的挥发油含量和组成有较大差异。草麻黄含油量 0.25%，木贼麻黄 0.124%；草麻黄挥发油中有效成分四甲基吡嗪和萜品烯醇的含量分别为 2.26% 和 1.29%，而木贼麻黄挥发油中仅含四甲基吡嗪 1.34%，未检出萜品烯醇。麻黄中还含有多种黄酮类成分，包括芹菜素（apigenin）、小麦黄素（tricin）、山奈酚（kaempferol）、芹菜素 -5- 鼠李糖苷（apigenin-5-rhamnoside）、草棉黄素（herbaeetin）、3- 甲氧基草棉黄素（3-methoxvherbacefin）、山奈酚鼠李糖苷（kaempferolrhanmoside）、无色飞燕草素（leucoeyanidin）、芦丁（rutin）、白天竺葵苷（leucopelargonin）、白花色苷（lebucoanthp cyanin）、无色矢车菊素（leucocyanidin）、槲皮素（quereefin）、4'-5-7 三羟基 -8- 甲氧基黄酮醇 -3-O-β-D 葡萄糖苷（4',5,7-tfihydmx'y-8-methoxy-flavonol-3-O-β-D-glucopyranside）等。麻黄中还有降血糖活性的麻黄多糖 A、B、C、D、E（ephedrans A,B,C,D,E）、儿茶酚鞣质以及苯甲酸、肉桂酸、香豆酸、香草酸等有机酸。麻黄内 Sr、Cr 含量较高，Ns、Mn 的含量较低。

药理作用

1. 平喘作用 实验研究证实，麻黄碱、伪麻黄碱、麻黄挥发油是其平喘的有效成分，2,3,5,6-四甲基吡嗪和萜品烯醇是新近确定的平喘成分。麻黄碱化学性质稳定，口服有效。平喘作用起效较慢，作用温和，作用维持时间持久。

2. 利尿作用 麻黄的多种成分均具有利尿作用，以 D-伪麻黄碱作用最显著。麻黄生物碱静滴给药利尿作用明显，而口服用药作用较弱。静脉给药后，作用出现快，一次给药作用可维持 0.5～1 小时。麻黄利尿作用强度有限，用药量过大，超过一定剂量后作用反而减弱。研究认为其利尿作用机制可能是通过扩张肾血管增加肾血流量，使肾小球滤过率增加，或影响肾小管重吸收功能，阻碍肾小管对钠离子的重吸收。

3. 解热、抗感染作用 麻黄挥发油对多种实验性发热模型动物有解热效应，对正常小鼠体温有降低作用。麻黄的多种成分、多种制剂（麻黄水提取物、醇提取物）均有抗感染作用，以伪麻黄碱作用最强，且口服或注射给药均有效。近年来从麻黄中分离到的杂环化合物（如 ephedroxane 唑烷酮类）也具有抗炎活性。麻黄抗炎作用环节在于：抑制炎症早期的血管通透性增加；抑制炎症后期肉芽组织的形成；对抗致炎物质的作用。麻黄的抗炎作用可能与抑制花生四烯酸的释放与代谢有关。另外，麻黄碱能抑制过敏介质释放，麻黄水提取物及醇提取物可以降低血清溶血素水平，并具有抗补体作用，故而具有抗变态反应作用。

4. 镇咳、祛痰作用 麻黄碱、麻黄水提取物给动物灌服，可明显抑制二氧化硫和机械刺激所致的咳嗽反射，其镇咳强度约为可待因的 1/20。萜品烯醇是镇咳有效成分之一。麻黄挥发油灌胃具有一定的祛痰作用。

5. 兴奋中枢神经系统作用 麻黄碱脂溶性高，易于通过血脑屏障，在治疗剂量既能兴奋大脑皮质和皮质下中枢，引起精神兴奋、失眠等症状，亦能兴奋中脑、延脑呼吸中枢和血管运动中枢。

6. 强心、升高血压作用 麻黄碱能直接和间接兴奋肾上腺素，对心脏具有正性肌力、正性频率作用；能收缩血管，使血压升高。其升压作用特点为作用缓慢、温和、持久，反复应用易产生快速耐受性。

7. 抑制肠平滑肌收缩作用 麻黄碱对离体豚鼠回肠的自发性收缩有抑制作用，也可对抗乙酰胆碱和 5-羟色胺的收缩效应。

性味归经

辛、微苦，温。归肺、膀胱经。

功效主治

发汗解表，宣肺平喘，利水消肿。用于风寒感冒，胸闷喘咳，风水浮肿。蜜麻黄润肺止咳。多用于表证已解，气喘咳嗽。

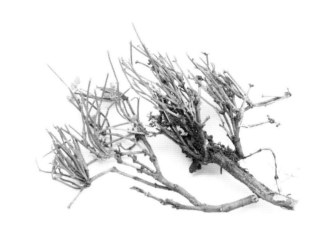

草麻黄药材

临床应用

1. 泌尿系结石 麻黄 10 g，木贼 12 g，金钱草 60 g，黄芪、海金沙、赤小豆各 30 g，鸡内金 6 g，猪苓、茯苓各 15 g。治疗右输尿管下端结石 1 例显效；以麻黄附子细辛汤治疗肾结石疼痛，30 分钟疼痛减轻，1 小时疼痛消失。

2. 关节疼痛 麻黄 18 g，重楼 20 g，龙胆、黄连、石菖蒲、赤芍各 10 g，金银花、野菊花各 15 g。治疗关节疼痛 120 例。结果：治愈 91 例，有效 27 例，无效 2 例。麻杏薏甘汤加味（麻黄、甘草、姜黄、海桐皮各 15 g，杏仁 10 g，薏苡仁 50 g）治疗关节痹痛 20 例。结果：痊愈 9 例，显效 5 例，好转 4 例，总有效率为 90%。

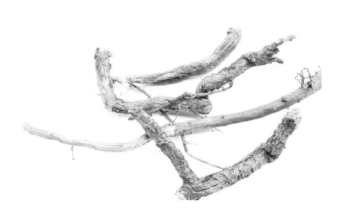

麻黄根（草麻黄）药材

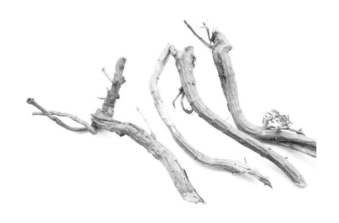

麻黄根（草麻黄）药材

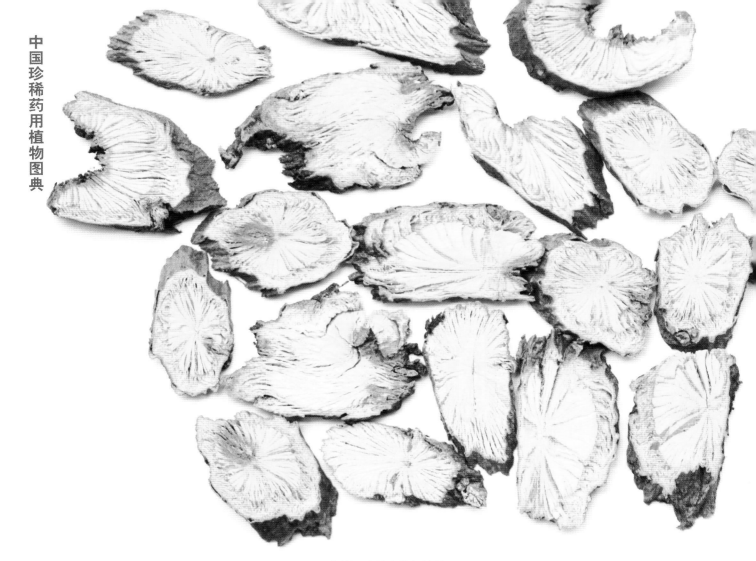

麻黄根（草麻黄）饮片

3. 遗尿　麻桂缩泉汤（炙麻黄、山药、桑螵蛸各9 g，肉桂、乌药各6 g，益智6 ～ 10 g，通草3 g）治疗小儿遗尿症17例。结果：治愈率100%。睡前15分钟口服麻黄碱 0.5 ～ 0.75 mg/kg，同时用小圆形硬状物以条形胶布固定于"遗尿点"治疗小儿遗尿31例。 结果：痊愈19例，显效11例。

4. 小儿腹泻　麻黄2 ～ 4 g，前胡4 ～ 8 g。水煎成300 mL，加白糖适量，每 日服1剂。

5. 过敏性皮肤病（如急、慢性荨麻疹，血管神经性水肿，湿疹，药疹、 漆过敏等）　麻黄4.5 g，蝉蜕、浮萍各9 g，槐花6 g，黄连、甘草各3 g。水煎2次， 分早、晚服，可缓解过敏反应的皮肤黏膜症状。

6. 鼻炎　用0.5% ～ 1%麻黄碱溶液滴鼻，可收缩血管，消除黏膜充血肿胀， 减少分泌，缓解鼻塞症状。

7. 病态窦房结综合征　麻黄附子细辛汤加减（炙麻黄、细辛、甘草各

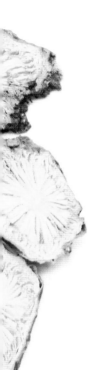

9 g，附子、当归、川芎、桂枝各 12 g，肉桂 6 g，炙黄芪 24 g，生地黄 20 g，麦冬 15 g，五味子 10 g）治疗病态窦房结综合征 50 例。结果：显效 14 例，有效 27 例，总有效率为 82%。刘氏自拟方（麻黄、附子、细辛、肉桂、瓜蒌、薤白、红花、丹参、三七各适量）治疗病态窦房结综合征 21 例。结果：痊愈 6 例，有效 15 例。

用法用量

内服：煎汤，2～10 g；或入丸、散。外用：研末搐鼻或研末敷。

使用注意

本品发散力强，多汗、虚喘者当慎用。本品能升高血压、兴奋中枢神经系统，故高血压、失眠病人也需慎用。

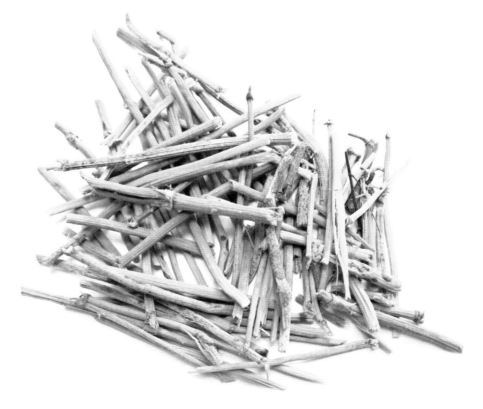

麻黄饮片

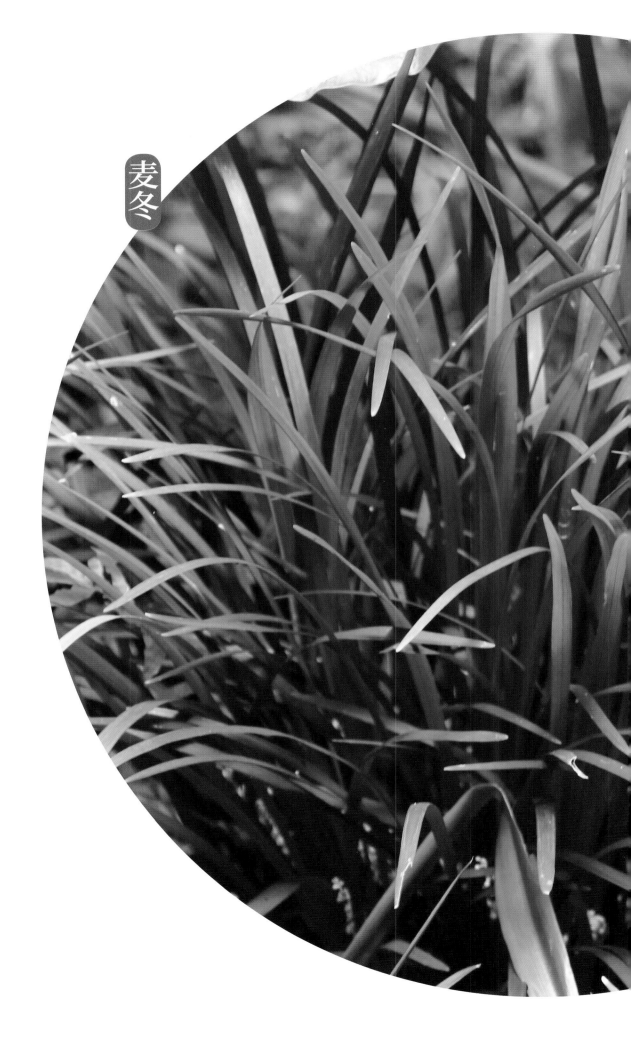

麦冬

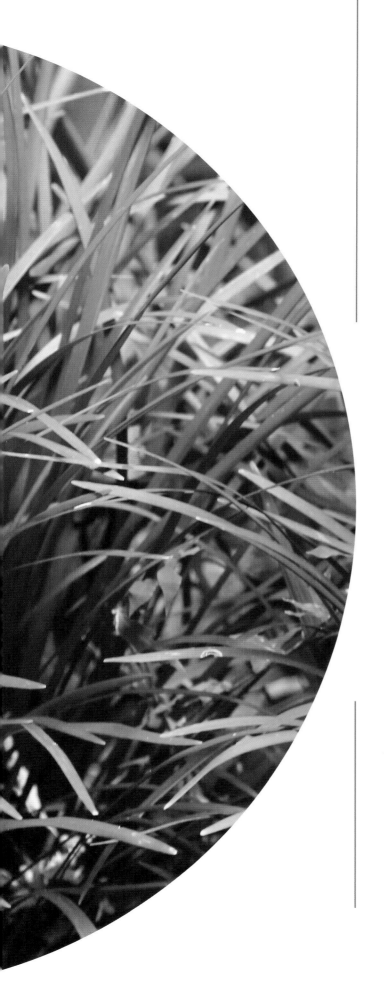

麦冬

MAIDONG

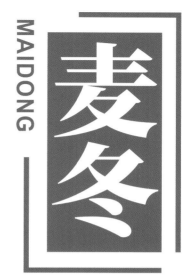

基 原

本品为百合科植物麦冬 *Ophiopogon japonicus*（L. f.）Ker-Gawl. 的干燥块根。

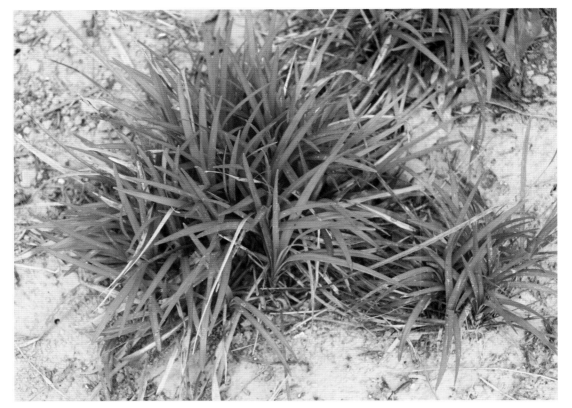

麦冬

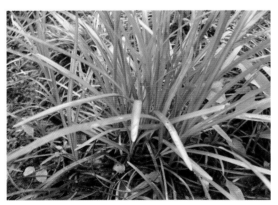

麦冬

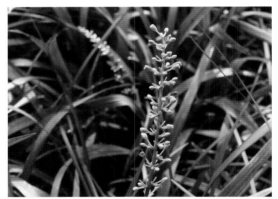

麦冬

形态特征

　　多年生草本植物，地上匍匐茎细长。叶丛生，狭线形，革质，深绿色，平行脉明显，基部绿白色并稍扩大。花葶常比叶短，总状花序轴长 2 ~ 5 cm，花 1 ~ 2 朵，生长于苞片腋内，花梗长 2 ~ 4 mm，关节位于近中部或中部以上，花微下垂，花被片 6 枚，披针形，白色或淡紫色。浆果球形，成熟时深绿色或蓝黑色。花期 5 ~ 7 月，果期 7 ~ 10 月。

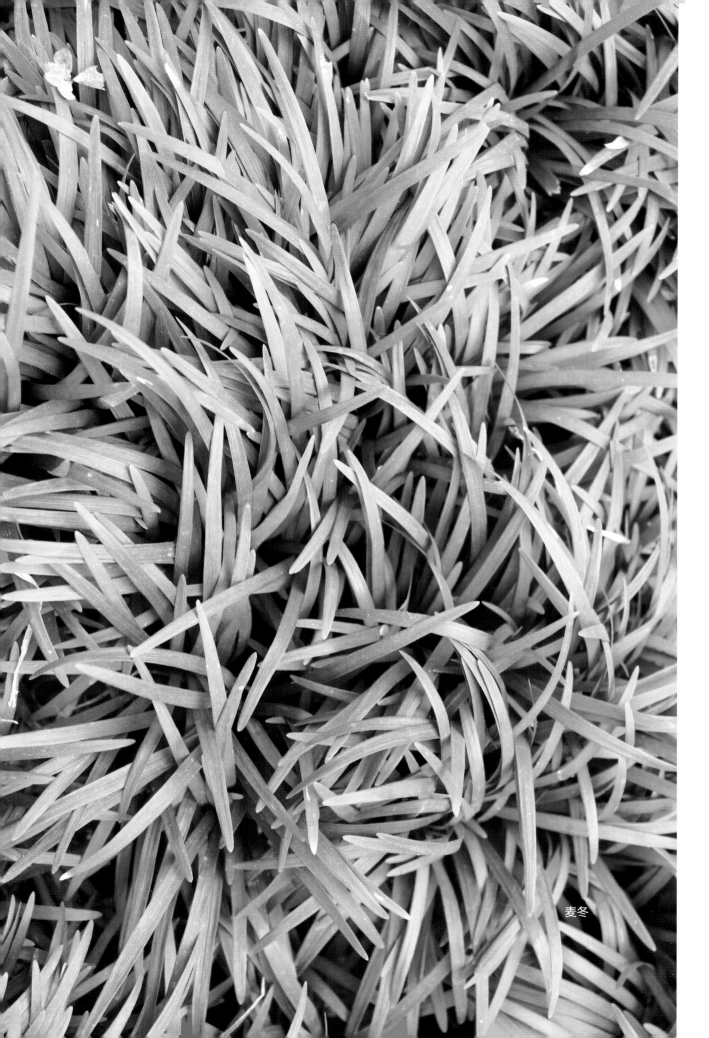

麦冬

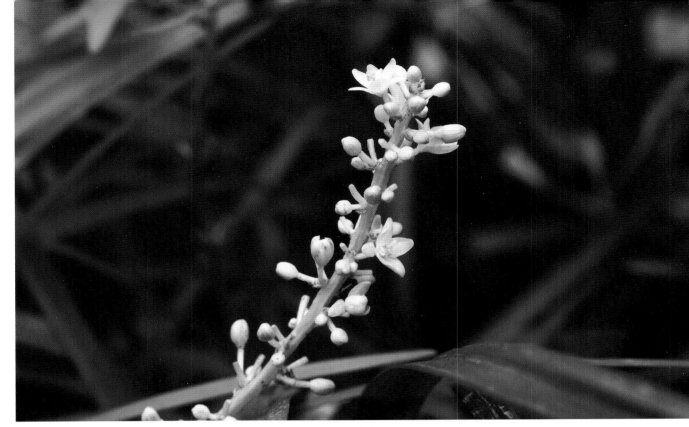

麦冬

生境分布

生长于土质疏松、肥沃、排水良好的壤土和沙质土壤。分布于浙江、四川等地。

采收加工

夏季采挖，洗净，反复暴晒，堆置，至七八成干，除去须根，干燥。

药材性状

本品呈纺锤形，两端略尖，长 1.5 ~ 3 cm，直径 0.3 ~ 0.6 cm。表面黄白色或淡黄色，有细纵纹。质柔韧，断面黄白色，半透明，中柱细小。气微香，味甘，微苦。

化学成分

麦冬的主要成分为甾体皂苷，各种类型的多聚糖、高异黄酮类化合物，以及单萜糖苷、色原酮等多种类型的化合物。其中甾体皂甙有麦冬皂苷 A、B、C、D、B′、C′、D′，β-谷甾醇，豆甾醇，菜油甾醇及葡萄糖苷等；糖类中葡萄糖含量为 9.1%，D-半乳糖 6.7%，蔗糖 4.8%，其他寡糖 56.7%；高异黄酮类有甲基沿阶草酮甲、乙（methylophiopogonanone A，B），甲基麦冬酮甲、乙（methylophiopogonone A，B），麦冬酮甲、乙（ophiopogonone A，B），异麦冬酮甲（isoophiopogonone A）等。

药理作用

1. 增强免疫作用　麦冬和湖北麦冬 12.5 g/kg 腹腔注射均能极显著增加小鼠的脾质量，显著增加小鼠的碳粒廓清作用和对抗环磷酰胺 2 mg/ 只引起的小鼠白细胞数的下降。麦冬多糖 100 mg/kg 腹腔注射能显著增加小鼠的脾质量，显著增强小鼠的碳粒廓清作用，有凝集素样作用，并且对环磷酰胺和钴 -60 照射引起的小鼠白细胞下降有显著的对抗作用。

2. 抗过敏、平喘作用　麦冬多糖能拮抗乙酰胆碱和组胺混合液刺激引起的正常豚鼠支气管平滑肌收缩，以及卵白蛋白引起的致敏豚鼠的支气管平滑肌收缩，抑制致敏豚鼠哮喘的发生，并具有较显著的抗小鼠耳异种被动皮肤过敏反应的作用。

3. 改善心功能　麦冬能改善麻醉犬左心室压力上升速率、主动脉根部流量（SV）、心输出量（CO）及左心室做功（LVW）等指标，防止因结扎左冠状动脉前降支（LAD）而造成的心脏泵血功能减退。麦冬注射液对失血性休克大鼠有改善左心室功能与抗休克作用，能逆转失血大鼠心脏功能的抑制，改善循环而使血压回升，具有量效关系。

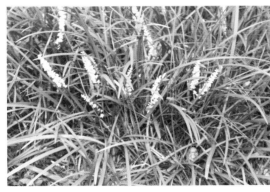

麦冬

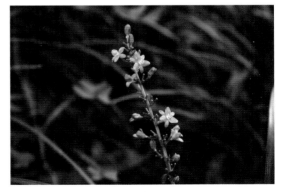

麦冬

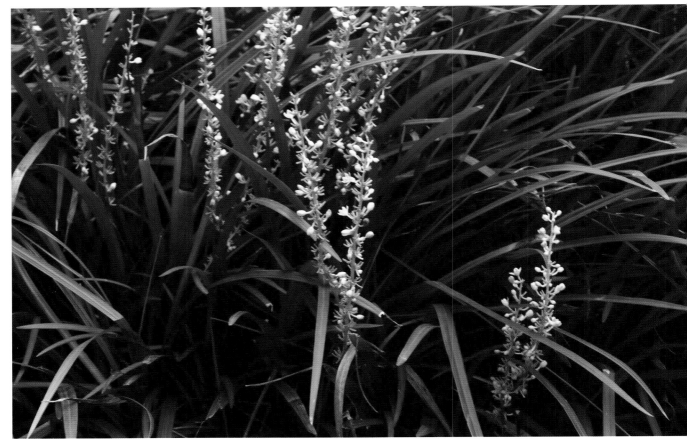

麦冬

4. 抗心肌缺血作用 麦冬使缺氧后的小鼠心肌亚微结构病理变化明显减轻，接近正常。麦冬使梗死后心肌营养性血流量增加，缺血缺氧的心肌细胞较快获得修复和保护。

5. 抗心律失常作用 麦冬对多种实验性心律失常有预防和治疗作用，麦冬减慢大鼠乳头心肌细胞团的搏动频率，增大搏动强度，阻断心肌细胞上的 β_1 受体，有效地对抗异丙肾上腺素对心肌细胞团搏动的正性频率作用和诱发心律失常作用。麦冬注射液使 $BaCl_2$ 引起的大鼠双向性心动过速或心室扑动转变成正常的窦性心律，作用持续时间短，但反复用药仍有效。麦冬总皂苷预防和对抗乌头碱、氯化钡诱发的动物心律失常，并降低兔单相动作电位（MAP）及豚鼠乳头状肌细胞动作电位除极化最大速率（V_{max}），减慢传导。麦冬总皂苷还可能作用于心肌细胞的钠和钙通道，减少细胞外 Na^+ 和 Ca^{2+} 的内流，进而使细胞自律性降低，传导减慢，有利于单向阻滞变成双向阻滞而消除折返激动。

6. 镇静作用 麦冬煎液及其正丁醇粗提物、乙酸乙酯粗提物均有镇静作用。麦冬煎液对戊巴比妥钠阈下催眠量有协同作用，能增强戊巴比妥钠的催眠作用，对氯丙嗪的镇静作用也有协同增强作用，还能拮抗咖啡因引起小鼠兴奋的作用。

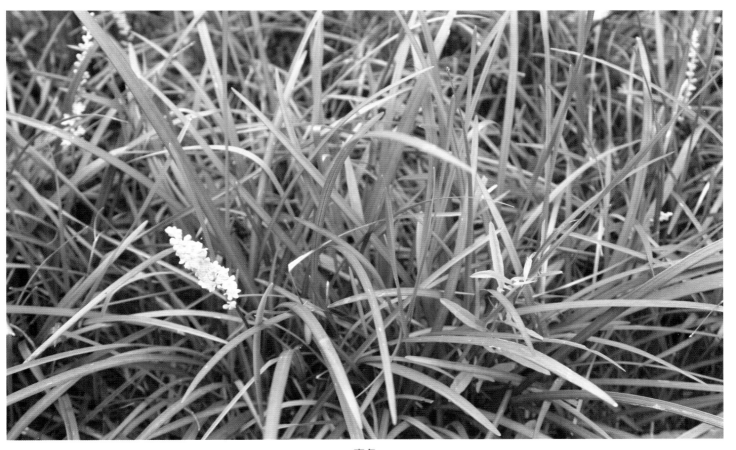

麦冬

7. 抗氧化、延缓衰老作用 对注射 D- 半乳糖致衰老大鼠，麦冬可提高 SOD、GSH-Px 活性，降低 MDA 含量，提高了机体抵御氧自由基损伤的能力。

8. 降血糖作用 麦冬多糖对四氧嘧啶所致的血糖升高有明显的抑制作用，能拮抗肾上腺素的升血糖作用。口服葡萄糖耐量试验表明，麦冬多糖有可能通过阻止葡萄糖在小鼠肠道的吸收而产生降血糖作用。麦冬多糖对正常小鼠的血糖亦有明显的降低作用。

9. 促进胃肠道运动 麦冬能明显促进胃肠道推进功能，可作为钡剂胃肠道推进剂。

10. 抗感染作用 麦冬对白色葡萄球菌、枯草杆菌、大肠埃希菌及伤寒沙门菌等均有较强的抑制作用。

性味归经

甘、微苦，微寒。归心、肺、胃经。

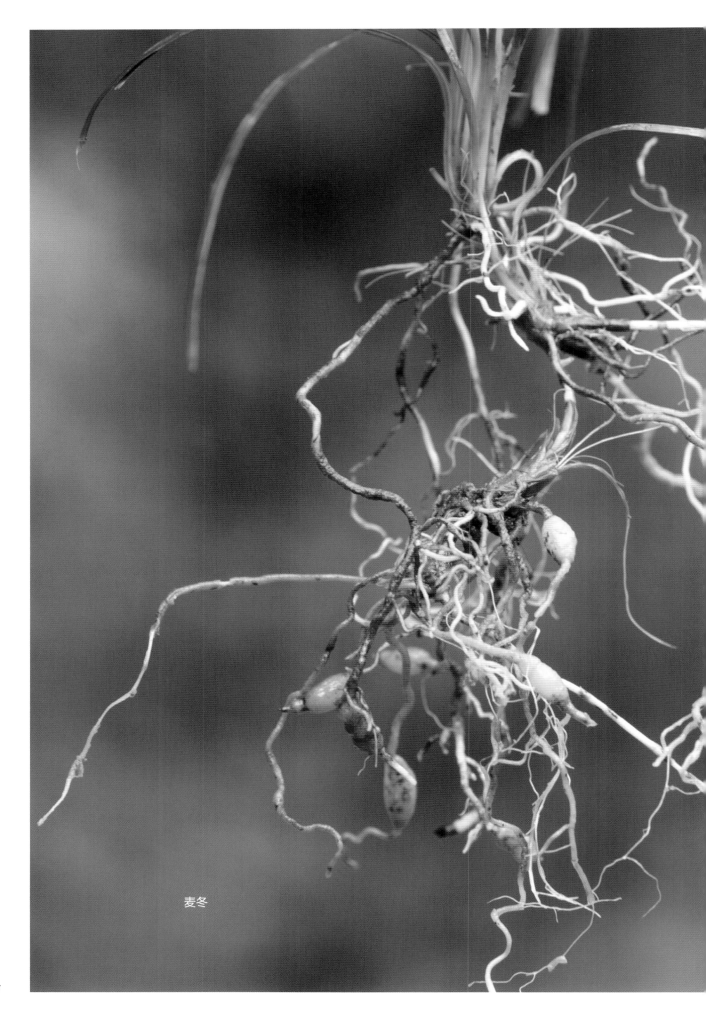

麦冬

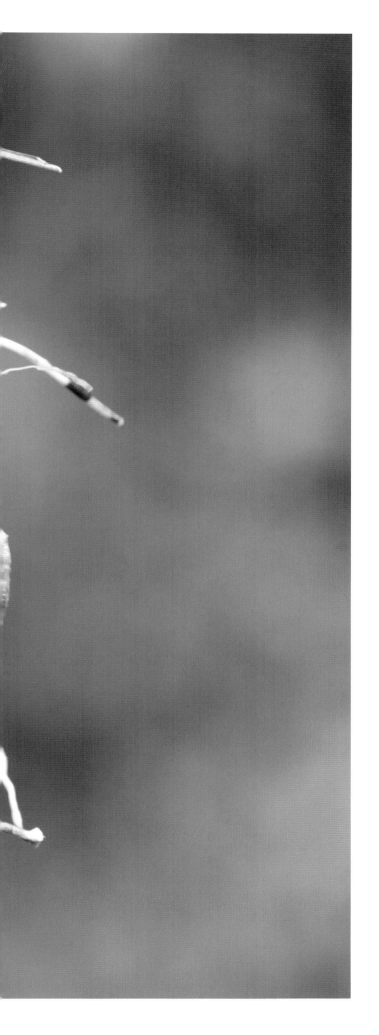

功效主治

养阴生津，润肺清心。用于肺燥干咳、阴虚劳嗽、喉痹咽痛、津伤口渴、内热消渴、心烦失眠、肠燥便秘。

临床应用

1. 肝炎 麦冬、北沙参、当归、生地黄、枸杞子、炙甘草各 10 g，大枣、小麦各 20 g。随症加减，水煎服，每日 1 剂。治疗肝炎后综合征，病情好转后改隔日 1 剂。

2. 肺结核 麦冬、天冬、沙参、干地黄、山药、川贝母、川百合、阿胶（烊化）各 10 g，百部、白及各 6 g，三七粉 3 g（冲服），牡蛎 15 g。每日 1 剂，水煎分次服。

3. 肺炎 用沙参麦冬饮（麦冬、北沙参、百合、浙贝母、玉竹各 15 g，枇杷叶、瓜蒌壳、炙马兜铃、薤白、生甘草各 10 g）治疗间质性肺炎，效果满意。

4. 咽炎 以治咽茶（麦冬、金银花、连翘、鱼腥草、胖大海等各适量，开水冲泡，代茶饮）治疗咽炎 165 例，近期总有效率为 95%，与对照组 57 例疗效比较有显著差异（$P<0.01$）。以山豆根麦冬汤（麦冬 12 g，芦根 20 g，金银花、

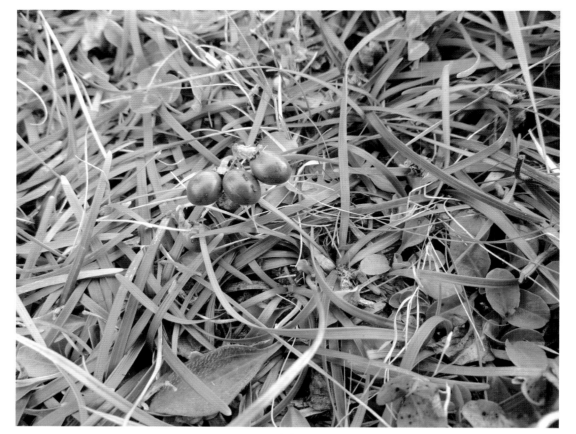

麦冬

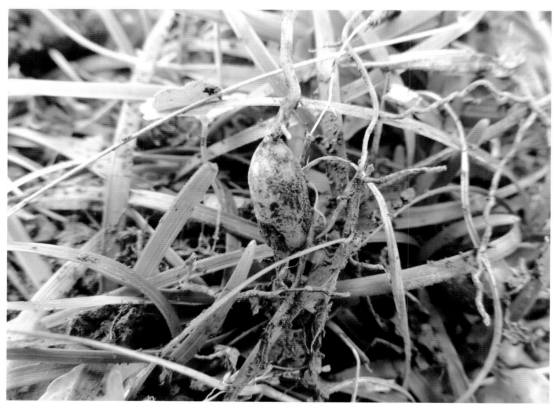

麦冬

石斛各 15 g，山豆根、玄参、桔梗各 10 g，随症加减）治疗慢性咽炎 60 例。结果：痊愈 39 例，好转 18 例，无效 3 例，总有效率为 95.0%。以沙参麦冬汤加减（麦冬、沙参、玉竹、玄参、黄连、黄柏、知母、天花粉、桔梗各 10 g，甘草 6 g，每日 1 剂，10 剂为 1 个疗程）治疗慢性咽炎 80 例。结果：显效 46 例（占 57.5%），有效 34 例（占 42.5%），总有效率为 100%；以自拟参麦饮（麦冬、丹参、乌梅、胆南星、黄芩、浙贝母、姜黄、生地黄、生甘草各适量）加减治疗慢性咽喉炎 75 例。结果：治愈 14 例，好转 54 例，无效 7 例，总有效率为 91%。疗程均为 3 周，与对照组（螺旋霉素或复方磺胺甲噁唑、溶菌酶常规治疗）相比，有统计学差异（$P<0.01$）。

5. 慢性喉炎　以千金麦冬汤加减（麦冬、竹茹、桔梗、桑白皮、生姜各 15 g，半夏、紫菀、五味子、甘草各 10 g，麻黄 5 g，山豆根 25 g，金银花 20 g，每日 1 剂，10 日为 1 个疗程）治疗慢性喉炎 100 例。结果：症状消失 73 例（占 73%），显效 20 例（占 20%），好转 6 例（占 6%），无效 1 例。

6. 乳头皲裂　麦冬 50 g。研末装瓶备用。用生理盐水洗患处，取适量麦冬末，用食醋调成糊状，均匀敷于患处，每隔 5 小时换药 1 次，3 日为 1 个疗程，共治疗 31 例，全部奏效。治疗期间忌辛辣、哺乳。

7. 低血压症　以自拟加味生脉散泡剂（党参、麦冬、五味子、茯苓、当归等各适量）治疗低血压 80 例。总有效率为 100%。以调脾升压汤（麦冬、炙黄芪、山茱萸、五味子、党参、当归、炒白术、炒枳实等各适量）治疗低血压 52 例。总有效率为 100%。

8. 慢性萎缩性胃炎　麦冬、玉竹、山楂、石斛、蒲公英等各适量。每剂水煎 3 次，取汁 300 mL，口服，每日 3 次，每次 100 mL。

9. 呃逆、重症妊娠恶阻　以沙参麦冬汤加减用于治疗胃阴不足型顽固性呃逆，疗效肯定；以自拟益气养阴汤（麦冬、沙参、太子参、石斛、白术、砂仁等各适量）治疗重症妊娠恶阻 32 例，总有效率为 94%。

10. 萎缩性舌炎（镜面舌）　沙参麦冬汤（麦冬、沙参、石斛、天花粉各 20 g，西洋参、玉竹、扁豆各 10 g，山药 15 g，甘草 6 g）。水煎服。

11. 充血性心力衰竭　以中药复方强心合剂（大麦冬、肥玉竹、淡附子片各 10 g，炙黄芪 30 g，潞党参 15 g，葶苈子、车前子、紫丹参各 20 g）治疗 30 例充血性心力衰竭。总有效率为 93.3%，显效率为 53.3%。对充血性心力衰竭病人，在常规强心、利尿、扩张血管等治疗的基础上，加用参麦注射液静滴，总有效率明显提高（$P<0.05$）。

12. 早搏　以益心口服液（麦冬、人参、五味子、知母、全当归、石菖蒲等各适量）治疗 57 例早搏，以动态心电图连续监测，结果：显效 35 例（61.4%），有效 13 例（22.8%），总有效率为 84.2%。其中室性早搏有效率为 88%，室上性早搏有效率为 63.6%。

13. 小儿高热　麦冬、山药各 12 g，沙参 15 g，茯苓、乌梅各 6 g，牡丹皮 5 g，玄参 9 g。每日 1 剂，重者 2 剂，水煎代茶饮，随症加减。治疗小儿夏季高热 130 例。结果：痊愈 70 例，显效 30 例，有效 21 例，无效 9 例，总有效率为 93.1%。

用法用量

内服：煎汤，6～12 g；或入丸、散、膏。外用：研末调敷；煎汤涂；或鲜品捣汁搽。

使用注意

脾胃虚寒，大便溏薄及感冒风寒或痰饮湿浊咳嗽者忌服。

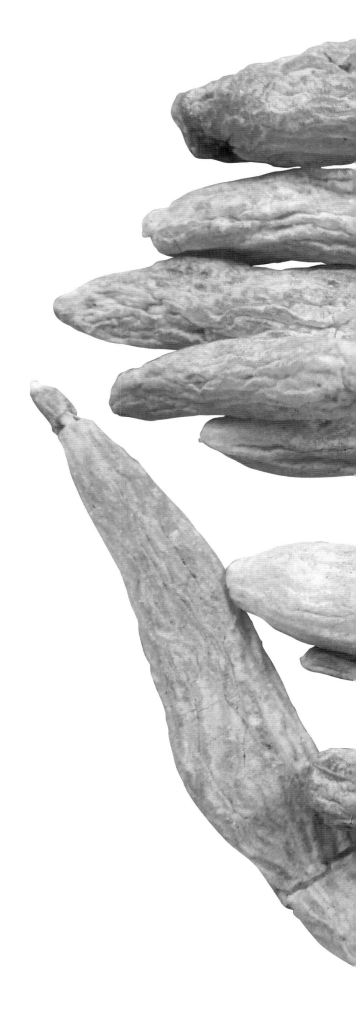

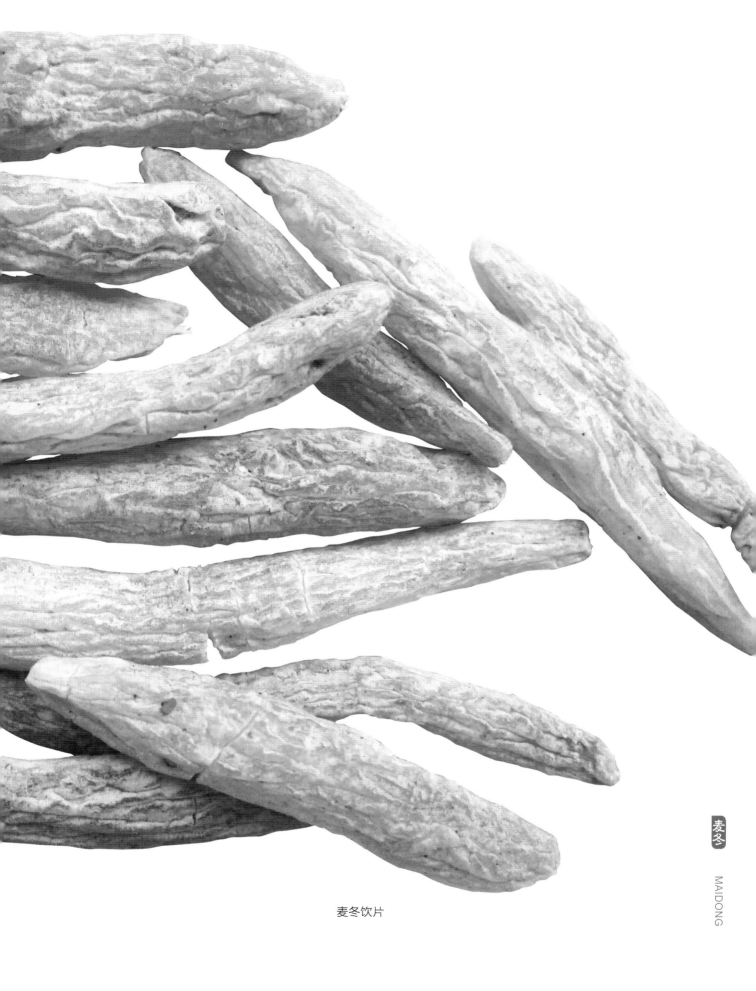

麦冬饮片

混伪品鉴别

湖北麦冬

　　本品为百合科植物湖北麦冬 *Liriope spicata*（Thunb.）Lour. var. *prolifera* Y. T. Ma 的块根。根呈纺锤形，长 1.2 ~ 4 cm，直径 4 ~ 7 mm。表面黄白色，半透明，有细纵纹。质硬脆，易吸湿变软，断面黄色，角质样，中柱细，不明显。气微，味甜，有黏性。

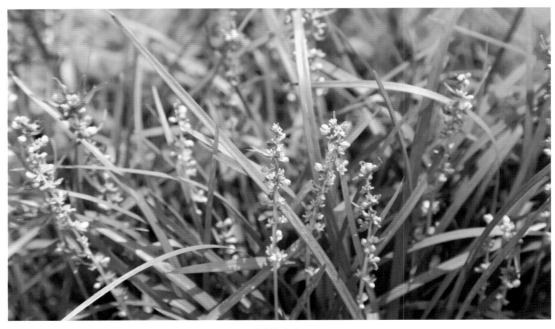

湖北麦冬

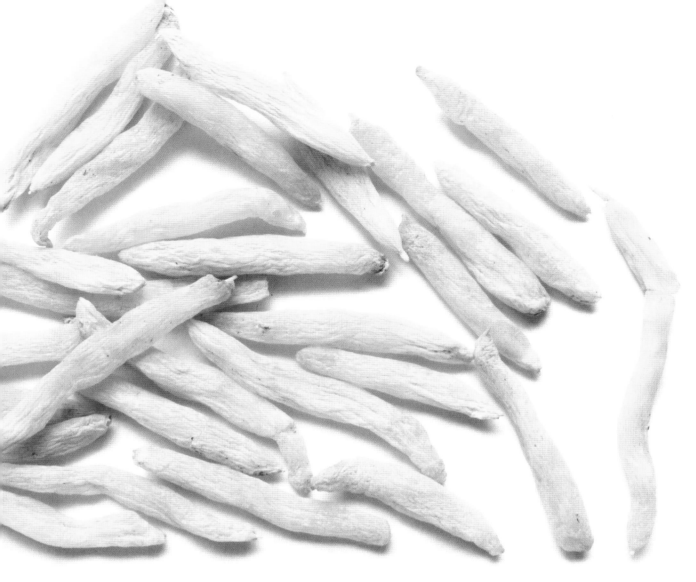

湖北麦冬饮片

阔叶麦冬

本品为百合科植物阔叶麦冬 *Liriope platyphylla* Wang et Tang 的块根。块根呈矩圆形，两端钝圆，长 1 ～ 3 cm，直径 6 ～ 12 mm。表面棕褐色，有宽皱折，凹凸不平。质硬，断面土黄色，角质样，中柱明显，不易折断。气微，味微甜。

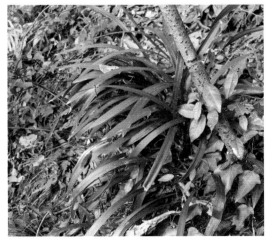

阔叶麦冬

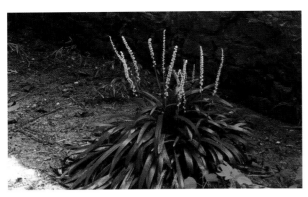

阔叶麦冬

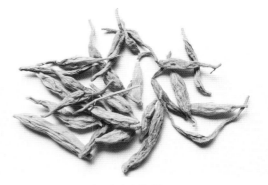

阔叶麦冬饮片

碎骨子

本品为禾本科植物淡竹叶 *Lophatherum gracile* Brongn. 干燥根茎及块根。根茎圆柱形，节节相连，上端残留部分茎叶，表面粗糙，棕灰或棕黑色，四周簇生多数块根。完整的块根呈纺锤形，长 1 ~ 3 cm，直径 2 ~ 5 mm，表面黄白色至土黄色，肉质。有不规则的皱缩。折断面淡黄白色。味微甘。

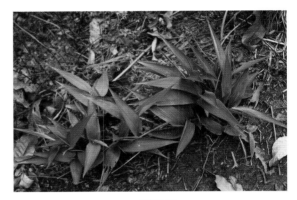

淡竹叶

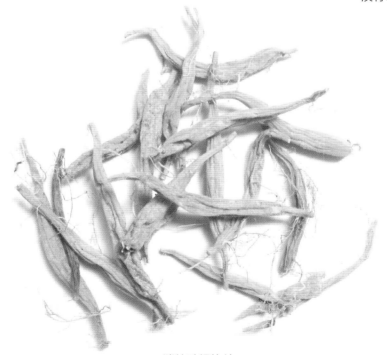

淡竹叶根饮片

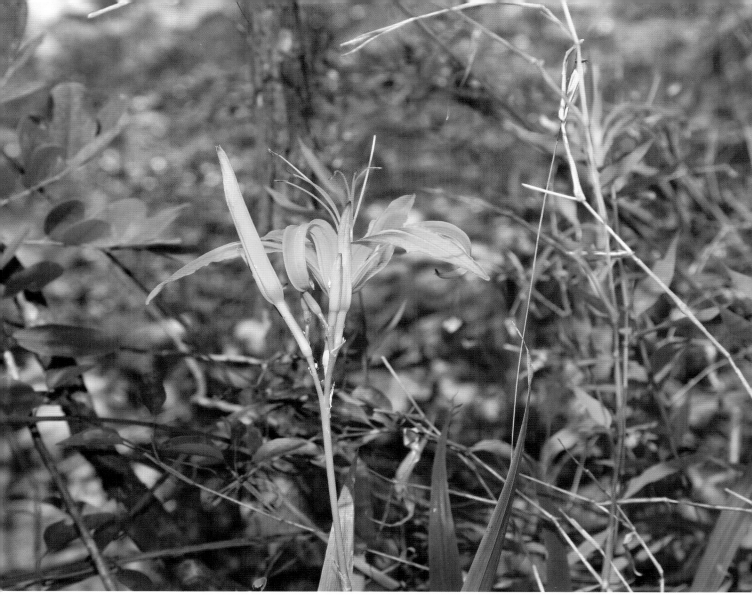

萱草

萱草根

本品为百合科植物萱草 *Hemerocallis fulva* L. 的根。根状茎粗短，具肉质纤维根，多数膨大呈窄长纺锤形，有的顶端留有叶基，外表棕黑色，干枯皱缩，质韧软不易折断；断面有裂隙，味微苦带涩。

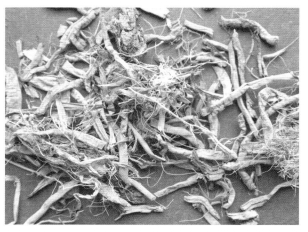

萱草药材

蔓荆

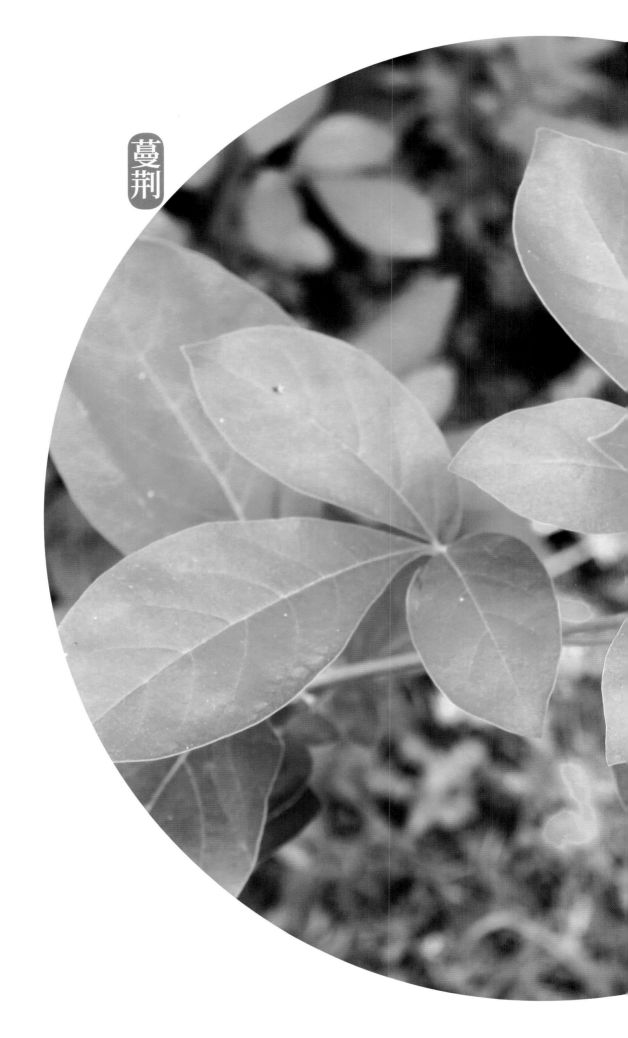

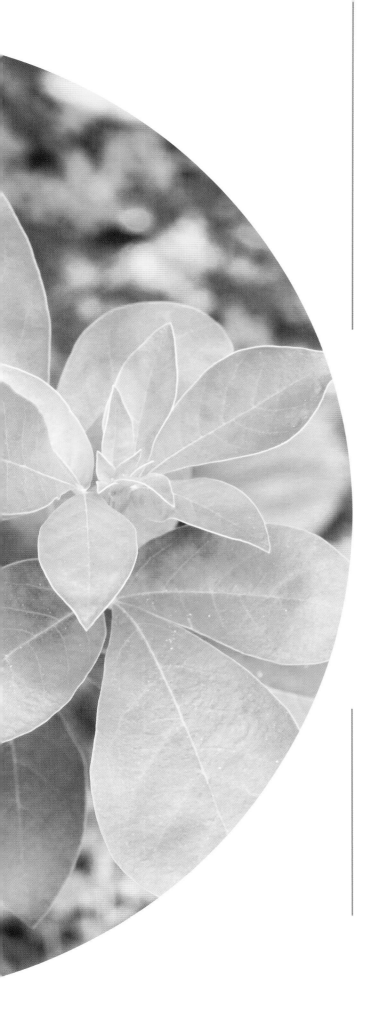

MANJINGZI

蔓荆子

基　原

　　本品为马鞭草科植物蔓荆 *Vitex trifolia* L. 或单叶蔓荆 *Vitex trifolia* L. var. *simplicifolia* Cham. 的干燥成熟果实。

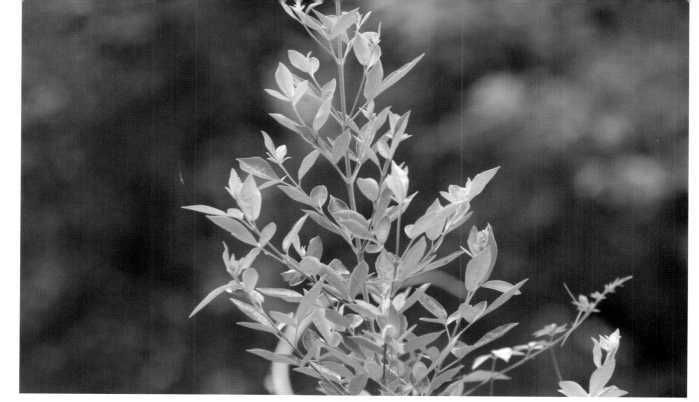

蔓荆

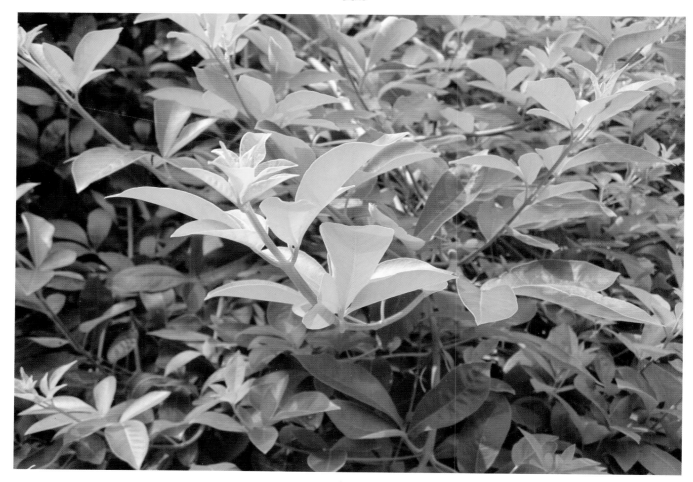

蔓荆

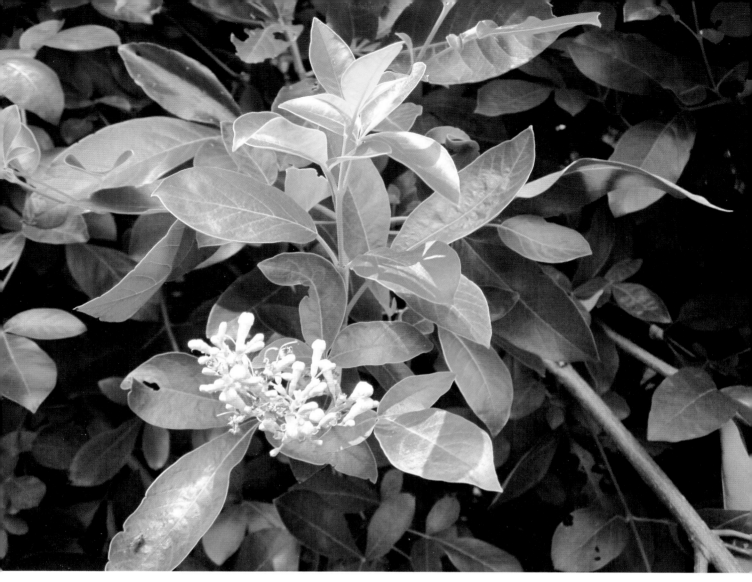

蔓荆

形态特征

　　落叶灌木，植株高 1.5～5 m，具香味。小枝四棱形，密生细柔毛。三出复叶，对生，有时偶有单叶；叶柄长 1～3 cm；小叶片卵形，长倒卵形或倒卵状长圆形，长 2～9 cm，宽 1～3 cm，先端钝或短尖，基部楔形，全缘，表面绿色，无毛或被微柔毛，背面密生灰白色茸毛，侧脉 8 对；小叶无柄或有时中间 1 片小叶下延成短柄。圆锥花序顶生，长 3～15 cm，花序柄密被灰白色茸毛；花萼钟形，先端 5 浅裂，被灰白色茸毛；花冠淡紫色或蓝紫色，长 6～10 mm，外面有毛，花冠管内及喉部有毛，先端 5 裂，二唇形；雄蕊 4，伸于花冠外；子房密生腺点。核果近圆形，径约 5 mm，熟时黑色，萼宿存。花期 7 月，果期 9～11 月。

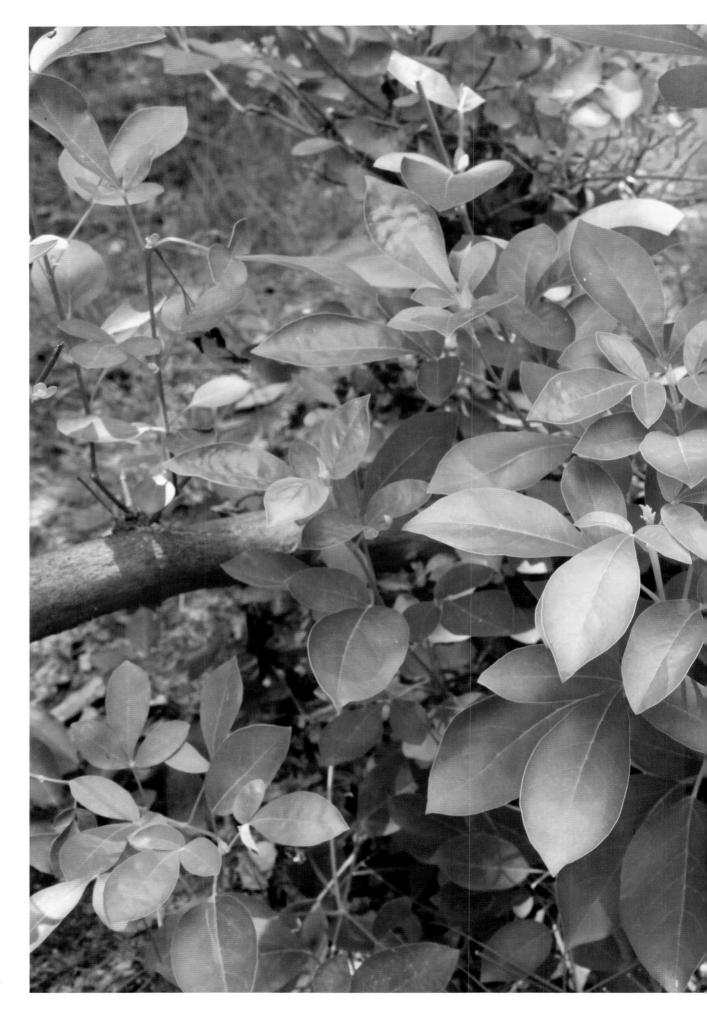

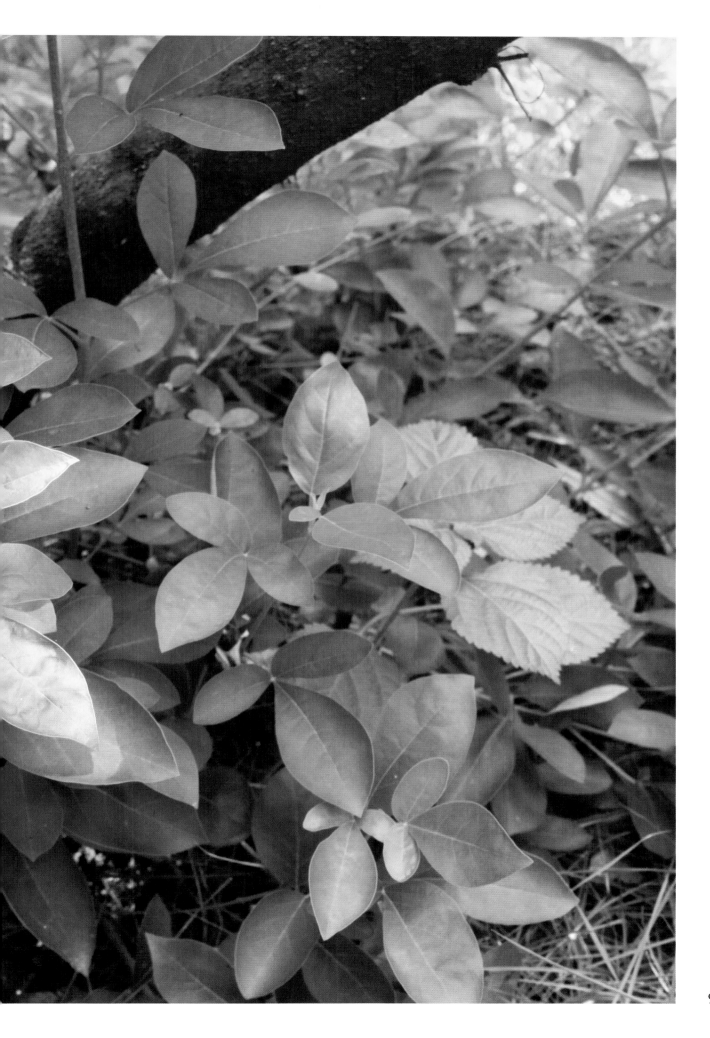

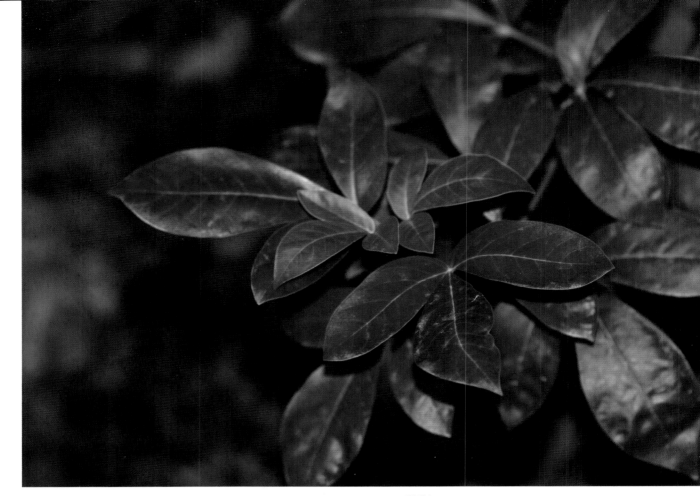

蔓荆

生境分布

生长于海边、河湖沙滩上。分布于山东、江西、浙江、福建等地。

采收加工

秋季果实成熟时采收,除去杂质,晒干。

药材性状

本品呈球形,直径 4 ~ 6 mm。表面灰黑或黑褐色,被灰白色粉霜状茸毛,有 4 条纵向浅沟,顶端微凹,基部有灰白色宿萼及短果梗。宿萼包被果实的 1/3 ~ 2/3,5 齿裂,其中 2 裂较深,密被茸毛。体轻,质坚韧,不易破碎。横断面果实灰黄色,有棕褐色油点,内分 4 室,每室有种子 1 枚,种仁白色,有油性。气特异而芳香,味淡微辛。以粒大、饱满、无杂质、气芳香者为佳。

化学成分

　　蔓荆子炮制后其质量发生显著变化，共检出 26 个成分，生品检出 22 个，微炒品检出 22 个，炒焦品检出 18 个，炒炭品检出 15 个。在炒焦、炒炭品中还有 5 个新成分被检出，如 13β – 甲基 -13- 乙烯基罗汉松 -7- 烯 -3β – 醇等。分析表明，随蔓荆子炒制程度加重，总黄酮含量先上升而后下降。单叶蔓荆果实和叶含挥发油，主要成分为莰烯和蒎烯，并含牡荆子黄酮和少量蔓荆子碱。叶也含有紫牡荆素（cineole）[蔓荆子黄素（vitexicarpin）]、木犀草素 -7- 葡萄糖甙和四羟基甲氧基黄酮 –α –D 葡萄糖苷、蔓荆子碱（vitricine）等。果实中含蔓荆子碱（vitricine）、18 种氨基酸、挥发油（essential oil）（0.05％）。蔓荆的叶中含挥发油 α – 水芹烯（α -phellanclrene）、α –蒎烯（α -pinene）、β – 蒎烯（β -pinene）、苯酚（phenol）、木犀草素 –7–O–β –D-葡萄糖醛酸苷（Luteolin-7-O-β -D-glucuronide）等。果实中含脂肪族烃、卫矛醇、香草酸。

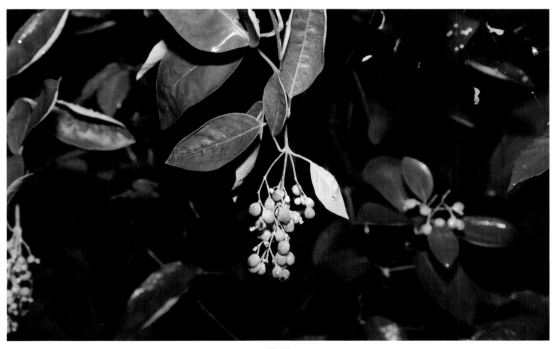

蔓荆

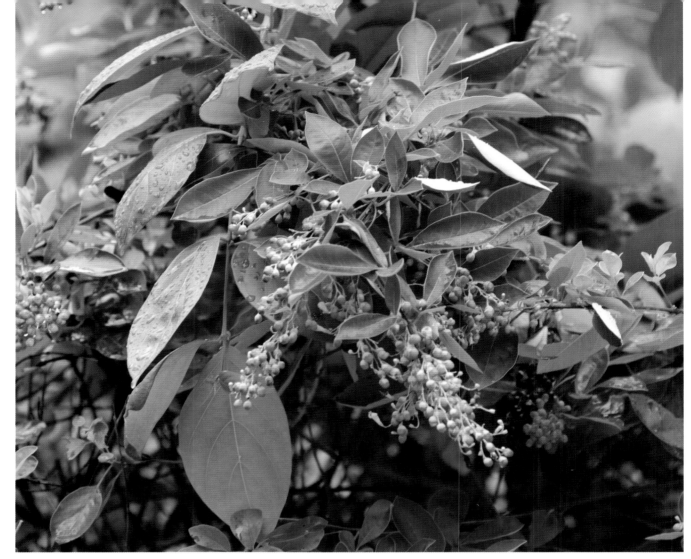

蔓荆

药理作用

1. 镇痛作用 小鼠腹腔注射蔓荆子水煎液有明显镇痛作用，能降低小鼠热板法痛阈，抑制醋酸致扭体。

2. 降血压作用 蔓荆子醇浸液有明显降压效果，且维持时间长，对心电图无明显影响。蔓荆子成分 γ-氨基丁酸也有降压作用。

3. 祛痰作用 小鼠酚红排泌法实验证明，蔓荆子醇浸液有非常显著的祛痰作用。

4. 平喘作用 蔓荆子水煎液、石油醚提取液可使豚鼠离体气管平滑肌舒张，起到平喘作用。

5. 抗感染作用 蔓荆子对枯草杆菌、蜡样芽胞杆菌、表皮炎葡萄球菌、金黄色葡萄球菌、变形杆菌、大肠埃希菌、铜绿假单胞菌、伤寒沙门菌有一定抑制作用。

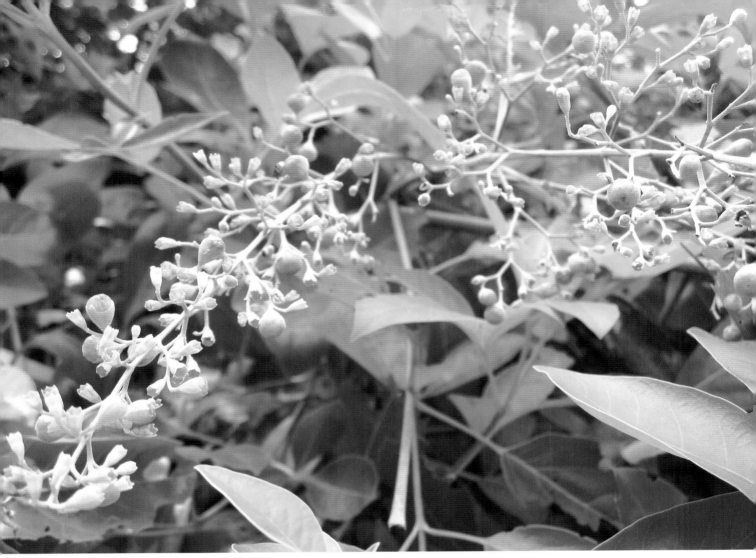

蔓荆

体外对埃可病毒 11 型（ECHO11）有抑制作用，有效浓度为 1 : 10。蔓荆子 70％甲醇提取物对大鼠炎症足的镇痛系数明显上升。对小鼠腹腔内色素渗出有抑制作用。注入豚鼠的离体回肠，有抗缓激肽的作用。

6. 抗凝作用　蔓荆子提取物 0.2 g（生药）/mL、0.04 g（生药）/mL 和 0.01 g（生药）/mL，在体外均能显著延长凝血酶凝集人体纤维蛋白原时间，表明有强抗凝作用。

7. 抑制黑色素形成　蔓荆子 50％甲醇提取物对酚氨酸酶（tgrosinase）有抑制作用，其有效成分对羟基苯酸和对尚香酸的抑制活性分别为 71％和 34％，香草酸对酪氨酸酶也有抑制作用。

8. 其他作用　蔓荆子水煎液、醇浸液均有抑制离体豚鼠肠平滑肌作用。常压耐缺氧试验表明，蔓荆子醇浸液可延长小白鼠死亡时间。蔓荆子乙醇提取物尚能抑制 5- 脂氧合酶活性。

蔓荆子饮片

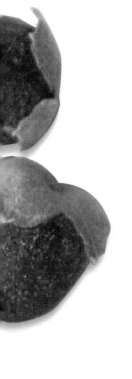

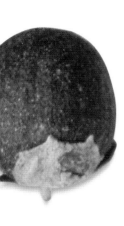

性味归经

辛、苦，微寒。归膀胱、肝、胃经。

功效主治

疏散风热，清利头目。用于风热感冒头痛，齿龈肿痛，目赤多泪，目暗不明，头晕目眩。

临床应用

1. 血管性头痛 蔓荆子汤（蔓荆子、菊花、钩藤、川芎各 15 g，薄荷、甘草各 6 g，白芷 10 g，细辛 3 ~ 6 g，恶心呕吐者加旋覆花、赭石各适量；痰浊重者加半夏、陈皮各适量；血瘀者加红花、桃仁各适量；心烦者加栀子、淡豆豉各适量；自汗恶风者加生黄芪、防风各适量；兼气虚者去薄荷，加党参适量）。水煎服，每日 1 剂。

2. 偏头痛 蔓荆子、荆芥、川芎、细辛、白芷各适量。水煎服。或以单味蔓荆子研末布包，浸酒内服。治疗偏头痛偏于风热者，效果理想。

3. 头痛眩晕 蔓荆子、菊花、薄荷、夏枯草、钩藤等各适量。水煎服，每日 1 剂，对感冒、高血压之头痛、眩晕，效果较好。

用法用量

内服：煎汤，5 ~ 10 g；或入丸、散；或浸酒。外用：煎汤外洗。

使用注意

青光眼病人禁服。

蔓荆子

MANJINGZI

混伪品鉴别

黄荆子

本品为马鞭草科植物黄荆 *Vitex negundo* L. 的果实。干燥果实呈圆球形，上端稍大略平而圆，下端稍尖，长约 3 mm，径约 2 mm；宿萼灰褐色，密被棕色细茸毛，包围整个果实的 2/3 左右，但多半已脱落。基部具短柄，果实外表棕褐色，较光滑，表面纵脉纹明显，果皮较厚，质较硬，不易破碎。内藏白色种子数枚。气香，味苦带涩，以颗粒饱满、干燥、少宿萼、无杂质为佳。

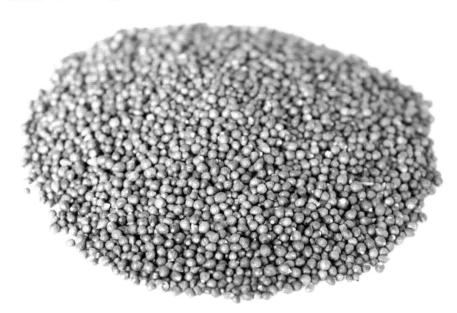

黄荆子

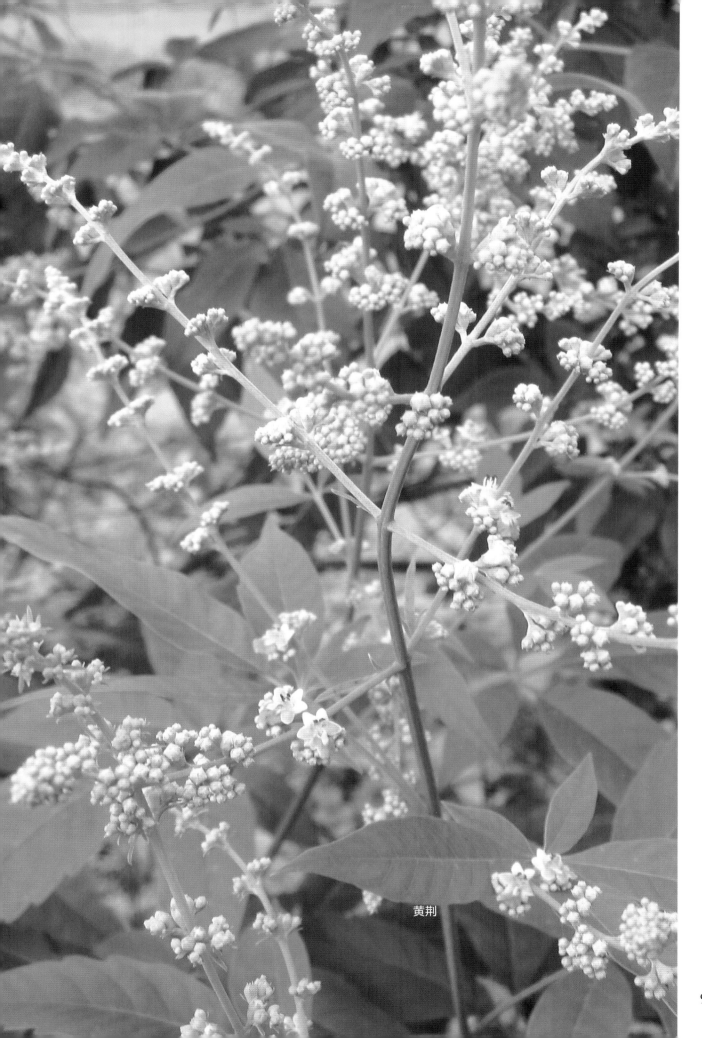

黄荆

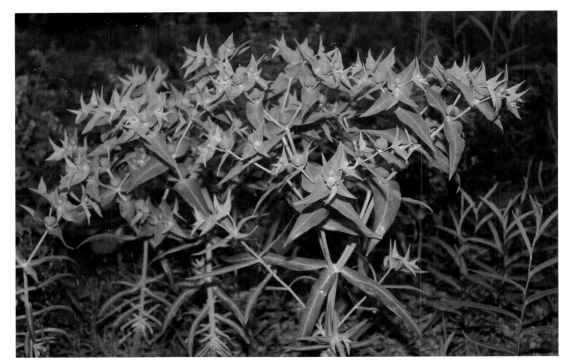

续随子

千金子

本品为大戟科植物续随子 *Euphorbia lathyris* L. 的干燥成熟种子。本品呈椭圆形或倒卵形，长约 5 mm，直径约 4 mm。表面灰棕色或灰褐色，具不规则网状皱纹，网孔凹陷处灰黑色，形成细斑点。一侧有纵沟状种脊，顶端为突起的合点，下端为线形种脊，基部有类白色突起的种阜或具脱落后的疤痕。种皮薄脆，种仁白色或黄白色，富油质。气微，味辛。

南烛子

本品为杜鹃花科植物乌饭树 *Vaccinium bracteatum* Thunb. 的干燥果实。果实球形，直径 4 ~ 5 mm。表面暗赤褐色，略有细皱纹，具宿萼，萼筒钟状；先端 5 浅裂，裂片三角形，约包被果实 2/3 以上，顶端具黄色点状的花柱痕迹，基部常有果柄。味酸而稍甜。

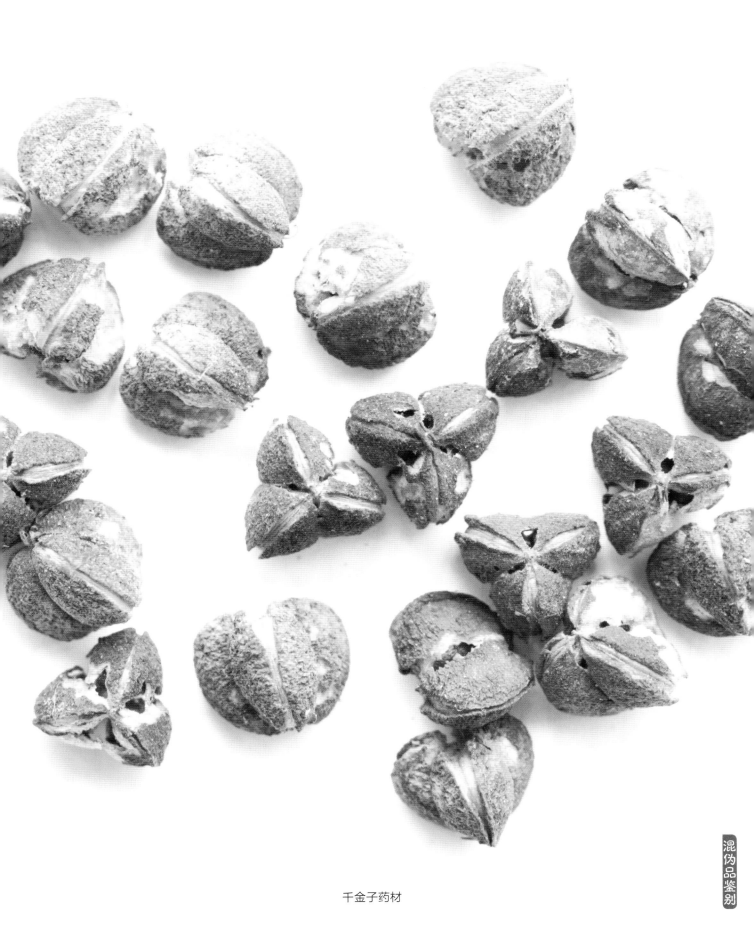

千金子药材

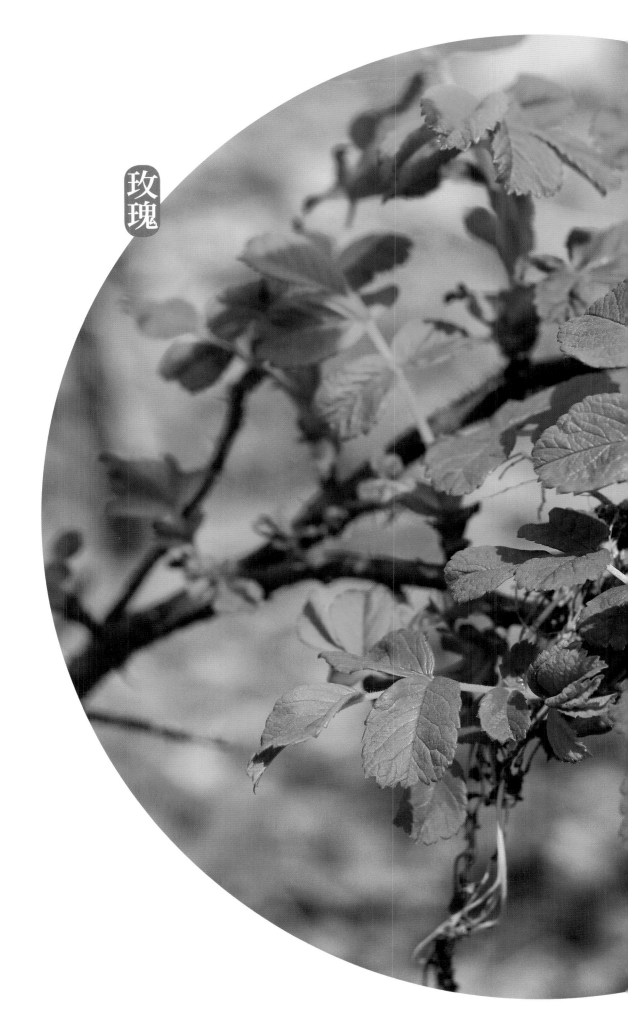

玫瑰

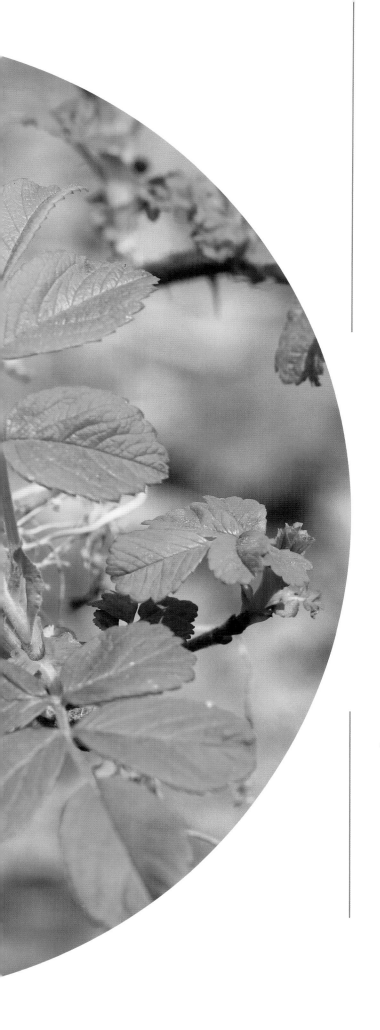

玫瑰花

基　原

本 品 为 蔷 薇 科 植 物 玫 瑰 *Rosa rugosa* Thunb. 的干燥花蕾。

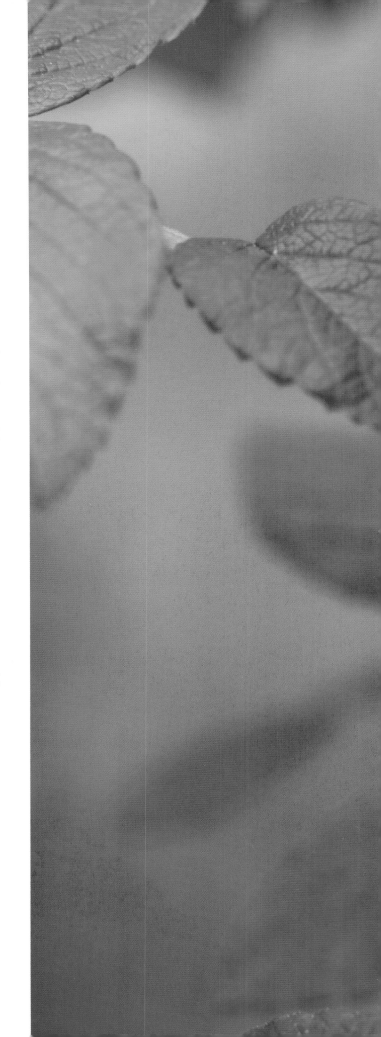

形态特征

直立灌木，高约2 m，枝干粗壮，有皮刺和刺毛，小枝密生茸毛。羽状复叶，叶柄及叶轴上有茸毛及疏生小皮刺和刺毛，托叶大部附着于叶柄上，小叶5～9片，椭圆形或椭圆状倒卵形，长2～5 cm，宽1～2 cm，边缘有钝锯齿，质厚，上面光亮，多皱，无毛，下面苍白色，具柔毛及腺体，网脉显著。花单生或3～6朵聚生，花梗有茸毛和刺毛，花瓣5或多数，紫红色或白色，芳香，直径6～8 cm，花柱离生，被柔毛，柱头稍突出。果扁球形，直径2～2.5 cm，红色，平滑，萼片宿存。花期5～6月，果期8～9月。

生境分布

庭院或花园中多有栽培。原产中国北部，全国各地均有栽培，以山东、江苏、浙江及广东最多。

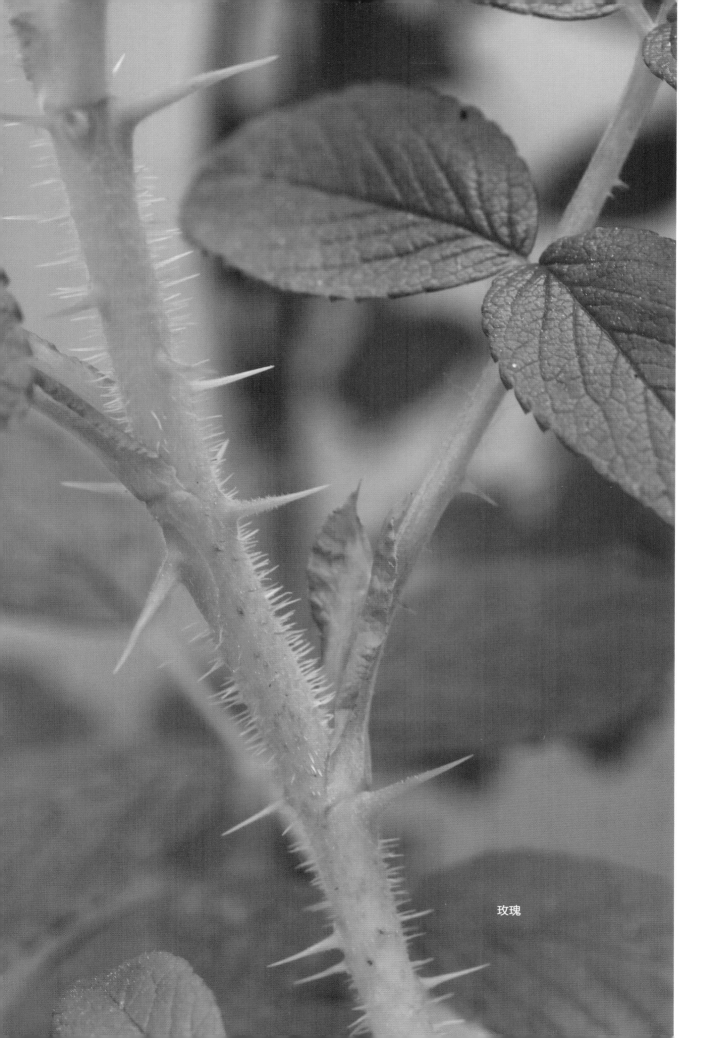

玫瑰

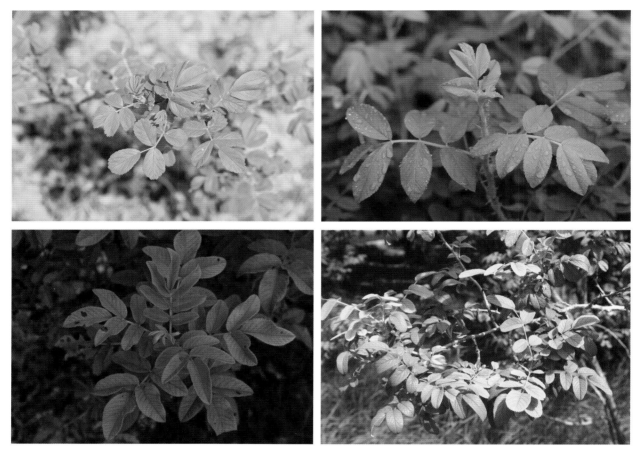

玫瑰

采收加工

5～6月盛花期前，采摘已充分膨大但未开放的花蕾，文火烘干或阴干。

药材性状

本品略呈半球形或不规则团状，直径1～2.5 cm。花托半球形，与花萼基部合生；萼片5，披针形，黄绿色或棕绿色，被有细柔毛；花瓣多皱缩，展平后宽卵形，呈覆瓦状排列，紫红色，有的黄棕色；雄蕊多数，黄褐色。体轻，质脆。气芳香浓郁，味微苦涩。

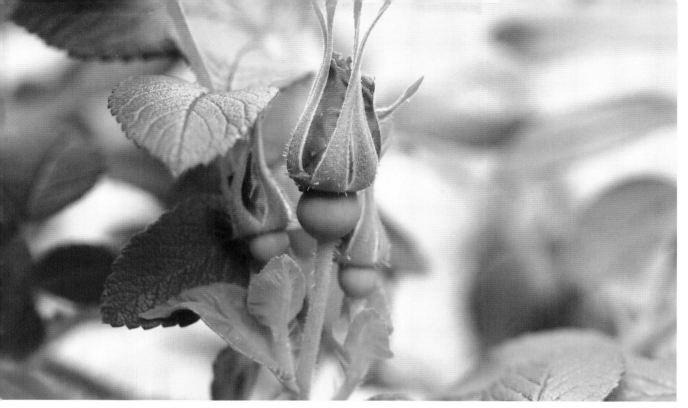

玫瑰

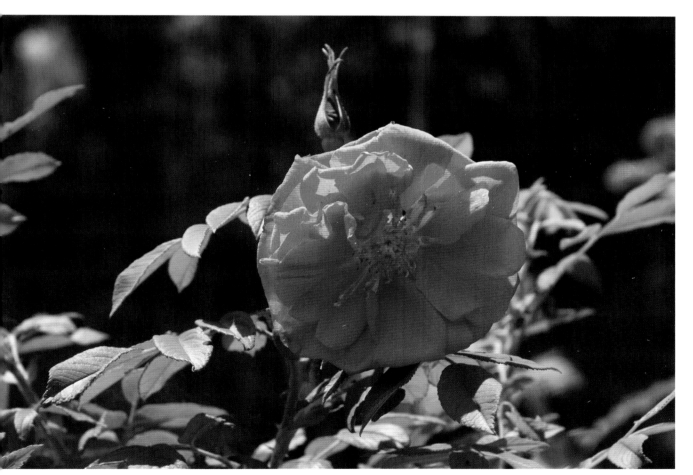

玫瑰

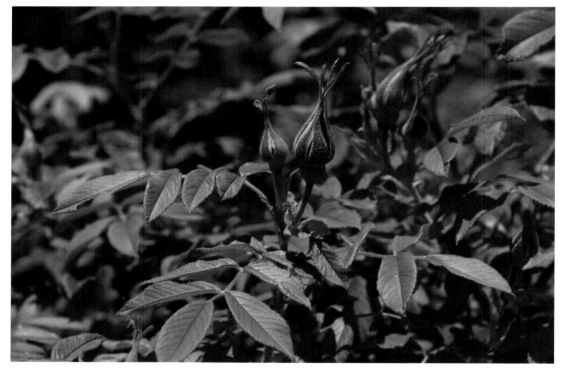

玫瑰

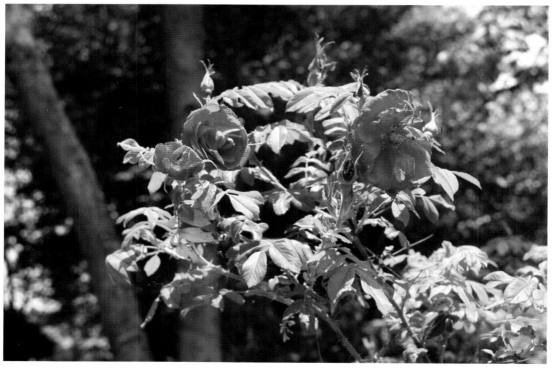

玫瑰

化学成分

鲜花含挥发油（玫瑰油）约 0.03％，主要成分为香茅醇、牦牛儿醇、橙花醇、丁香油酚、苯乙醇等。香茅醇含量可达 60％，牦牛儿醇含量次于香茅醇，橙花醇为 5％~10％，丁香油酚和苯乙醇约各为 1％。油又含壬醇、苯甲醇、芳樟醇、乙酸苯乙酯。此外，花尚含槲皮苷、苦味质、鞣质、脂肪油、有机酸（没食子酸）、红色素、黄色素、蜡质、β-胡萝卜素等。果实含丰富的维生素 C 和糖类，如葡萄糖、果糖、木糖、蔗糖，非挥发酸如柠檬酸、苹果酸、奎宁酸等。黄酮类如槲皮素、异槲皮素等；又含多种色素如植物黄质、玉红黄质西红柿烃、γ-胡萝卜素等。叶含异槲皮苷。

药理作用

1. 抗病毒作用　玫瑰花提取物对人类免疫缺陷病毒、白血病病毒和 T 细胞白血病病毒均有抗病毒作用。其所含长梗马兜铃素和新唢呐草素Ⅰ对感染小鼠白血病病毒细胞的逆转录酶有抑制作用，其 IC50 分别为 0.04 μg/mL 和 0.10 μg/mL，小鼠灌服这两种成分的 LD50 均大于 100 mg/kg。

2. 其他作用　玫瑰花水煎剂能解除小鼠口服锑剂的毒性反应，但仅对口服酒石酸锑钾有效，且同时使其抗血吸虫作用消失，故这一作用可能由于玫瑰花煎剂改变了酒石酸锑钾的结构所致。玫瑰油对大鼠有促进胆汁分泌的作用。儿茶精类物质有烟酸样作用，可用于放射病的综合治疗，并有抗肿瘤作用。

性味归经

甘，微苦，温，无毒。归肝、脾经。

功效主治

理气解郁，和血调经。用于肝气郁结所致胸膈满闷，脘胁胀痛，乳房作胀，月经不调，痢疾，泄泻，带下，跌打损伤痈肿。

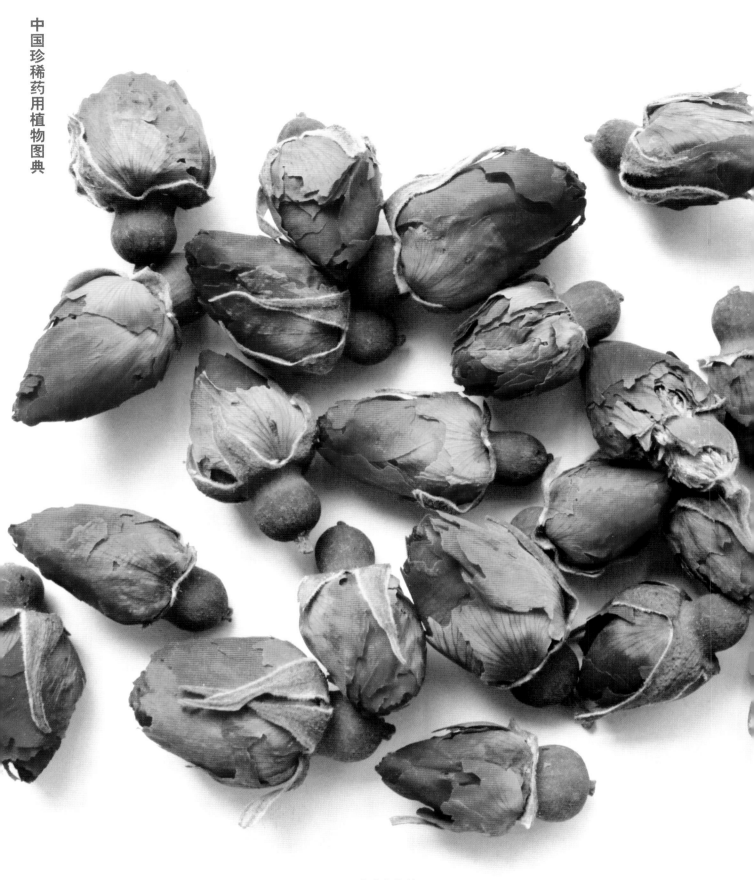

玫瑰花饮片

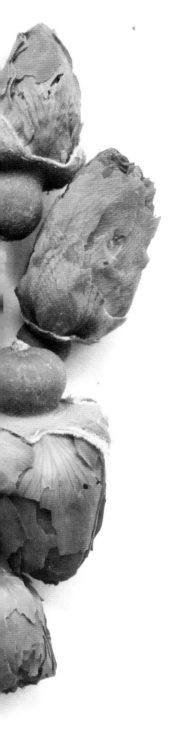

临床应用

1. **肝胃气痛** 玫瑰花适量。阴干，冲汤代茶频饮。

2. **肺病咳嗽吐血** 鲜玫瑰花适量。捣汁炖冰糖服。

3. **功能失调性子宫出血** 玫瑰花蕊（初开放者）300朵。去心蒂，新汲水沙锅内煎取浓汁，滤去渣，再煎，白冰糖500 g收膏，早、晚开水冲服。

4. **乳腺炎** 玫瑰花（初开放者）30朵。阴干去蒂，陈酒煎，饭后服。

5. **慢性肠炎** 玫瑰花（干花）6 g，大黄3 g。每日1剂，水煎分3次服。

6. **胃癌** 玫瑰花10 g，茉莉花、绞股蓝、绿茶各5 g。合置一大杯中，沸水冲泡即成，每日频饮。

7. **肥胖症** 玫瑰花、茉莉花、荷叶、川芎各5 g。用沸水冲泡15分钟。代茶饮，晚上服用。

8. **气滞血瘀型急性宫颈炎** 玫瑰花、佛手各10 g，败酱草40 g。洗净后一起放入药煲中，加水300 mL，水煎取汁，代茶饮，每日2次。

9. **气滞血瘀型子宫肌瘤** 干玫瑰花瓣、干茉莉花各5 g，绿茶9 g。用冷水500 mL，煮沸后把绿茶、玫瑰花、茉莉花放在大茶壶内，将开水徐徐冲入，等茶叶沉底后，先把茶汁倒出冷却，再续泡2次，待冷后一并装入玻璃瓶，放入冰箱冷冻，成为冰茶。经常饮用。

用法用量

内服：温饮，30～60 g。

使用注意

阴虚火旺慎服。

玫瑰花

MEIGUIHUA

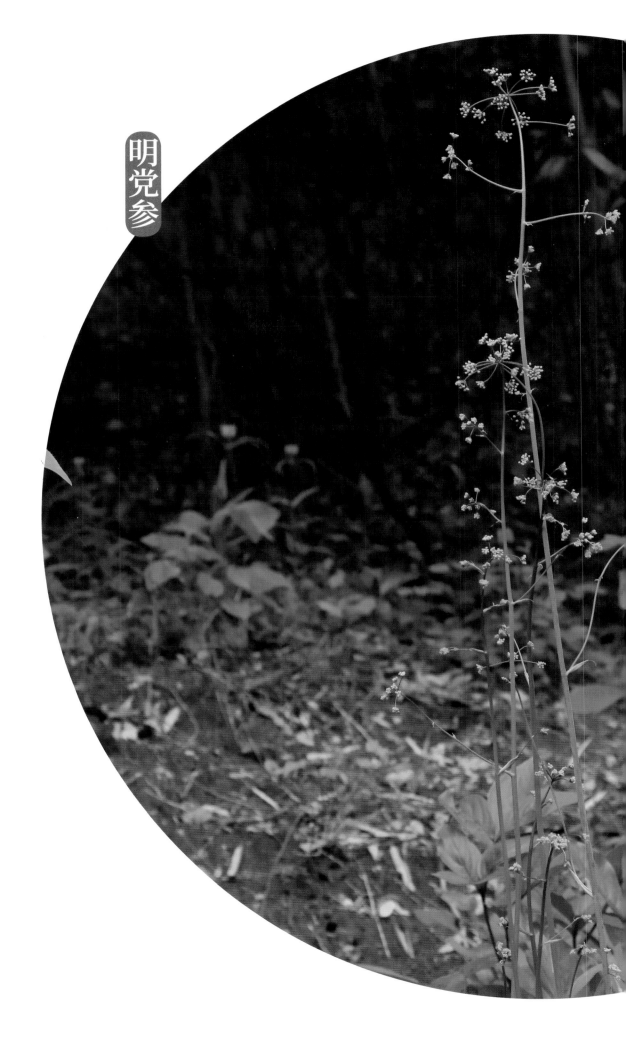

明党参

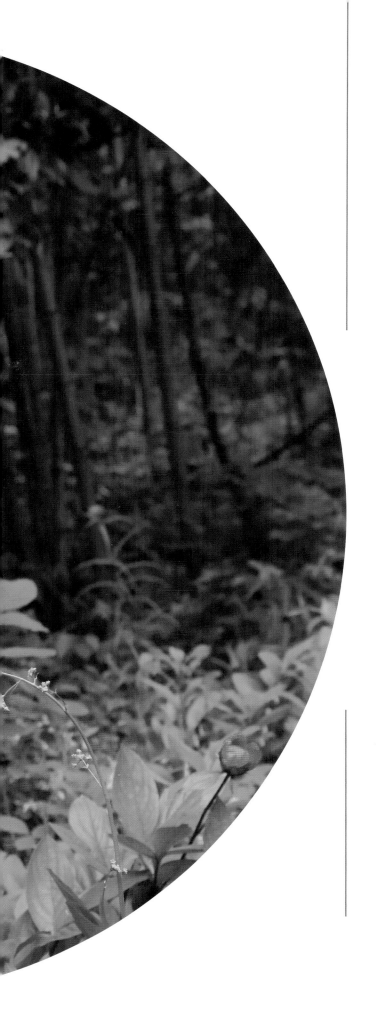

明党参

基 原

本品为伞形科植物明党参 *Changium smyrnioides* Wolff 的干燥根。

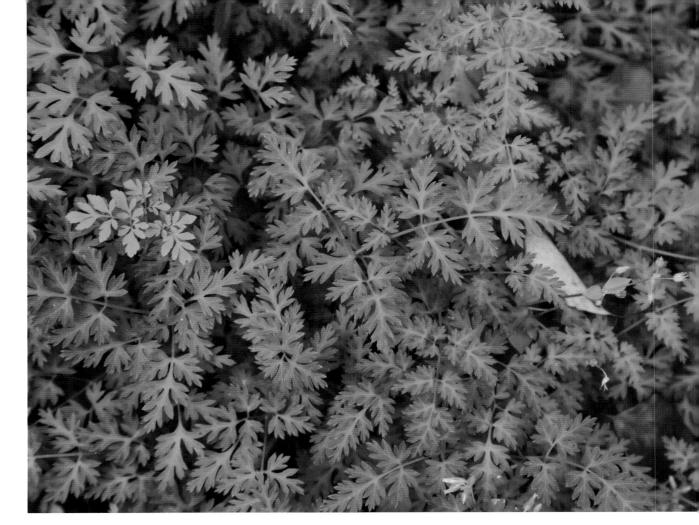

明党参

形态特征

多年生草本，高 50 ～ 100 cm，根粗壮，圆柱形或粗短纺锤形，茎直立，中空，上部分枝。根生叶具长柄，柄长约 30 cm，基部扩大呈鞘状抱茎，叶片广卵形，长 6 ～ 15 cm，呈 3 出式 2 ～ 3 回羽状分裂，小裂片披针形。花茎常由一侧抽出，直立，与叶丛相距较远，表面有细纵纹，上部疏展分枝；花序顶生，呈疏阔圆锥状复伞形花序，无总苞，伞梗 5 ～ 10，长 2 ～ 10 cm，细柔；小总苞片数枚，锥形，比小伞梗短；小伞梗 10 ～ 15，纤细，长 5 ～ 8 mm；花小，直径约 2 mm；花萼具 5 细齿，极不显著；花瓣 5，卵状披针形，白色；雄蕊 5，花药椭圆形，花丝细长；子房下位，椭圆形，花柱 2，开展；侧枝花序雌蕊常不育。双悬果广椭圆形，长 3 ～ 4 mm，宽 2.5 ～ 3 mm，光滑而有纵纹，果棱不明显，果棱间有油管 3 个，合生面有油管 2 个。花期 4 ～ 5 月，果期 5 ～ 6 月。

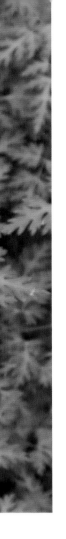

生境分布

生长于山野稀疏灌木林下土壤肥厚的地方。分布于江苏、安徽、浙江、四川等地。

采收加工

4~5月采挖，除去须根，洗净，置沸水中煮至无白心，取出，刮去外皮，漂洗，干燥。

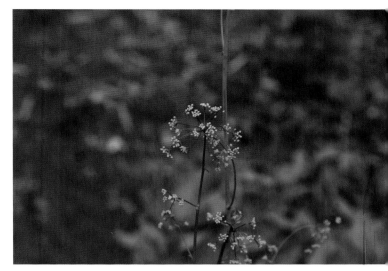

明党参

药材性状

本品呈细长圆柱形，长纺锤形或不规则条状，长 6 ~ 20 cm，直径 0.5 ~ 2 cm。表面黄白色或淡棕色，光滑或有纵沟纹及须根痕，有的具红棕色斑点。质硬而脆，断面角质样，皮部较薄，黄白色，有的易与木部剥离，木部类白色。气微，味淡。以条匀、体重、质硬脆、色黄白，断面角质样者为佳。

化学成分

本品含少量挥发油 0.04%、有机酸、糖类。明党参根和茎叶中 K 的含量分别是 Na 的 76.8 倍和 113.1 倍，说明明党参是一味高钾低钠的天然食物中药。明党参栓皮中累积有一定量的有害元素 Pb（2.5 ppm）、Be（0.1 ppm）、La（2.38 ppm）、Sr（7.63 ppm），传统加工去栓皮对减少有害元素的摄入量是有益的。此外，明党参根尚含淀粉 29%，β – 谷甾醇（β-Sitoleol）、豆甾醇（stigmasterol）和丁二酸（succinic acid）。

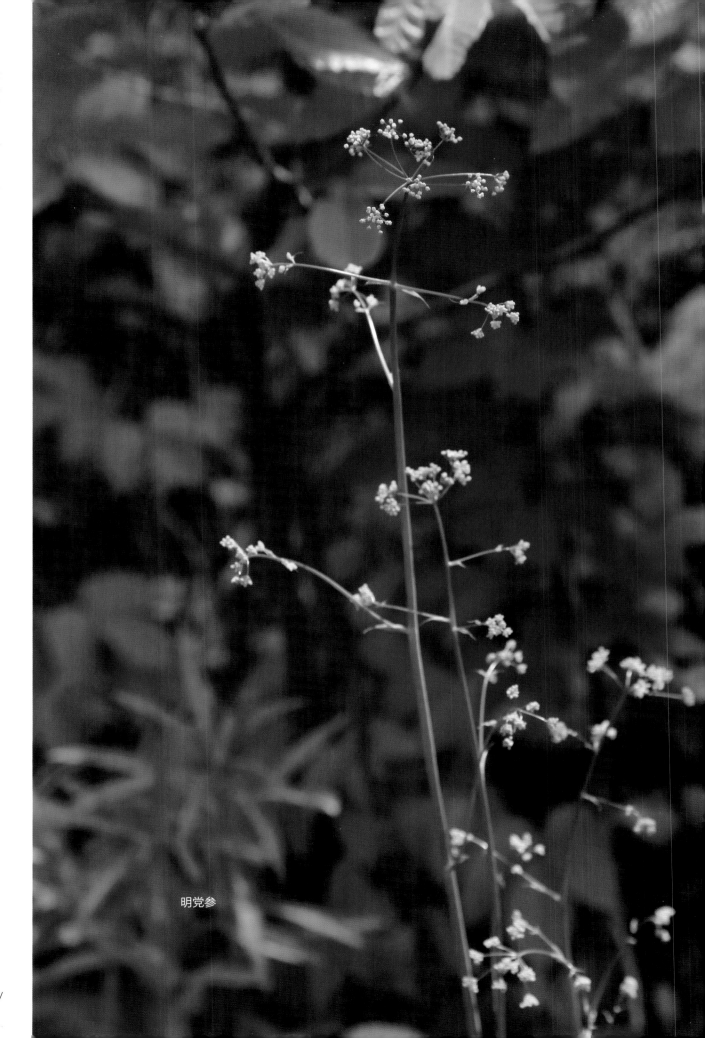

明党参

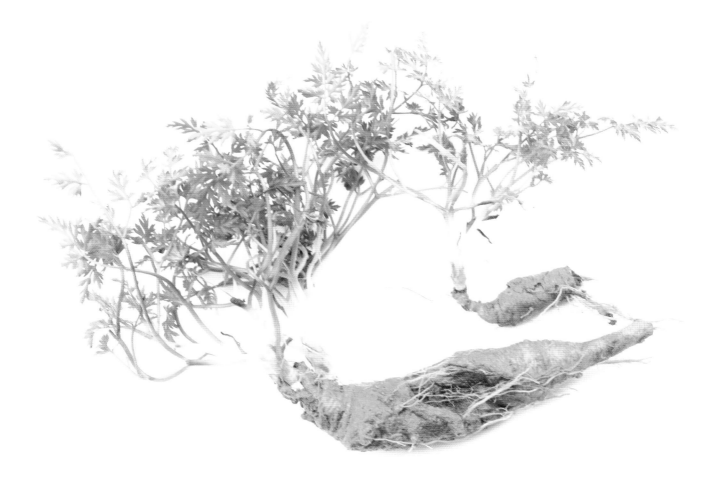

明党参药材

药理作用

1. 对免疫功能的影响 小鼠腹腔注射 1:10 的明党参煎剂 0.5 mL，24 小时后，脾 NK 细胞活性明显增高。体外实验中，高浓度的明党参煎剂（1:10）显著抑制 NK 细胞活性的促进作用。有报道，小鼠口服明党参煎液 15 g/kg、明党参多糖 30 mg/kg 重复给药 4 次，第 1 次间隔 12 小时，其后每 8 小时 1 次，36 小时后收集小鼠腹腔巨噬细胞，做巨噬细胞 C3b 受体检测。结果表明，明党参煎液及多糖均能显著提高正常小鼠腹腔巨噬细胞 YC- 花环形成率，对照组为 42.414 ± 3.08，明党参煎液组为 55.573 ± 3.428（$P<0.001$），明党参多糖组为 51.039 ± 2.724（$P<0.001$）。给小鼠灌胃明党参水煎液和多糖，显著增加正常小鼠脾和胸腺质量、白细胞总数及淋巴细胞数；对氢化可的松所致的外周血白细胞总数和淋巴细胞数的降低有明显对抗作用，并能增加外用血淋巴 ANAE（+）阳性百分率和小鼠静滴碳粒廓清速率。显著抑制硝基氨苯所致的小鼠迟发型超敏反应。

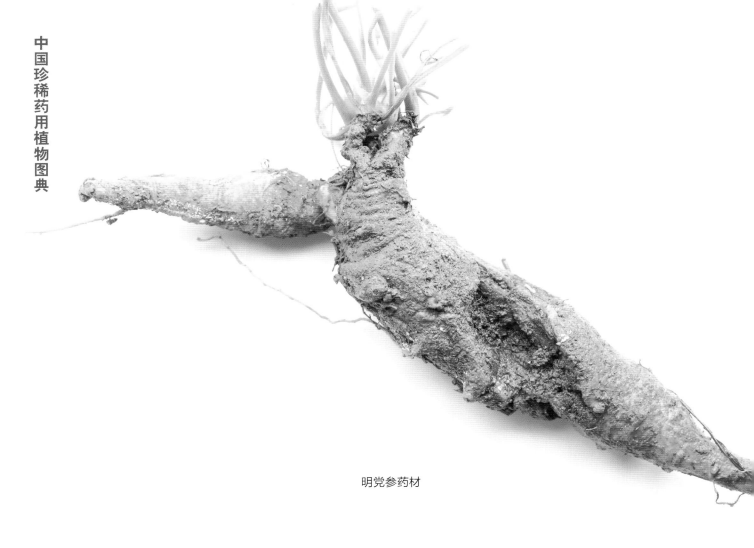

明党参药材

2. 镇咳祛痰平喘作用 明党参的水提液及其结晶Ⅵ（天冬酰胺）对雾化氮水刺激引起的小鼠咳嗽有明显抑制作用，能增加呼吸道酚红排出量，对乙酰胆碱和组胺引起的豚鼠哮喘有显著抑制作用。

3. 降血脂作用 明党参醇提物、水提物分别喂养高血脂症大鼠4周，能降低血清胆固醇（TC）水平，以水提物25 g/kg效果最好（下降率为45.32%），优于安妥明（下降率为40.48%），亦能提高高密度脂蛋白的胆固醇的比率。

4. 提高应激能力 小鼠灌胃明党参水煎液和多糖，能提高小鼠耐缺氧和抗温能力，灌胃栽培和野生明党参能显著延长小鼠平均游泳时间（$P<0.01$），优于人参（$P<0.01$）；能延长小鼠缺氧平均存活时间，野生优于栽培品。

5. 其他作用 明党参醇提物抑制大鼠脂过氧化物增加，提高血清SOD和全血GSH-Px活性。明党参乙酸乙酯、丙酮和甲醇提取物，对体外大鼠肝匀浆上清液中过氧化脂质生成有抑制作用（$P<0.01$），其中甲醇提取物作用最强（$P<0.01$）。此外，明党参水煎液有显著的肠推进作用。

性味归经

甘、微苦，微寒。归肺、脾、肝经。

功效主治

润肺化痰，养阴和胃，平肝，解毒。用于肺热咳嗽，呕吐反胃，食少口干，目赤眩晕，疔毒疮疡。

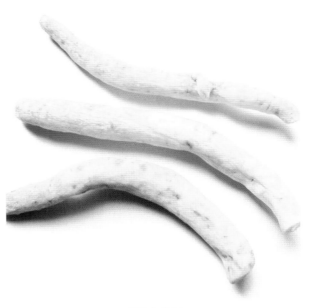

明党参药材

临床应用

1. 白带、梅毒 明党参（切片）90 g。用陈绍酒饭上蒸熟，分3次服，治疗白带初起有良效。明党参以酒煎服，治疗梅毒有较好效果。

2. 白带初起 明党参150 g（切片）。用陈绍酒饭上蒸熟，分3次服。

3. 杨梅结毒 明党参适量。酒煎服，每日1剂。

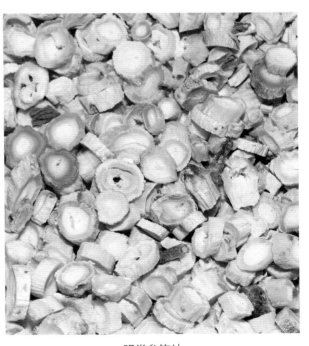

明党参饮片

用法用量

内服：煎汤，6～12 g；或熬膏。

使用注意

气虚下陷、精关不固者及孕妇慎服。外感咳嗽无汗者不宜用。

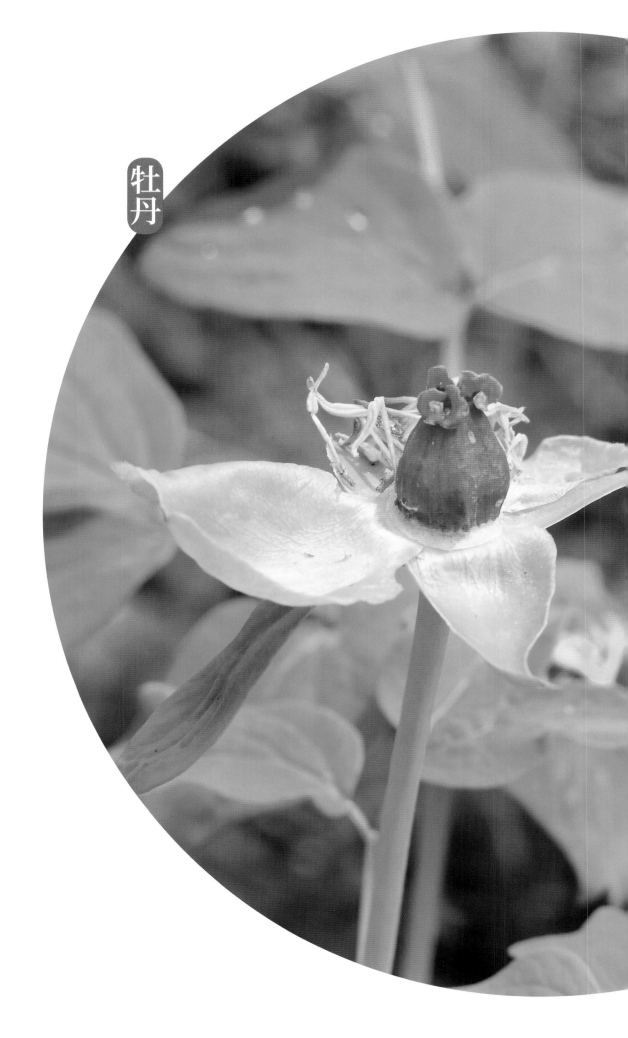

牡丹

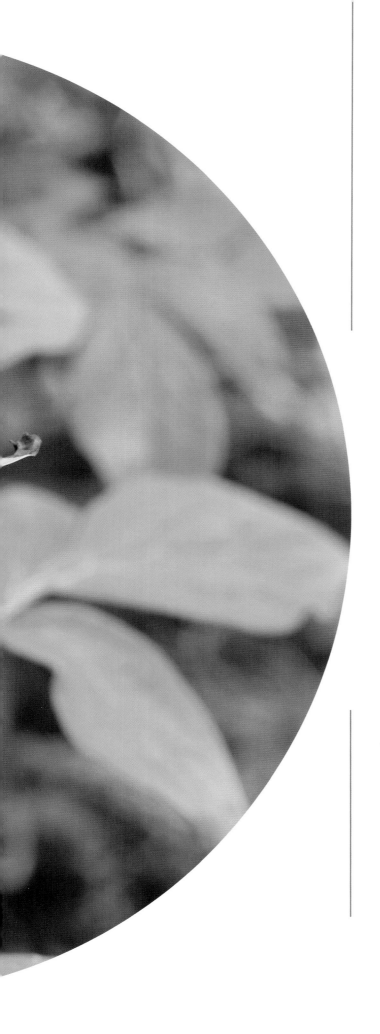

牡丹皮

基　原

本品为毛茛科植物牡丹 *Paeonia suffruticosa* Andr. 的干燥根皮。

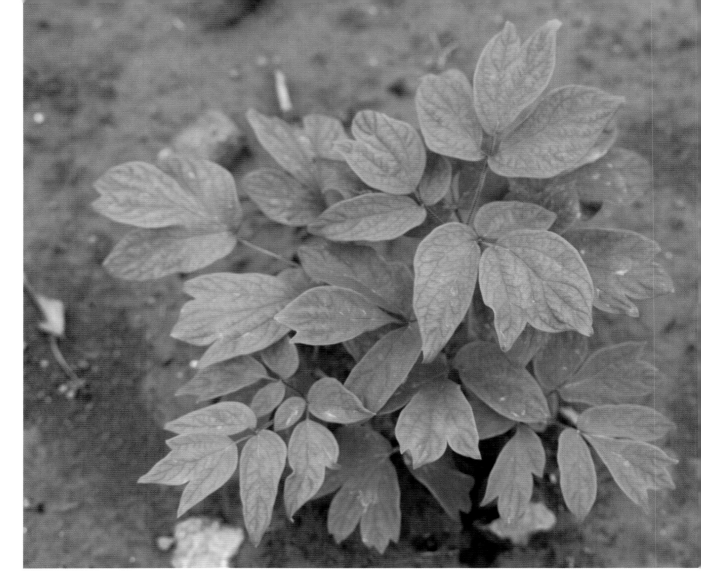

牡丹

形态特征

多年生落叶小灌木，高 1 ~ 1.5 m，枝短而粗壮。叶互生，通常为 2 回 3 出复叶，叶柄长 6 ~ 10 cm，小叶卵形或广卵形，顶生小叶片通常为 3 裂，侧生小叶亦有呈掌状 3 裂者，上面深绿色，无毛。下面略带白色，中脉上疏生白色长毛。花单生于枝端，大形；萼片 5，覆瓦状排列，绿色；花瓣 5 片或多数，一般栽培品种，多为重瓣花，变异很大，通常为倒卵形，顶端有缺刻，玫瑰色、红、紫、白色均有；雄蕊多数，花丝红色，花药黄色；雌蕊 2 ~ 5 枚，绿色，密生短毛，花柱短，柱头叶状；花盘杯状。果实为 2 ~ 5 个蓇葖的聚生果，卵圆形，绿色，被褐色短毛。花期 5 ~ 7月，果期 7 ~ 8 月。

生境分布

生长于向阳、不积水的斜坡、沙质地。分布于河南、安徽、山东等地，以安徽凤凰山等地产者质量最佳。

采收加工

秋季采挖根部，除去细根和泥沙，剥取根皮，晒干或刮去粗皮，除去木心，晒干。前者习称"连丹皮"，后者习称"刮丹皮"。

药材性状

本品呈筒状或半筒状，有纵剖开的裂缝，略向内卷曲或张开，长 5 ~ 20 cm，直径 0.5 ~ 1.2 cm，厚 0.1 ~ 0.4 cm。外表面灰褐色或黄褐色，有多数横长皮孔及细根痕，栓皮脱落处粉红色；内表面淡灰黄色或浅棕色，有明显的细纵纹，常见发亮的结晶。质硬而脆，易折断，断面较平坦，粉性，淡粉红色。气芳香，味微苦而涩。

化学成分

本品含牡丹皮原苷（酶解后生成丹皮酚和丹皮酚苷）、芍药苷、挥发油、

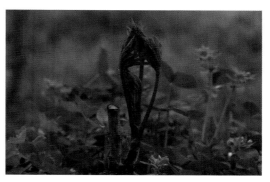

牡丹

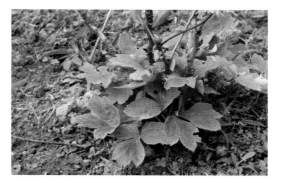

牡丹

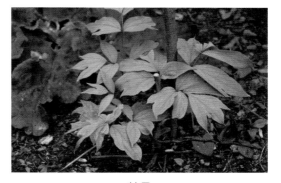

牡丹

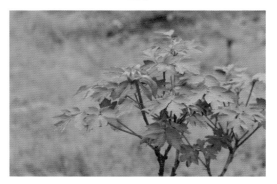

牡丹

牡丹皮

MUDANPI

937 /

芍药酚、甾醇生物碱、植物甾醇等。还含苯甲酸等。

药理作用

1. 抗感染作用 早期研究发现，牡丹皮提取物于体外对金黄色葡萄球菌、乙型溶血性链球菌、肺炎链球菌、枯草杆菌、大肠埃希菌、伤寒沙门菌、副伤寒沙门菌、志贺菌属、变形杆菌、铜绿假单胞菌、百日咳鲍特菌及霍乱弧菌等有一定抑制作用，对铁锈色小芽孢杆菌等10多种皮肤真菌也有一定抑制作用。牡丹皮对实验性急性炎症及免疫性炎症有明显对抗作用。小鼠腹腔注射丹皮酚，能显著抑制由二甲苯所致耳郭肿胀。大鼠腹腔注射丹皮酚，对角叉菜胶、甲醛、新鲜蛋清以及组胺、5-羟色胺和缓激肽等炎性物质引起的大鼠足跖肿胀有显著抑制作用。丹皮酚磺酸钠、牡丹皮甲醇提取物等对大鼠肿胀性关节炎也有明显抑制作用。丹皮总苷对福氏完全佐剂性关节炎大鼠的原发性炎症反应和继发性炎症反应均有明显的抑制作用。丹皮酚对腹腔注射大肠埃希菌内毒素引起的腹腔毛细血管通透性升高有显著抑制作用，并能抑制炎性细胞游走，抑制炎性组织前列腺素合成，其抗炎作用机制与此有关。丹皮酚对去肾上腺大鼠仍显示显著

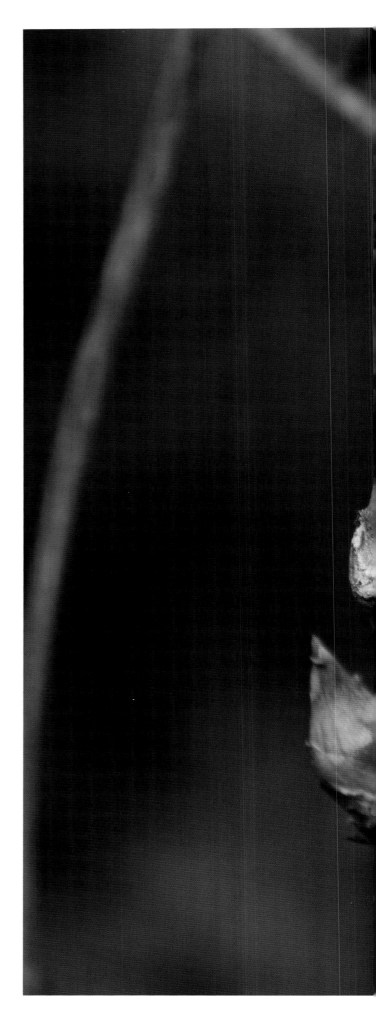

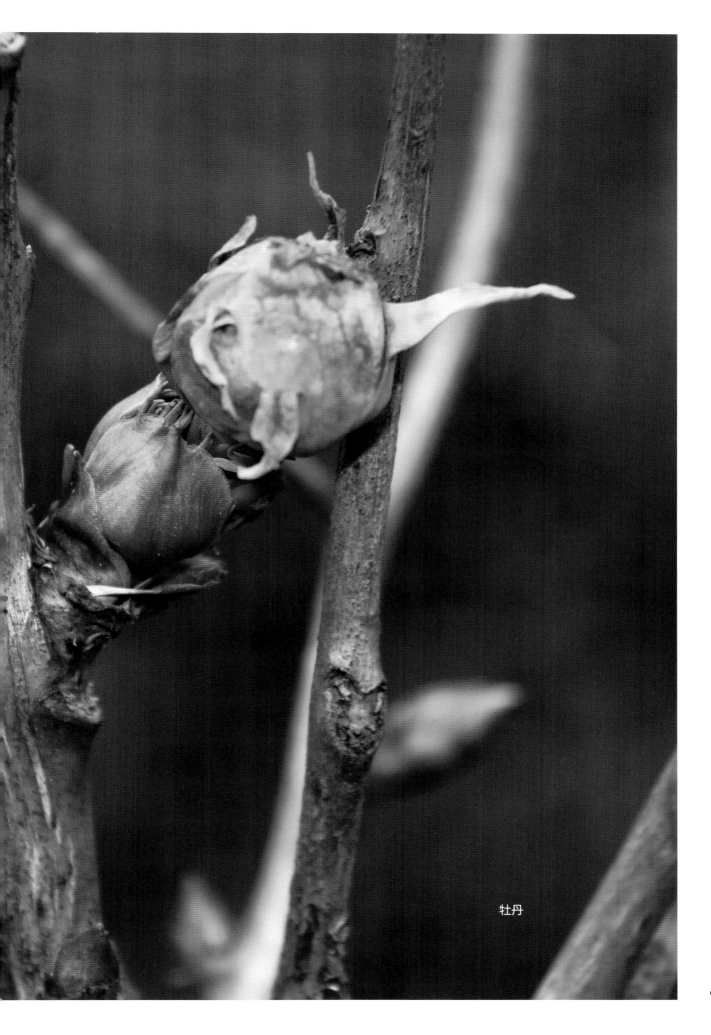

牡丹

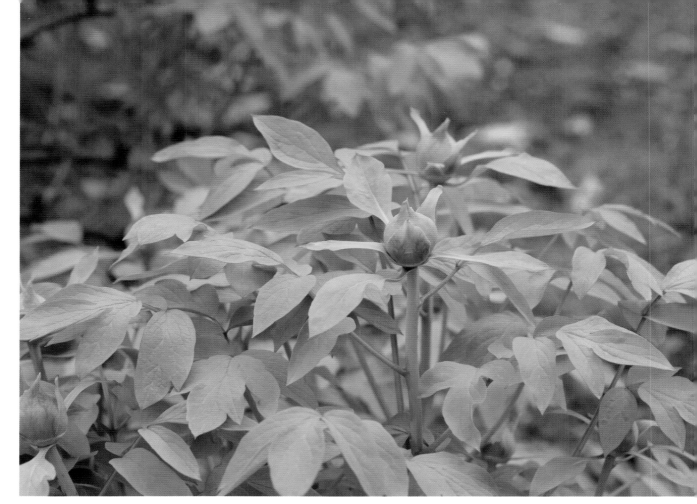

牡丹

的抗感染作用。对大鼠肾上腺维生素 C 含量也无明显影响，因此认为丹皮酚的抗感染作用与垂体 – 肾上腺系统无明显关系。

2. 保肝作用　每日丹皮总苷 20 mg/kg，连续 7 日腹腔注射，对 CCl_4 和乙醇引起的小鼠肝脏氧化损伤有一定保护作用，抑制 CCl_4 和乙醇引起的血清中 ALT 的升高和肝脏 LPO 的升高。

3. 对心脏的作用　有报告指出，牡丹皮乙醇提取物对蛙心有洋地黄样作用。

4. 利尿作用　给大鼠灌胃丹皮酚 62.5 ~ 250 mg/kg 可使水、Na^+ 和 Cl^- 的排泄随用药剂量的增加而增加，而 K^+ 的排泄量在低剂量时不受影响，当给药量达 250 mg/kg 时，K^+ 的排出量减少。与氢氯噻嗪利尿作用相比，尿中电解质的排泄有不同特点，推测丹皮酚利尿作用的部位与氢氯噻嗪不同。另外，丹皮酚还有使血浆渗透压升高的作用。

5. 抗早孕作用　给妊娠 6 日的小鼠腹腔注射丹皮酚 21 ~ 23 mg/ 只，给药 1 次，药后第 3 日剖检，抗早孕率为 88.76%，受孕率为 11.24%，空白对照组小鼠受孕率为 96%。

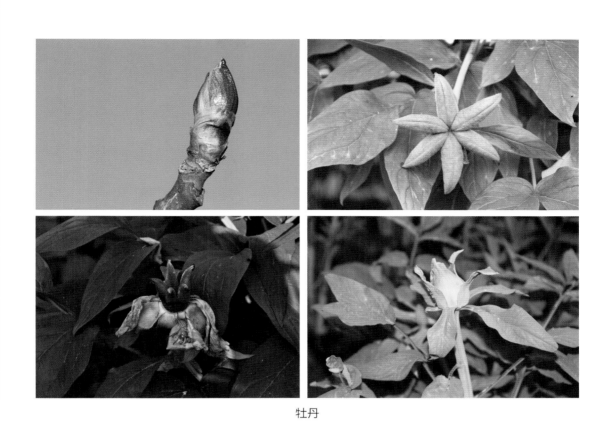

牡丹

6. 降血糖作用 丹皮多糖粗品灌胃给药可使正常小鼠血糖显著降低，加大剂量对葡萄糖诱发的小鼠高血糖也有显著降低作用。

7. 抗过敏及免疫调节作用 丹皮酚对实验性Ⅰ～Ⅳ型变态反应均有抑制作用。给豚鼠腹腔注射丹皮酚，连续5日，能对抗大鼠反向皮肤过敏反应（RCA）及豚鼠皮肤血管炎反应，丹皮酚还能显著抑制由牛血清白蛋白（BSA）诱导的大鼠Arthus型足跖肿胀。丹皮酚连续给药8日，能抑制二硝基氟苯（DNFB）引起的迟发型小鼠耳郭接触性皮炎。丹皮酚可增强单核吞噬细胞系统的功能，并能够显著增强外周血中性白细胞对金黄色葡萄球菌的吞噬作用，从而增强机体非特异性免疫功能。丹皮总苷在体外可明显促进Con A诱导小鼠T淋巴细胞增殖反应和大鼠T淋巴细胞产生IL-2，还可促进脂多糖（LPS）诱导B淋巴细胞增殖反应，以及大鼠腹腔巨噬细胞产生IL-1。以上显示丹皮酚及总苷的促进特异性免疫功能作用。但另有报道，丹皮酚对特异性免疫功能有抑制作用。丹皮酚能降低脾细胞溶血素抗体水平，对兔抗小鼠淋巴细胞血清（ALS）诱导的小鼠淋巴细胞转化和NK细胞活性都有显著的抑制作用，并对Con A和LPS诱导的小鼠脾淋巴细胞增殖亦有明显抑制作用。丹皮酚腹腔注射，

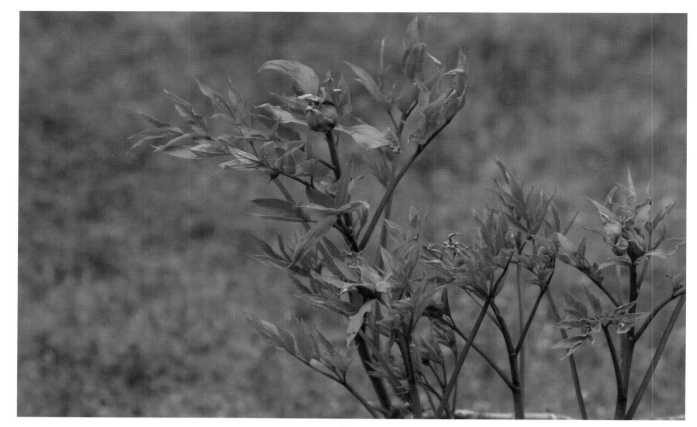

牡丹

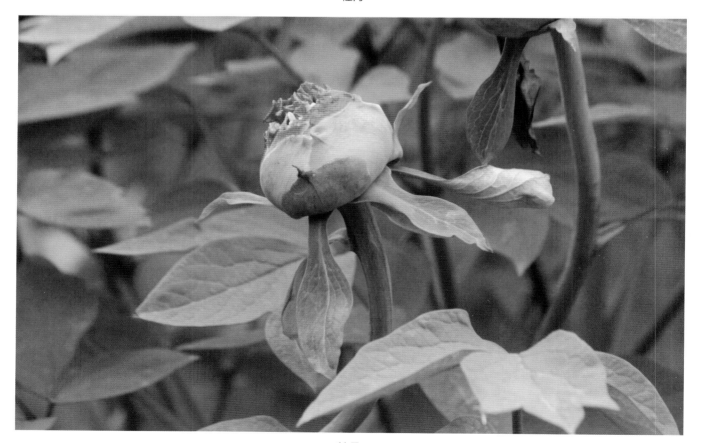

牡丹

能显著抑制补体经典途径的溶血活性，但对旁路溶血活性无明显影响。

8. 镇静、催眠、抗惊厥作用　丹皮酚可使小鼠自发活动减少，加大剂量能使翻正反射消失。给猫静滴丹皮酚对电刺激脑干网状结构和丘脑下部引起的觉醒反应有抑制作用。丹皮酚还能抑制小脑皮质区和运动区的诱发电位。丹皮酚对电惊厥和戊四唑惊厥均有对抗作用，丹皮总苷灌胃可延长戊四唑、士的宁、氨基脲所致小鼠惊厥的潜伏期及动物存活时间，并可增强苯巴比妥抗惊厥作用。

9. 镇痛作用　丹皮酚磺酸钠腹腔注射，给药后 30 ～ 90 分钟可提高小鼠痛阈（热板法），丹皮酚磺酸钠、丹皮酚油剂均可使醋酸引起的小鼠扭体反应次数减少。丹皮酚镇痛作用无明显耐受现象和药物依赖性。丹皮酚的镇痛作用不被纳络酮翻转。

10. 解热和降温作用　丹皮酚及丹皮酚磺酸钠对三联疫苗（霍乱、伤寒、副伤寒）引起的发热均有解热作用，并可使正常体温降低。丹皮酚的解热和降温作用均比丹皮酚磺酸钠强。

11. 抑制血小板聚集　牡丹皮提取物能显著抑制 AOP、胶原和肾上腺素诱导的健康人血小板聚集，明显减少 TXA2 的生成。丹皮酚体内和体外均能抑制凝血酶诱导的血小板聚集，并能抑制凝血酶诱导的大鼠血小板 5- 羟色胺释放，呈量效关系。

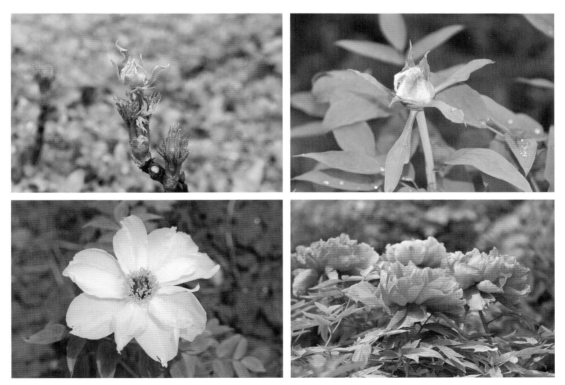

牡丹

12. 改善血液流变学 丹皮酚可降低大鼠全血表观黏度、使血细胞比容降低，同时降低红细胞聚集性和血小板黏附性，使红细胞的变形能力显著增强。

13. 抗心肌缺血作用 牡丹皮水煎醇沉提取液或其粉针剂静脉滴注，可明显改善因结扎冠状动脉引起的心外膜电图缺血改变，并能降低心肌耗氧量、增加冠状动脉流量和降低心输出量。

14. 抗脑缺血作用 丹皮酚对大鼠反复性短暂脑缺血再灌注所致脑损伤具有保护作用，并可降低沙土鼠脑缺血再灌注后炎性反应。

15. 抗动脉粥样硬化作用 丹皮酚可显著抑制高脂饲料所致实验性动脉粥样硬化斑块形成。综上所述，牡丹皮清热凉血功效以其抗感染、抗过敏、镇静、催眠、抗惊厥、镇痛、解热等药理作用为基础，而活血化瘀功效则与其抗血小板聚集、改变血液流变学、抗心脑缺血、抗动脉粥样硬化作用有关。主要有效成分是丹皮酚。

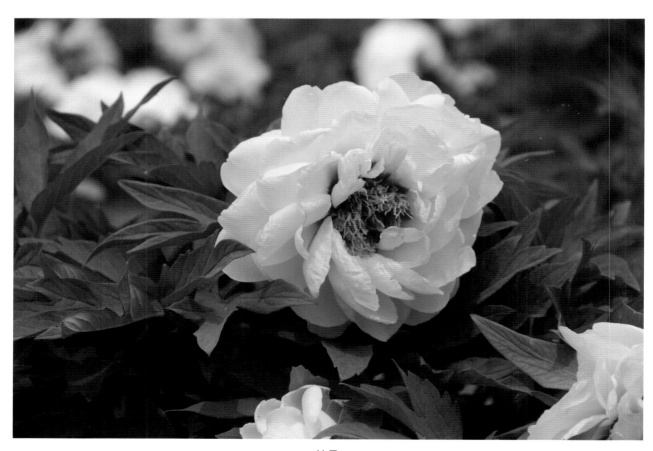

牡丹

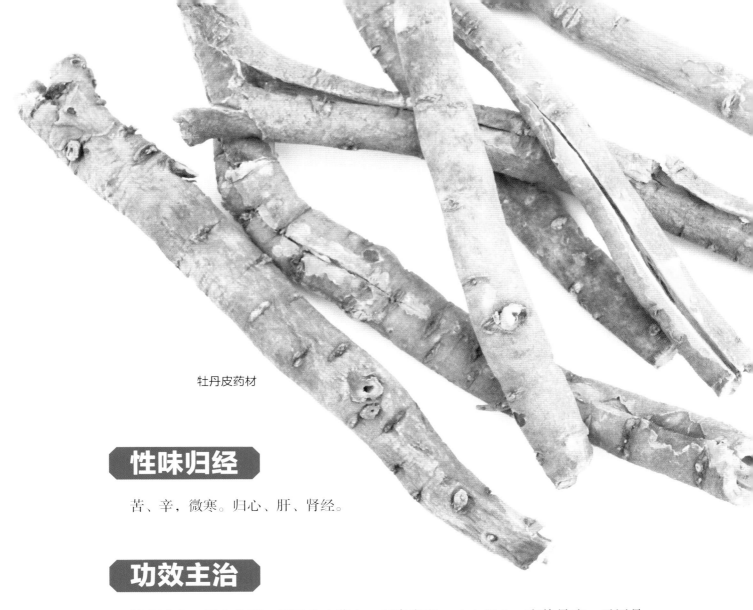

牡丹皮药材

性味归经

苦、辛，微寒。归心、肝、肾经。

功效主治

清热凉血，活血化瘀。用于热入营血，温毒发斑，吐血衄血，夜热早凉，无汗骨蒸，经闭痛经，跌仆伤痛，痈肿疮毒。

临床应用

1. 皮肤病　5%丹皮酚霜外用治疗湿疹类皮肤病和皮肤瘙痒症，均取得一定疗效。丹皮酚注射液肌注治疗慢性湿疹、皮肤瘙痒症、神经性皮炎等也有效。

2. 原发性血小板减少性紫癜　重用牡丹皮（30 g）所组复方治疗本病，其中多数病人显效。

3. 原发性高血压　复方丹皮片由丹皮浸膏加入丹皮酚及珍珠粉组成，治疗本病有一定疗效。

牡丹皮

MUDANPI

945 /

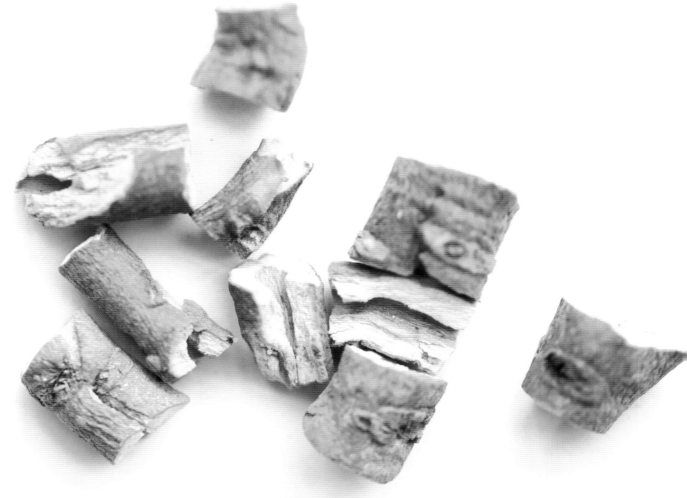

牡丹皮饮片

4. 皮肤病 丹皮酚注射液治疗皮肤瘙痒症 34 例，每日 2 次，每次 4 mL，肌注，用药 2 周治愈 26 例，好转 4 例。5% 丹皮酚霜外用，每日 2～3 次，治疗湿疹类皮肤病和皮肤瘙痒症取得一定疗效。丹皮酚注射液肌注，局部对症处理，治疗 41 例湿疹，总有效率为 95.12%。血海穴（双）注射丹皮酚注射液 10 mg/mL，每日 1 次，7 日为 1 个疗程，治疗胆碱能性荨麻疹 7 例，全部有效。

5. 变应性鼻炎 10% 牡丹皮水煎剂。每晚服 50 mL，10 日为 1 个疗程。结果：患者 31 例，痊愈 12 例，又治疗 9 例，服药后症状很快好转，但无 1 例根治。

6. 急性阑尾炎 牡丹皮、大黄、桃仁、芒硝（冲服）、冬瓜子各适量。如大黄牡丹汤。

7. 肠梗阻 牡丹皮、桂枝、茯苓、桃仁、赤芍各适量。如桂枝茯苓丸。

8. 出血（呼吸道出血、消化道出血、皮下出血证属血热出血者） 牡丹皮、犀角、生地黄各适量。治疗传染性热病发斑，用牡丹皮 15 g，配生地黄、赤芍、板蓝根、黄芩各 9 g。水煎服。

9. **肺结核潮热、小儿夏季热、阴虚低热（热性病后期热入血分、夜热早凉、骨蒸无汗者）**　牡丹皮、青蒿、鳖甲、生地黄、知母各适量。如青蒿鳖甲汤。

10. **扭伤或挫伤（瘀血疼痛者）**　牡丹皮、赤芍、乳香、没药各适量。水煎服，每日 1 剂。

11. **原发性高血压**　可单用牡丹皮。每日 15 ~ 18 g，如无不良反应，增至 50 g，水煎，分 3 次服，一般用药 3 ~ 5 日可使血压明显下降，症状改善。

12. **动脉硬化（包括眼底动脉硬化、血管痉挛、眼底出血证属肝经郁火者）**　牡丹皮、菊花、石决明、金银花、决明子等各适量。水煎服，每日 1 剂。

用法用量

内服：煎汤，6 ~ 12 g；或入丸、散。

使用注意

孕妇慎用。

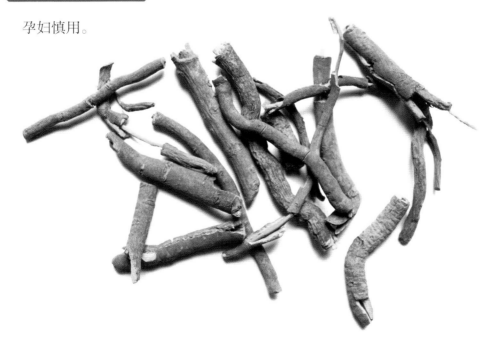

牡丹皮（劣品）药材

混伪品鉴别

芍药根皮

本品为毛茛科植物芍药 *Paeonia lactiflora* Pall. 的干燥根皮。根皮呈圆筒状或半圆筒状，长短粗细不一，较丹皮薄。外表淡红棕色，栓皮残留部分呈黑褐色或灰褐色，较光滑，具支根痕。内表面粉红色，具深色的细纵条纹，常带有少数木部，无明亮的结晶体。质脆，略有弹性，断面平坦，粉红色或白色。气微，味微酸而涩。

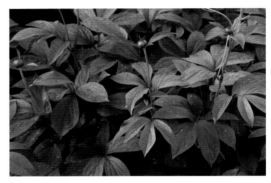

芍药

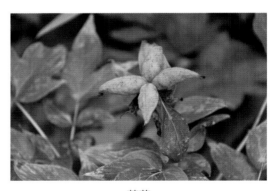

芍药

朱砂根皮

本品为紫金牛科植物圆齿紫金牛 *Ardisia crenata* Sims. 的干燥根皮。根茎略膨大。根丛生，支根圆柱形，稍弯曲，直径 2 ~ 10 cm；表面暗棕色或暗褐色，

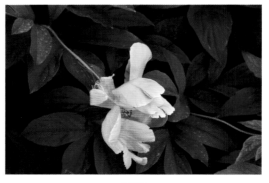

芍药

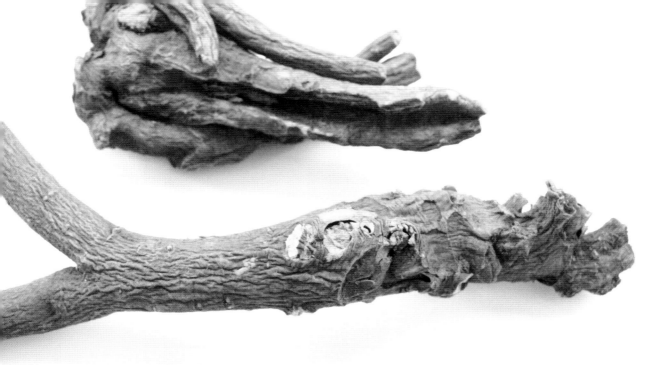

芍药药材

具纵皱纹及横向断裂痕，质硬脆，断面皮易与木部分离，皮厚，约占横断面的1/2 ~ 2/3，类白色或粉红色，有散在的"朱砂点"，木部淡黄色。气微，味微苦辛。

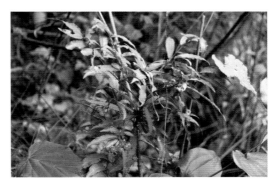

朱砂

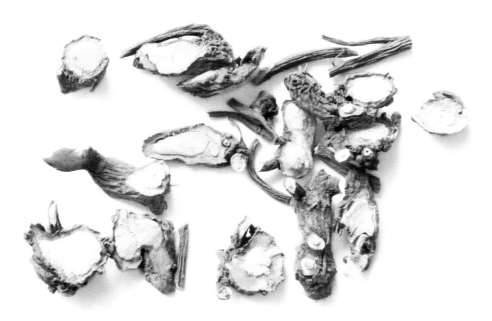

朱砂根饮片

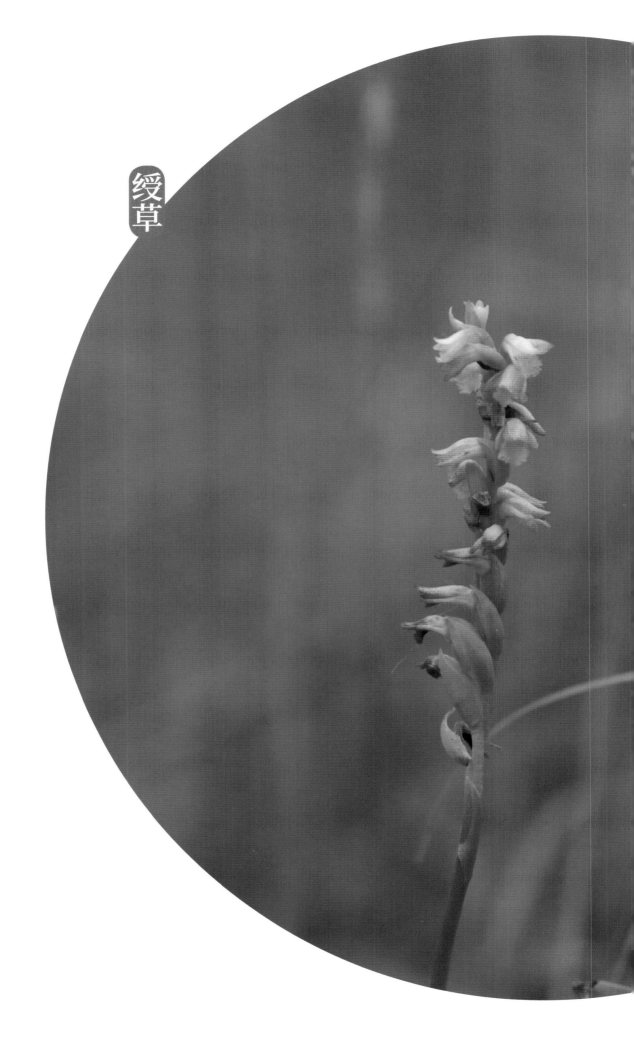

绶草

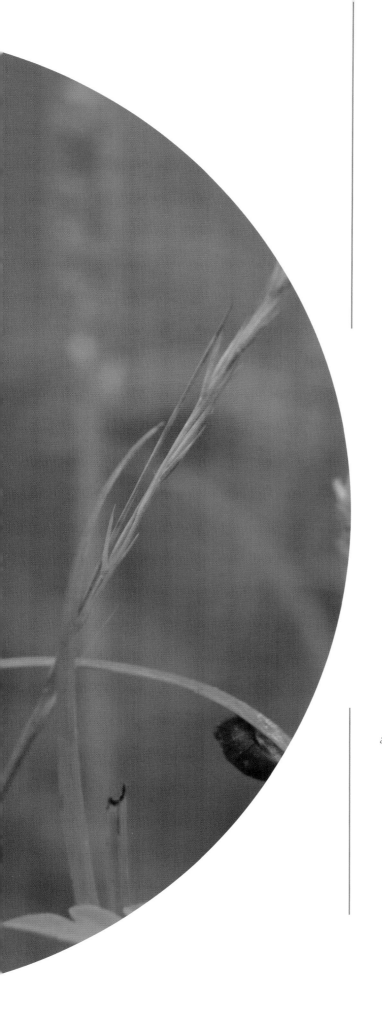

盘龙参

基 原

本品为兰科植物绶草 *Spiranthes australis*（R. Brown.）Lindl.的根和全草。

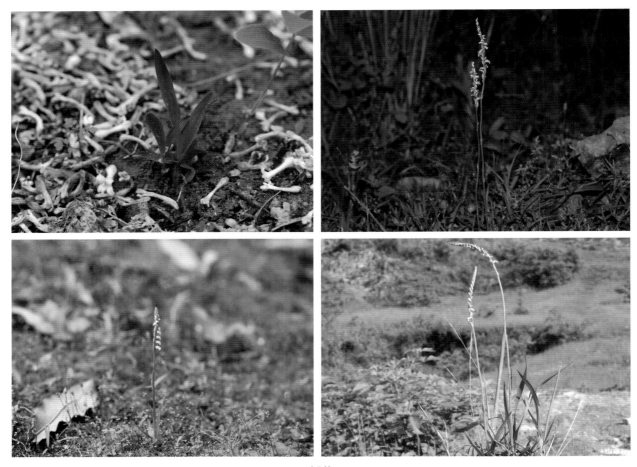

绥草

形态特征

　　多年生草本，根茎短，有簇生、粗厚的纤维根。茎高 15 ～ 45 cm。叶数枚生于茎的基部，线形至线状披针形，长度和宽度变化大，最长的可达 15 cm，先端钝尖，全缘，基部微抱茎，上部的叶退化而为鞘状苞片。穗状花序旋扭状，长 5 ～ 10 cm，总轴秃净，花序密生腺毛。苞片卵状矩圆形，比子房略长，渐尖，花白而带粉红，生于总轴的一侧；花被线状披针形，长 3 ～ 4 mm；唇瓣矩圆形，有皱纹；花柱短，下部拱形，斜着于子房之顶，有一卵形的柱头在前面和一直立的花药在背面；花粉粉状；子房下位，1 室。蒴果椭圆形，有细毛。花期夏季。

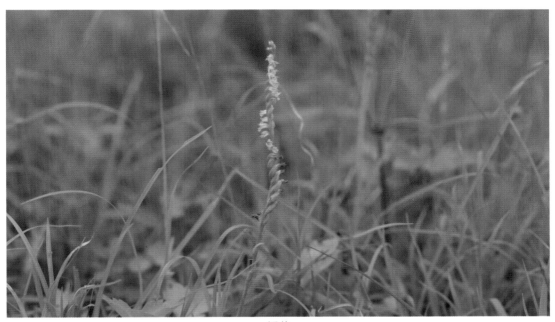

绥草

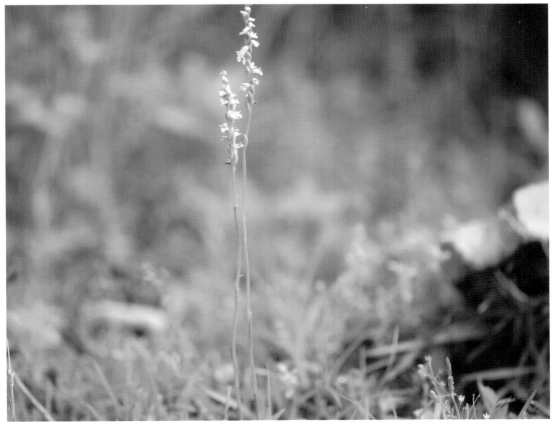

绥草

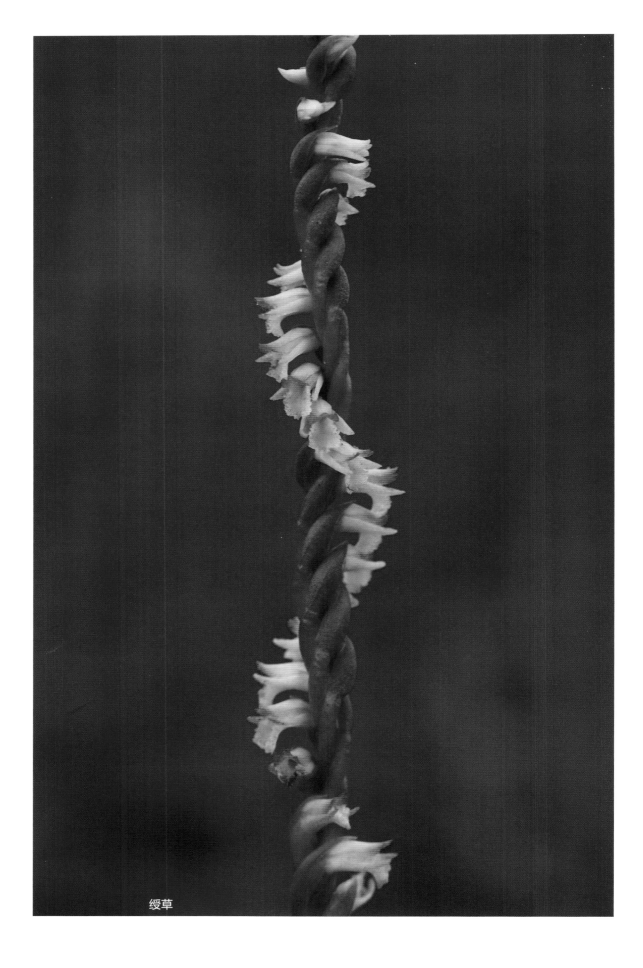

绥草

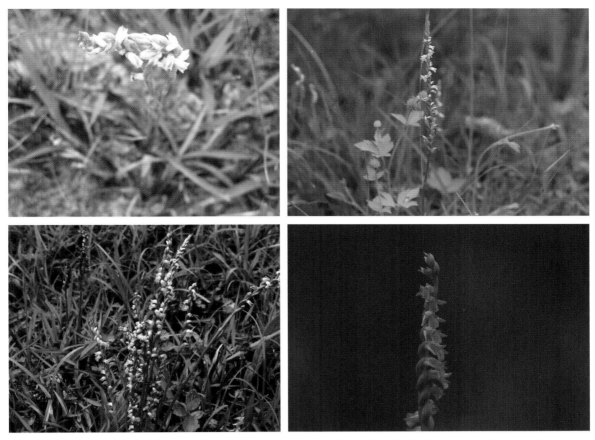

绶草

生境分布

生长于海拔 400 ～ 3500 m 的山坡林下、灌丛下、草地、路边或沟边草丛中。分布几乎遍及全国。

采收加工

春、夏两季采收全草，洗净晒干。秋季挖根，除去茎叶，洗净晒干。

药材性状

本品茎圆柱形，具纵条纹，基部簇生数条小纺锤形块根，具纵皱纹，表面灰白色。叶条形，数枚基生，展平后呈条状披针形。有的可见穗状花序，呈螺旋状扭转。气微，味淡微甘。

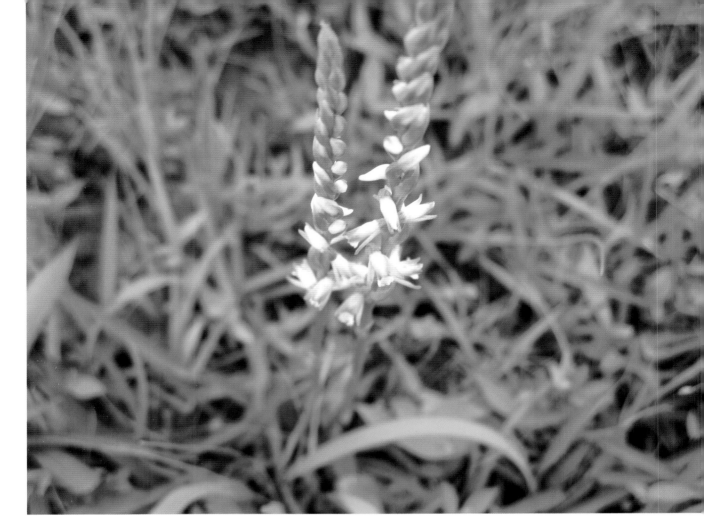

绥草

化学成分

　　根含二氢菲类化合物：盘龙参酚 A（spiranthol A）、盘龙参酚 B（spiranthol B）、盘龙参酚 C（spiranthol C），盘龙参新酚 A（spirasineol A）、盘龙参新酚 B（spirasineol B），盘龙参醌（sprianthoquinone），盘龙参二聚菲酚（spiranthesol），红门兰酚（orchinol）；甾醇类成分：β - 谷甾醇（β -sitosterol），豆甾醇（stigmasterol），菜油甾醇（campesterol）；阿魏酸酯成分：阿魏酸十九醇酯（nonadecyl ferulate），阿魏酸二十醇酯（eicosyl ferulate），阿魏酸二十一醇酯（heneicosyl ferulate），阿魏酸二十三醇酯（tricosyl ferulate），阿魏酸二十四醇酯（tetracosyl ferulate），阿魏酸二十五醇酯（pentacosyl ferulate），阿魏酸二十六醇酯（hexacosyl ferulate），阿魏酸二十七醇酯（heptacosyl ferulate），阿魏酸二十八醇酯（octacosyl ferulate）。其他成分：对 - 羟基苯甲醛（p-hydroxybenzaldehyde），对 - 羟基苄醇（p-hydroxybenzylalcohol）。

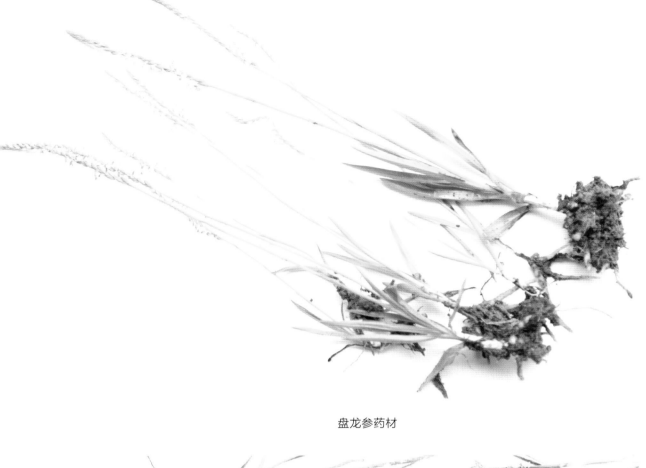

盘龙参药材

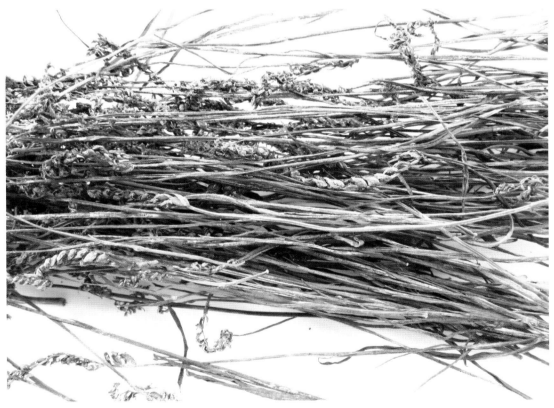

盘龙参药材

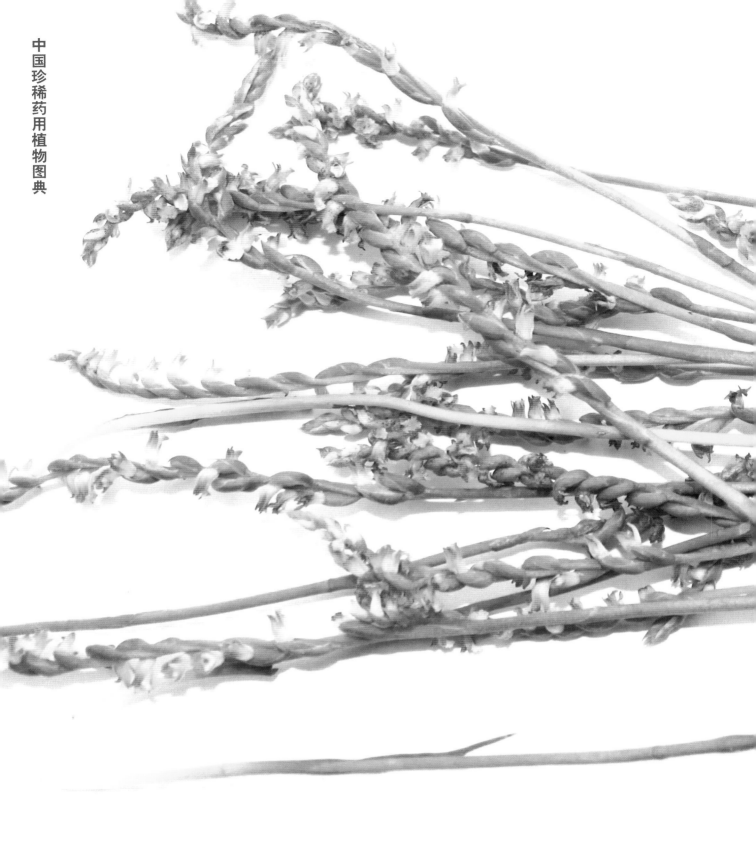

盘龙参药材

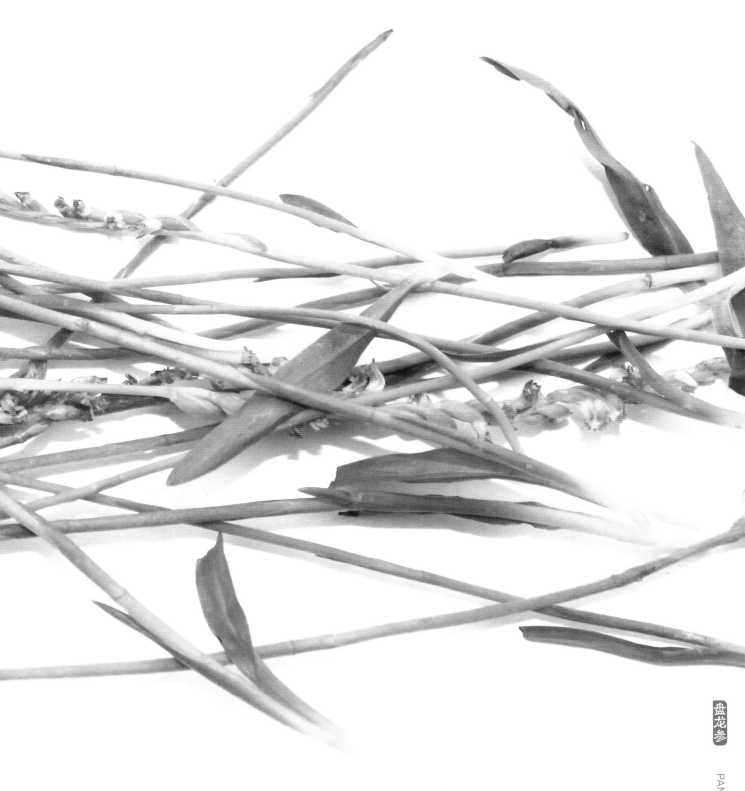

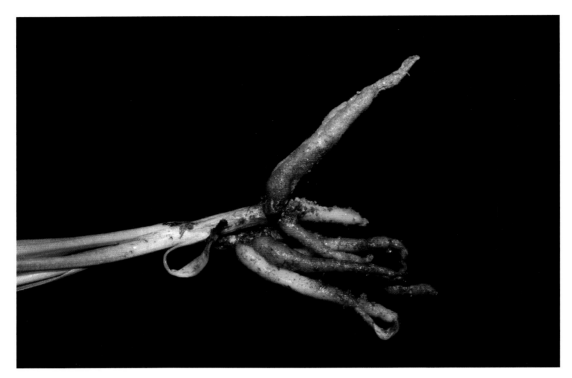

盘龙参药材

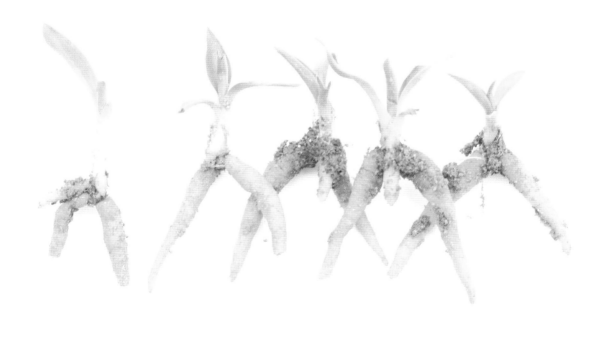

盘龙参药材

性味归经

甘，苦，平。归心、肺经。

功效主治

益气养阴，清热解毒。用于病后虚弱，阴虚内热，咳嗽吐血，头晕，腰痛酸软，糖尿病，遗精，淋浊带下，咽喉肿痛，毒蛇咬伤，烫火伤，疮疡痈肿。

临床应用

1. **虚热咳嗽**　盘龙参 15 ~ 25 g。水煎服，每日 1 剂。

2. **咽喉肿痛**　盘龙参、半枝莲、蒲公英各 15 g，乌蔹莓 30 g，铁马鞭 18.8 g。水 4 碗半煎至 1 碗，渣以水 3 碗煎 1 碗，早、晚饭后服 1 次。

3. **糖尿病**　盘龙参根、银杏各 50 g，猪胰 1 个。酌加水煎服。

4. **老人大便坠胀带血**　盘龙参 15 ~ 25 g，鲜鲫鱼 100 g。同煮熟，加白糖服。

5. **心胃痛**　盘龙参 10 g，雄黄 1.5 g，大蒜头 2 枚。共捣烂，开水冲服。

6. **毒蛇咬伤**　盘龙参根适量。捣烂，再加入适量酒糟拌匀敷于伤处；或加雄黄末少许效更好。

8. **扁桃体炎，夏季热**　盘龙参 15 ~ 25 g。水煎服，每日 1 剂。

9. **带状疱疹**　盘龙参适量。晒干研末，麻油调搽。

用法用量

内服：煎汤，9 ~ 15 g；鲜全草 15 ~ 30 g。外用：适量，鲜品捣敷。

使用注意

有湿热瘀滞者忌服。

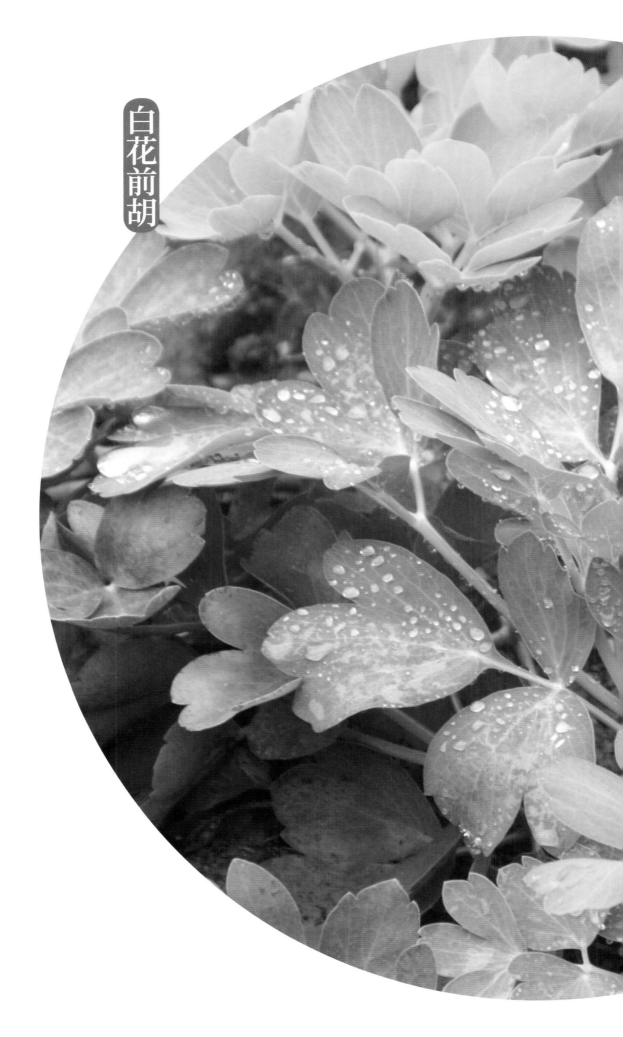

白花前胡

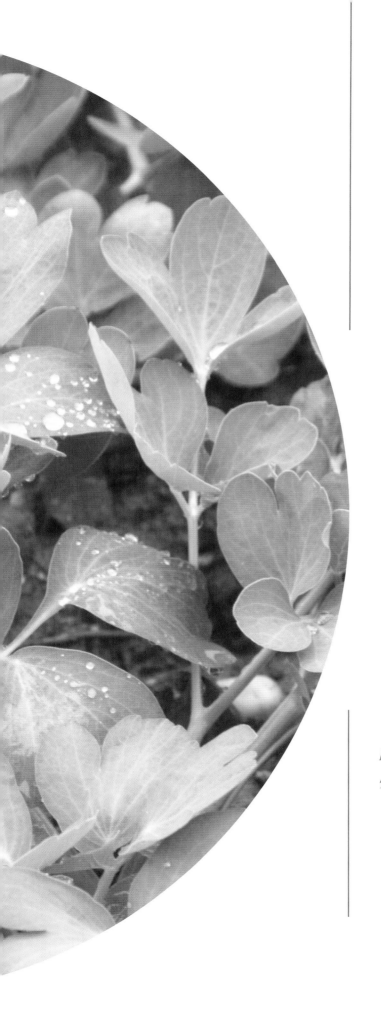

前胡
QIANHU

基　原

　　本品为伞形科植物白花前胡 *Peucedanum praeruptorum* Dunn 的干燥根。

前胡

QIANHU

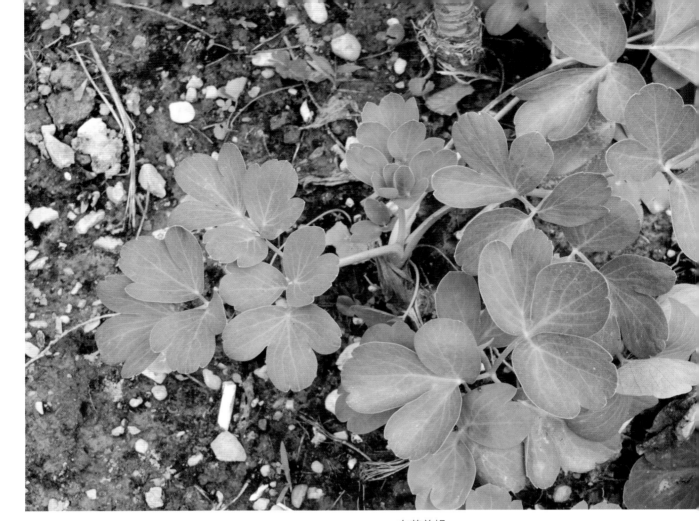

白花前胡

形态特征

多年生草本，高 30 ～ 120 cm，主根粗壮，根圆锥形，茎直立，上部呈叉状分枝。基生叶为 2 ～ 3 回 3 出式羽状分裂，最终裂片菱状倒卵形，不规则羽状分裂，有圆锯齿；叶柄长，基部有宽鞘，抱茎；茎生叶较小，有短柄。复伞形花序，无总苞片，花瓣白色。双悬果椭圆形或卵圆形，光滑无毛，背棱和中棱线状，侧棱有窄翅。花期 8 ～ 10 月，果期 10 ～ 11 月。

生境分布

生长于向阳山坡草丛中。分布于浙江、湖南、四川等地，习惯认为浙江产者质量较好。

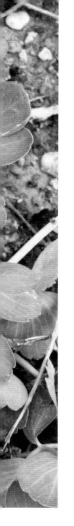

采收加工

冬季至次春茎叶枯萎或未抽花茎时采挖，除去须根，洗净，晒干或低温干燥。

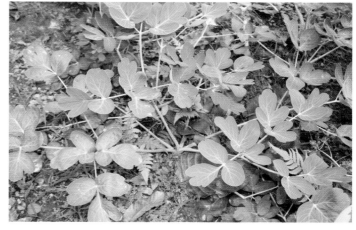
白花前胡

药材性状

本品呈不规则的圆柱形、圆锥形或纺锤形，稍扭曲，下部常有分枝，长3～1.5cm，直径1～2cm。表面黑褐色或灰黄色，根头部多有茎痕及纤维状叶鞘残基，上端有密集的细环纹，下部有纵沟、纵皱纹及横向皮孔。质较柔软，干者质硬，可折断，断面不整齐，淡黄白色，皮部散有多数棕黄色油点，形成层环纹棕色，射线放射状。气芳香，味微苦、辛。以根粗壮、质柔软坚实、皮部肉质厚、外皮灰黑或灰黄色、断面黄白色、油点多、气味清香者为佳。

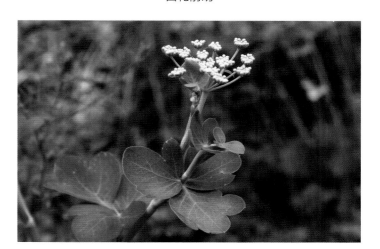
白花前胡

化学成分

前胡中主要含有多种类型的香豆素及糖苷，三萜糖苷及甾体糖苷，它们是：伞形花内酯（umbelliferone）、东莨菪苷（scopolin）、茵芋苷（skimmin）、洋胡荽茵芋苷（apiosylskimmin）、紫芪前胡苷 I，紫芪前胡苷 II，紫芪前胡苷 III，紫芪前胡苷 IV，紫芪前胡苷 V（decuroside I～V）、紫花前胡内酯苷 [前胡苷，前胡宁，紫花前胡苷（nodakenin）]，紫花前胡内酯（前胡亭，nodakenetin）、紫花前胡素（decursin）、紫花前胡次素（decursidin）、紫花前胡素（Pd-C-II）、白花前胡素甲（praeruptorin A），白花前胡素乙（praeruptorin B）、白花前胡素丙（praeruptorin C）、白花前胡素丁（praeruptorin D）、d-白花前胡戊素（praeruptorin E）、前胡香豆素 A（qianhucoumarin

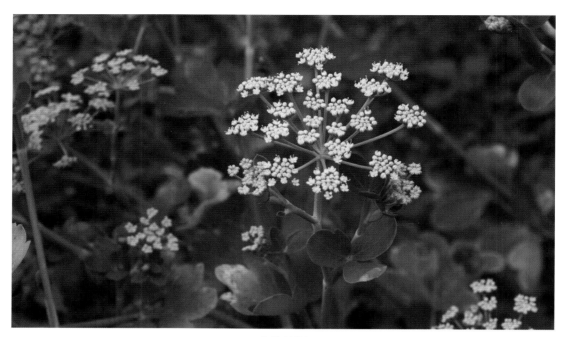

白花前胡

A）、前胡香豆素Ⅰ（peucedanocoumarin Ⅰ），前胡香豆素Ⅱ（peucedanocoumarin Ⅱ），前胡香豆素Ⅲ（peucedanocoumarin Ⅲ）、白花前胡苷Ⅱ（praeroside Ⅱ），白花前胡苷Ⅲ（praeroside Ⅲ），白花前胡苷Ⅳ（praeroside Ⅳ），白花前胡苷Ⅴ（praeroside Ⅴ）、紫花前胡素Pd-Ⅰa、紫花前胡皂苷Ⅰ（Pd-saponin Ⅰ），紫花前胡皂苷Ⅱ（Pd-saponin Ⅱ），紫花前胡皂苷Ⅲ（Pd-saponin Ⅲ），紫花前胡皂苷Ⅳ（Pd-saponin Ⅳ），紫花前胡皂苷Ⅴ（Pd-saponin Ⅴ）等。前胡中尚含有挥发油，油中主要成分为柠檬烯（limonene）、爱草脑（chavicol methylether）；甾体及其糖苷：海绵甾醇（spongesterol）、β－谷甾醇（β-sltosterol）、β－谷甾醇－3－O葡萄糖苷（β-sitosterol-3-O-D-gluco-side）；糖类：甘雷醇（mannitol）、半乳糖醇（galactitol）；丹宁。此外，前胡中还尚有钙、铜、钛、铁、锶等微量元素。

药理作用

1. 对呼吸系统的作用　用麻醉猫收集呼吸道分泌物法证实，灌服紫花前胡煎剂 1 g/kg，能显著增加呼吸道的黏液分泌，且作用时间较长，故有祛痰作用。前胡还可恢复低氧大鼠腺泡内肺动脉构形重组及肺动脉高压形成的逆转。从而拮抗缺氧性肺动脉收缩、降低肺动脉压力、抑制肺动脉壁细胞增殖与肥大。

2. 解热作用　前胡可通过调解体温中枢而解热。

3. 扩张冠状动脉作用　白花前胡丙素能增加心脏冠状动脉流量。研究认为本品是一种选择性很强的冠状动脉扩张药。

4. 抗感染作用　紫花前胡甲醇总提取物对于炎症初期反应的小鼠的血管通透性亢进有显著的抑制作用。

5. 抗溃疡作用　紫花前胡甲醇总提取物对小鼠水浸捆束溃疡可呈明显抑制作用；对甲醇提取物进一步分离，从其乙醚到正丁醇部位中，还发现有促进应激性胃溃疡的作用。

6. 解痉作用　紫花前胡甲醇提取物能非竞争性抑制豚鼠小肠由乙酰胆碱及组胺引起的收缩，并能竞争性抑制 Ca^{2+} 引起的平滑肌收缩。实验证明其抑制平滑肌收缩机制与抑制 Ca^{2+} 内流有关。利用大鼠子宫平滑肌细胞的钙离子逆转实验，表明 Pd-Ⅰa、Pd-Ⅱ、Pd-Ⅲ、Pd-C-Ⅱ、Pd-C-Ⅲ和 Pd-C-Ⅳ 都有钙离子拮抗作用，也均有解痉作用，但其强度远不及 Pd-Ⅰa。此外，白花前胡石油醚提取物能抑制 ACh 和 KCl 所致的支气管平滑肌收缩，使之呈舒张状态，并使 ACh 收缩气管平滑肌的量效曲线右移，使最大反应降低，其作用为剂量依赖性，表明是非竞争性抑制。

7. 抗过敏作用　以 Con A 刺激大鼠腹腔肥大细胞释放组胺和血管紧张素的实验表明，Pd-Ⅰa、Pd-C-Ⅱ、Pd-C-Ⅲ、Pd-C-Ⅳ、Pd-Ⅰa-OH 和 Pd-Ⅰa-OCH₂CH₃ 以及紫花前胡次素均对伴刀豆球蛋白 A 导致的肥大细胞的组胺释放有抑制作用。其

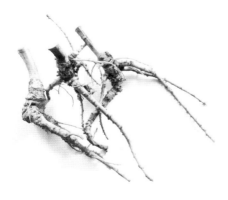

前胡药材

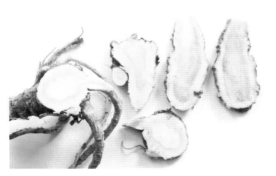

前胡药材

作用可能为能阻断肥大细胞的钙离子通道，而不是阻止 Con A 和相应受体（包括 IgE 受体）结合。

8. 对心脏作用 大鼠腹腔注射前胡丙素（Pra-C，15 mg/kg，每日 2 次，共 3 日），可使离体缺血再灌注工作心脏的收缩（AP，LVSP，+dp/dtmax）舒张（－ dp/dtmax，LVEDP 和 T 值）性能在 35 分钟时得到改善，尤以舒张性能改善明显，并能促进 CO, CF, SV 及 HR 恢复，改善心脏工作效率，减少 CK 释放和心肌线粒体钙含量。实验证明，Pra-C 与硝苯吡啶作用相近。此外，Pra-C 还可明显抑制离体豚鼠心房自律性及 $CaCl_2$ 的正性频率作用。抑制左心房收缩力，缩短功能性不应期；对左心房兴奋性，肾上腺素诱发的异位自律性无影响，对异丙肌苷的正性频率作用表现为非竞争性拮抗。白花前胡水醇提取液（Pdwa）还可减少 $CaCl_2$ 诱发的心律失常，减少结扎大鼠左冠状动脉所引起的室性心律失常的发作程度和持续时间。

性味归经

苦、辛，微寒。归肺经。

功效主治

降气祛痰，散风清热。用于痰热喘满，咯痰黄稠，风热咳嗽痰多。

临床应用

1. 哮证 前胡 15 g，黄芩、麦冬、吴茱萸各 9 g，大黄、人参、当归、半夏、杏仁各 10 g，防风、甘草各 6 g，生姜 3 片。畏寒甚者酌加麻黄、桂枝、细辛各适量；口唇青紫者酌加桃仁、丹参、地龙各适量；大汗淋漓者酌加补骨脂、紫河车、五味子各适量；而由食鱼腥等物诱发者酌加土茯苓、冬虫夏草各适量。每日 1 剂，水煎分 3 次温服。结果：11 例患者痊愈（症状消失，3 年内未见复发）6 例；显效（发作症状明显减轻，1 年内偶尔发作 1 次）4 例；好转（发作症状有所缓解，每年发作均在 3 次以内）1 例。

2. 慢性支气管炎 前胡、射干各 12 g，蒲公英、鱼腥草各 30 g，苍耳子、杏仁、地龙各 9 g，甘草 6 g。水煎服，每日 1 剂，7 日为 1 个疗程。热重者加生石膏、黄芩各适量；痰多黄厚者加川贝母、天竺黄、鲜竹沥、瓜蒌子各适量；咳痰不爽者加皂角刺适量；咯血者加仙鹤草、侧柏叶、三七各适量；气急者加炙麻黄适量；水肿者加葶苈子、车前子各适量。对白细胞 $>10 \times 10^9$/L 或分类中性粒细胞 $>80\%$，并高热不退者用青霉素 800 万 U 加入 5% 葡萄糖注射液 500 mL 中静滴，每日 1 次。结果：基本控制 41 例，显效 9 例，好转 1 例，无效 1 例。

3. 咳嗽 宣降止咳汤（前胡 10 g，紫菀、白前、桔梗、北杏仁各 15 g，百部 12 g，甘草 5 g）。外感咳嗽者加荆芥、防风、紫苏叶、陈皮、法半夏各适量；内伤咳嗽者加瓜蒌皮、浙贝母各适量；痰多者加豆蔻、薏苡仁、石菖蒲各适量。清水煎服，每日 1 剂，复诊时适当加减直至痊愈。结果：痊愈 149 例，好转 21 例，无效 8 例。其中服药 3 剂以内痊愈者 112 例，服药 4～6 剂后痊愈者 25 例，服药 7～10 剂痊愈者 12 例，无效的 8 例中 6 例为浸润型肺结核，2 例为慢性气管炎合并肺气肿。

用法用量

内服：煎汤，3～10 g；或入丸、散。

使用注意

阴虚气弱咳嗽者慎服。

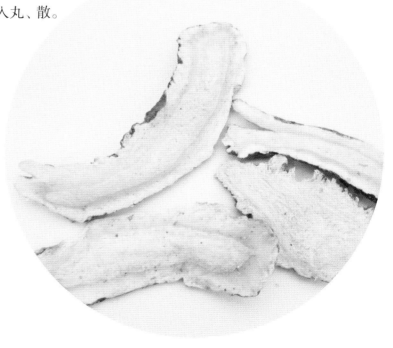

前胡饮片

前胡

QIANHU

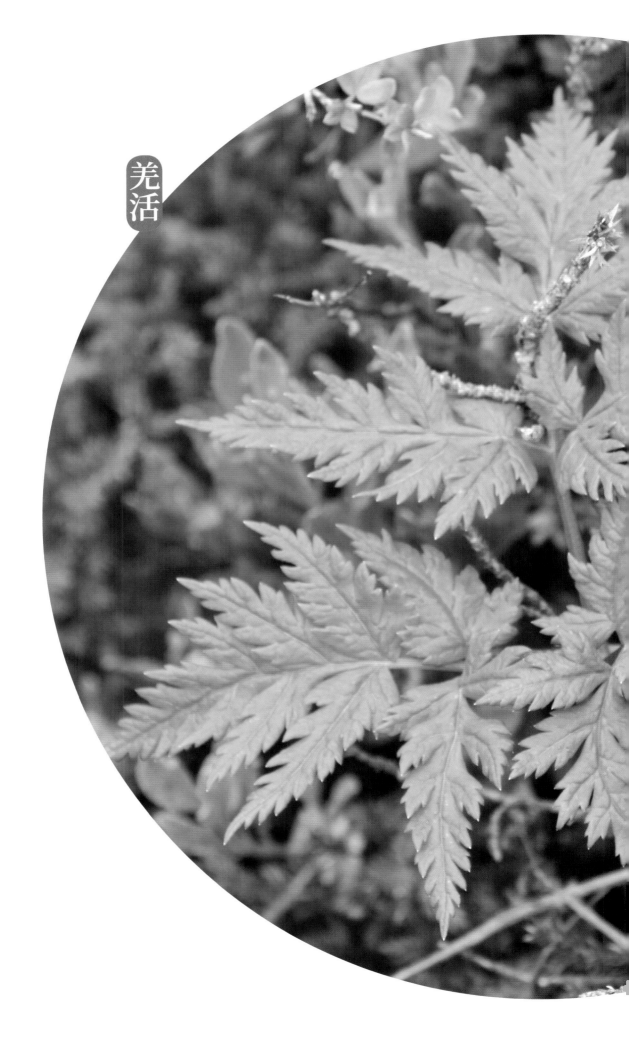

羌活

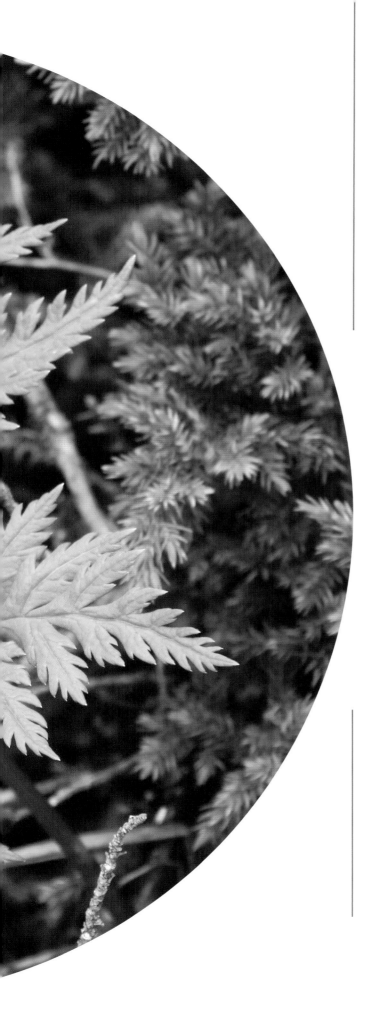

羌活

基 原

本品为伞形科植物羌活 *Notopterygium incisum* Ting ex H. T. Chang 或宽叶羌活 *Notopterygium franchetii* H. de Boiss. 的干燥根茎和根。

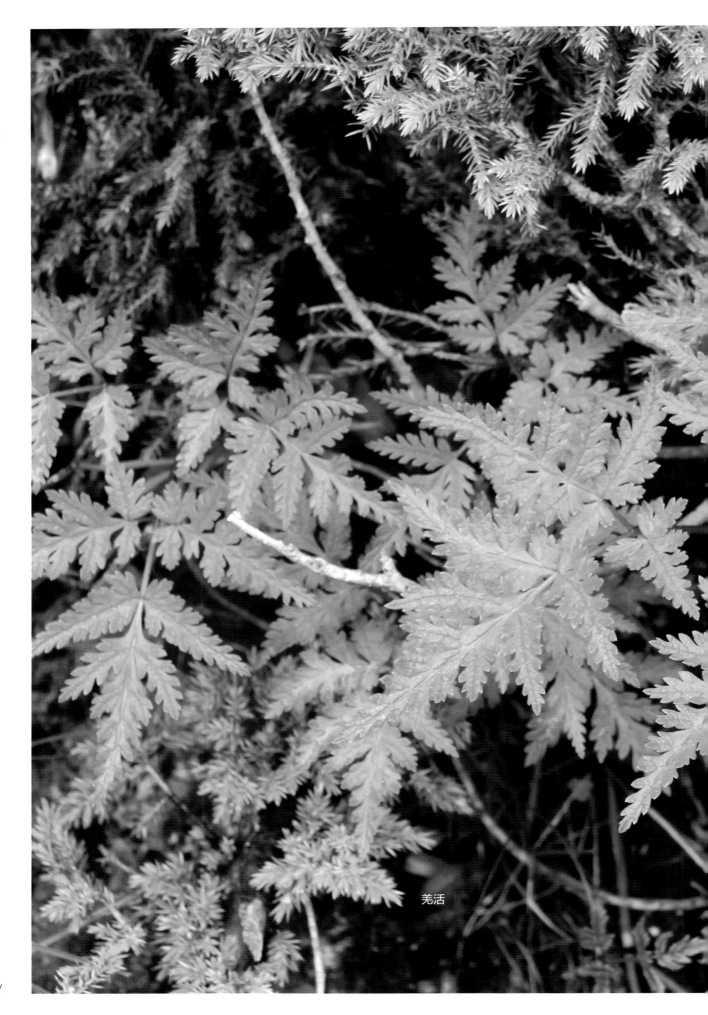

羌活

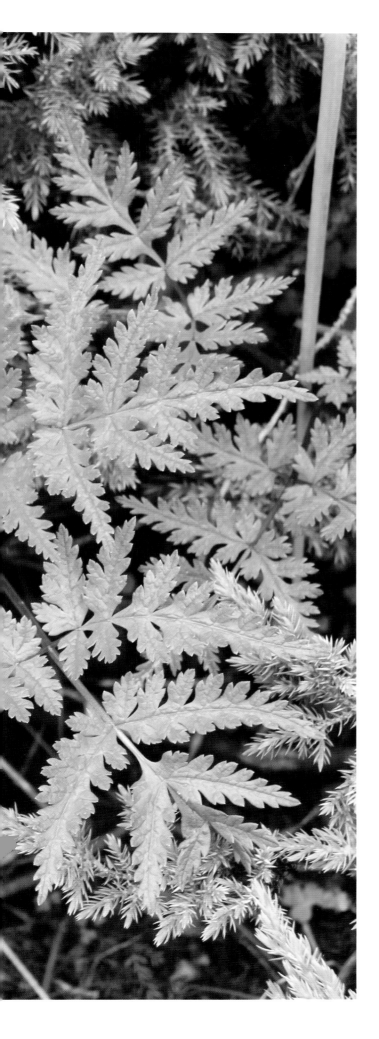

形态特征

羌活：为多年生草本，高度为
60 ~ 150 cm；茎直立，淡紫色，有纵沟
纹。基生叶及茎下部叶具柄，基部两侧
呈膜质鞘状，叶为 2 ~ 3 回羽状复叶，
小叶 3 ~ 4 对，卵状披针形，小叶 2 回
羽状分裂至深裂，最下一对小叶具柄；
茎上部的叶近无柄，叶片薄，无毛。复
伞形花序，伞幅 10 ~ 15；小伞形花序
有花 20 ~ 30 朵，花小，白色。双悬果
长圆形，主棱均扩展成翅，每棱槽有油
管 3 个。花期 7 ~ 9 月，果期 8 ~ 10 月。

宽叶羌活：小叶长圆状卵形至卵
状披针形，边缘具锯齿，叶脉及叶缘具
微毛。复伞形花序，伞幅 14 ~ 23；小
伞形花序上生多数花，花淡黄色。双悬
果近球形。花期 7 ~ 8 月，果期 8 ~ 9 月。

生境分布

生长于海拔 2600 ~ 3500 m 的高山、
高原之林下、灌木丛、林缘、草甸。分
布于四川、甘肃、青海、云南等地。

采收加工

春、秋两季采挖，除去须根及泥沙，
晒干。

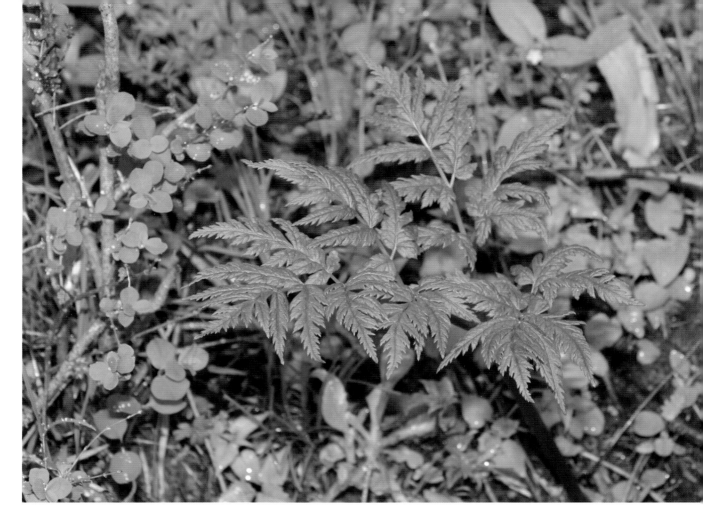

羌活

药材性状

羌活： 为圆柱状略弯曲的根茎，长 4 ～ 13 cm，直径 0.6 ～ 2.5 cm。顶端具茎痕。表面棕褐色至黑褐色，外皮脱落处呈黄色。节间缩短，呈紧密隆起的环状，形似蚕（习称"蚕羌"）；或节间延长，形如竹节状（习称"竹节羌"）。节上有多数点状或瘤状突起的根痕及棕色破碎鳞片。体轻，质脆，易折断。断面不平整，有多数裂隙，皮部黄棕色至暗棕色，油润，有棕色油点，木部黄白色，射线明显，髓部黄色至黄棕色。气香，味微苦而辛。

宽叶羌活： 为根茎及根。根茎类圆柱形，顶端具茎及叶鞘残基，根类圆锥形，有纵皱纹及皮孔；表面棕褐色，近根茎处有较密的环纹，长 8 ～ 15 cm，直径 1 ～ 3 cm（习称"条羌"）。有的根茎粗大，不规则结节状，顶部具数个根基，根较细（习称"大头羌"）。质松脆，易折断。断面略平坦，皮部浅棕色，木部黄白色。气味较淡。

羌活药材以条粗壮、有隆起曲折环纹、断面质紧密、朱砂点多、香气浓郁者为佳。一般认为蚕羌品质最优。

化学成分

本品含挥发油约 2.7%，其中主要成分是 α－芋烯（α-thuiene）、α－蒎烯（α-pinene）、β－蒎烯（β-pinene）、β－罗勒烯（β-ocimene）、柠檬烯（limonene）、苯甲酸苄酯（bonzy benzoate）、己醛（hexanal）、庚醛（heptanal）、乙酸龙脑酯（bornyl acetate）、香桧烯（sabinene）、α－水芹烯（α-phellandrene）等；本品含呋喃香豆素类成分、如欧芹属素乙（imperatorin）、佛手内酯（bergapten）、软本蝶吟（phellopterin）、佛手醇（bergaptol）、欧前胡素酚（osthenol）、异欧前胡素（isimperatorin）、羌活醇（notopterol）等；有机酸类成分有十四烷酸（tetradecanoic acid）、12－甲基十四烷酸（12-methyl tetradecanoic acid）、十六烷酸（hexadecanoic acid）、油酸（9-octadecenoic acid）、硬脂酸（stearic acid）、二十烷酸（eicosanoic acid）、二十五烷酸（n-pentacosanoic acid）、阿魏酸（ferulic acid）等；此外还含有赖氨酸、精氨酸、天冬氨酸等 17 种氨基酸，鼠李糖（rhamnose），果糖（fructose），葡萄糖（glucose），蔗糖（sucrose），β－谷甾醇（β-sitosterol）等。

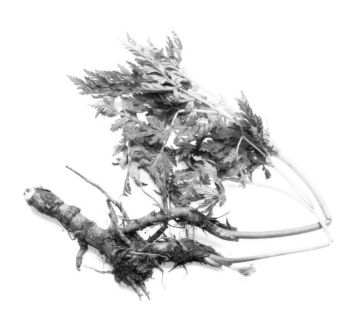

羌活药材

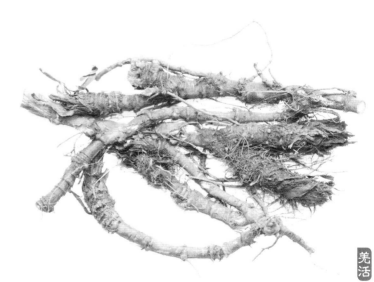

羌活药材

羌活

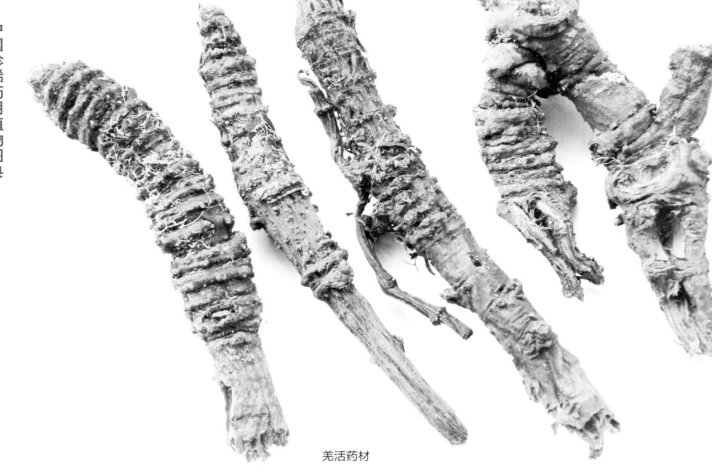

羌活药材

药理作用

1. 抗感染作用 本品对布鲁菌属、皮肤真菌有抗感染作用，平皿法表明羌活注射液稀释度为 0.008 mg/mL 和 0.004 mg/mL 时抗感染有效。羌活挥发油 1.328 mL/kg、0.664 mL/kg 和 0.332 mL/kg 灌胃，均能抑制小鼠二甲苯性耳水肿；1.328 mL/kg 和 0.664 mL/kg 灌胃，或 0.133 mL/kg、0.066 mL/kg 灌胃，对大鼠角叉菜胶性足肿均有抑制作用；1.328 mL/kg 灌胃对大鼠右旋糖酐性足肿也有抑制作用。连续给药 2 日，对大鼠肾上腺内维生素 C 含量有降低趋势，认为其抗炎作用可能与垂体 – 肾上腺皮质系统有关。灌胃羌活 75％醇提物 15 g/kg，可抑制角叉菜胶性小鼠足跖肿胀持续 5 小时，对二甲苯性小鼠耳肿和乙酸提高的小鼠腹腔毛细血管通透性增高，仅有抑制倾向。羌活水提液 1.5 g/kg、6 g/kg 灌胃，抑制大鼠蛋清性足肿胀，抑制小鼠二甲苯所致耳肿胀及纸片所致小鼠炎性增生，抑制小鼠腹腔毛细血管的通透性，显著抑制弗氏完全佐剂所致大鼠足肿胀的第 I、第 II 期炎症肿胀，促进佐剂型关节炎模型大鼠全血白细胞吞噬功能，全血淋巴细胞的转化率，并提高其细胞免疫功能，降低全血黏度。

2. 解热、镇痛作用　羌活挥发油能兴奋汗腺而解热，并使小鼠扭体次数明显减少，具明显的镇痛作用。

3. 抗过敏作用　羌活挥发油 1.328 mL/kg 灌胃或 0.133 mL/kg 腹腔注射，每日 1 次，连续 10 日，对 2,4- 二硝基氯苯（DNCB）所致迟发型超敏反应有一定抑制作用。

4. 抗心律失常作用　羌活水提物 10 g/kg 灌服给药，能延缓乌头碱诱发小鼠心律失常出现时间和明显缩短心律失常持续时间。给大鼠按 10 g/kg 灌服给药可使心律失常出现时间明显推迟，心律失常的持续时间也明显缩短。

5. 抗血栓形成作用　本品能使血小板聚集时间延长，抑制血小板血栓形成和纤维蛋白血栓形成，明显抑制血栓增长速度，使血栓形成时间延长。因此对于改善血液高凝倾向，抑制血栓形成有一定意义。

6. 抗急性心肌缺血作用　羌活挥发油 0.3 ~ 0.6 g/kg 灌胃，对静脉注射垂体后叶素 0.75 g/kg 所致大鼠心肌缺血性心电图变化有明显对抗作用。0.75 g/kg 灌胃能明显增加小鼠心肌营养血流量（心肌对 86Rb 摄取量增加 21.1%），表明羌活挥发油能扩张冠状动脉，增加冠状动脉流量，改善心肌缺血状态。羌活挥发油 1/5 LD50，1/10 LD50 等能对抗大鼠急性心肌缺血；1/2 LD50、1/4 LD50 能增加小鼠心肌营养血流量。

7. 抗休克作用　以电刺激引起小鼠休克为指标，100% 羌活煎剂 1 mL/ 只灌胃，1 次给药无明显作用；50% 煎剂 0.5 mL/ 只，每日 2 次，连续 6 日，有明显抗休克作用，使发生休克及因休克致死的鼠数明显减少。

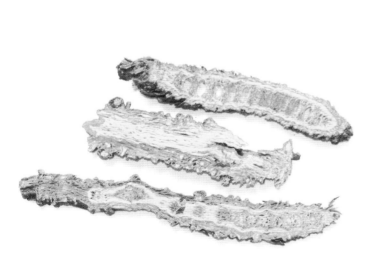

羌活饮片

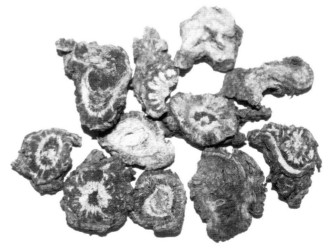

羌活饮片

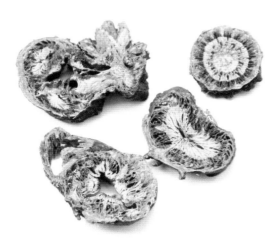

羌活饮片

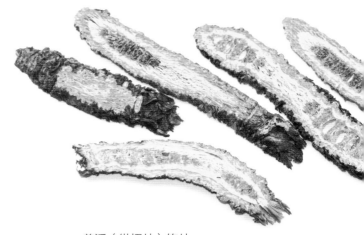

羌活（纵切片）饮片

性味归经

辛、苦，温。归膀胱、肾经。

功效主治

解表散寒，祛风除湿，止痛。用于风寒感冒，头痛项强，风湿痹痛，肩背酸痛。

临床应用

1. 感冒（普通感冒和流行性感冒发热恶寒、头身疼痛者）　羌活、防风、白芷、苍术、细辛、川芎、生地黄、黄芩、甘草各适量。如九味羌活汤。对急性感冒发热，亦可用羌活 15 g，板蓝根 30 g。水煎服，有一定疗效。

2. 顽固性头痛（证属风寒者）　羌活、川芎、细辛等各适量。水煎服，每日 1 剂。

3. 颜面神经麻痹　用羌活煎剂或酒浸剂。

4. 风湿性关节炎（肢节烦痛、肩背疼痛、上半身重者）　羌活、防风、秦艽、威灵仙、独活等各适量。水煎服，每日 1 剂。

5. 上呼吸道感染　以九味羌活汤（羌活、防风、细辛、白芷、川芎、苍术、黄芩、生地黄、甘草各适量）治疗上呼吸道感染 149 例，复查 120 例，有效率为 93.33%。

6. 早搏　用羌活的提取制剂治疗期前收缩，总有效率为 58.1%。

用法用量

内服：煎汤，3～10 g；或入丸、散。

使用注意

本品气味浓烈，温燥性强，易耗阴血，故表虚汗出、阴虚外感、血虚痹痛者需慎用。过量应用，易致呕吐，脾胃虚弱者不宜服用。

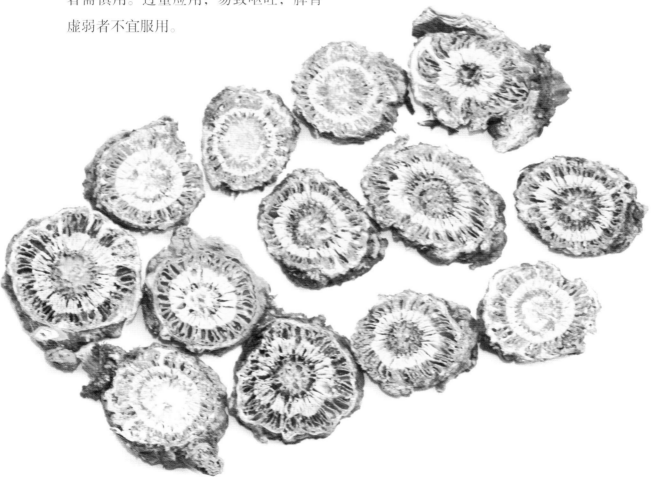

羌活（横切片）饮片

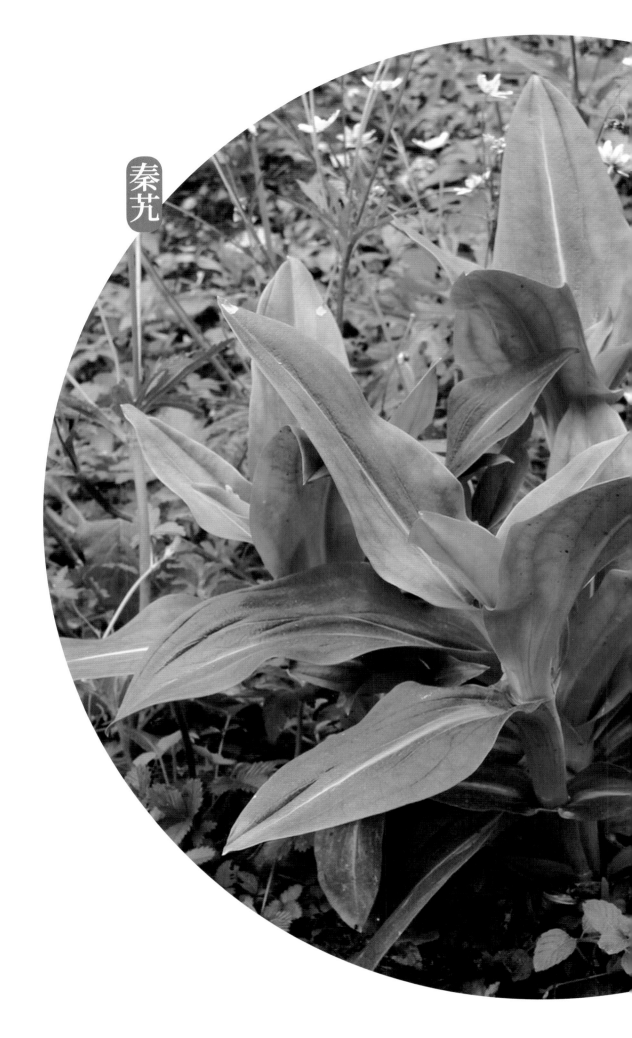

秦艽

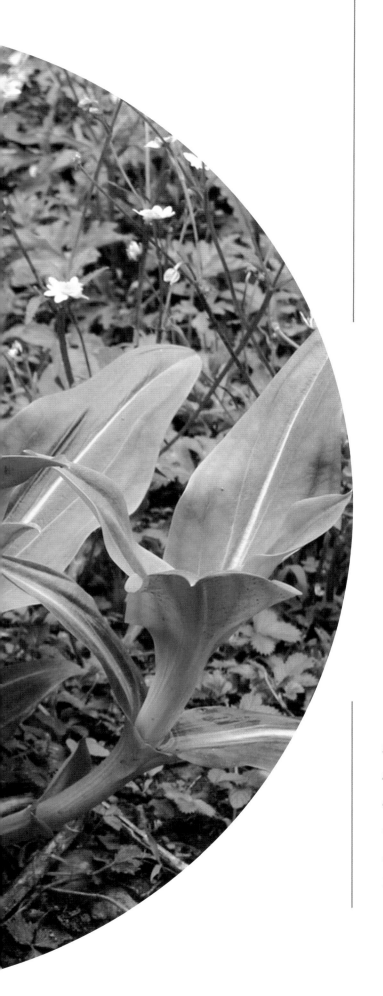

秦艽

QINJIAO

基 原

　　本品为龙胆科植物秦艽 *Gentiana macrophylla* Pall.、麻花秦艽 *Gentiana straminea* Maxim.、粗茎秦艽 *Gentiana crassicaulis* Duthie ex Burk. 或小秦艽 *Gentiana dahurica* Fisch. 的干燥根。前3种按性状不同分别习称"秦艽"和"麻花艽"，后一种习称"小秦艽"。

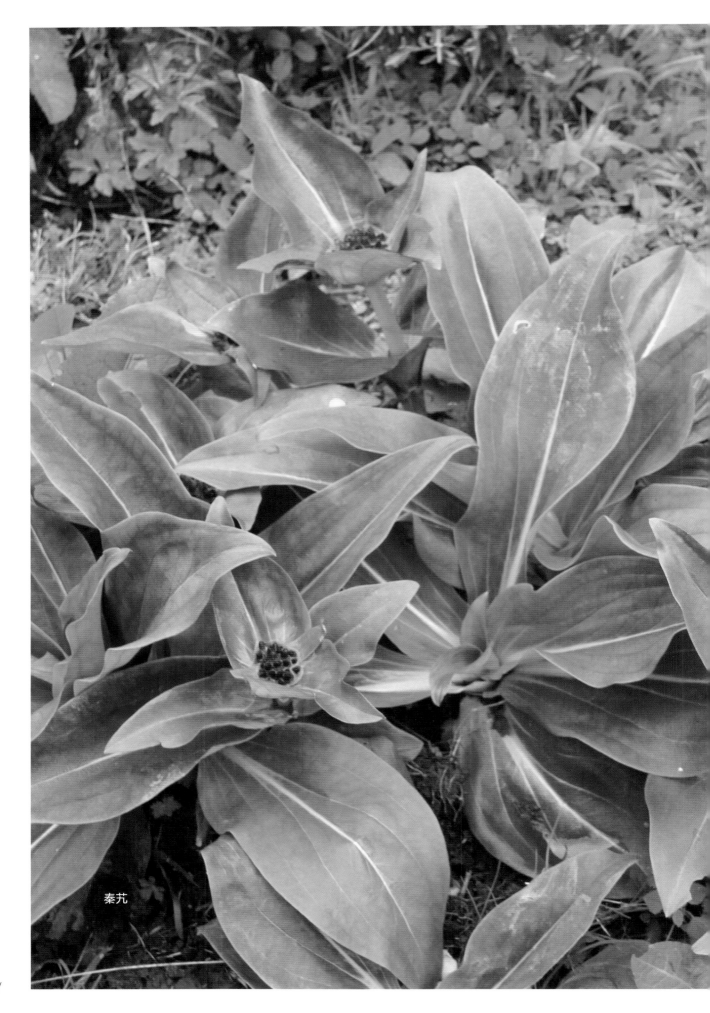

秦艽

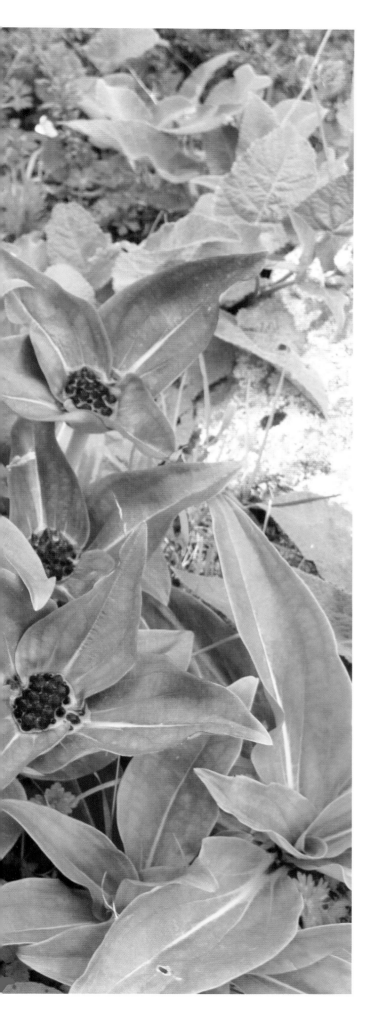

形态特征

本品为多年生草本植物，高度为 30 ~ 60 cm；茎单一，圆形，节明显，斜生或直立，光滑无毛。基生叶较大，披针形，先端尖，全缘，平滑无毛；茎生叶较小，对生，叶基联合，叶片平滑无毛。聚伞花序由多数花簇生枝头或腋生作轮状，花冠蓝色或蓝紫色。蒴果长椭圆形。种子细小，矩圆形，棕色，表面细网状，有光泽。花、果期7 ~ 10月。

生境分布

生长于山地草甸、林缘、灌木丛与沟谷中。分布于陕西、甘肃等地。

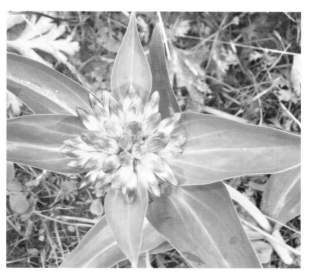

秦艽

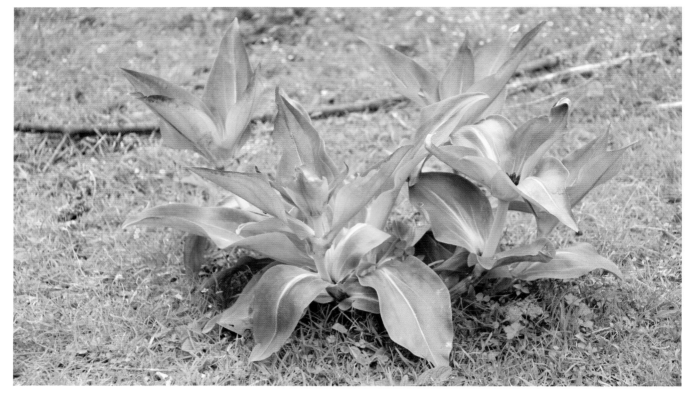

秦艽

采收加工

　　春、秋两季采挖，除去泥沙；秦艽及麻花艽晒软，堆置"发汗"至表面呈红黄色或灰黄色时，摊开晒干；或不经"发汗"直接晒干；小秦艽趁鲜时搓去黑皮，晒干。

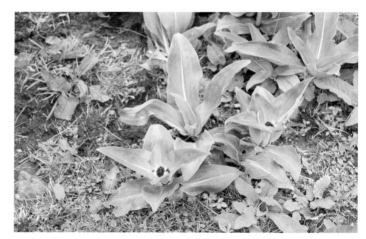

秦艽

药材性状

　　秦艽：呈类圆柱形，上粗下细，扭曲不直，长 10 ~ 30 cm，直径 1 ~ 3 cm。表面黄棕色或灰黄色，有纵向或扭曲的纵皱纹。顶端有残存茎基及纤维状叶鞘。质硬而脆，易折断，断面柔润，皮部黄色或棕黄色，木部黄色。气特异，味苦、微涩。

　　麻花艽：呈类圆锥形，多由数个小根纠聚而膨大，直径可达 7 cm。表面棕褐色，粗糙，有裂隙呈网状孔纹。质松脆，易折断，断面多呈枯朽状。

　　小秦艽：呈类圆锥形或类圆柱形，长 8 ~ 15 cm，直径 0.2 ~ 1 cm。表面棕黄色。主根通常 1 个，残存的茎基有纤维状叶鞘，下部多分枝。断面黄白色。

化学成分

秦艽中含秦艽碱甲（龙胆宁碱，gentianine），秦艽碱乙（龙胆次碱，gentianidine）秦艽碱丙（gentianel），糖类及挥发油，另外，秦艽中尚含环烯醚萜苷成分：秦艽苷（qinjiaoside）A、龙胆苦苷（gentiopicroside）、哈巴苷（harpagoside）、胡萝卜苷、β-谷甾醇 -3-O- 龙胆糖苷。秦艽中的生物碱本

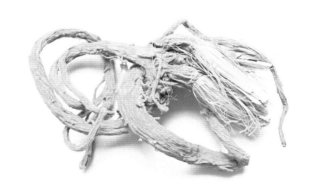

秦艽药材

身并不存在于植物体内，而是在提取过程中由龙胆苦苷和氢氧化铵反应的产物，因此在提取过程中，氨液浓度和提取溶媒，以及转化条件不同，得到生物碱的量亦不相同。秦艽开花期间的地上部分还分得 homoorientin 和 sapoknaretin。小秦艽根中亦含龙胆苦苷。

药理作用

1. 抗感染作用　秦艽碱甲能减轻大鼠的甲醛性"关节炎"，并加速肿胀的消退，90％大鼠腹腔注射 5 mg/kg，连续 10 日脚肿可基本恢复正常，其效果与水杨酸钠 2 mg/kg 相当。对志贺菌属、伤寒沙门菌、金黄色葡萄球菌等有抑菌作用。

2. 解热作用　现代实验证明，秦艽确有解热作用。

3. 镇痛和镇静作用　动物实验证明，本品有一定的镇痛和镇静作用。

4. 抗过敏作用　有一定的抗组胺和抗过敏性休克的作用。

5. 降血压作用　其水浸液等有降低麻醉动物血压的作用。

6. 对血糖的影响　秦艽碱甲对大小鼠均有升高血糖作用，同时肝糖原明显降低。切除肾上腺或使用阻断肾上腺素药物后，此作用消失。

7. 对平滑肌的作用　秦艽碱甲对麻醉犬回肠运动及离体豚鼠回肠运动无任何影响，但能拮抗组胺和乙酰胆碱引起的肠管收缩反应。

秦艽

QINJIAO

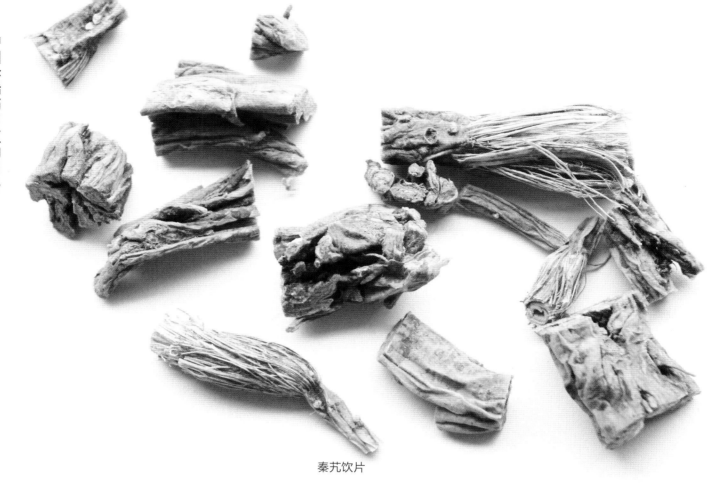

秦艽饮片

性味归经

辛、苦，平。归胃、肝、胆经。

功效主治

祛风湿，清湿热，止痹痛，退虚热。用于风湿痹痛，中风半身不遂，筋脉拘挛，骨节酸痛，湿热黄疸，骨蒸潮热，小儿疳积发热。

临床应用

1. 风湿性关节炎、类风湿关节炎、肌炎、风湿性坐骨神经痛、风湿性腰腿痛　可单用秦艽煎服；又常与桑寄生、细辛、当归、独活、防风、生地黄、白芍、川芎、肉桂、茯苓、人参、甘草、杜仲、牛膝各适量配用，如独活寄生汤。亦可用秦艽素注射液2mL肌注，每日1次，有显著的镇痛、消肿、退热和关节功能恢复作用。

治疗风湿性关节肿痛，亦可用秦艽、木瓜、防己各 12 g。水煎服。治疗风湿性肩臂痛，也可用秦艽 12 g，防风、威灵仙、桂枝各 9 g。水煎服。

2. 肩周炎 秦艽 10 ~ 15 g，天麻、羌活、陈皮、当归、川芎、桑枝各 10 g，炙甘草 5 g，生姜 3 片。水煎服。气虚者加党参、黄芪各 15 g，有外伤史者加红花 5 g。治疗 52 例。结果：痊愈 36 例，显效 14 例，有效 2 例。

3. 小儿急性黄疸型肝炎 以秦艽为主，配黄芩、苍术各适量，治疗小儿急性黄疸型肝炎 20 例，取得较好疗效。

4. 活动性风湿病 秦艽、金银花、板蓝根各 15 g，威灵仙 12 g，桂枝 9 g，羌活、独活各 6 g。心率快者加柏子仁 9 g，酸枣仁 12 g；发热者加柴胡、黄芩各适量，高热 39 ℃以上者加生石膏 21 g，可使体温下降，血沉及抗链球菌溶血素 O 值降低，心率降至正常，结节性红斑消失，关节疼痛好转。

5. 早期原发性高血压 服用本品煎剂，2 ~ 3 周内能使血压下降。

6. 缺血性脑血管病（风中经络、手足痿软、舌强不语者） 秦艽、当归、川芎、生地黄、熟地黄、白芍、茯苓、白术、甘草、石膏、独活、羌活、防风、黄芩、白芷、细辛各适量。如大秦艽汤。

7. 流行性脑脊髓膜炎 肌注秦艽注射液（含生药 0.625 g/mL）。每日 4 次，每次 2 ~ 5 mL，一般 3 ~ 7 日可愈。

8. 结核病（阴虚潮热、盗汗者） 秦艽、知母、地骨皮、鳖甲、柴胡、当归、乌梅、青蒿各适量。如秦艽鳖甲散。治疗肺结核，可用秦艽配地骨皮各 9 g，青蒿、生甘草各 6 g。水煎服。

用法用量

内服：煎汤，3 ~ 10 g；或入丸、散；或浸酒服。外用：研末撒。

使用注意

久痛虚羸、溲多、便滑者忌服。

秦皮

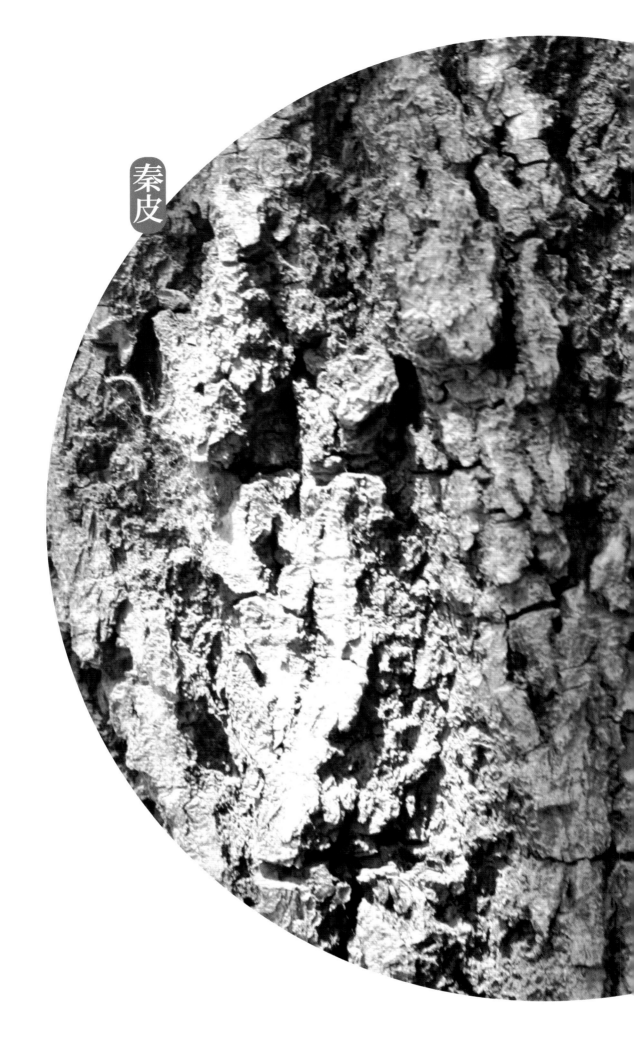

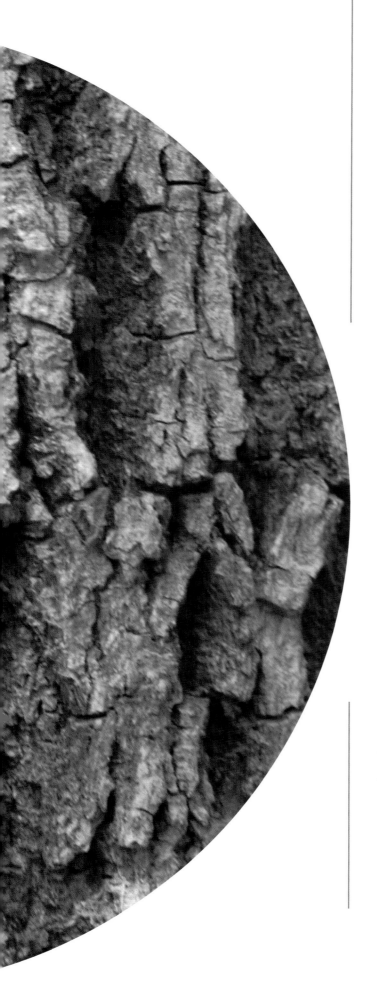

秦皮
QINPI

基　原

　　本品为木犀科植物苦枥白蜡树 *Fraxinus rhynchophylla* Hance、白蜡树 *Fraxinus chinensis* Roxb.、尖叶白蜡树 *Fraxinus szaboana* Lingelsh. 或宿柱白蜡树 *Fraxinus stylosa* Lingelsh. 的干燥枝皮或干皮。

形态特征

　　苦枥白蜡树：落叶乔木，高 10 m 左右。叶对生，单数羽状复叶，小叶 5 ~ 9 枚，以 7 枚为多数，椭圆或椭圆状卵形，顶端渐尖或钝。花圆锥形，花小；两性花异株，通常无花瓣，花轴无毛。花期 5 ~ 6 月，果期 8 ~ 9 月。

生境分布

　　生长于山沟、山坡及丛林中。分布于陕西、河北、河南、吉林、辽宁等地。

采收加工

　　春、秋两季剥取，晒干。

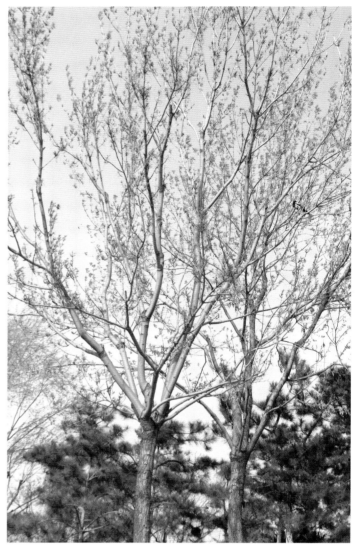

白蜡树

药材性状

　　枝皮：呈卷筒状或槽状，长 10 ~ 60 cm，厚 1.5 ~ 3 mm。外表面灰白色、灰棕色至黑棕色或相间呈斑状，平坦或稍粗糙，并有灰白色圆点状皮孔及细斜皱纹，有的具分枝痕。内表面黄白色或棕色，平滑。质硬而脆，断面纤维性，黄白色。无臭，味苦。

　　干皮：为长条状块片，厚 3 ~ 6 mm。外表面灰棕色，具龟裂状沟纹及红棕色圆形或横长的皮孔。质坚硬，断面纤维性较强。

　　均以条长，外皮薄而光滑者为佳。

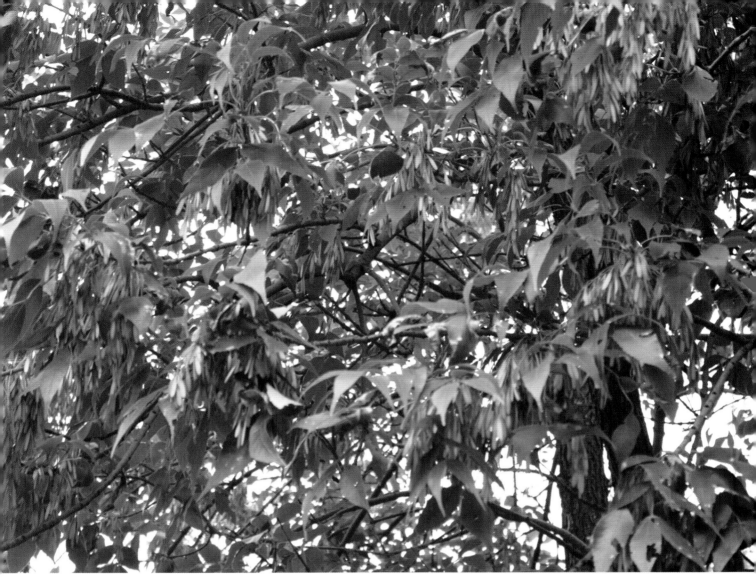

秦皮

化学成分

　　秦皮主含香豆精类化合物，有秦皮甲素（马粟树皮苷，七叶灵，七叶苷，esculin，aeseulin），秦皮乙素（马粟树皮素，七叶亭，七叶苷，esculetin，aesenletin），秦皮苷（白蜡树苷，fraxin），秦皮素（白蜡树内酯，秦皮亭，fraxxetin），以及酚性化合物、鞣质、苦味素、甘露醇等。宿柱白蜡树为中国特有品种，其中含七叶亭、七叶灵、秦皮苷、丁香苷和新的天然产物宿柱白蜡苷［stylosin，8-O-（rhamnosylrhamnosylglucosyl）-fraxetin］。尖叶白蜡树中含七叶苷（eseulin）、梣皮苷（fraxin）、七叶亭、莨菪亭、2,6- 二甲氧基对苯醌，后两种在中药秦皮中首次出现。此外还得到微量成分 N- 苯基 -2- 萘胺（N-phenyl-2-naphthylamine）。

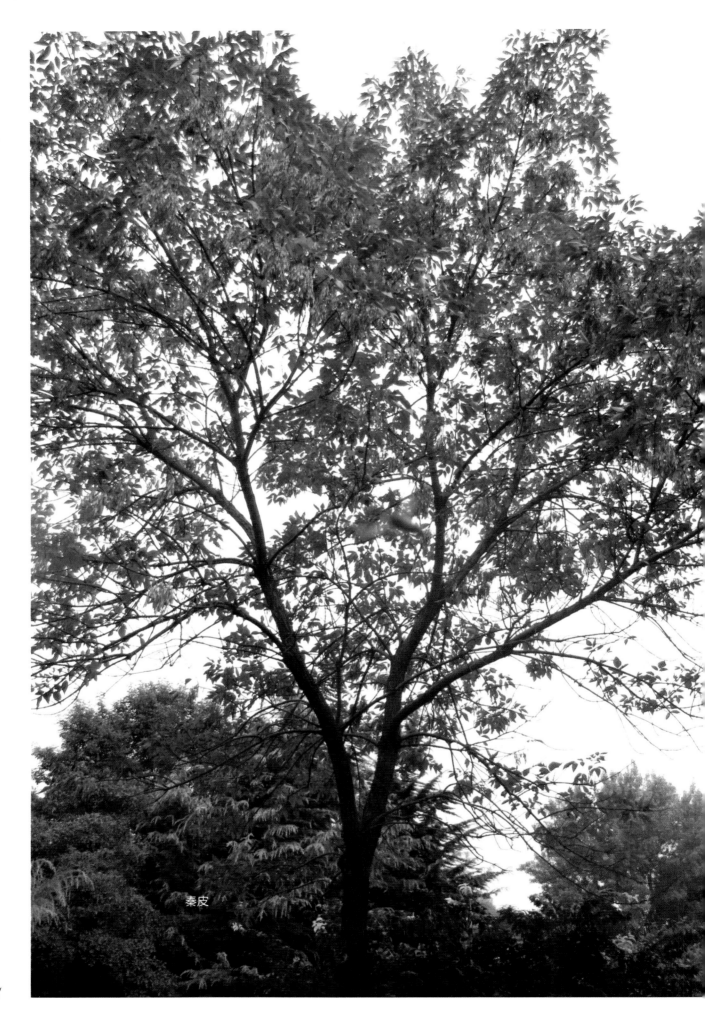

秦皮

药理作用

1. 镇静、抗惊厥及镇痛作用 秦皮甲素、秦皮乙素腹腔注射或灌服100 mg/kg，能显著延长环己巴比妥所致小鼠睡眠时间，其苷元作用较强。秦皮乙素还可对抗小鼠电惊厥，延缓士的宁、戊四氮等所致小鼠惊厥；秦皮乙素还有显著镇痛作用，其腹腔注射100 mg/kg的镇痛效力约与25 mg/kg的可待因和500 mg/kg的阿司匹林相似。

2. 抗病原微生物 秦皮对志贺菌属、肺炎链球菌、甲型溶血性链球菌及某些皮肤真菌均有抑制作用。七叶树内酯及七叶树苷对福氏志贺菌、宋氏志贺菌、痢疾志贺菌有强大的抑制作用，较高浓度可以杀死，七叶树内酯临床上对细菌性痢疾疗效良好，对合霉素、四环素类抗生素有抗药性的病例用之亦有效。七叶树苷对金黄色葡萄球菌、卡他莫拉菌、链球菌属、奈瑟菌属有抑制作用。七叶树素对链球菌属、奈瑟菌属也能抑制。秦皮制剂对阿米巴原虫有杀灭作用。

3. 抗感染作用 秦皮对大鼠实验性关节炎肿胀有消炎作用，并略强于水杨酸钠；对大鼠实验性肉芽肿有抑制作用；七叶树苷和七叶树内酯对红斑病有很强的抑制作用，并能降低毛细血管通透性。秦皮尚能促使肌肉风湿患者的尿酸排泄量及尿量增多。鉴于秦皮素可使大鼠肾上腺中维生素C的含量减少，故认为其抗感染作用可能与其兴奋肾上腺皮质功能有关。

4. 镇咳、祛痰、平喘作用 七叶树素及七叶树苷具有显著的镇咳作用。秦皮全提物、七叶树素及七叶树苷都能祛痰。全提物和秦皮素能松弛支气管平滑肌，有对抗组胺作用及明显的平喘效能。

5. 利尿、促进尿酸排泄作用 秦皮总苷用一般量即可使家兔及大鼠尿量和尿酸排泄量增加，对大鼠实验性水肿有抑制作用。尿酸排泄增加的原理可能系兴奋了交感神经系统，以及对肾脏的直接作用，即抑制了尿酸的重吸收所致。

6. 其他作用 秦皮乙素对蟾蜍下肢血管有收缩作用；秦皮乙素及七叶树苷给麻醉猫及兔静滴能使血压轻微上升，可持续30分钟。马粟树皮素有抑制以及降低肠管兴奋性作用。

性味归经

苦、涩，寒。归肝、胆、大肠经。

秦皮饮片

功效主治

清热燥湿，收涩止痢，止带，明目。用于湿热泻痢，赤白带下，目赤肿痛，目生翳膜。

临床应用

1. 细菌性痢疾　秦皮、白头翁、黄连、黄柏各适量。如白头翁汤。对于慢性痢疾，亦可用秦皮 12 g，生地榆、椿皮、黄柏各 9 g，水煎服。对于小儿细菌性痢疾，可单用秦皮适量，水煎服。

2. 肠炎　秦皮与其他抗感染及止泻药配伍。

3. 急性结膜炎、睑腺炎（目赤肿痛或目生翳障者）　秦皮 5 ~ 15 g，或配草决明、木贼等药各适量。水煎过滤后洗眼；又常与黄连、淡竹叶各适量煎汁洗眼；亦可配大黄各 9 g。水煎服。

4. 风湿性关节炎　秦皮适量。水煎服，每日 1 剂。

5. 慢性支气管炎　秦皮 5 ~ 30 g。水煎服；或制成片剂（每片相当于生药 1.2 g）。每日 3 次，每次 4 片，或用 1:1 浓度的秦皮溶液喷雾，每人每次 2 mL，10 次为 1 个疗程，一般用 2 个疗程，均有较好的祛痰、平喘作用。对慢性支气管炎近期控制喘息症状，疗效非常显著。

6. 牛皮癣　秦皮适量。煎汤洗患处。

用法用量

6 ~ 12 g。外用：适量，煎洗患处。

使用注意

胃虚食少者不宜用。

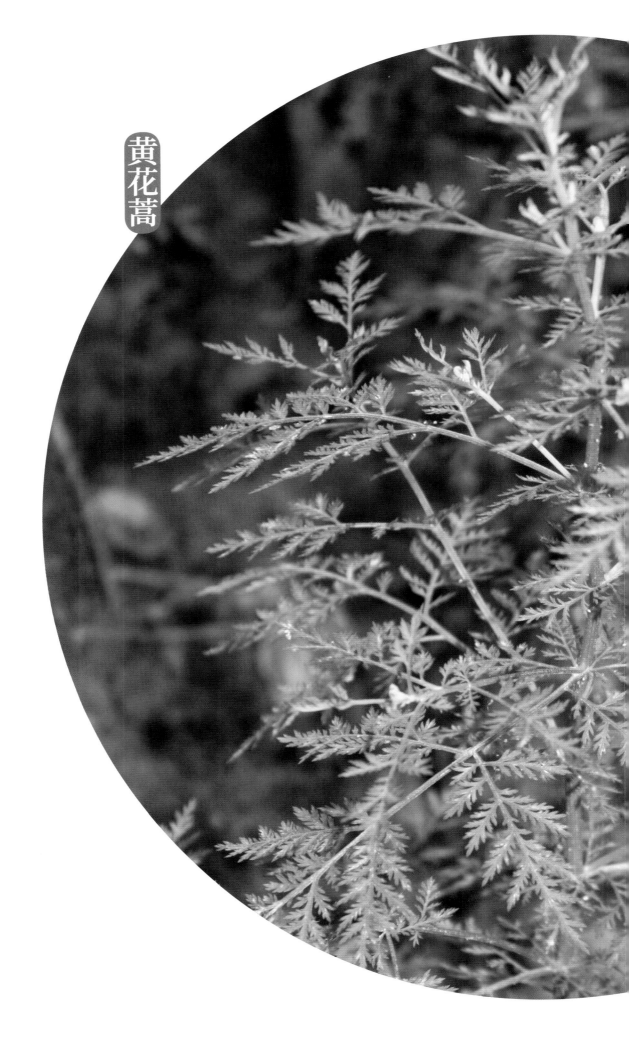

黄花蒿

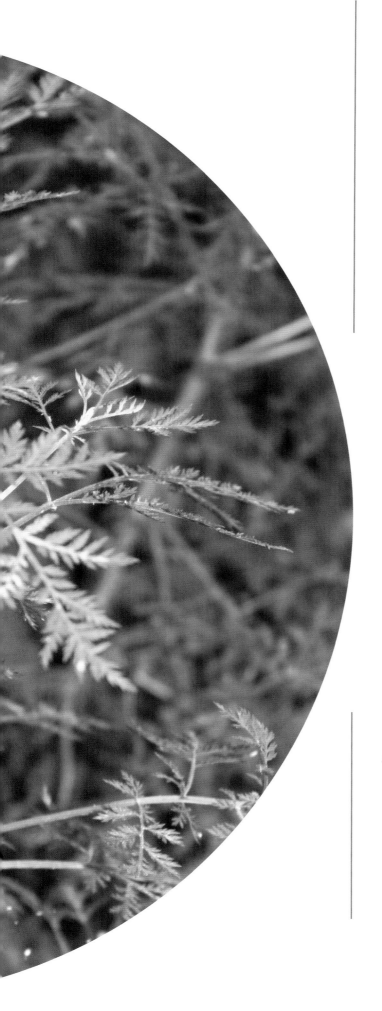

青蒿

基　原

本品为菊科植物黄花蒿 *Artemisia annua* L. 的全草。

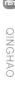

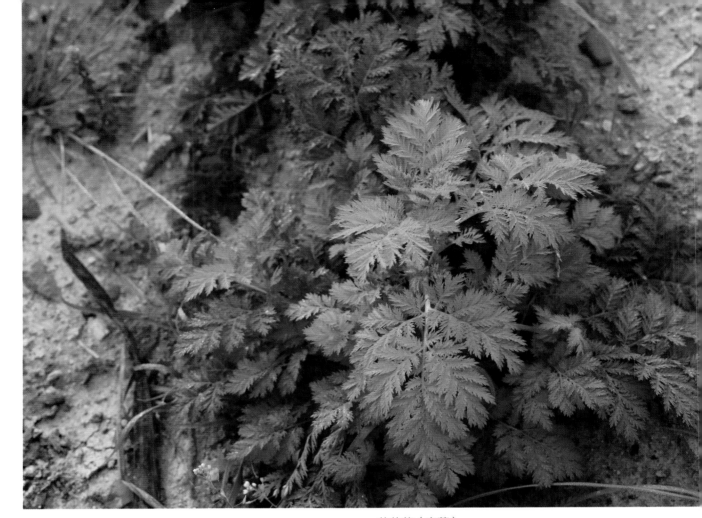

黄花蒿（青蒿）

形态特征

一年或二年生草本，高 30 ~ 150 cm，茎直立，多分枝。叶对生，基生及茎下部的叶花期枯萎，上部叶逐渐变小，呈线形，叶片通常 3 回羽状深裂，上面无毛或微被稀疏细毛，下面被细柔毛及丁字毛，基部略扩大而抱茎。头状花序小，球形，极多，排列成大的圆锥花序，总苞球形，苞片 2 ~ 3 层，无毛，小花均为管状、黄色，边缘小花雌性，中央为两性花。瘦果椭圆形。花、果期 6 ~ 9 月。

生境分布

生长于旷野、山坡、路边、河岸等处。分布于我国南北各地。

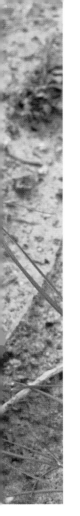

采收加工

夏、秋两季采收，阴干或晒干，切段生用，也可鲜用。

药材性状

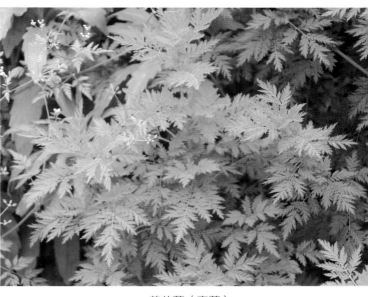

黄花蒿（青蒿）

本品为茎叶混合切段。茎圆柱形，表面黄绿色或棕黄色，具纵棱线；质略硬，易折断。断面中部有髓。叶互生，暗绿色或棕绿色，蜷缩易碎，完整者展平后为3回羽状深裂，裂片和小裂片矩圆形或长椭圆形，两面被短毛。有特异香气，味微苦，有清凉感。以色绿、叶多、香气浓者为佳。

化学成分

地上部分含萜类：青蒿素（qinghaosu，artemi-sinin，arteannuin），青蒿素 I（qinghaosu I，artemisinin A，arteannuin A），青蒿素 II（qinghaosu II，artemisinin B，arteannuin B），青蒿素 III 即氢化青蒿素，脱氧青蒿素（qinghaosu III，hydroartemisinin，de-oxyartemisinin），青蒿素Ⅳ（qinghaosu Ⅳ），青蒿素 V（qing-haosu V），青蒿素 Ⅵ（qinghaosu Ⅵ），青蒿素 B 的异构体青蒿素 C（artemisinin C，arteannuin C），青蒿互 G（arteannuin G），去氧异青蒿素 B（deoxyisoartemisinin B，epideoxyarteannuin B），去氧异青蒿素 C（deoxyisoartemisinin C），青蒿蒿烯（artemisi-tene），青蒿酸（qinghao acid，artemisic acid，artemisinic acid，arteannuic acid），去氢青蒿酸（dehydroartemisinic acid），环氧青蒿酸（epoxyartemisinic acid），11R- 左旋二氢青蒿酸（11R-dihydroartemisinic acid），青蒿酸甲酯（methyl artemisinate），青蒿醇（artemisinol），去甲黄花蒿酸（norannuic acid），二氢去氧异青蒿素 B（dihydroepideoxyarteannun B），黄花蒿内酯（an-nulide），无羁萜（friedelin）及 3β- 无羁萜醇（friedelan 3β -ol）等；黄酮类；槲皮万寿菊素 -6,7,3,4-四甲醚（quercetagetin-6,7,3,4-tetramethylether），猫眼草酚 D（chrysosplenol D），蒿黄素（artemetin），3- 甲氧基猫眼草酚即猫草黄素（3-methoxychrysosplenol，

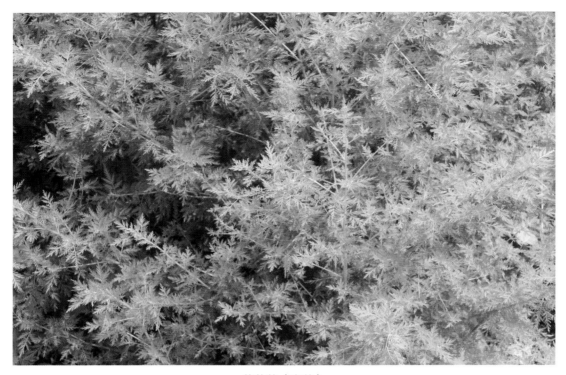

黄花蒿（青蒿）

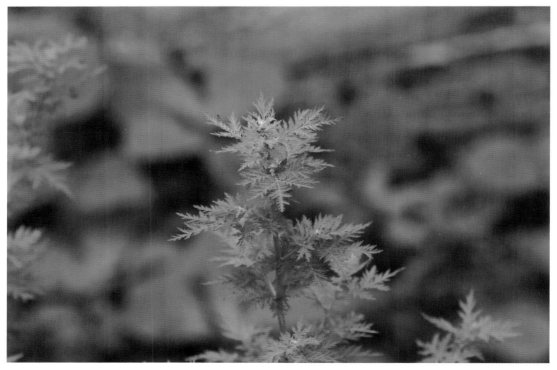

黄花蒿（青蒿）

chrysolplenetin），3,5,3- 三 羟 基 -6,7,4- 三 甲 氧 基 黄 酮（3,5,3-trihydroxy-6,7,4-trimethoxyflavone），5- 羟 基 -3,6,7,4- 四 甲 氧 基 黄 酮（5-hydroxy-3,6,7,4-tetramethoxyflavone），紫花牡荆素（casticin），中国蓟醇（cirsili-neol），5,3- 二羟基 -6,7,4-三甲氧基黄酮（penduletin），5,7,3,4- 四羟基 - 二甲氧基黄酮（axillarin），去甲中国蓟醇（cirsiliol），树柳黄素（tamarixetin），鼠李素（rhamnetin），槲皮素 -3- 甲醚（quercetin-3-methylether），滨蓟黄素（cirsimaritin），鼠李柠檬素（rhamnoci-trin），金圣草素（chrysoeriol），5,2,4- 三羟基 -6,7,5- 三甲氧基黄酮（5,2,4-trihydroxy-6,7,5-trimethoxyflavone），5,7,8,3- 四 羟 基 -3,4- 二 甲 氧 基 黄 酮（5,7,8,3-tetrahydroxy-3,4-dimethoxyflavone），槲皮万寿菊素 -3,4- 二甲醚（quercetagetin-3,4-dimethylether），山奈酚（kaempferol），槲皮素（quercetin），木犀草素（luteolin），万寿菊素（patuletin），槲皮素芸香糖苷（quercetin-3-rutinoside），木犀草素 -7-O- 糖苷（luteolin-7-O-glycoside），山奈酚 -3-O- 糖苷（kaempferol-3-O-glucpferol-3-O-glucoside），槲皮素 -3-O 糖 苷（quercetin-3-O-glucoside），万 寿 菊 素 -3-O- 糖 苷（patuletin-3-O-glucside）及 6- 甲氧基山奈酚 -3-O- 糖苷（6-methoxykaempferol-3-O-glucoside）等；香豆精类；东莨菪素（scopoletin），香豆粗（coumarin），6,8- 二甲氧基 -7- 羟基香豆粗（6,8-iemethoxy-7-hydroxycoumarin），5,6- 二甲氧基 -7- 羟基香豆精（5,6-dimethoxy-7-hydroxycoumarin）及蒿属香豆精（scoparon）等；挥发油：其成分有左旋 - 樟脑（camphor），β- 丁香烯（β-caryophellene），异蒿属酮（isoartemisia keton），β-蒎烯（β-pinene），乙酸乙脑酯（bornyl acetate），1,8- 桉叶素（1,8-cineole），香苇醇（carveol，苄基异戊酸）（benzylisovalerate），β- 金合欢烯（β-farnesene），（王古）（王巴）类（copaene），γ- 衣兰油烯（γ-muurolene），三环烯（tricyclene），α-蒎烯（α-pinene），小茴香酮（fenchone），蒿属酮（artemisa ketone），芳樟醇（linalool），异龙脑（isolborneol），α- 松油醇（α-terpineol），龙脑（bor-neol），樟烯（camphene），月桂烯（myrcene），柠檬烯（limonene），γ- 松油醇（γ-terpineol），异戊酸龙脑酯（bornyl isovalerate），γ- 毕澄茄烯（γ-cadinene），α- 榄香烯（α-elemene），β-榄香烯，γ- 榄香烯，水杨酸（salicylic acid），β- 松油烯（β-terpinene），α- 侧柏烯（α-thujene），4- 菅烯（4-terpineol），4- 乙酸松油醇酯（4-terpingyl acetate）及乙酸芳樟醇酯（linlayl acetate）等。

1001/

青蒿

QINGHAO

药理作用

1. 抗疟作用 青蒿乙醚提取中性部分和其稀醇浸膏对鼠疟、猴疟和人疟均呈显著抗疟作用。体内试验表明，青蒿素对疟原虫红细胞内期有杀灭作用，而对红细胞外期和红细胞前期无效。青蒿素具有快速抑制原虫成熟的作用。蒿甲醚乳剂的抗疟效果优于还原青蒿素琥珀酸钠水剂，是治疗凶险型疟疾的理想剂型。

2. 抗菌作用 青蒿水煎液对表皮葡萄球菌、卡他球菌、炭疽杆菌、白喉棒状杆菌有较强的抑菌作用，对金黄色葡萄球菌、志贺菌属、结核分枝杆菌等也有一定的抑制作用。青蒿挥发油在 0.25% 浓度时，对所有皮肤癣菌有抑菌作用，在 1% 浓度时，对所有皮肤癣菌有杀菌作用。青蒿素有抗流感病毒的作用。青蒿酯钠对金黄色葡萄球菌、福氏志贺菌、卡他球菌、甲型和乙型副伤寒沙门菌均有一定的抗菌作用。青蒿中的谷甾醇和豆甾醇亦有抗病毒作用。

3. 抗寄生虫作用 青蒿乙醚提取物、稀醇浸膏及青蒿素对鼠疟、猴疟、人疟均呈显著抗疟作用。体外培养提示，青蒿素对疟原虫有直接杀灭作用。电镜观察证明，青蒿素主要作用于疟原虫红细胞内期无性体的膜相结构，首先作用于食物色膜、表膜和线粒体膜，其次是核膜和内质网。此外对核内染色体亦有影响。由于食物泡膜发生变化，阻断了疟原虫摄取营养的早期阶段，使疟原虫迅速发生氨基酸饥饿，形成自噬泡，并不断排出体外，使泡浆大量损失，内部结构瓦解而死亡。青蒿素对间日疟、恶性疟及抗氯喹地区恶性疟均有疗效高、退热及原虫转阴时间快的特点，尤其适于抢救凶险性疟疾，但复燃率高。此外，青蒿尚有抗血吸虫及钩端螺旋体作用。

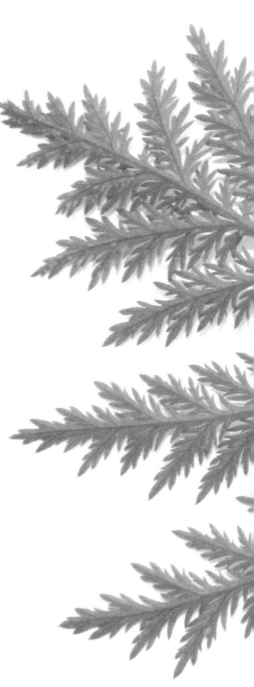

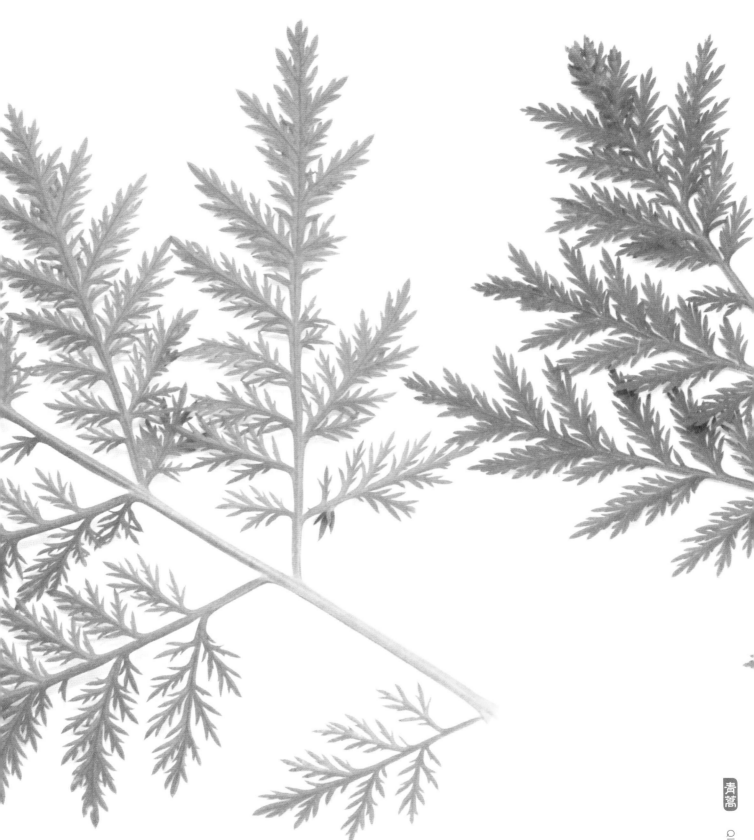

黄花蒿（青蒿）药材

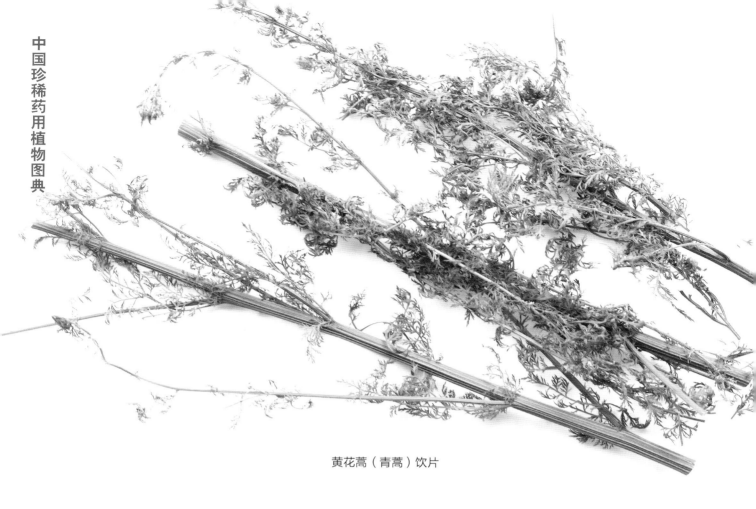

黄花蒿（青蒿）饮片

4. 免疫作用　用小鼠足垫试验、淋巴细胞转化试验、免疫特异玫瑰花试验和溶血空斑试验等 4 项免疫指标观察青蒿素的免疫作用，发现青蒿素对体液免疫有明显的抑制作用，对细胞免疫有促进作用，可能具有免疫调节作。青蒿素、蒿甲醚有促进脾 TS 细胞增殖功能。肌注蒿甲醚对 Begle 大外周血 T、B、Tu 及 Tr 淋巴细胞亦有明显抑制作用。亦明显降低正常小鼠血清 IgG 含量、增加脾质量。降低鸡红细胞致敏小鼠血清 IgG 含量。静滴青蒿素 50 ~ 100 mg/kg 能显著提高小鼠腹腔巨噬细胞吞噬率（50.2% ~ 53.1%）和吞噬指数（1.58 ~ 1.91）。青蒿素还可提高淋巴细胞转化率，促进细胞免疫作用。青蒿琥酯可促进 Ts 细胞增殖，抑制食管癌细胞产生，阻止白细胞介素及各种炎症介质的释放，从而起到免疫调节作用。

5. 对心血管系统的作用　兔心灌注表明，青蒿素可减慢心率，抑制心肌收缩力，降低冠状动脉流量。静滴有降血压作用，但不影响去甲肾上腺素的升压反应，认为主要系对心脏的直接抑制所改。静滴 20 mg/kg 青蒿素可抗乌头碱所致兔心律失常。

6. 其他作用　青蒿琥酯能显著缩短小鼠戊巴比妥睡眠时间。青蒿素对实验性矽肺有明显疗效。蒿甲醚对小鼠有辐射防护作用。

性味归经

味苦，微辛，性寒。归肝、胆经。

功效主治

清热，解暑，除蒸，截疟。用于暑热，暑湿，湿温，阴虚发热，疟疾，黄疸。

临床应用

1. **疥疮** 青蒿、苦参各 50 g，首乌藤 100 g。水煎外洗，每日 2 次。

2. **头痛** 青蒿、白萝卜叶各 30 g，山楂 10 g。水煎服，每日 2 ~ 3 次。

3. **低热不退、肺结核潮热** 青蒿、牡丹皮各 10 g，鳖甲、生地黄、知母各 15 g。水煎服，每日 1 剂。

4. **鼻出血** 鲜青蒿 30 g。捣汁饮，药渣纱布包塞鼻中。

5. **皮肤瘙痒** 青蒿 120 g。煎汤外洗。

6. **暑热烦渴** 青蒿 15 g。开水泡服。或鲜青蒿 60 g。捣汁，凉开水冲饮。

7. **小儿夏季热** 青蒿、荷叶各 10 g，金银花 6 g。水煎代茶饮。

8. **丝虫病** 青蒿 20 g，马鞭草 30 g，紫苏叶 25 g。加水 150 mL，浓缩至 80 mL，早、晚 2 次饭前服，小儿量酌减，7 ~ 10 日为 1 个疗程。

9. **阴虚发热** 青蒿、胡黄连、知母、地骨皮、秦艽各 15 g。水煎服，每日 1 剂。

用法用量

内服：煎汤，6 ~ 15 g，治疟疾可用 20 ~ 40 g，不宜久煎；鲜品用量加倍，水浸绞汁饮；或入丸、散。外用：适量，研末调敷；或鲜品捣敷；或煎水洗。

作用注意

产后血虚，内寒作泻，及饮食停滞泄泻者，勿用。

青蒿

QINGHAO

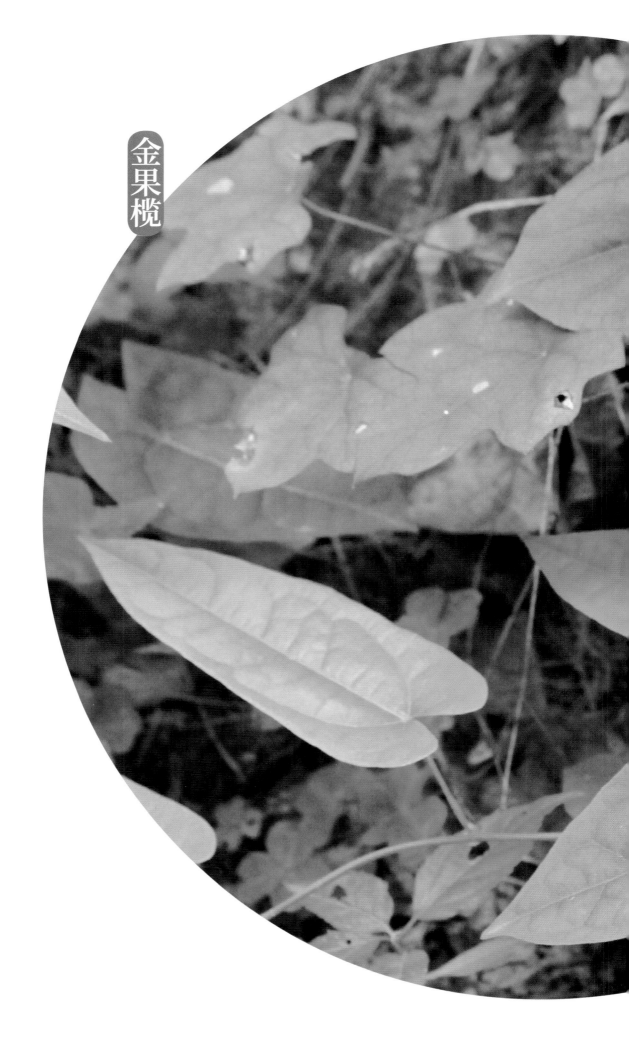

金果榄

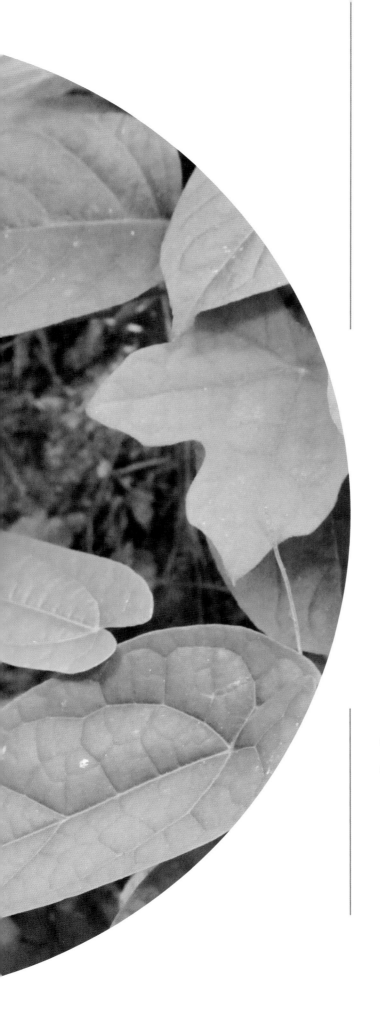

青牛胆

基 原

　　本品为防己科植物金果榄 *Tinospora capillipes* Gagnep. 或青牛胆 *Tinospora sagittata* （Oliv.）Gagnep. 的干燥块根。

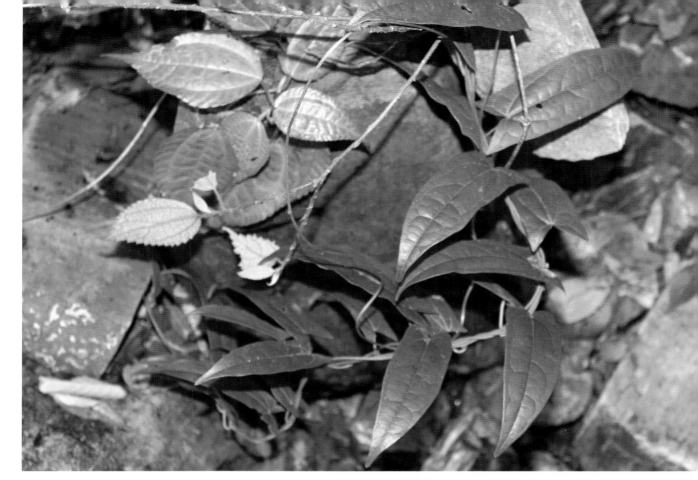

青牛胆

形态特征

金果榄： 常绿缠绕藤本，块根卵圆形、椭圆形、肾形或圆形，常数个相连，表皮土黄色；茎圆柱形，深绿色，粗糙有纹，被毛。叶互生，叶柄长 2 ~ 3.5 cm，略被毛；叶片卵形至长卵形，长 6 ~ 9 cm，宽 5 ~ 6 cm，先端锐尖，基部圆耳状箭形，全缘，上面绿色，无毛，下面淡绿色，被疏毛。花近白色，单性，雌雄异株，呈腋生圆锥花序，花序疏松略被毛，总花梗长 6 ~ 9 cm，苞片短，线形；雄花具花萼 2 轮，外轮 3 片披针形，内轮 3 片倒卵形，外侧均被毛；花瓣 6，细小，与花萼互生，先端截形，微凹，基部渐狭，雄蕊 6，花药近方形，花丝分离，先端膨大；雌花萼片与雄花相同，花瓣较小，匙形，退化雄蕊 6，棒状，心皮 3。核果球形，红色。花期 3 ~ 5 月，果期 9 ~ 11 月。

青牛胆： 缠绕藤本，根深长，块根黄色，形状不一，小枝细长，粗糙有槽纹，节上被短硬毛。叶互生，具柄；叶片卵状披针形，长 7 ~ 13 cm，宽 2.5 ~ 5 cm，先端渐尖或钝，基部通常尖锐箭形或戟状箭形，全缘；两面被短硬毛，脉上尤多。花单性，雌雄异株，总状花序；雄花多数，萼片椭圆形，外轮3片细小；花瓣倒卵形，基部楔形，较萼片短；雄蕊6，分离，直立或外曲，长于花瓣，花药卵圆形，退化雄蕊长圆形，比花瓣短；雌花4～10朵，小花梗较长；心皮3或4枚，柱头裂片乳头状。核果红色，背部隆起，近顶端处有时具花柱的遗迹。花期3～5月，果期8～10月。

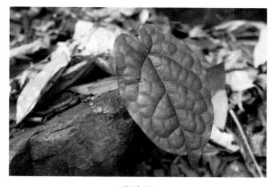

青牛胆

生境分布

金果榄生长于疏林下或灌木丛中，有时也生长于山上岩石旁边的红壤地中。分布于广东、广西、贵州等地。

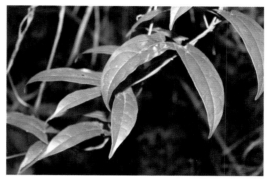

青牛胆

采收加工

秋、冬两季采挖，除去须根，洗净，晒干。

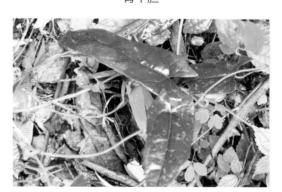

青牛胆

药材性状

本品呈不规则圆块状，长5～10 cm，直径3～6 cm。表面棕黄色或淡褐色，粗糙不平，有深皱纹。质坚硬，不易击碎，破开，横断面淡黄白色，导管束略呈放射状排列，色较深。无臭，味苦。以个大、味甚苦、质坚实者为佳。

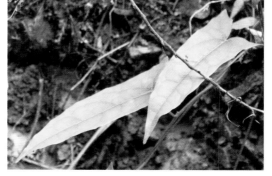

青牛胆

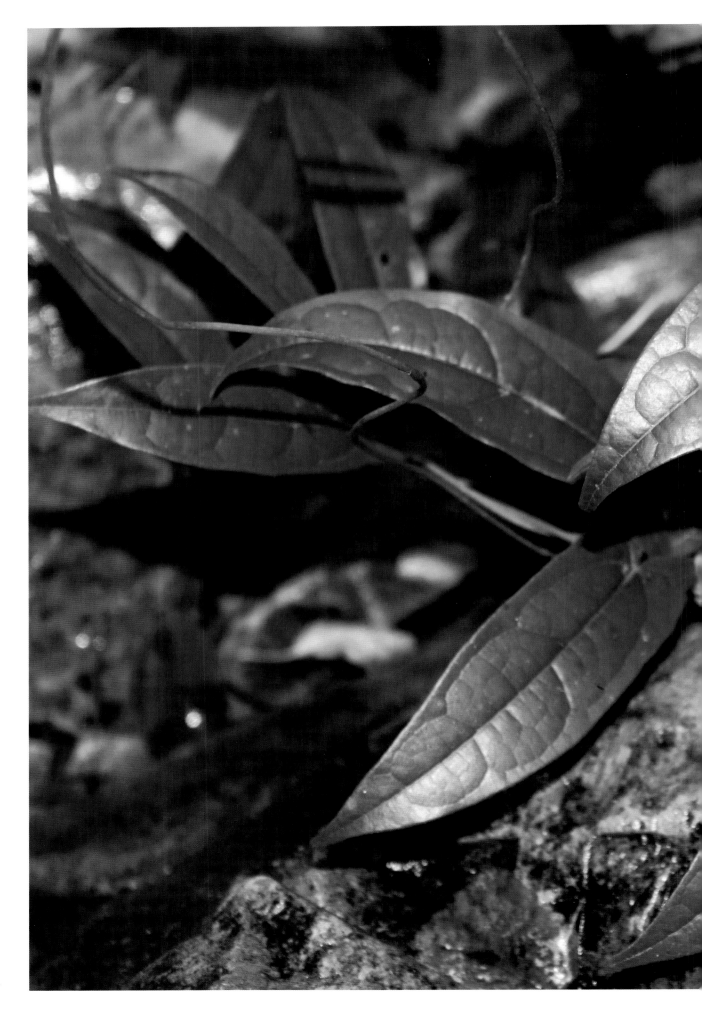

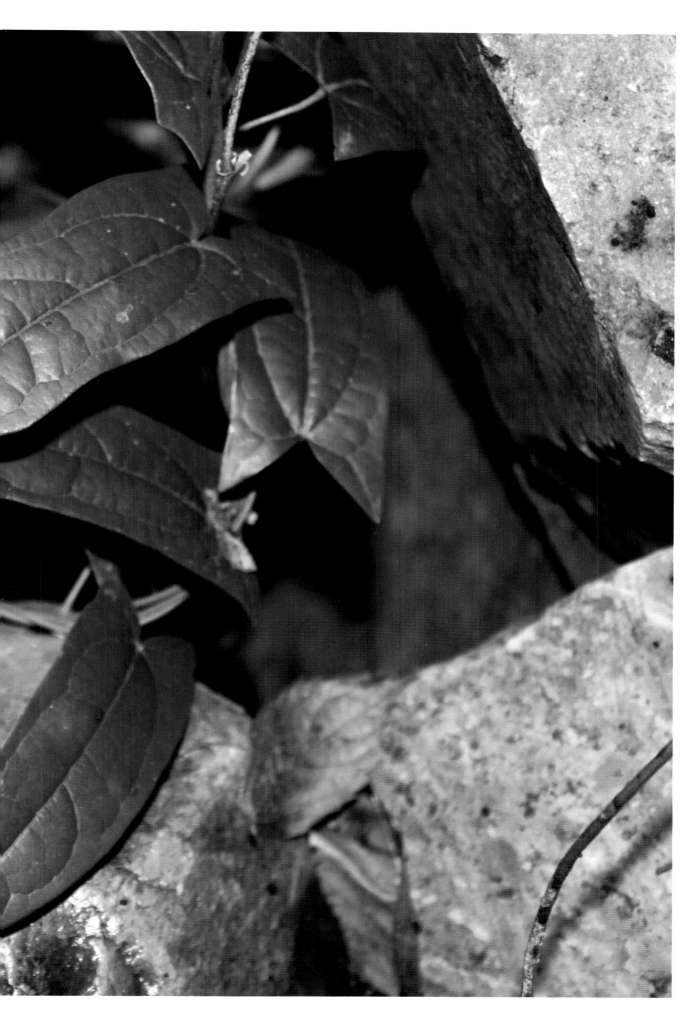

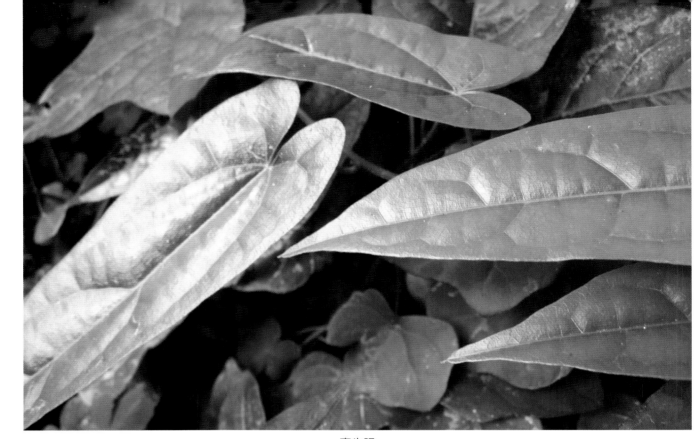

青牛胆

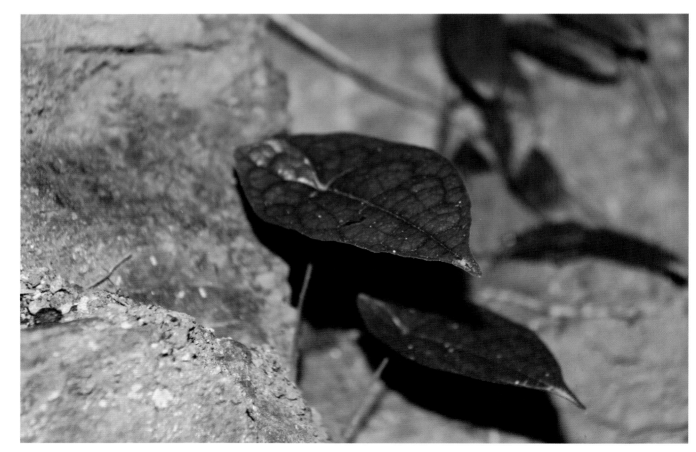

青牛胆

化学研究

金果榄含掌叶防己碱、药根碱、非洲防己碱、木兰碱等。还含金果橄酮 A 至 D 等。

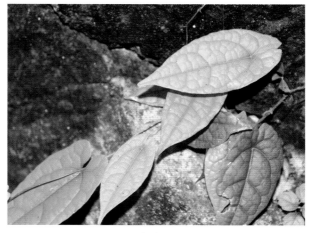
青牛胆

药理作用

金果榄可降血糖，体外可抑制结核分枝杆菌等。动物实验表明，掌叶防己碱有明显的增进促肾上腺皮质激素分泌的作用以及抗肾上腺素的作用。

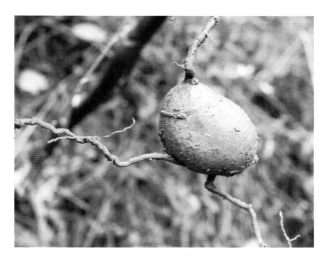
青牛胆药材

性味归经

苦，寒。归肺、大肠经。

功效主治

清热解毒，利咽，止痛。用于咽喉肿痛，痈疽疔毒，泄泻，痢疾，脘腹疼痛。

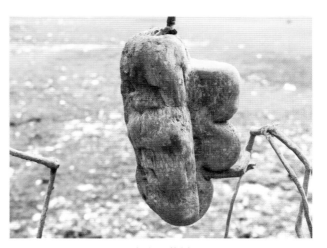
青牛胆药材

临床应用

1. 急性咽炎、扁桃体炎、咽喉肿痛又吞咽困难 青牛胆适量。磨汁饮服；或配金银花、岗梅根，方如二金汤；对咽部化脓性炎症，还可用金果榄 6 g，加入冰片 6.3 g，吹入局部，效果亦好。

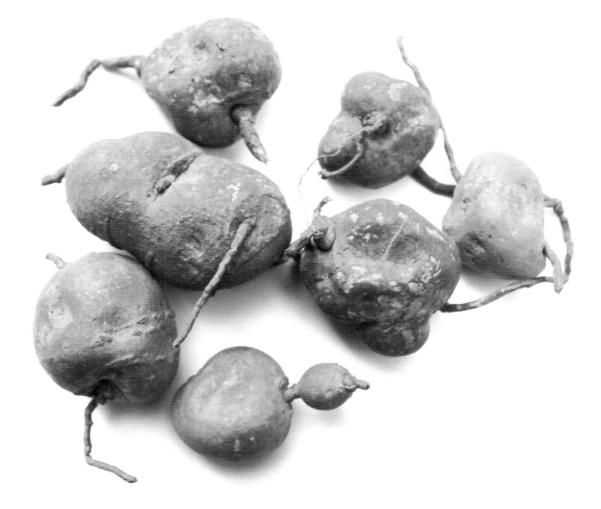

青牛胆药材

2. 静脉炎　将金果榄切成薄片浸泡于75%的乙醇中，10日后去渣即成金果榄酒，将纱布敷料浸泡于乙醇中密封备用。用时取金果榄酒纱布敷料（4层）敷于病变部位，每日敷2～3次，每次5～30分钟。共局部湿敷30例输液后静脉炎患者，2日内治愈5例，3～5日内治愈20例，有3例湿敷4日症状减轻，又改用其他方法治疗。4日内治愈率达90%，全部有效。

用法用量

3～9g。外用：适量，研末吹喉或醋磨涂敷患处。

使用注意

脾胃虚弱者慎服。

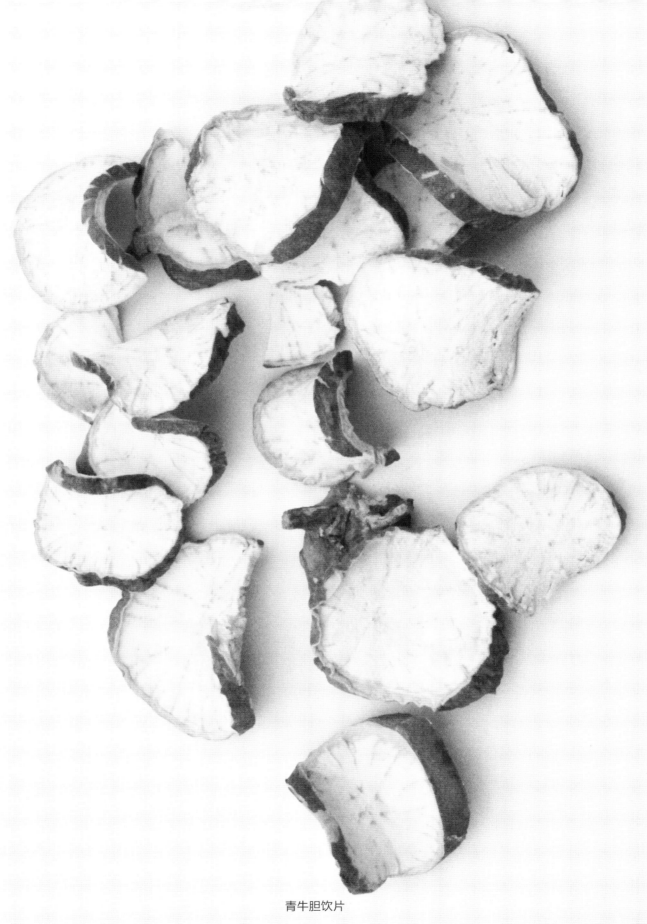

青牛胆饮片

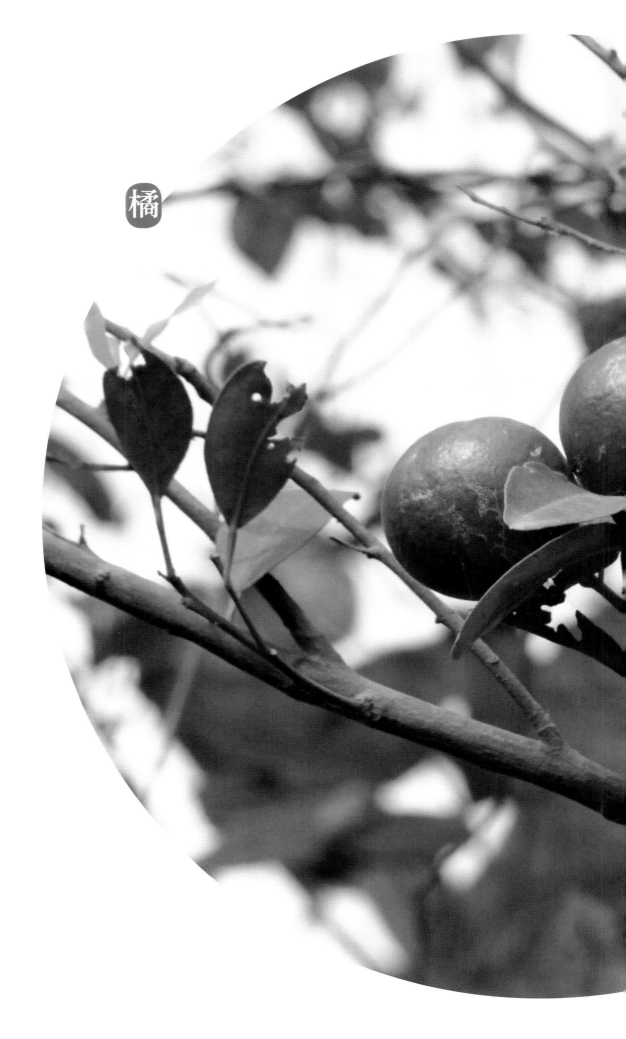

橘

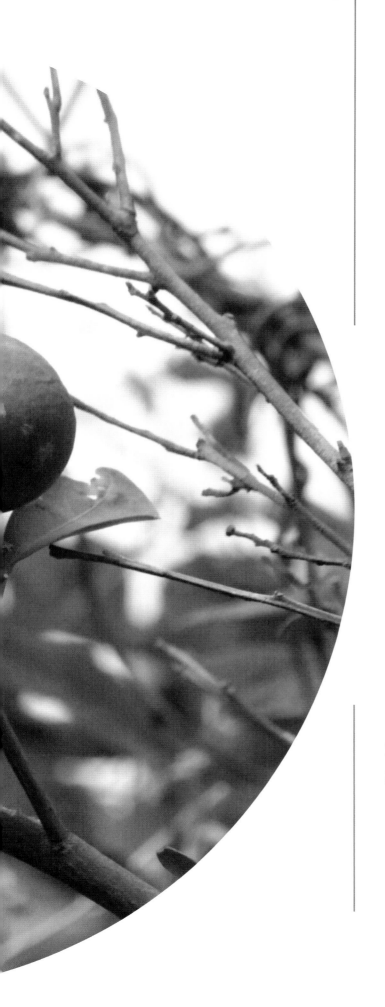

青皮
QINGPI

基　　原

　　本品为芸香科植物橘 *Citrus reticulata* Blanco 及其栽培变种的干燥幼果或未成熟果实的果皮。

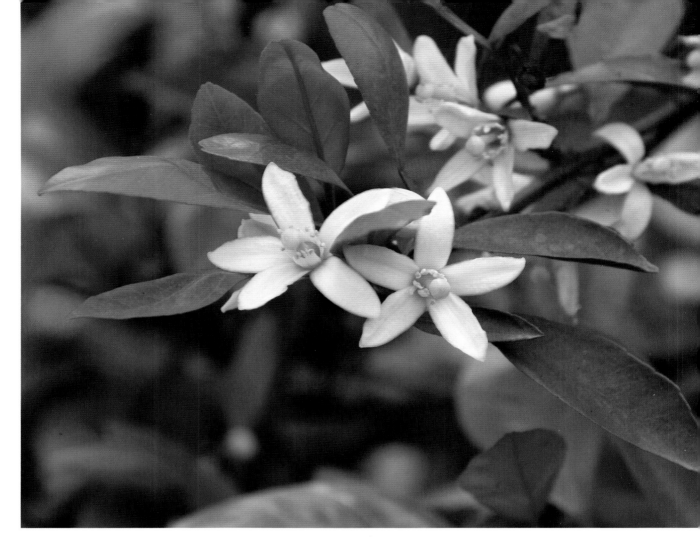

橘

形态特征

常绿小乔木或灌木，高约 3 m；枝柔弱，通常有刺。叶互生，革质，披针形至卵状披针形，长 5.5 ～ 8 cm，宽 2.9 ～ 4 cm，顶端渐尖，基部楔形，全缘或具细钝齿，叶柄细长，翅不明显。花小，黄白色，单生或簇生于叶腋，萼片 5，花瓣 5，雄蕊 18 ～ 24，花丝常 3 ～ 5 枚合生；子房 9 ～ 15 室。柑果扁球形，直径 5 ～ 7 cm，橙黄色或淡红黄色，果皮疏松，肉瓣极易分离。花期 3 ～ 4 月，果期 10 ～ 12 月。

生境分布

栽培于丘陵、低山地带、江河湖泊沿岸或平原。分布于广东、福建、四川、浙江、江西等地。

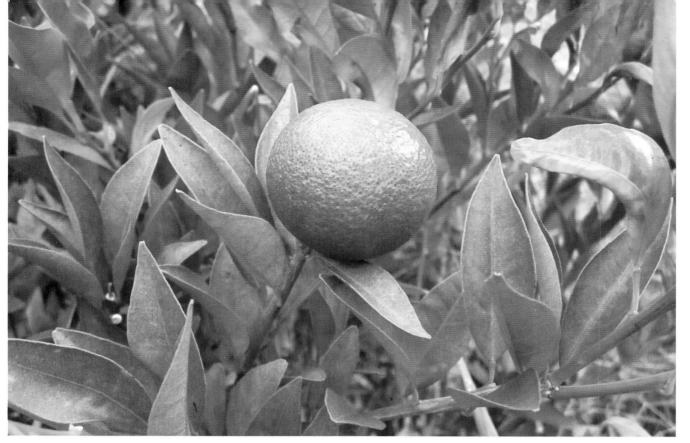

橘

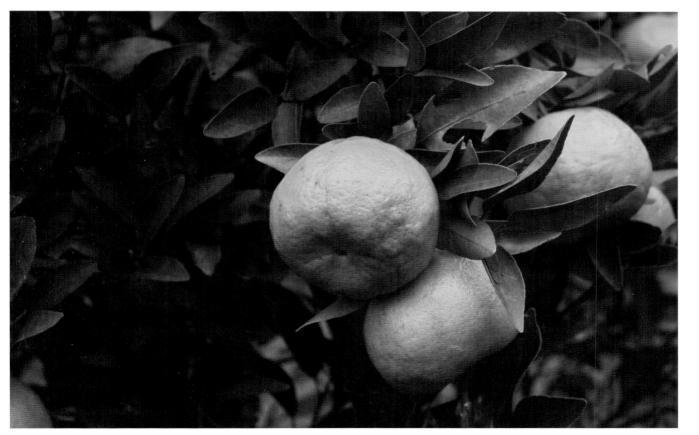

橘

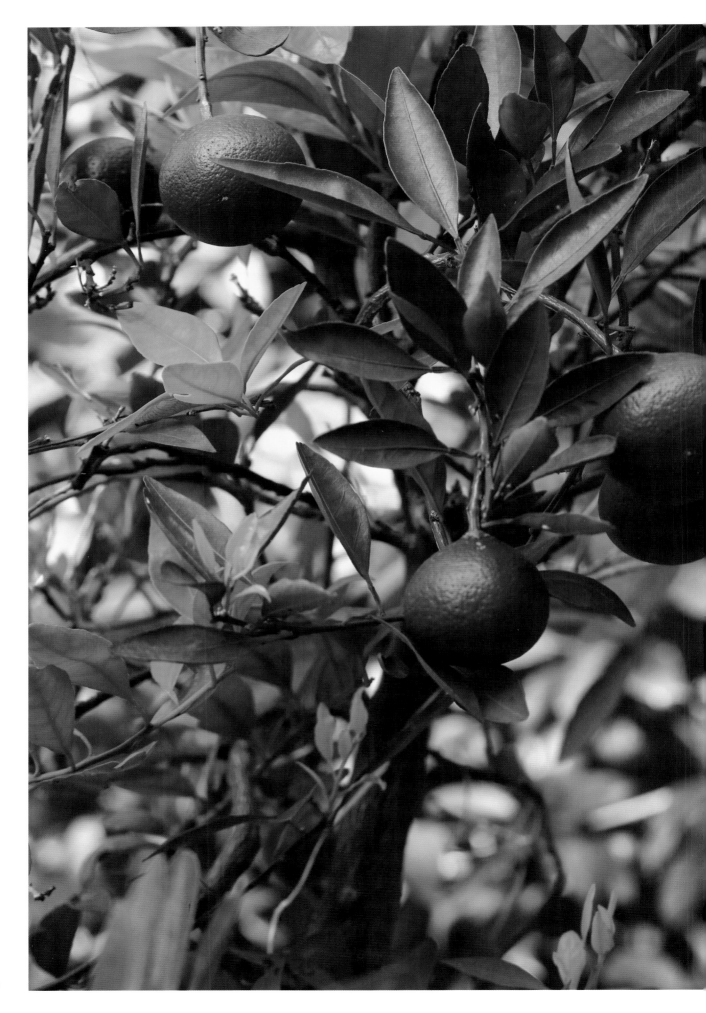

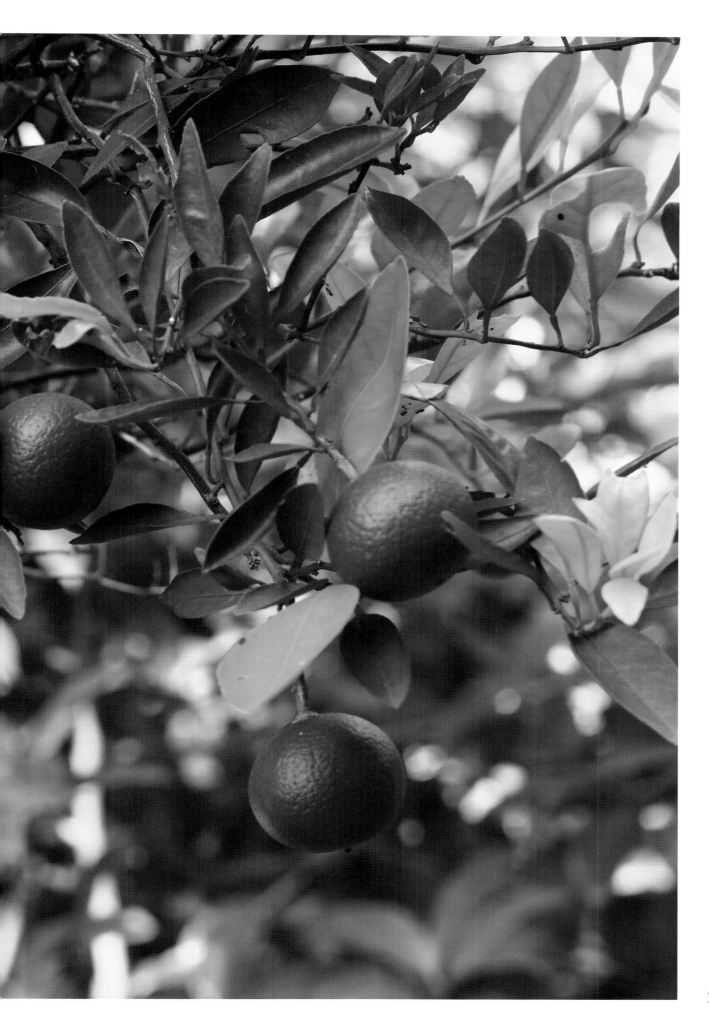

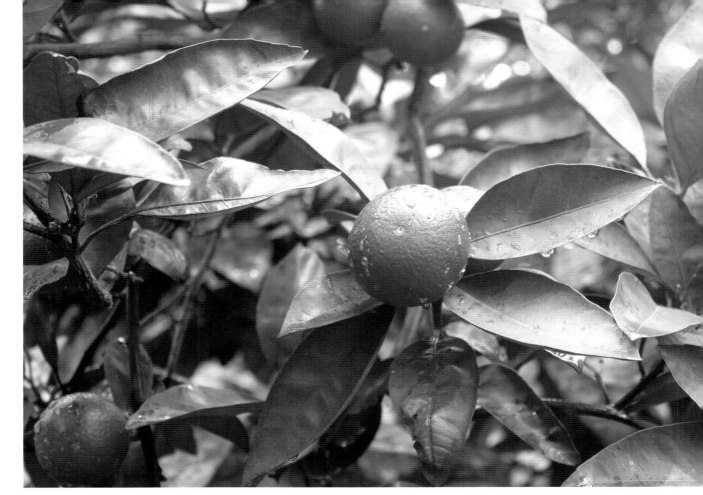

橘

采收加工

　　5～6月收集幼果，晒干，习称"个青皮"；7～8月采收未成熟的果实，在果皮上纵剖成四瓣至基部，除尽瓤瓣，晒干，习称"四花青皮"。

药材性状

　　四花青皮：果皮剖成4裂片，裂片长椭圆形，长4～6 cm，厚0.1～0.2 cm。外表面灰绿色或黑绿色，密生多数油室；内表皮类白色或黄白色，粗糙，附黄白色或黄棕色小筋络，质稍硬，易折断，断面外缘有油室1～2列。气香，味苦辛。

　　个青皮：呈类圆球形，直径0.5～2 cm。表面灰绿色或黑绿色，微粗糙，有细密凹下的油室，顶端有稍突起的柱基，基部有圆形果梗痕。质硬，断面果皮黄白色或淡黄棕色，厚1～2 mm，外缘有油室1～2列。瓤瓣8～10瓣，淡棕色。气清香，味酸苦、辛。

化学成分

青皮含挥发油等成分与陈皮相似，但所含成分的量不同，如对羟福林的含量比陈皮高。另外，用氨基酸自动分析仪测出青皮注射液中含有天冬氨酸、谷氨酸、脯氨酸等13种氨基酸。

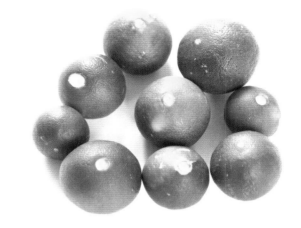

青皮药材

药理作用

1. 对平滑肌的作用 青皮注射液能降低离体豚鼠胃、肠、胆囊及小鼠子宫的紧张性收缩，并使膀胱平滑肌兴奋。对乙酰胆碱引起的豚鼠离体胃肠及家兔体胃平滑肌以及氨甲酰胆碱引起的胆囊收缩，有显著的解痉作用。对组胺引起的豚鼠离体肠和水杨酸毒扁豆碱引起的家兔在体肠紧张性收缩，有显著的抑制作用。能对抗脑垂体后叶素引起的小鼠子宫紧张性收缩。能增加大鼠胆汁流量，使胆道张力增加。

2. 祛痰、平喘作用 挥发油有祛痰作用，有效成分为柠檬烯、麻醉猫静滴自青皮甲醇浸膏中提得的对羟福林草酸盐 1 mg/kg，可完全对抗组胺引起的支气管收缩，作用持续约 1 小时。对豚鼠离体气管也有较强的松弛作用对抗组胺收缩气管的作用。对羟福林盐酸盐及青皮的醇提取物也有同样作用，但持续时间均较短。

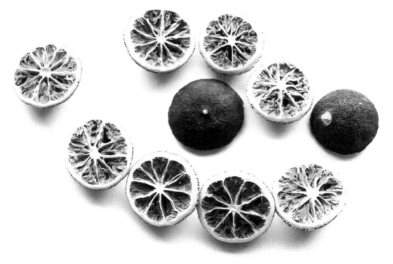

青皮药材

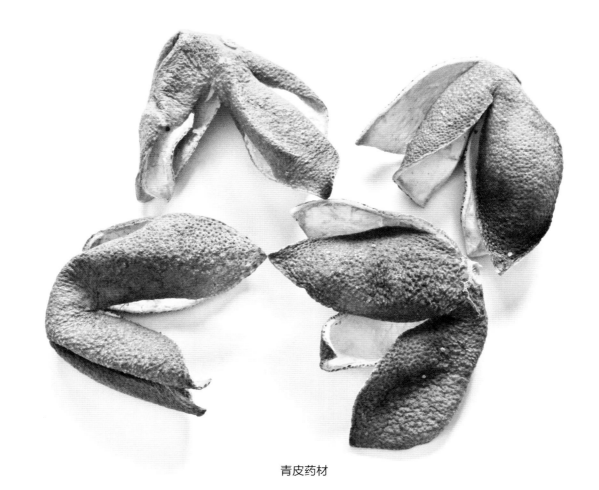

青皮药材

3. 对心血管的作用 青皮水煎醇沉注射液静滴麻醉猫、兔、大鼠，有显著升压作用。1 g（生药）/kg 青皮注射液的升压性质和强度，大致与 10 mg/kg 去甲肾上腺素相似，但维持时间较长。这个剂量对多种动物的多种实验性休克有治疗作用。实验表明，青皮注射液是一种 α 受体兴奋药。青皮注射液能使心脏兴奋。

4. 利胆作用 青皮水煎醇沉液静滴 1 g/kg 可使大鼠胆汁分泌量明显增加。

性味归经

苦、辛，温。归肝、胆、胃经。

功效主治

疏肝破气，消积化滞。用于胸胁胀痛，疝气疼痛，乳癖，乳痈，食积气滞，脘腹胀痛。

临床应用

1. 急性乳腺炎 牛蒡青皮汤（青皮 15 g，牛蒡子 30 g）。每日 1 剂，水煎服。立效散（青皮、当归、瓜蒌子各 10 g，制乳香、制没药、生甘草各 6 g）。每日 1 剂。

2. 支气管哮喘 本品对哮喘有一定疗效，但其作用强度比异丙肾上腺素、氨茶碱差。

3. 消化不良和术后腹胀 青皮配山楂、麦芽、神曲等各适量可治消化不良。用枳朴二青汤（枳壳、厚朴、青皮、青木香各适量）作为腹部手术后病人的常规服用汤药，临床观察了 30 例，全部病例均于 24 小时内自动排气。

4. 阵发性室上性心动过速 以青皮注射液加葡萄糖静滴，治疗效果显著，对应激症候群、冠心病、高血压等器质性心脏疾病所致的阵发性室上性心动过速均能奏效。

5. 胃扭转 以青阳汤合小陷胸汤（青皮、柴胡、郁金、陈皮、瓜蒌等各适量）加减治疗 128 例。结果：痊愈 98 例，占 76.6%；好转 19 例，占 24.8%；无效 11 例，占 8.1%。

6. 非胆总管胆石症 以青茵合剂（青皮、茵陈、大黄、郁金、香附等各适量）治疗 67 例，其中肝内结石 24 例。结果：痊愈 12 例，好转 10 例，无效 2 例。

用法用量

内服：煎汤，3 ~ 10 g；或入丸、散。

使用注意

本品性峻烈，易耗损正气，故气虚者慎用。

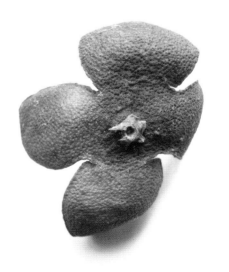

青皮药材

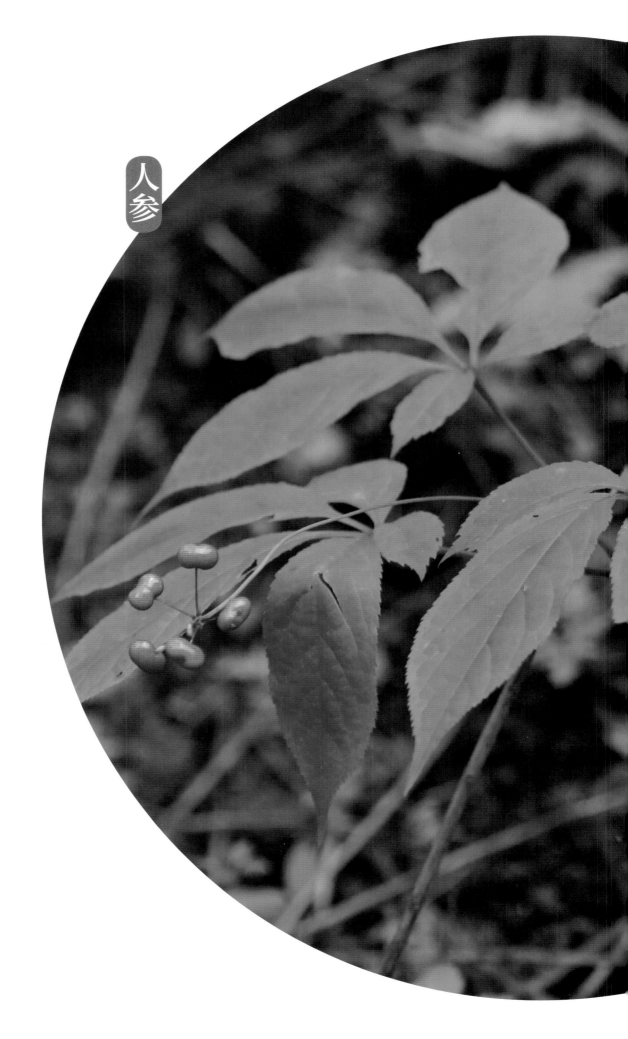

人参

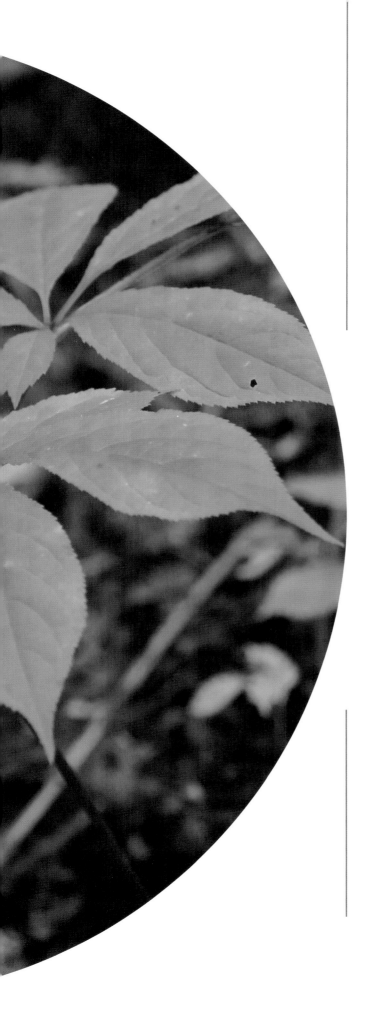

人参

基 原

  本品为五加科植物人参 *Panax ginseng* C. A. Mey. 的干燥根和根茎。

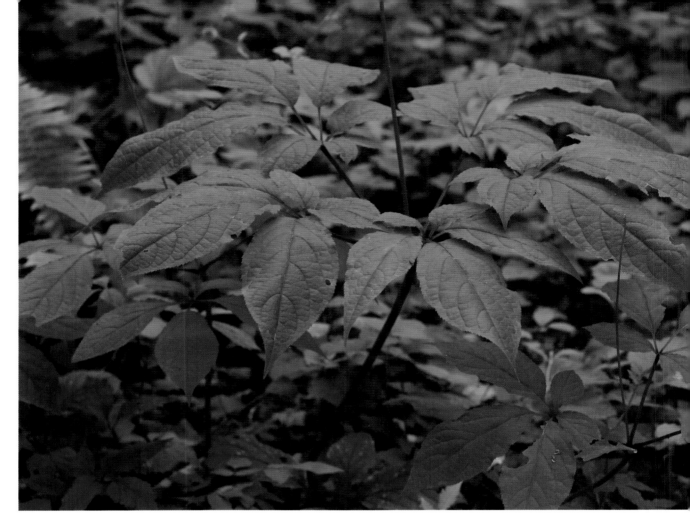

人参

形态特征

多年生草本，根状茎（芦头）短，上有茎痕（芦碗）和芽苞；茎单生，直立，高
40～60 cm。叶为掌状复叶，2～6枚轮生茎顶，小叶3～5，中部的1片最大，卵
形或椭圆形，基部楔形，先端渐尖，边缘有细尖锯齿，上面沿中脉疏被刚毛。伞形花
序顶生，花小，花萼钟形；花瓣淡黄绿色。浆果状核果扁球形或肾形，成熟时鲜红色，
扁圆形，黄白色。花期5～6月，果期6～9月。

生境分布

生长于昼夜温差小的海拔500～1100 m山地缓坡或斜坡地的针阔混交林或杂木
林中。主要分布于吉林、辽宁、黑龙江。以吉林抚松县产量最大，质量最好，称为"吉
林参"。野生者称为"山参"，栽培者称为"园参"。

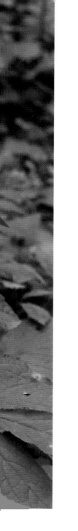

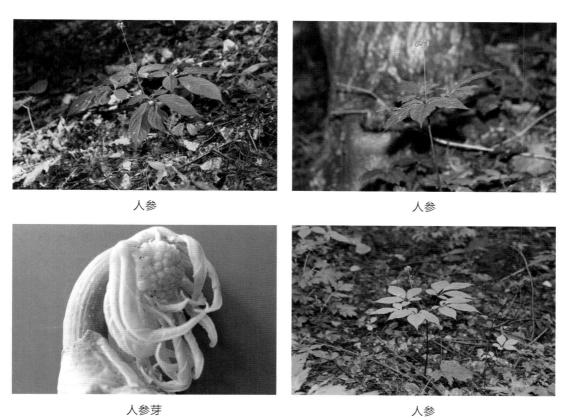

人参

人参

人参芽

人参

采收加工

多于秋季采挖，洗净经晒干或烘干。栽培的俗称"园参"；播种在山林野生状态下自然生长的称为"林下山参"，习称"籽海"。

药材性状

生晒参： 主根呈纺锤形或圆柱形，长 3 ~ 15 cm，直径 1 ~ 2 cm；表面灰黄色，上部或全体有疏浅断续的粗横纹及明显的纵皱，下部有支根 2 ~ 3 条，并生着多数细长的须根，须根上带有不明显的细小疣状突起。根茎（芦头）长 1 ~ 4 cm，直径 0.3 ~ 1.5 cm，多拘挛而弯曲，具不定根（芋）和稀疏的凹窝状茎痕（芦碗）。质较硬，断面淡黄白色，显粉性，形成层环纹棕黄色，皮部有黄棕色的点状树脂道及放射状裂隙。香气特异，味微苦、甘。

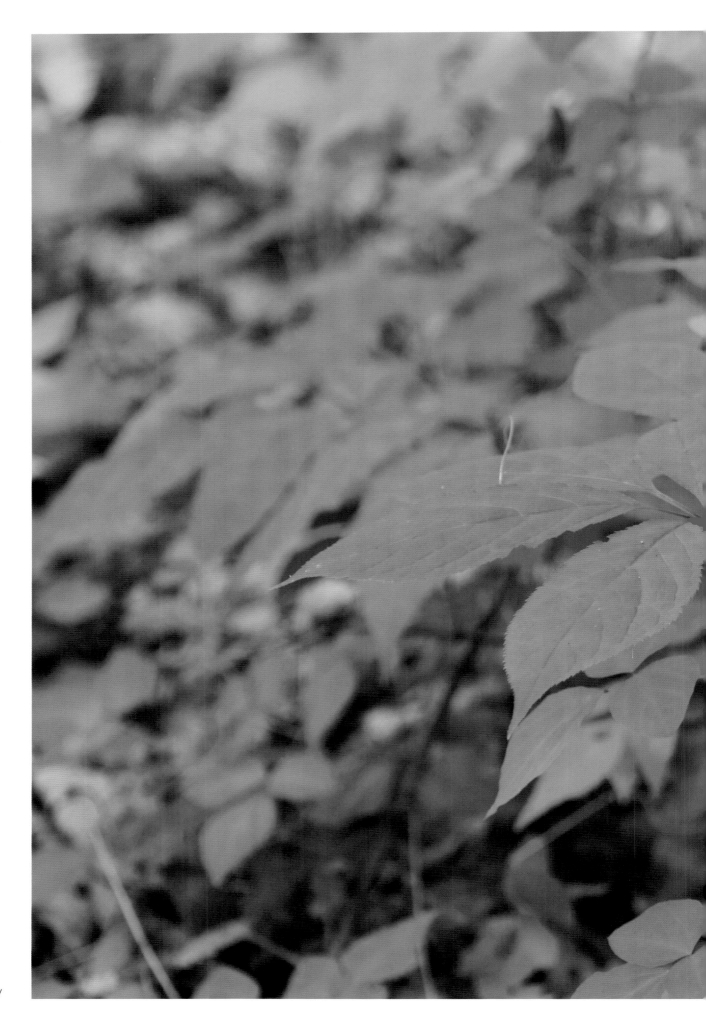

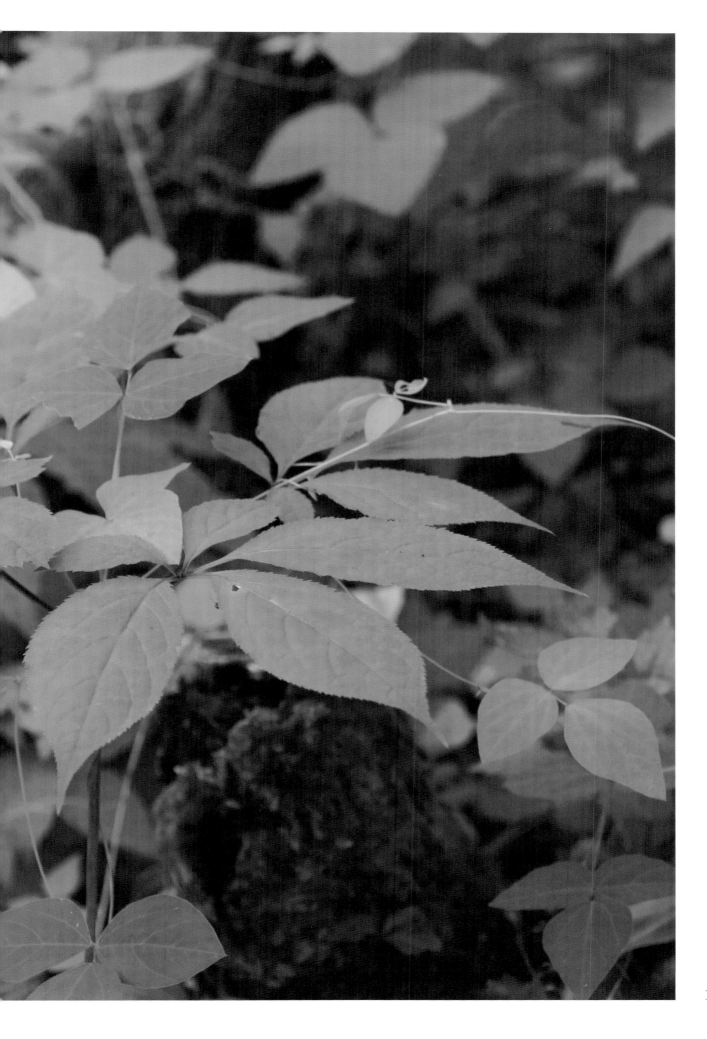

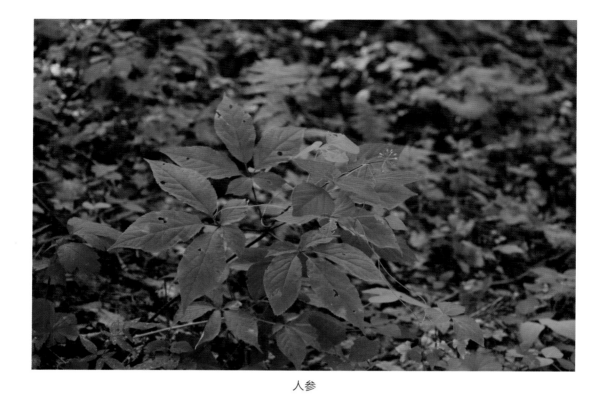

人参

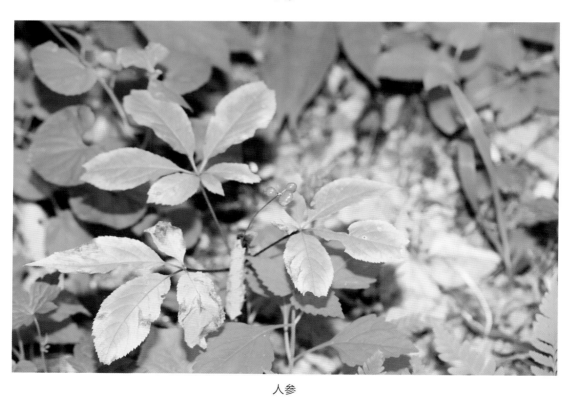

人参

红参： 全长 6 ~ 17 cm。主根长 3 ~ 10 cm，表面半透明，红棕色，偶有不透明的暗褐色斑块，具纵沟、皱纹及细根痕，上部可见环纹，下部有 2 ~ 3 条扭曲交叉的支根。根茎上有茎痕及 1 ~ 2 条完整或折断的不定根。质硬而脆，断面平坦，角质样。

生晒山参： 主根与根茎等长或较短，呈人字形、菱形或圆柱形，长 2 ~ 3 cm；表面灰黄色，具纵纹，上端有紧密而深陷的环状横纹，支根多为 2 条，须根细长，清晰不乱，有明显的疣状突起，习称"珍珠疙瘩"。根茎细长，上部具密集的茎痕。不定根较粗，形似枣核。

均以支大、芦长、体灵、皮细、色嫩黄、纹细密、饱满、气香无破伤、完整、须长为佳。支瘦小、芦短、香气弱质次。并以野山参为名贵。

辨识野山参主要有九大特征：马牙芦、灯心草、下垂丁、落肩膀、细结皮、短横体、铁线纹、少数腿、珍珠尾。

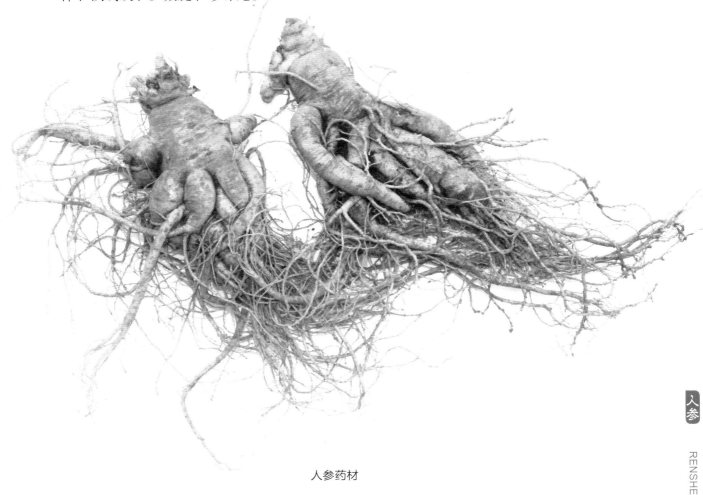

人参药材

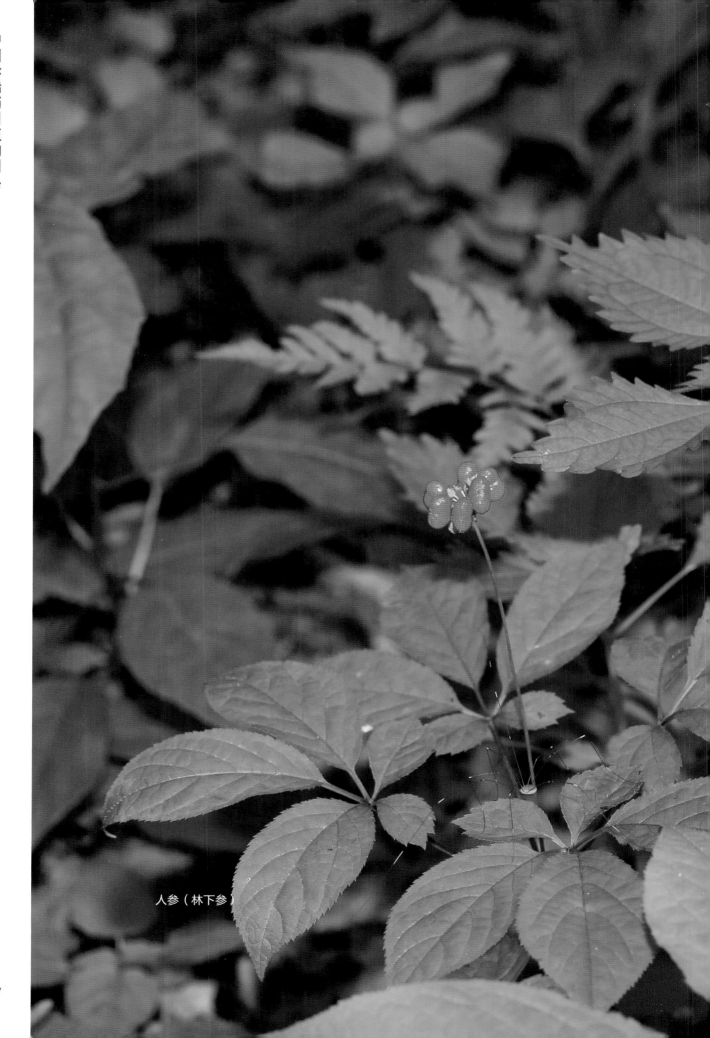

中国珍稀药用植物图典

人参（林下参）

化学成分

人参根含多种人参皂苷，总皂苷含量约5%，迄今为止，共分离出30余种人参皂苷，包括人参皂苷R0（ginsenoside R0）、人参皂苷（ginsenoside）Ra1、Ra2、Ra3、Hb1、Rb2、Rb3、Rc、Re、Rg1、Rg2、Rb1、Rb2等；根中含挥发油约0.05%，包括人参炔醇（panaxynol）、人参环氧炔醇（panaxydol）、α－人参烯（α-panasmsene）、β－金合欢烯（β-famesene）等；含有柠檬酸（citric acid）、亚油酸（linolicic acid）、人参酸（panax acid）等有机酸；含维生素B_1、维生素B_2、维生素B_{12}、维生素C及烟酸、叶酸等；人参中尚含多种糖类，含38.7%的水溶性多糖和7.8%~10.0%的碱溶性多糖，其中80%左右为人参淀粉，20%人参果胶，少量糖蛋白。含有铜、锌、铁、锰等20多种微量元素，另含有甾醇、木质素、酶类、黄酮类等多种成分。

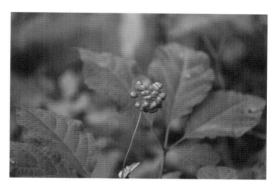

人参

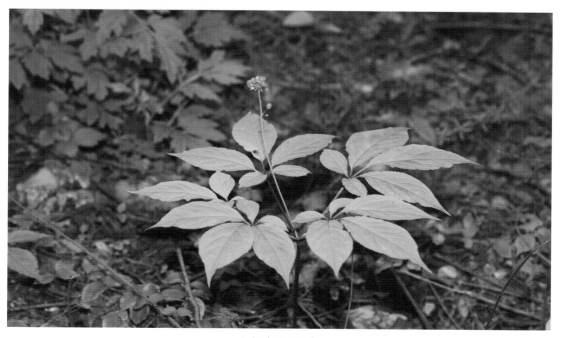

人参（林下参）

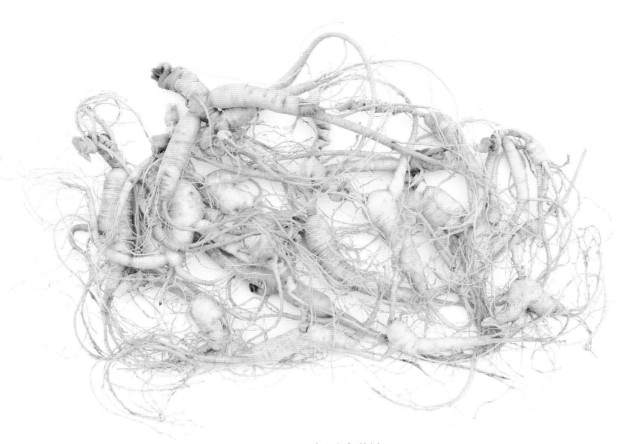

林下参（人参）药材

药理作用

1. 调节中枢神经功能 人参中治疗量的 Rg 对中枢神经系统有兴奋作用；Rb 类有镇静及安定作用。但人参主要是加强大脑皮质的兴奋过程，可使反别潜伏期缩短，神经冲动传导加快，并引起抑制过程的平衡，提高人体的工作能力，减少疲劳，故能增强条件反射，提高分析能力。动物实验表明，人参能拮抗水合氯醛、乌拉明、巴比妥钠对中枢的抑制作用。人参乙醇浸膏注射于小鼠，产生举尾、惊厥，然后死亡。同时证明人参可加速小鼠条件反射的形成，并使条件反射强度加大，分析能力增强，由此表明人参不仅加强兴奋过程，同时也影响抑制过程，但有人认为其增强兴奋过程较为显著。大剂量能改善睡眠和情绪，呈现镇静作用。

2. 对心脏功能的影响 人参对多种动物心脏均有先兴奋后抑制，小量兴奋，大量抑制的作用。人参皂苷 Rb1、Rb2、Rc、Rd、Re、Bf、Rg3，均可减慢大鼠心率。红参的醇提取液和水浸液对离体蛙心可使其收缩加强，最后停止于收缩期；对犬、兔、猫在体心脏，亦可使其收缩增强，心率减慢，这些作用与强心苷相似，主要是直接兴奋心脏心肌细胞所致。

3. 增强机体免疫功能　人参皂苷能增强多种动物的网状内皮系统对胶体碳粒、金黄色葡萄球菌、鸡红细胞的吞噬廓清能力，促进豚鼠血清的补体生成。人参皂苷可促进小鼠脾脏 NK 细胞活性，并可在 ConA 存在情况下诱生 γ-IFN 和 IL-2，增强机体对病毒的抵抗力。以上表明人参能提高机体非特异性免疫功能；人参能提高小鼠血清 IgG、IgA、IgM 的水平，提高用绵羊红细胞免疫小鼠血清中溶血素的浓度，促进 T、B 淋巴细胞致分裂原 PHA、ConA、LPS 诱导的淋巴细胞转化，人参皂苷 Re 可能是促进淋巴细胞转化的有效成分。以上表明人参对体液免疫和细胞免疫也有促进作用。

4. 人参对物质代谢的影响　人参对正常血糖及肾上腺素或高渗葡萄糖所致高血糖有降低作用，人参对四氧嘧啶糖尿病犬或雄性大鼠有一定的保护作用。有关人参中降血糖的化学成分与作用机制近年来多有报道。人参可使雌大鼠蛋白质合成加强，食欲增进，体重增加，生长加快，并能矫正雌鼠因饥饿而出现的肝 DNA 减少，促进蛋白质合成。人参可降低实验性高脂血症动物血中甘油三酯、胆固醇及低密度脂蛋白的含量，升高血中高密度脂蛋白的含量。从而对抗动脉硬化。

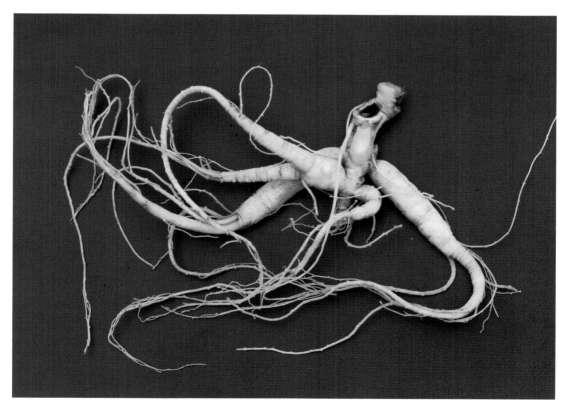

人参（林下参）药材

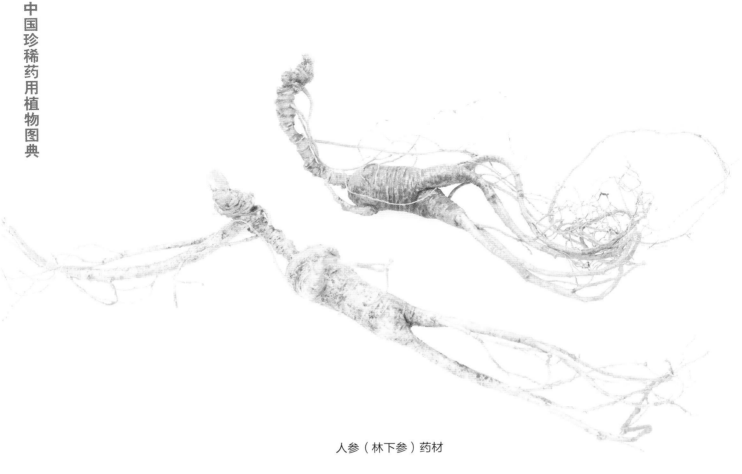

人参（林下参）药材

5．对血管功能的影响　一般认为人参为血管扩张药，但也有小剂量收缩，大剂量扩张或先收缩后扩张的报告。人参对血管的作用因血管种类不同或机体状态不同而表现不同，人参对离体兔耳血管和大鼠后肢血管有收缩作用。但对整体动物冠状动脉、脑血管、眼底血管有扩张作用。

6．人参能抑制松节油或冻伤引起的炎症反应　对动物有防御芥子气及放射线照射的能力，对放射病有一定的预防和治疗作用，能使淋巴细胞数量增加，促进淋巴母细胞转化，还能促进某些实验性损伤及角膜溃疡的愈合，对实验性胃溃疡及实验性心肌炎有一定预防和治疗作用。实验表明，人参可以增加红细胞 2,3- 二磷酸甘油酸浓度，降低血红蛋白对氧的亲合力，从而向组织释放更多的氧以满足受损组织的需要，这可能是人参补气作用的机制之一。临床上对心绞痛、心肌梗死、心力衰竭、休克以及慢性呼吸道疾病等伴有组织缺氧疾病的治疗是有益的。

7．增强造血功能　人参对骨髓造血功能有刺激作用，对骨髓细胞的 DNA、RNA 及蛋白质合成有促进作用，可使正常动物或贫血动物的红细胞数、白细胞数和血红蛋白含量增加。当骨髓受到抑制时，人参增加外周血细胞数的作用更为明显。

8. 对内分泌系统的影响　增强肾上腺皮质功能：适量的人参对下丘脑－垂体－肾上腺皮质轴表现出兴奋作用，使其功能增强。人参皂苷 Bb1、Rb2 等能使正常和切除一侧肾上腺大鼠的肾上腺质量增加，肾上腺内维生素 C 含量显著降低，血中嗜酸性白细胞增多，尿中 17- 类固醇排泄量增加，说明人参能促进肾上腺皮质激素的合成与分泌。

9. 对血压的影响　人参对麻醉动物，小剂量升压，大剂量降压，治疗量对患者血压无明显影响。升压作用可能与肾、脾体积缩小、内脏血管收缩有关。人参皂苷 Rb1、Rb2、Rc、Rd、Re、Rf 对血压有先微升后下降的双向作用，以 Rg1 最强，Rb1 大剂量时升压。朝鲜人参水浸膏使麻醉犬血压下降，而血浆中组胺浓度比静滴 10 mg/kg 组胺所达到的水平还高，因而认为降压是由于释放组胺所致。

10. 抗心肌缺血作用　人参注射液对垂体后叶素引起的心肌缺血有改善作用。用双重结扎家兔冠状动脉前降支造成心肌梗死模型，腹腔注射人参皂苷可减轻心电图 T 段抬高与降低病理性 Q 波出现率，缩小心肌梗死范围，加速心肌缺血性损伤的恢复。静滴人参皂苷对心肌缺血后再灌注损伤有保护作用。

11. 抗休克作用　人参对过敏性休克豚鼠、烫伤性休克小鼠可减轻休克，延长生命。对失血性急性循环衰竭动物，可使心搏振幅及心率显著增加。在心功能衰竭时，其强心作用更为显著，人参可促进狗从失血或窒息的垂危中恢复。

12. 降血脂及抗动脉粥样硬化作用　人参皂苷可促进正常动物的脂质代谢，使胆固醇及血中脂蛋白的生物合成、分解、转化、排泄加速，最终可使血中胆固醇降低，而当动物发生高胆固醇血症时，人参皂苷均能使其下降。给饲高胆固醇饮食的大鼠灌胃红参提取物（相当于每日 100 mg/100g）或人参皂苷（每日 2.5 mg/100g），结果使血清总胆固醇、甘油三酯和非酯化脂肪酸明显减少；血清高密度脂蛋白胆固醇明显升高，动脉粥样硬化指数明显降低，血清

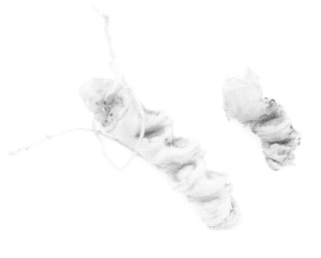

生晒参参芦（人参，林下参）药材

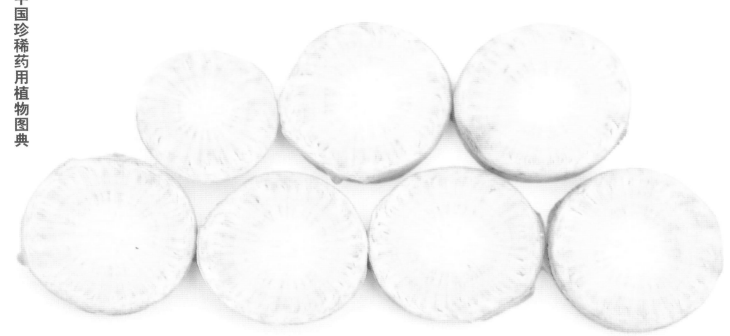

林下参（人参）药材

磷脂增加，而血清脂类过氧化物无明显变化。给家兔喂胆固醇和玉米油3周后，血中胆固醇显著升高，而同时给以人参皂苷的家兔血脂降低，且胆固醇/磷脂比值也降低，肝中脂肪浸润和动脉粥样硬化的程度均有明显改善。

13. 抗氧化作用　ParkTH报道人参提取物脂质体光氧化反应的作用。人参水提物在低浓度时抑制脂质体氧化速率，但在高浓度时作用相反。用亚铁硫酸氰盐法试验脂质体的脂质氢过氧化时，人参水提物起抗氧剂作用。进一步研究了人参对脂质体流动性和分解变化的作用。荧光极化值（P值）代表脂质体的流动性，其值随光氧化反应而增加。所有的人参皂苷都抑制P值的增加率。其抑制强度次序为：人参水提物＞二醇组皂苷＞三醇组皂苷＞粗皂苷。实验尚发现人参水提物和粗皂苷促进脂质体的分解。红参加工过程中产生的麦芽酚是一有效的抗氧化剂，可与体内自由基结合，减少增龄色素及脂褐质等生物大分子的堆积，从而延缓细胞整合性下降及减轻脂质过氧化物灭活酶的作用。

14. 对耐缺氧能力的影响　人参或其提取物能显著地提高动物耐缺氧的能力，使耗氧速度减慢，存活时间延长，并能使心房在氧条件下收缩时间延长。红参提高耐缺氧的能力比生晒参强。10%人参提取液，以0.1 mg/10g给小鼠腹腔注射，能显著提高小鼠耐常压缺氧能力（$P < 0.01$）。

15. 急性胰腺炎的研究　有报道用大鼠制成急性胰腺炎模型后5分钟，治疗组给大鼠腹腔注射人参注射液 0.25 mL/100g（含生药 0.1 g/mL），假手术组和急性胰腺炎组注射等量生理盐水。结果表明，急性胰腺炎起始后 1 小时，胰腺血流量和组织灌流量分别下降 54％ 和 53％（$n=8$，$P < 0.001$），12 小时后也较正常值低。给予人参注射液治疗后，急性胰腺炎大鼠早期的胰腺血流量和组织灌流量相对稳定（$n=8$，$P=NS$）。推测这可能是人参治疗该症的机制之一。

16. 抗利尿作用　人参可导致水钠潴留，排钾以及钠/钾比值降低。人参提取物对培养的人皮肤成纤维细胞中氨基葡聚糖的产生的影响：Tanaka，Hiroshi 等报道向培养的人皮肤成纤维细胞加入 70％ 人参甲醇提取物后，增加了氨基葡聚糖的生成量。人参皂苷 -Rb1、人参皂苷 -Rb2、人参皂苷 -Rc、人参皂苷 -Re 和人参皂苷 -Rgl 均能促进其产生，但以人参皂苷 -Rb2 最为有效。

17. 抗衰老作用　用人参花饲养蜂，可明显延长寿命 10～15 日。用人参果皂苷治疗的老年患者，并试以治疗前后的函数年龄变化作为判定效果指标，结果说明人参皂苷对以历法年龄为基础的、与其他生理指标相关的函数年龄产生了有利的影响。在对体外人胚肺二倍体 SL7 株成纤维细胞（25 代）的抗衰老研究中发现，人参注射液 15～6 μg，可明显促进二倍体细胞生长、增殖能力和稍延长细胞寿命。

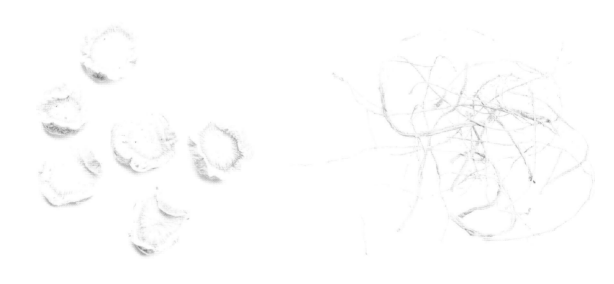

生晒参参芦（人参，林下参）饮片　　　　　生晒参参须（人参，林下参）饮片

生晒参（人参，林下参）饮片

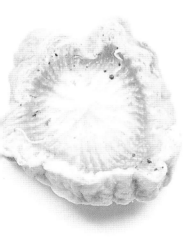

18. 对实验性胃溃疡有抑制作用　人参70%甲醇提取物对大鼠幽门结扎溃疡、氨基吲哚和内毒素诱发的胃溃疡有抑制作用，并能抑制氨基吲哚和内毒素引起的胃黏膜血流障碍。因此认为人参抗胃溃疡作用之一是对胃酸分泌亢进的直接抑制作用，其次是对胃黏膜血流障碍的拮抗作用。

19. 抗感染及抗阿米巴等寄生虫的作用　人参具有一定的抗感染和抗寄生虫的作用。有报道不同浓度的参须液（100 mg/mL、50 mg/mL、25 mg/mL、12 mg/mL、5 mg/mL、6.25 mg/mL、3.12 mg/mL、1.56 mg/mL）对福氏志贺菌 Y 变种、福氏志贺菌 I a 型、乙型溶血性链球菌、产紫青霉菌均有抑制作用。较高浓度对金黄色葡萄球菌、大肠埃希菌、肺炎链杆菌、炭疽杆菌、黑色曲霉菌、产黄青霉菌有抑制作用。人参须各浓度对铜绿假单胞菌、乙型副伤寒沙门菌、大肠埃希菌、枯草杆菌、变型杆菌、冰岛毒霉菌、杂色曲霉菌均无抑制作用。

20. 止血作用　人参水提物经凝胶过滤后，给小鼠以 1 mg/ 只腹腔注射可缩短小鼠尾静脉出血时间 3～4 分钟，使小鼠凝血时间加快 1～1.5 分钟。检测结果表明，人参水提物可使小鼠体内血小板数目明显增加。

21. 人参多糖具有抗辐射作用　人参水溶性非皂苷部分对受到亚致死剂量 Cor 射线照射小鼠造血细胞有减轻辐射损伤，促进恢复的作用，作用温和、持久、全面。有报道人参多糖可提高照射小鼠 30 日存活率，保护指数平均为 1.3681。人参多糖在照射前连续 4 日，每日 2 次中给药（200 mg/kg），对受到不同剂量 X 线照射的小鼠的骨髓 CFV-S 和 CFV-GM 均有显著的保护作用。同时发现，人参多糖对 X 线诱发的染色体畸变率有明显降低作用。

人参

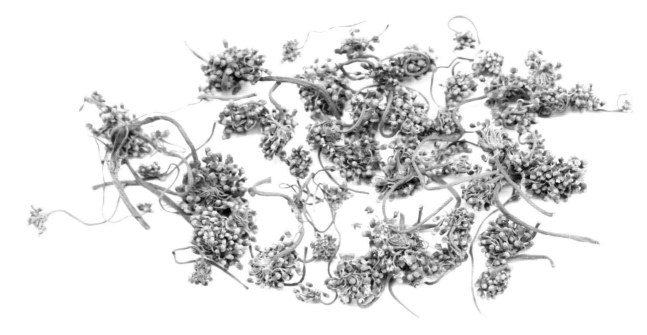

林下参花（人参）饮片

22. 人参多糖具有抗补体作用　人体内补体系统既是生理性物质，又是病理性物质。它溶解菌体，中和病毒，对人体有益，而其趋化作用则引起炎症，刺激肥大细胞和血小板释放。人参多糖治疗单纯性补体系统疾病（炎症和变态反应性疾病）效果较好，其抗补体活性与剂量有关，随浓度的增加而加强，直至 1000 μg/mL 时达高峰。

性味归经

甘、微苦，微温。归脾、肺、心、肾经。

功效主治

大补元气，复脉固脱，补脾益肺，生津养血，安神益智。用于体虚欲脱，肢冷脉微，脾虚食少，肺虚喘咳，津伤口渴，内热消渴，气血亏虚，久病虚羸，惊悸失眠，阳痿宫冷。

临床应用

1. 急性心肌梗死、心力衰竭、休克　可单用人参 3 ~ 30 g。加水煎成

100～300 mL，随时口服，1日内服完，能补元气，抗心肌梗死，纠正心力衰竭，改善休克状态，如独参汤。对气脱亡阳，手足凉，血压低者，可配伍附子适量，以补气补阳，如《妇人良方》参附汤。血脱亡阴者，则配伍熟地黄适量，以补气救阴，如《景岳全书》两仪膏。

2. 冠心病　人参注射液（100 mg/mL）。每日 6～10 mL，10 日为 1 个疗程。治疗心脏病 301 例，其中对冠心病病人的疗效最佳。

3. 慢性阻塞性肺病　用人参蛤蚧复方治疗 100 例，对咳痰喘的总有效率为 95.74%。

4. 高脂血症　红参粉适量。每日 3 次，每次 0.9 g。连续用药 6 个月，治疗高脂血症 36 例，能降低血清胆固醇和甘油三酯，并对病人头痛、头重、疲劳等有良好效果。

5. 肿瘤　参一胶囊（人参皂苷 Rg3）。每粒 10 mg，每日 2 次，每次 2 粒，饭前服。治疗小细胞肺癌（Ⅱ～Ⅳ期）120 例，配合化学治疗治疗 6～8 周，总有效率为 33.3%。

6. 白细胞减少症　人参注射液每日肌注 4 mL，30 日为 1 个疗程。治疗 207 例，总有效率为 64.2%；人参片每次 3～4 片，每日 3 次，30 日为 1 个疗程，治疗 22 例，总有效率为 63.6%。

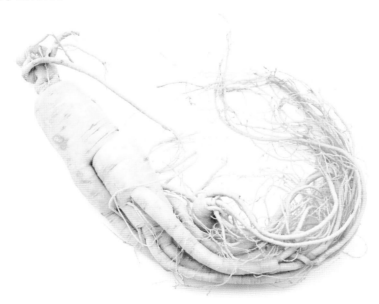

园参（人参）药材

7. 延缓衰老 人参皂苷片。口服，每日3次，每次50 mg，2个月为1个疗程。治疗组71例，平均年龄62.56岁。治疗后的衰老症状积分值、抗疲劳作用、瞬时记忆力的改善均显著优于服安慰剂组。

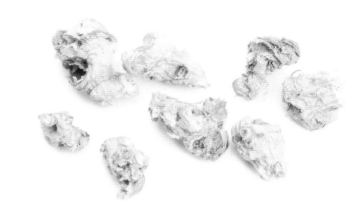

生晒参参芦（人参，园参）药材

8. 病毒性心肌炎 独参针（每支2 mL，含小红参300 mg）10 mL加入5%葡萄糖注射液40 mL静滴，每日1次，10日为1个疗程，疗程间隔4～5日，可酌情配合抗炎抗病毒治疗。结果：显效11例，有效19例，无效1例，总有效率为96.8%。

9. 调节血压 据报道，人参浸剂或酊剂用于治疗高血压及血压过低均有一定效果。

10. 高凝血症 治疗组20例服人参口服液10 mL（含人参250 mg）。每日2次，对照组10例服安慰剂10 mL，每日2次，均连服2个月。结果：治疗组乏力、神萎等24项症状的平均总有效率为73.3%，对照组为43.8%，两者有显著差异，前者的虚证出现机概率明显减少（$P<0.05$），后者略有减少（$P>0.05$）。治疗组患者的血液高凝指标均有下降，其中全血黏度下降83.3%，血细胞比容下降100%；对照组效果不显。

11. 消化不良 在住院病儿中，对其中具有消化不良，汗多，面白或萎黄等症状的10例患儿，按常规治疗的同时加用红参：3岁以下，红参3 g，煎水30 mL，3岁以上，红参5 g，煎水60 mL，并加适量蔗糖，分2次服，7～14日为1个疗程。结果红参有开胃、止汗、增加体重等效果。

12. 脱肛 人参芦头20枚。文火焙干研末分20包，早、晚空腹米饮调服1包，小儿酌减，10日为1个疗程。另有用人参芦1个研末，开水送服，每日1次，连服20日，治疗Ⅰ期脱肛50例，全部治愈。

13. 脱水、虚脱（汗多、口渴、四肢厥冷、血压低者） 人参、麦冬、五味子各适量。以生津止渴，补阴止汗，升压救脱。如《内外伤辨惑论》生脉散。

14. 贫血 口服人参煎剂，可使全身倦怠感、衰弱和食欲不振等得以改善。

15. 体虚感冒（气虚者） 人参、紫苏、前胡各适量。以增强抵抗力，解热抗感。

16. 肺结核 人参、大枣各适量。以补气抗结核。

17. 慢性支气管炎（咳嗽、喘息、自汗者） 人参、麦冬、五味子、沙参、玄参等各适量。以补气养肺，止咳祛痰。

18. 变应性鼻炎 用红参注射液治疗变应性鼻炎获良效。方法：先用2%丁卡因黏膜表面麻醉，再将本品注入两侧下鼻甲黏膜下，每次每侧各注射1 mL（含生药10 mg），每4日1次，4次为1个疗程，连用1~2个疗程。注射后进针点有出血者，用棉球压迫片刻，有喷嚏者，按摩人中穴。结果：治愈35例，好转33例，无效2例，总有效率为97.1%。

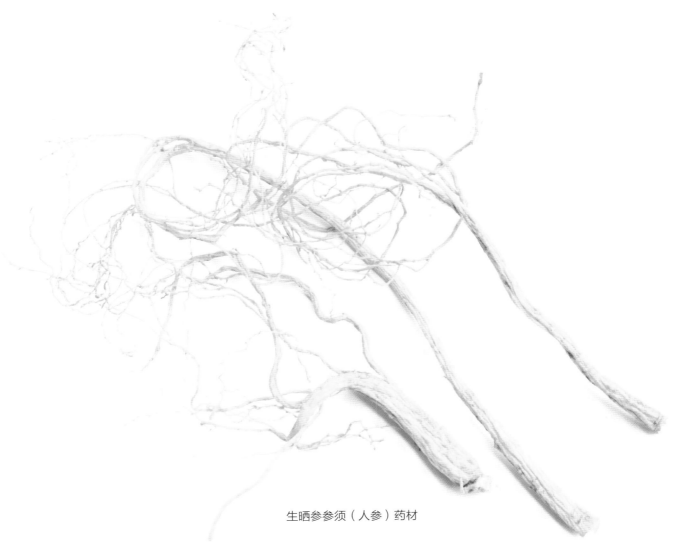

生晒参参须（人参）药材

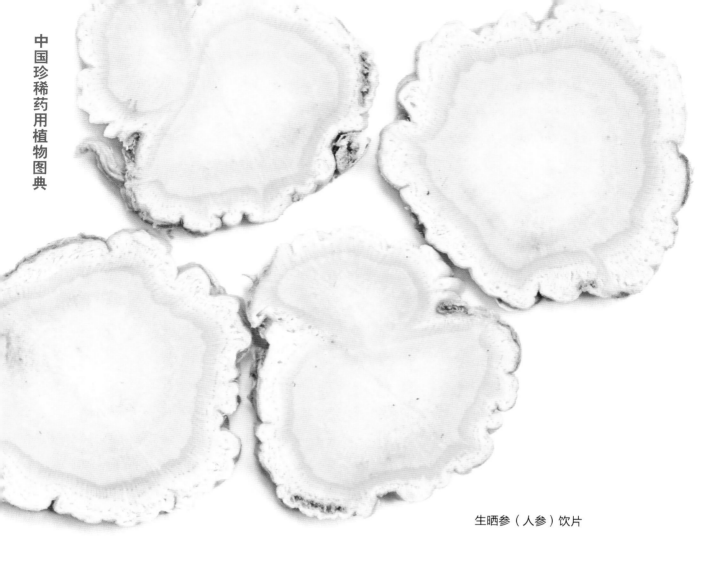

生晒参（人参）饮片

19. 风湿性关节炎　口服人参茎浸膏胶囊（每粒 25 mg），治疗慢性风湿性关节炎。每日 2 次，每次 2 粒。对照组：投赋形剂（每粒 25 mg）。1 个月为 1 个疗程。结果：投药组治愈 23 例，无效 21 例，总有效率为 82.7%，对照组为 21.1%。

20. 性功能障碍　用人参治疗 27 例阳痿病人，其中 15 例完全恢复性功能，9 例明显好转，3 例无效。又以日服人参提取物 500 mg 的方法，治疗老年性继发性阳痿和性交次数减少，勃起困难、早泄、射精无力或丧失性欲者，均有一定疗效。

21. 延缓衰老　358 例老年人口服人参芦皂苷糖衣片，每日 3 次，每次 1 片（50 mg），2 个月为 1 个疗程。结果发现本品能使老年人老化症状减轻，记忆力增强，白细胞提高、免疫功能改善、垂体 – 性腺轴功能及肾上腺皮质功能均有提高。对冠心病心绞痛有明显疗效，对伴发的室性及房性早搏有一定疗效。

22. 肿瘤　口服人参香茶糖衣片（含人参、香茶菜、枳壳）。每日 3 次，每次 5 片，3 个月后减至每次 3 片，每日 3 次，3 个月为 1 个疗程。治疗中、晚期胃癌术后，一般情况尚好的病人 101 例。一年生存率达 82.2%，优于化学治疗对照组。

23. 急性肝炎　人参能促进传染性肝炎恢复，防止其转为慢性。人参皂苷 R0 的苷元为齐墩果酸。齐墩果酸片退黄及降低 ALT 作用明显，治疗急性肝炎有效率为 94%，可能是治疗肝炎的有效成分之一。

24. 慢性肝炎　慢性肝炎病人服用从人参根制药废渣中提取的人参多糖，可减轻乏力、食欲减退、肝区痛、腹胀等症状；对 ALT 的近期内下降率为 87.1%，复常率为 66.7%，临床观察显示本品有降低慢性肝炎病人的循环免疫复合物、恢复 T 淋巴细胞功能的作用。

25. 慢性肝病　人参、琥珀末、三七为 2:1:2。共研为细末，每日 3 次，每次 3g，口服。治疗慢性肝病 33 例。结果：显效（A/G 比值提高 0.40 以上，并达到 1.4:1 标准者）9 例；好转（A/G 比值提高 0.15 ~ 0.39 者）13 例；无效（A/G 比值未达好转或退步者）11 例，总有效率为 66.6%。

用法用量

3 ~ 9g，另煎兑服；也可研粉吞服，每日 2 次，每次 2g。

使用注意

不宜与藜芦、五灵脂同用。

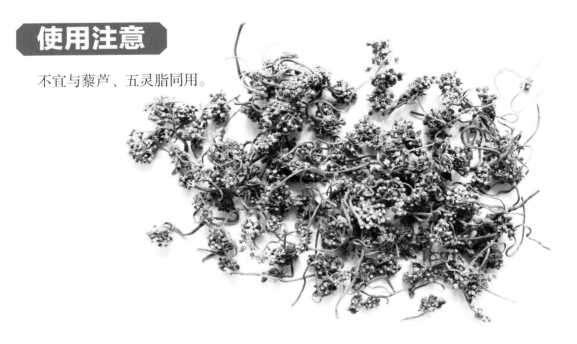

人参花（参花）饮片

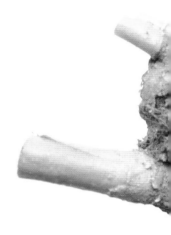

混伪品鉴别

栌兰根

  本品为马齿苋科植物栌兰 *Talinum panicula* turn（Jacq.）Gaerth. 的干燥根。根呈圆锥形或长纺锤形，不分支或少分支。长 7 ～ 15 cm，直径 0.7 ～ 1.7 cm。顶端有残留的木质茎基。表皮为灰黑色，有纵皱纹及点状突起的须根痕。除去栓皮并经蒸煮的表面为灰黄色，呈半透明状，有点状须根痕及纵皱，有时可见内部纵走的维管束。质坚硬，不易折断，断面平坦，呈角质样，中央常有大空腔。无臭，味淡而微有黏滑感。

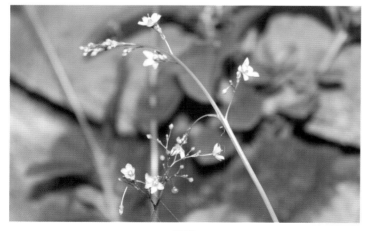

栌兰

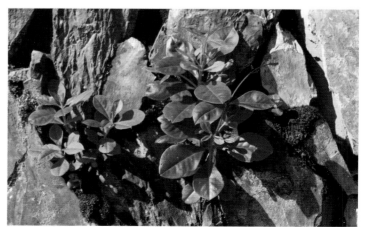

栌兰

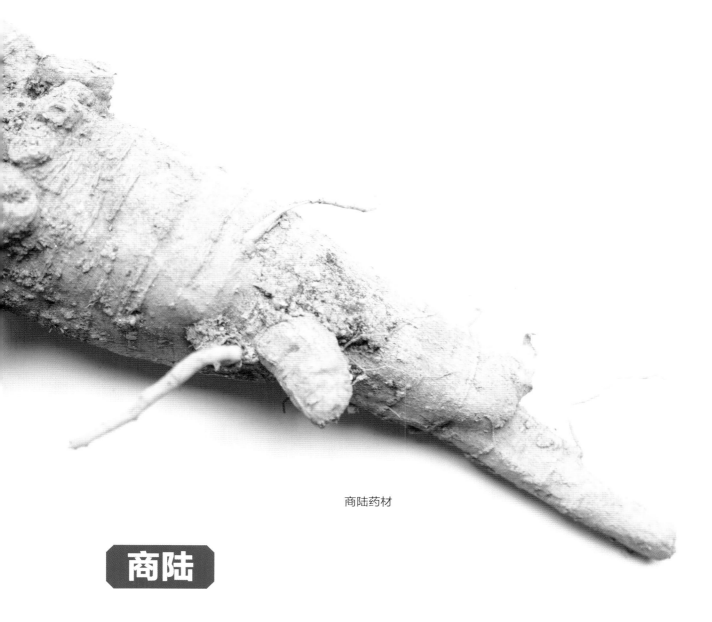

商陆药材

商陆

　　本品为商陆科植物商陆 *Phytolacca acinosa* Roxb. 的干燥根。根横切或纵切成不规则的块片，大小不等。横切片弯曲不平，边缘皱缩，直径 2.5 ~ 6 cm，厚 4 ~ 9 mm，外皮灰黄色或灰棕色。切面类白色或黄白色，粗糙，具多数同心环状突起。纵切片卷曲，长 4.5 ~ 10 cm，宽 1.5 ~ 3 cm，表面凹凸不平。木质部成多数突起的纵条纹。质坚硬，不易折断。气微弱，味先稍甜而后微苦，久嚼之麻舌。

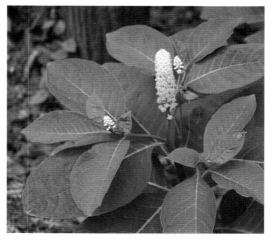

商陆

紫茉莉根

本品为紫茉莉科植物紫茉莉 *Mirabilis jalapa* L. 的干燥根。鲜品经蒸后干燥加工而成。呈圆锥状，常仿人参、天麻多压成扁形或长条形，平直或微弯曲，长6～16 cm，直径2～3 cm。内外均为淡灰黄色或灰白色，表面具细纵纹理或横皱纹。上端有0.2～2 cm长的残茎，或茎痕，质硬或略柔韧。断面略呈角质状，横切面半透明，显白色同心环纹理。无臭味淡，有刺喉感。

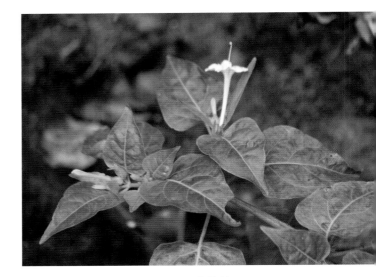

紫茉莉

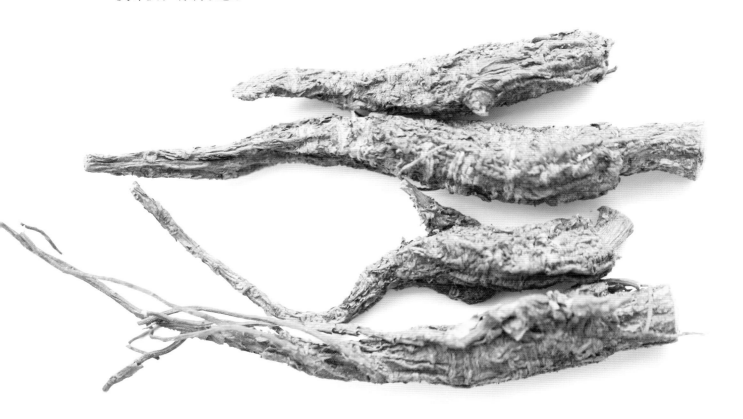

紫茉莉根药材

莨菪根

本品为茄科植物莨菪 *Hyoscyamus niger* L. 的干燥根。根呈圆柱形，分枝或不分枝。长 10 ～ 25 cm，直径 1 ～ 2.5 cm。顶端有芽痕，外皮为灰黄色，具有明显横向突起的皮孔状疤痕及纵皱纹。质坚硬，易折断，断面不平坦，显淡黄色，接近形成层的韧皮部，呈棕色。无臭，味淡，微苦。

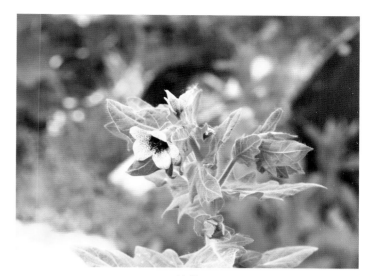

莨菪

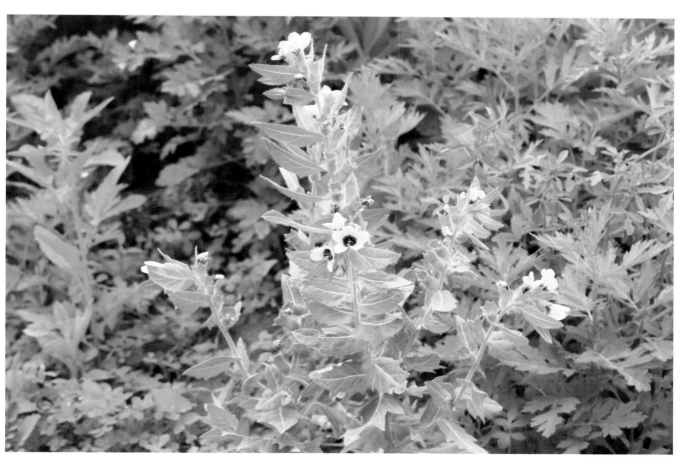

莨菪

桔梗

　　本品为桔梗科植物桔梗 *Platycodon grandiflorum*（Jacq.）A. DC.的根。除去外皮，干燥而得。干燥根呈长纺锤形或长圆柱形。下部渐细，有时分枝稍弯曲，顶端具根茎（芦头），上面有许多半月形茎痕（芦碗）。长 7～20 cm，直径0.5～2 cm。表面白色或淡棕色，皱缩，上部有横纹，通体有纵沟，下部尤多，并有类白色或淡棕色的皮孔样根痕，横向略延长。质坚脆，易折断，断面类白色至类棕色，略带颗粒状，有放射状裂隙，皮部较窄，形成层显著，淡黄色，木部类白色，中央无髓。气无，味微甘而后苦。

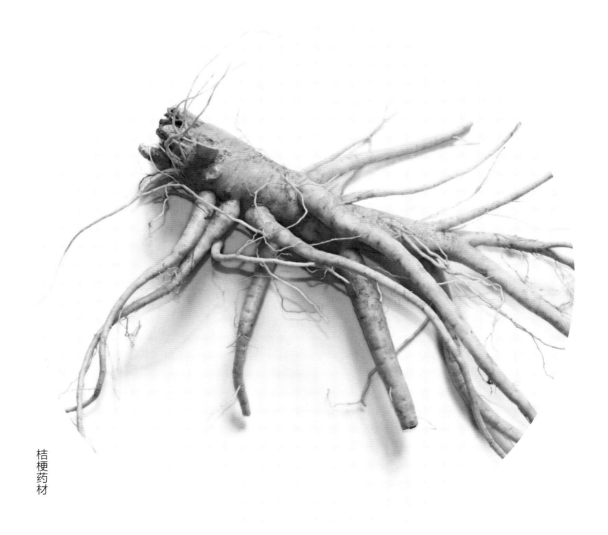

桔梗药材

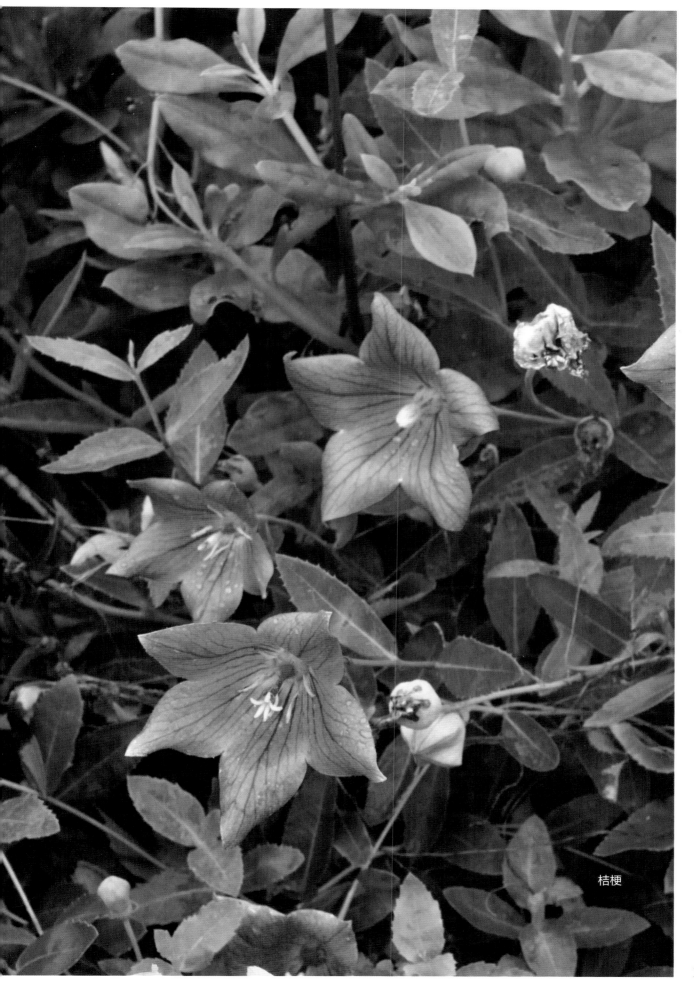

桔梗

牛蒡

本品为菊科植物牛蒡 *Arctium lappa* L. 的根。根呈纺锤状，肉质而直，皮部黑褐色，有皱纹，内呈黄白色，味微苦而性黏。

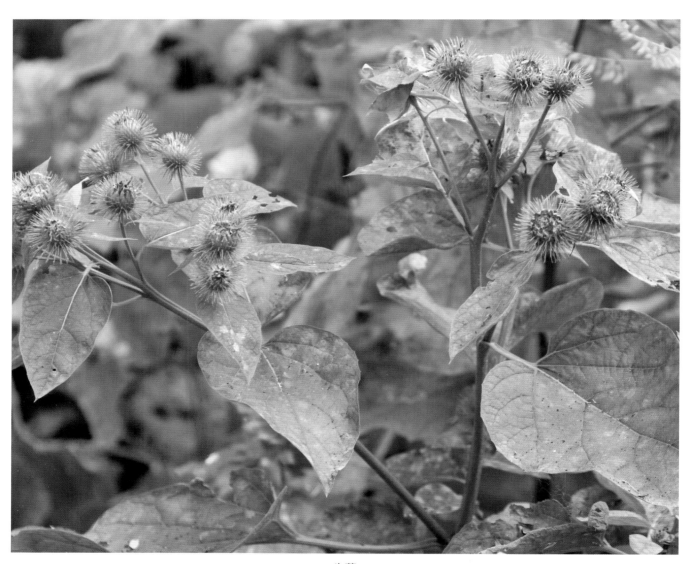

牛蒡

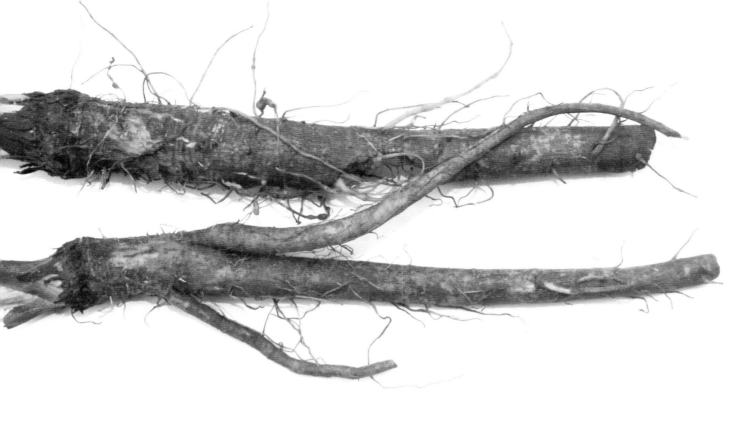

牛蒡根药材

续断

　　本品为川续断科植物川续断 *Dipsacus asperoides* C. Y. Cheng et T. M. Ai 的干燥根。本品呈圆柱形，略扁，有的微弯曲，长 5 ~ 15 cm，直径 0.5 ~ 2 cm。表面灰褐色或黄褐色，有稍扭曲或明显扭曲的纵皱及沟纹，可见横裂的皮孔及少数须根痕。质软，久置后变硬，易折断，断面不平坦，皮部墨绿色或棕色，外缘褐色或淡褐色，木部黄褐色，导管束呈放射状排列。气微香，味苦、微甜而后涩。

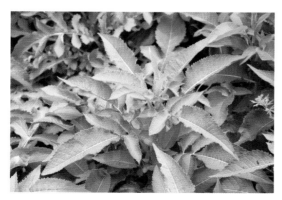

川续断

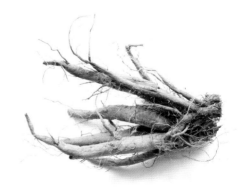

续断根药材

图书在版编目（ＣＩＰ）数据

中国珍稀药用植物图典. 上、中、下 / 肖培根，陈士林主编. —长沙：湖南科学技术出版社，2020.9

ISBN 978-7-5710-0746-1

Ⅰ.①中… Ⅱ.①肖…②陈… Ⅲ.①药用植物 – 中国 – 图集 Ⅳ.① R282.71-64

中国版本图书馆 CIP 数据核字 (2020) 第 176614 号

中国珍稀药用植物图典　中册

主　　编：肖培根　陈士林
责任编辑：李　忠　杨　颖
出版发行：湖南科学技术出版社
社　　址：长沙市湘雅路 276 号
　　　　　http://www.hnstp.com
湖南科学技术出版社天猫旗舰店网址：
　　　　　http://hnkjcbs.tmall.com
邮购联系：本社直销科 0731-84375808
印　　刷：湖南天闻新华印务有限公司
　　　　　（印装质量问题请直接与本厂联系）
厂　　址：湖南望城·湖南出版科技园
邮　　编：410219
版　　次：2020 年 9 月第 1 版
印　　次：2020 年 9 月第 1 次印刷
开　　本：889mm×1194mm 1/16
印　　张：34.25
字　　数：605 千字
书　　号：ISBN 978-7-5710-0746-1
定　　价：598.00 元（上、中、下册）